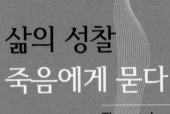

삶의 성찰
죽음에게 묻다

Thanatology

Education

Course Book

상실을 딛고 일어서는 인생학, 교사를 위한 죽음교육서

삶의 성찰
죽음에게 묻다

Thanatology

Education

Course Book

임병식 외 지음

가리온

차례 *CONTENTS*

삶의 성찰,
죽음에게 묻다

-상실을 딛고 일어서는 인생학,
 교사를 위한 죽음교육서
초판 1쇄 인쇄 · 2019년 12월 25일
초판 1쇄 발행 · 2018년 12월 28일

지은이 · 임병식 / 펴낸이 · 양우식 / 펴낸곳 · 가리온

주소 · 서울특별시 영등포구 여의대방로 43라길 9
전화 · (02)892-7246 / 팩스 0505-116-9977
등록 · 제 17-152호 1993. 4. 9.

ISBN 89-8012-075-8   03510
잘못된 책은 바꾸어 드립니다.

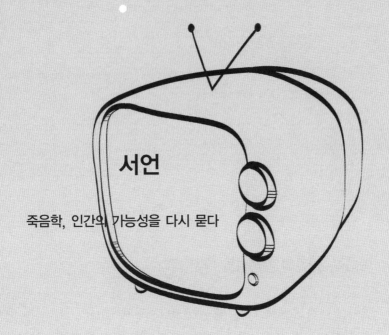

서언

죽음학, 인간의 가능성을 다시 묻다

삶의 성찰 죽음에게 묻다

-상실을 딛고 일어서는 인생학, 교사를 위한 죽음교육서

죽음학, 인간의 가능성을 다시 묻다

이미 오래전 조성택교수는 죽음학(싸나톨로지, Thanatology)은 죽음을 사회 안으로 복귀시키고자 하며 또한 죽음을 삶의 일부로 복권시키고자 하는 학문임을 천명하였다. 즉 죽음이 존재하는 사회 그것이 온전한 사회이며, 죽음과 함께하는 삶이 온전한 삶이기 때문이다. 근대이전의 사회에서는 종교가 바로 이러한 역할을 담당했지만, 오늘 한국 사회에서 종교의 이러한 전통적 역할은 급속한 산업화의 과정에서 바람같이 사라졌다. 오늘날 한국의 성당, 교회, 사찰 어디에도 '죽음'을 위한 공간은 없다. '죽음'은 살아있는 자의 명예와 복을 위한 비즈니스일 뿐이다. 종교가 오로지 '살아있는 자의 욕망'으로서만 존재하는 오늘날 한국 사회에서 죽음을 삶의 일부로 복권시키고자 하는 죽음학의 역할을 강조하였다.

삶은 상실의 연속과정이다. 또 삶은 상실을 통해서 시작되고 이어진다. 삶의 출발은 깔끔한 마무리와 매듭에서 비롯된다. 여름내 무거운 잎 다 내려놓고, 하늘 향해 팔을 뻗은 가벼운 나뭇가지들의 비상은, 상실이 단순히 상실이 아님을 보여준다. 다음 세대를 향한 또 다른 여정의 시작일 뿐이다. 살아있는 것은 모두 죽어간다. 마찬가지로 죽어가는 것은 모두 살아있다. 죽어가는 것과 살아가는 것은 모두 생명 있음(有)의 표현이다. 웰리빙(well-living)이 웰리이빙(well-leaving)이다. 모태로부터 분리되어 세상에 나와 죽음에 이르기까지 그 모든 과정이 상실의 연속이다.

우리는 무엇 때문에 살아가는가? 어떻게 살아가는 게 자기다운 삶인가? 나는 누구인가? 나를 나답게 하는 것은 또 무엇인가? 무엇이 인간을 인간답게 하는가? 인간은 물질의 한계를 초월해서 정신과 영적인 평안함을 희구하는 존재이다. 외로움을 느낄 수 없다면 사람이 아니다. 외로움을 느낄 때 인간의 영혼은 더욱 또렷하게 빛나며, 자신의 본성을 인식하게 된다. 외로움과 슬픔은 영혼의 정화과정이다. 우리가 사람이기에 외로움과 슬픔을 느낄 수 있다. 상실에서 느끼는 아픈 감정은 '사람다움'을 제공하는 몸의 또 다른 선물이다. 내담자가 겪는 '외로움'이나 '슬픔', '불안', 혹은 '두려움'의 감정이 무엇을 의미하는지, 인간의 실존적인 깊이와 삶의 진정성을 두고 고민을 해본 적이 있는가? 이러한 고민이 탈각된 채 신체적인 통증관리와 병리적인 현상에 집착하다 보면 인간은 어느덧 '존재'가 아니라 '사례'(case)로서 다스려지게 될 것이다.

상실에서 직접적으로 나타나는 감정이 슬픔이다. 슬픔의 감정이 남아있는 한 모두 쏟아 내야 한다. 회피하거나 억압하지 말아야 한다. 회피와 억압 연기는 1차적인 본능의 감정을 왜곡시킨다. 상실에서 나타나는 슬픔의 밑바닥에는 불안감정이 자리하고 있다. 불안감정에 대한 여러 구구한 견해와 이론이 많지만 분명한 것은 인간은 결코 불안에서 자유로울 수 없다는 것이다. 결국 불안으로부터 벗어날 수 없는 것이 인간적 존재라면, 불안으로부터의 도피(회피)나 억압(치료)이 아니라 차라리 불안을 느끼는 인간이야말로 자신의 가장 본래적인 가능성으로 이해하며, 여기에서 인간나움의 진정성을 찾고자 한 것이 동서고금의 노력이다.

불안은 현재의 일상적 삶을 성찰 반성하게 한다. 그리고 이를 극복하기 위해 형이상학적 세계나 무(無)의 물음을 전개해나간다. 그래서 인간은 불안을 통해 현재와 미래, 유와 무, 형이상과 형이하를 관통함으로써 불안 정서를 부단히 극복하고자 한다. 만약 그 물음이 고원한 이상을 찾아나거나 어느 한쪽에 치우친다면, 그 극복은 요원하다. 불안 극복의 출발점은 지금 여기 일상적 현재에서 시작한다. 왜냐하면 불안 그 자체가 자기정체성을 현재에서 스스로 확인할 수 있는 능력이기 때문이다.

그동안 무덤덤하게 느껴졌던 일상의 모든 것들이 이제 상실을 통해 모든 사물이 '전혀 낯선 것'(소외)로 와 닿는다. '소외'는 '낯 설음'이다. 이 소외와 낯설음은 사물을 새로운 각도로 바라볼 수 있게 한다. 이는 그동안 망각했던 사물의 본질을 다시 온전하게 바라보게 하는 계기가 된다. 막다른 길목의 한계상황에 도달할 때, 삶은 우리를 낯선 곳으로 안내한다. 상실과업에서는 이 '소외'와 '낯 설음'을 역기능이 아닌 순기능, 즉 자신의 삶을 온전히 회복하는 삶의 기술로서 해석한다.

죽음학은 '인간의 실존'(인간다움)을 회복하는 데에 중점을 두고 있다. 그래서 상실경험을 통해 자신의 참다운 본성을 발견하고 주변 환경

(가족, 친척, 이웃 등)이 온전히 사랑으로 연결되어 있음을 자각하게 한다. 인간은 상실을 통해 삶의 의미를 발견한다. 의미는 반성적 성찰 그 자체이다. 여기서 반성적 성찰이란 자신이 자신을 대상으로 본질적인 물음을 던지는 고민이자 존재함의 방식이며, 자아정체성의 확인이자 점검이며 물음이다. 이런 반성적 성찰 없이 의미는 주어지지 않는다. 이 의미는 자기 자신을 자각하고 아는 것에서 시작한다. 우리는 자신이 본질적으로 누구인지 깨달을 때 자기지배와 절제가 가능하다.

오늘 21세기 문명을 위기의 문명이라고 한다. 인륜성과 정신성은 물질주의로 물들어 있고, 인간다움은 물신주의에 가려 점차 도구화되고 있다. 죽음학은 죽음 앞에 선 인간에게 "나는 누구인지", "나는 어떤 존재가 되기를 원하는지" 그리고 "오늘이 마지막이라면, 남은 삶을 어떻게 살아가는 것이 자신다움인지" 등의 실존적 물음을 묻게 한다. 이 물음에 정직한 답을 할 때, 그동안 놓치고 살았던 소중한 삶의 미학이 저절로 드러나게 된다. 거기에 '인간다움'이 있다.

'살아있다'는 것은 바로 '죽음과 함께 살아간다는 것'이다. 그것은 바로 누군가를 '사랑하고 있다'는 뜻이며 누군가와 '함께 하고 있다'는 사실이다. 인륜성의 진화와 성숙은 여기에서 벗어나지 않는다. 이를 실천하는 삶, 그 자체가 우리사회를 구원한다.

전 세계적으로 죽음학과 죽음교육에 관심이 집중되고 있다. 과거 죽음과 사후 세계에 대한 본격적인 논의를 터부시하거나 다만 종교적 관점에서 해명하던 소극적 추세를 감안하면 격세지감이 느껴진다. 그 이유가 무엇이든 간에 그만큼 현대인들이 부지불식간에 삶의 구체적인 문제들을 넘어서 이젠 질적 삶과 관련하여 죽음의 문제를 그만큼 더 친숙하게 고민하게 되었다는 반증이다. 문제는 현대의 죽음학과 죽음교육의 경향이 주로 신체적 종식과 관련해서 의료 중심의 죽음 예비 교육에 치중해 왔다는 점이다. 다시 말하면, 의료와 임상 체계를 중심으로 한 죽음관을 중시해 왔다는 것이다.

죽음학이 학문으로서 한국에 도입된 지 이제 12년째이다. 까마귀 날 자 배 떨어진다는 속담처럼, 죽음학이 들어온 지 얼마 되지 않아 존엄 사법이 통과되고, 지자체마다 웰다잉 문화조성을 위한 조례가 만들어 지면서, 갑자기 웰-다잉 교육이 붐처럼 일어나고 있다. 그러나 정작 웰-다잉 교육의 내용을 살펴보면 대체로 신체-생물학적 죽음의 범주 에 머물러 있음을 알 수 있다. 죽음학에 근거한 개념적 정립과 연구 범 주에 대한 엄밀한 학적 토대 없이 이루어지다보니 국적 불명의 용어와 교육 내용이 쏟아지고 있다. 이런 붐에 걸맞지 않게 여전히 죽음학은 제도권으로 정착되지 못하고 밖에서 서성거리고 있다.

죽음의 질은 삶의 질의 정도에 따라 다르게 이해되고, 이때 '질 (quality)'도 반드시 문명과 물질적 요소를 넘어서 인생관이라는 가치관 에도 크게 영향을 받는다. 따라서 죽음의 문제를 보다 심층적으로 연구 하고 죽음의 질을 보다 제고하는 교육을 보다 효과적으로 실행하려면 먼 저 삶의 본질과 특징, 그리고 가치와 의의에 대한 연구와 교육이 선행되 어야 한다. 실제로 오늘날 융복합의 연구와 교육을 통해 죽음학을 현대 화하려는 일련의 노력들이 있다. 다행히 최근에 교육 분야에서도 의료 윤리 분야와 덕 이론을 결합하여 현대인들의 정신 건강을 치유의 관점에 서 모색하고 그 대안으로 바람직한 삶과 가치관의 방향을 제시하는 성과 들이 가시화되기 시작하였다. 다만 이러한 계획을 지속적으로 추구하는 데에는 적지 않은 어려움이 도사리고 있는 것이 사실이다.

『삶과 죽음을 물어보는 죽음학(싸나톨로지, Thanatology)』은 지금 까지 금기시하고 터부시 했던 죽음을 공교육 현장에서 다루어지고 실천되기를 바라는 마음에서 제작한 것이다. 그리고 이런 문제의식이 교육부로부터 승인되었고, 현재 한국교원연수원에서 진행되고 있는 "온라인연수프로그램 ; 삶의 소중함을 위한 성찰, 교사를 위한 죽음교육" 내용을 처음 발간 한 것이다.

이 책은 "교실이 살아야 교사와 학생이 산다."에 초점을 두어 지금까지 방기한 학생과 교사가 겪는 상실과 죽음의 경험을 더 이상 미루거나 억압하고 부정하고 비난할 것이 아니라, 있는 그대로 바라보고 인정하고 수용함으로써, 슬픔과 아픔을 건강한 담론으로 이끌어 가는 것에 목적을 두고 있다. 비단 이 문제는 학교와 교실의 문제에 국한된 것이 아니다. 우리가 살아가는 인생 그 자체가 교실이며 학교이다. 그래서 이 책은 "상실을 딛고 일어서는 인생교본"의 다른 이름이 될 것이다.

집필진은 국제표준 죽음학의 근간이 되는 ① 죽음과 죽어감(죽음을 맞이함-임종), ② 임종결정하기, ③ 상실(사별), 비탄과 애도, ④ 외상적 죽음, ⑤ 평가와 개입, ⑥ 죽음교육, ⑦ 죽음학의 기본 지식체계의 씨줄과 날줄이 되는 내용으로 30개 강좌로 재구성하였다. 이 7가지 주제와 연구영역은 학교와 교실을 살릴 뿐만 아니라, 오늘 우리사회가 안고 있는 존엄사와 관련해서 호스피스실천운동, 사전연명의료의향서 작성과 연명의료계획서, 조력자살 및 안락사의 윤리적 문제해결과 방향에 대해 다양한 관점과 인식적 지경을 넓게 해 줄 것이다.
아무쪼록 이 작은 교과서가 향후 죽음교육의 공 교육화를 위한 국민 죽음교육교과서 독본으로 거듭날 수 있기를 바란다.

집필진 대표, 임 병식

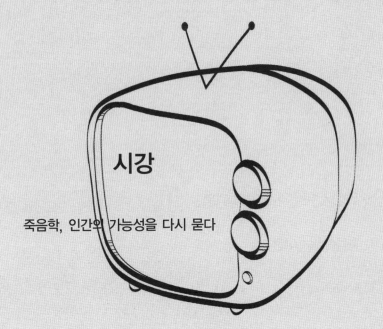

시강

죽음학, 인간의 가능성을 다시 묻다

왜 공교육 현장에서 죽음교육이 필요한가

1. 인생의 마디와 죽음의 의미

1) 죽음이라는 여정

인생 여정에는 몇 개의 마디가 있습니다. 인생의 마디에서 발생하는 중요한 사건을 '라이프 이벤트(life-events)'라고 합니다. 그 대표적인 이벤트로는 탄생을 비롯하여 학교 입학, 취직, 결혼, 승진, 은퇴, 질병, 죽음 등입니다. 인생에서 벌어지는 여러 사건은 그 규모를 막론하고 정신적 스트레스를 동반합니다.

인생의 마디에서 발생하는 라이프 이벤트, 그 정신적 스트레스는 항해에 비유하면, 하나의 태풍이라 할 수 있습니다. 항해 가운데 만나는 태풍을 극복하기 위해서는 나름의 테크닉과 능력이 요구되는데 인간은 인생에서 발생하는 중대한 사건에 대비하여 진지하게 배우려고 합니다. 이런 여러 가지 중대한 사건 중에서 가장 심각한 것은 죽음에 직면하는 일이 아닐까요? 이 인생 최대의 시련 앞에서 역사상 수많은 철학자들은 '죽음에 대한 깨달음!'을 설파하기도 했습니다. 그러나 보통 사람들은 평소에 죽음을 깊이 생각하거나 대비하는 사람이 적습니다. 이는 내 인생의 여정에서 죽음이 언제 찾아올지 알 수 없거니와, 또 인간의 의지로 그 시기를 정할 수도 없기 때문이기도 합니다.

한 개인이나 사회에서 어떻게 죽음이 경험되는지를 통제하고, 그것이 어떻게 영향을 미치는지는, 개인과 사회가 표출하는 언어 패턴과 그 실천에서 분명하게 드러난다고 할 수 있습니다. 죽음에 대한 언어(languages about death), 혹은 죽음과 관련된 언어(death-related languages)를 보면, 한 개인이나 사회의 죽음과 관련한 적절한 감정과 행위, 그리고 죽음에 관한 강렬한 메시지를 확인할 수 있게 됩니다.

2) 죽음에 대한 언어

한 사회의 죽음과 관련한 체계에서 볼 때, 많은 사람들은 어떻게든 '죽음(death)'이나 '죽고 있음(dying)'과 같은 말을 회피하려고 합니다. 이런 직접적 언어 대신, 사람들은 완곡한 어법으로 너무 잔인하거나 공격적인 말 대신에 상대적으로 유쾌하거나 공격적이지 않은 연상을 줄 수 있는 단어와 표현을 사용합니다. 그래서 어떤 사람이 사망했을 때, 그 사람에 대해 '죽었다!'라고 말하기보다 '돌아가셨다!'라고 합니다. 원래, 완곡한 어법은 유쾌한 말하기의 방식입니다. 실질적으로, 완곡한 어법은 말하기를 보다 섬세하고, '좋게', 혹은 사회적으로 허락될 수 있는 것으로 보이기 위해, 불쾌하고, 무례하며, 천박해 보이는 것을 피하기 위해, 언어를 예쁘게 꾸미는 태도와 관련되어 있습니다. 완곡한 어법을 사용하는 것이 너무 지나치거나 삶과 죽음이라는 현실을 직접적으로 대면하는 것을 꺼리는 태도를 반영한다면, 그 자체가 반드시 나쁜 것은 아닐 수 있습니다.

특히, '죽음'과 관련된 완곡한 어법은 언어 사용자들이나 학습자들에게는 익숙할 것입니다. '죽음학(thanatology)'에 대한 관심이 대두되기 훨씬 이전부터 이런 비유적 표현들이 학자들에 의해 인식되고 있었으니까요. 전문 의료진의 경우, 환자가 사망했을 때, 단순하게 '죽었다(dead)'라는 표현보다는 '잃었다(lost)' 혹은 그 사람이 '숨을 거두었다(expired)'라고 말합니다. 대부분 직접적으로 말하기가 껄끄럽기 때문입니다.

엄밀하게 말하면, 언어는 직접적으로 언급될 때, 정확한 의사소통의 전달자로서 훨씬 효율적입니다. 수의사가 아픈 반려동물에게 말하는 것을 일상용어에서 표현한다고 생각하고, 우리 사회가 도달한 상태를 고려해볼까요. 그들은 동물들이 단순히 '죽었거나', '안락사 했다'라기보다는 그 동물은 '잠들었다(put to sleep)'라고 말합니다. 동일한 의미를 다른 방식으로, 일상적이지만 효율적 언어로 표현하려는 것은 무척이나 힘듭니다. 어떤 사람들은 동물들이 '비참한 상황에서 벗어났다'거나 '재웠다' '안락사 시켰다'라고 말하기도 합니다. 그렇다고 그런 언표가 '죽음'이라는 사태를 설명하는 데 도움을 줄 수 있을까요?

죽음에 대해 완곡한 어법을 사용할 때, 부정적 표현을 위장하는 동기와 유사합니다. 완곡한 어법은 죽음으로부터 파생되는 쓰라림을 박탈하고자 합니다. 사실상 죽음으로부터 직접적이고 위협적인 이름을 빼앗아 죽음을 없애려고 하는 것입니다. 죽음에 대한 말을 피하려는 언어적 시도는 유쾌하지 못한 것에 대한 도피이자 회피이기 때문에 이는 또 다른 문제를 낳게 됩니다. 완곡한 어법은 개인의 경험에 의해 억제되거나 조화되지 않을 때 문제가 됩니다. 현대 사회에서 죽음에 대한 말의 완곡한 어법이 과도하게 풍부해지고 있습니다. 이는 그것들이 삶 자체에서 중대하고 근원적인 사건들로부터 삶을 분리하거나 삶과 거리가 먼 일들을 조장한다는 데 문제가 있습니다.

완곡한 어법이나 죽음과 관련된 언어의 사용은 현대 죽음 체계에서 언어적 관행에 대한 흥미로운 교훈을 줍니다. 현대인들이 죽음에 대해 직접적으로 말할 때, '죽음-언어(death language)'는 회피되지만, 죽음에 대해 직접적으로 말하지 않을 때 오히려 죽음과 관련된 언어가 사용됩니다. 죽음과 관련한 언어는 죽음과는 관련 없는 '상대적으로 안전한 상황'에서 사용되고 오히려 죽음을 완화하거나 모호하게 암시하는 완곡한 어법을 사용할 때가 실재적입니다.

죽음은 인간의 삶에서 피할 수 없는 사실이기 때문에 삶의 원 현상인 교육에서 죽음은 무시될 수 없습니다. 사람들은 자신의 인생에서 죽음에 대해 진지하게 생각할 때 발생하는 의문에 대해 진지한 답변을 들을 수 있어야 합니다. 교육자가 이런 논쟁에 대해 피하려고 한다면 사람들은 다른 대화 상대를 찾을 것이다. 죽음에 대한 논쟁은 사람들 마음에 깨어나는 죽음에 대한 비탄을 완화시켜 줄 것입니다.

이런 죽음은 우리 삶의 철학에 절대적 영감을 줍니다. 그러기에 소크라테스는 '죽음에 대한 탐구'를 철학의 중심 주제 가운데 하나로 여겼습니다. 쇼펜하우어의 경우에도 모든 종교와 철학은 사람들이 죽음에 직면할 수 있도록 도와야한다고 주장했습니다. 다양한 종교적, 철학적 교육의 가치를 판단하는 하나의 기준은 인간이 죽음을 직면할 수 있도록 돕는 능력에 있으며 그것은 필연적으로 죽음을 교육적 차원으로 이끌어 냅니다.

2. 죽음교육의 의미와 차원

1) 죽음의 교육적 대비

인간은 태어나 배우고 일하다 늙어가며 병들어 죽습니다. 과거 전통 사회에서는 대가족을 이루어 여러 세대가 함께 살았으므로, 가족 내에서도 살기 위해 필요한 지혜나 죽음에 대한 마음가짐을 배울 수 있었습니다. 그러나 최근에는 조부모가 임종할 때 손자들이 지켜보는 일은 거의 없어졌습니다. 이런 세대 간의 단절은 사람들에게 가족의 죽음을 자신의 죽음과 결부시켜 생각할 수 없게 만들었습니다. 게다가 현대 사회의 전문 의료진[의사]들도 학생 시기에 죽음에 관한 교육은 거의 받지 않았습니다. 이러한 현상을 우려한 관심 있는 지성인들이 죽음에의 대비교육을 진지하게 생각하기 시작하면서 1960년대 미국 미네소타에서 '죽음의 준비 과정'이라는 교

육 프로그램이 생겨났습니다. 이를 계기로 여러 대학에서 죽음에 관한 과정
이나 학과가 차례로 만들어졌고, 최근 들어 죽음에의 대비교육에 관심이 커
졌는데 그 이유는 다음과 같이 설명할 수 있습니다.

① 병원사(病院死)에 대한 반성입니다. 전통 사회에서는 촌락공동체에서,
가족 공동체 내에서 살다가 늙고 죽었기 때문에 일찍부터 가정에서 죽음에
의 대비 교육이 존재했던 셈입니다. 그러나 근대에서 현대 사회로 진행되면
서 대가족은 감소하고 핵가족이 증가하였고, 병원사의 시대가 시작되었습
니다. 이제 손자들에게 조부모의 죽음은 가까운 존재가 아닌 멀리 떨어진
병원에서 일어나는 사건이 되고 말았습니다.

② 인간의 소외에 대한 반성입니다. 20세기 후반에 들어 의료기술의 발
달에 따라 죽음이 비참한 양상을 드러내기에 이르렀습니다. 이를테면 죽음
이 임박하였는데도 병원의 수익을 우선시하여 생명유지 장치에 의해 연명
을 하는 것이 옳은지의 여부에 대한 물음이 가족이나 환자로부터 나오게 된
것입니다. 이러한 여론이 고조되는 가운데 인간이 죽음의 방식에 관해 진지
하게 생각하기 시작하였습니다.

③ 죽음의 정의가 애매해졌습니다. 현대 의학적 죽음과 사회가 인정하는
죽음 사이에 틈이 생기고 있는데 이러한 문제는 생명유지 장치가 개발되면
서 제기되기 시작했습니다. 예전에는 당연히 죽었던 것으로 인정된 사람도
'살아나가게' 된 것 입니다. 이 같은 상황에서 죽음의 정의를 다시 묻게 되
고 사람들은 죽음에 관한 올바른 정보를 구하게 되었습니다.

④ 인구의 고령화입니다. 특별한 경우를 제외하고, 일반적으로 노인은 고
독감이나 불안감을 갖기 쉬우며 죽음이나 종교에 관심을 갖게 됩니다.

⑤ 질병구조의 변화입니다. 인간의 사망 통계를 보면 제2차 세계대전 이

전에는 전염성 질환에 의한 사망자가 많았으나 현대에 이르러 암이나 뇌혈관 질환, 심장 질환과 같은 인체의 질병이 사망 원인이 되고 있습니다. 의학의 진보로 암을 비롯한 이러한 질병의 진행을 일시 저지하며 정지에 이르게 하는 것도 가능하게 되었습니다. 따라서 장기간에 걸쳐 죽음을 회피하면서 생활할 것을 받아들여야 하는 사람들이 증가했고, 환자나 가족들에게도 죽음을 대비한 교육의 필요성이 대두된 것입니다.

2) 죽음교육의 이해

인간 삶의 원 현상이 교육이라고 할 때, 죽음은 교육에서 절대 무시될 수 없습니다. 그러나 죽음은 많은 사람들에게 극도의 감성적인 피로를 불러일으키는 주제이기 때문에 조심스럽게 다뤄질 필요가 있습니다. 특히, 어린 아이들의 경우, 더욱 신중하게 다가가야 합니다. 그렇다고 어린 아이들에게 죽음의 진실을 숨기는 것은 불가능하기 때문에, 어린 아이들도 어떤 형식이건 그 사실에 직면할 준비를 해야 합니다. 따라서 죽음의 현실에 대한 교육적 준비는 다양한 방법으로 이해될 수 있습니다.

① 죽음은 개인들이 자신은 언젠가 죽는다는 사실을 반영하는 데 도움을 주는 교육으로 이해될 수 있습니다. 이런 이해는 인간이 죽음을 보다 의식적으로 인식하도록 만들어줍니다. 죽음은 인간 존재의 최종 소멸을 의미하는가? 또 다른 존재로 옮겨가는 하나의 관문에 불과한 것인가? 죽음 이후의 삶이 존재한다면, 그것은 어떤 형태일까? 등과 같이 죽음이 다양한 관점에서 고려될지라도, 죽음 자체는 불가피한, 부인할 수 없는 사실입니다. 인간에게 죽음은 피할 수 없는 부분이기 때문에 삶을 이해하는 데, 죽음에 대한 의식적 인식이 선행되어야 합니다. 따라서 죽음은 자기 인식의 기초가 되는데 그 이유는 죽음은 인간 존재의 궁극적 한계점에 대한 개념을 제공하기 때문입니다. 동시에 죽음은 삶의 의미에 대한 질문을 날카롭게 만들기도 합니다.

② 죽음교육은 죽음의 시간에 마주할 수 있도록 인간을 준비시키는 교육을 의미합니다. 또한 죽음교육은 죽음과 관련된 감정들에 마주할 수 있도록 정신적으로 성장시켜 줍니다. 모든 사람들이 이론적으로는 개인의 유한성을 알고 있지만 모두가 죽음을 마주할 수 있는 정신적 준비가 되어 있는 것은 아닙니다. 때문에 죽음교육은 인간이 죽음에 다가갈 때 겪는 과정에 대한 지식을 전제로 합니다.

③ 죽음교육은 때로는 사후 세계에 대한 교육으로도 이해됩니다. 이 교육의 중심 기능은 인간의 영원한 삶(eternal life)을 준비하는 일이기 때문에 이 과정에서 죽음은 잠재적으로 보다 나은 삶으로의 전환이 됩니다. 지상에서 인간의 노력은 신체와 영혼의 힘을 기르는 데 초점이 맞춰져 있고 죽음이 최종 소멸이라고 한다면 인간의 발전은 무의미한 것이 될 수 있습니다. 왜냐하면 한 인간은 그 자신이 보다 높고 확실한 이해에 도달했을 때 떠나려하기 때문입니다. 코메니우스가 의도하는 점진적 발전의 궁극적 의미는 인간을 다른 어떤 것, 보다 영적인 삶의 형태로 준비시키는 일이고, 인간은 그것을 위해 영적 능력을 계발해야 합니다.

3) 죽음교육의 네 가지 차원

이러한 죽음교육을 고려할 때, 죽음교육에는 네 가지의 주요한 차원이 있습니다. 그것은 우리 인간이 죽음에 대해 '무엇을 아는가?' '어떻게 느끼는가?' '어떻게 행동하는가?' '어디에 가치를 두는가?' 인데 이 네 가지 차원들은 각각 죽음교육의 인지적이고 정서적이며 행동적이고 가치적 측면들입니다. 이는 교육의 과정에서 서로 구분될 수 있지만, 동시에 긴밀하게 연관되어 있기도 합니다. 죽음교육은 죽음과 관련된 경험에 대해 사실적 정보를 제공하고, 그런 사건들을 이해하고 해석할 수 있도록 도와주기 때문에, 확실하게 인지적이고 지적인 실행입니다. 또한 죽음교육은 인간 경험의 정보들을 조직하고 해석하는 새로운 방법을 확인시켜 줍니다.

죽음 교육의 정서적 차원은 죽음과 죽어감, 사별에 대한 감정과 정서, 태도와 관련을 지닙니다. 이런 관점에서 죽음교육은 사별하지 않은 사람들의 감성을 자극하여 죽음 이후의 비탄과 애도의 깊이, 강조, 지속성과 복잡성을 체험하도록 시도합니다. 예를 들어, 사별을 겪은 많은 사람들은 사별을 겪지 않은 사람들이 '당신의 기분을 알고 있습니다' 라고 말할 때, 무감각하고 무례하게 보인다고 합니다. 어떻게 그런 상실감을 겪지 않은 사람들의 그 말이 진실일 수 있는가? 사별한 사람들에게 그런 언급은, 아무리 잘 전달되도록 배려했다 할지라도, 그들의 고유한 상실감의 아픔을 축소시키는 듯 보입니다. 게다가 우리 사회에서 많은 사람들은 며칠이나 몇 주라는 시간이 죽음을 '잊거나' '극복하는데' 충분하다고 잘못 생각하고 있습니다. 사실, 삶에서 중요한 사람의 죽음을 애도하는 과정은 문제를 영원히 해결하는 과정이라기보다 상실과 함께 살아가는 법을 배우는 계속적인 과정에 가깝습니다. 비탄과 애도의 반응을 공유하고 토론하는 것은 죽음이나 죽어감의 분야를 교육하는 과정중 정서적 측면에서 볼 때 아주 중요한 부분입니다.

　죽음교육은 죽음과 관련되는 모든 상황에서, 사람들이 왜 그렇게 행동해야 하는지, 사람들의 행동 가운데 어떤 것이 삶에 도움이 되는지, 죽음 상황을 맞이했을 때 어떻게 행동해야 하는지 탐구할 때 그 행동을 보다 제대로 이해하게 해줍니다. 공적이건 사적이건 인간의 삶에서 일어나는 수많은 행위들은 죽음과 죽어감, 사별을 피하는 노력처럼 보이는 적절하지 않은 경우들이 있는데 이는 사람들이 그런 상황에서 무엇을 말하거나 행동해야 할지 모르기 때문이겠지요. 사람들은 죽어가거나 사별한 사람들이 공감과 위로를 필요로 할 때, 지원이나 유대감 없이 스트레스를 많이 주는 환경 속에 그들을 홀로 남겨 두게 됩니다. 사실, 죽어가는 사람이나 사별을 극복하는 사람에게줄 도움을 더 잘 이해하게 된다면, 그런 상황에서 개인이나 단체가 할 수 있는 일이 아주 많다는 것을 알게 됩니다. 무엇보다, 죽음과 관련한 실제 교육은 죽음과 사별에 대처하는 사람들에게 많은 말을 하기 보다는 그들의 말에 주의 깊게 귀를 기울이며 보살펴 주는 사람이 있기만 해도 큰 가치가 있다는 것을 보여줍니다. 죽음교육은 우리가 그런 사람들과의 상호 교섭을 위한 기술을 발전시키도록 도와줍니다.

가치적 측면에서, 죽음교육은 인간의 삶을 지배하는 기본적 가치들을 규명하고 명확히 하며 확신할 수 있도록 도와줍니다. 죽음이 삶의 본질적 부분이 아니라면, 인간은 우리가 알고 있는 그러한 삶을 살지는 못할 것입니다. 삶과 죽음, 만남과 이별, 행복과 슬픔, 이와 비슷한 모든 상황 가운데 그어떤 것도 인간의 경험 속에서 홀로 존재할 수 없습니다. 죽음은 인간이 그들 삶에 대해 보다 적절한 이해를 성취할 수 있는 본질적이고 피할 수 없는 관점들을 제공해 줍니다.

가치에 대한 고려는 우리가 직면하고 있는 죽음과 관련한 많은 도전들과 깊게 연관되어 있습니다. 테러리즘, 핵전쟁의 위협, 전염병과 그 예방, 기아와 영양 결핍, 인구의 불균형, 사형, 낙태, 조력 자살, 안락사, 현대 의학과 그 기술의 복잡성이 제기하는 진퇴양난의 어려움 등등. 어른들이 어린 아이들에게 죽음에 대해 무엇을 말할 것인가를 어른들 자신에게 물어볼 때, 가치는 첨예하게 논의의 초점으로 등장합니다. 이런 분야의 교육은 죽음이 어린 아이들에게 감추어져서는 안 된다는 것, 삶이 그림자 혹은 눈물 없는, 끝나지 않는 여행으로 그려져서는 안 된다는 것을 보여줍니다. 어린 아이들로부터 죽음을 숨기는 것은, 그렇게 할 수 있을지라도, 삶의 공통적인 부분인 미래의 상실에 대해 효과적으로 대처하지 못하도록 하는 것이

될 것입니다. 어린 아이들을 그 발전 단계와 능력에 적절한 방식으로, 현명하게 삶을 살아가고 죽음에 건설적으로 대처할 수 있도록 지원하여 삶과 죽음의 현실 앞에 주도적으로 인도하는 것이 필요합니다.

3. 죽음교육의 목표

1) 죽음교육의 일반 목표

죽음을 대비하는 교육을 할 때, 그것이 지향할 목표는 무엇이어야 할까요? 죽음을 대비하는 교육의 목표는 크게 두 가지로 나눌 수 있습니다. 하나는 보다 총괄적이고 추상적이며 이념적인 목표로 생활 태도나 가치관, 사생관(死生觀) 등에 관한 것입니다. 다른 하나는 보다 구체적이고 현실적이며 개별적인 목표로서 죽음에 관한 정보의 제공이나 슬퍼하고 있는 이들에의 원조, 각 생애주기에서 죽음의 문제와 만나는 일 등에 대해 알고, 이를 행동 목표로 규정해가는 것입니다.

에릭슨은 자아가 통합(ego-integrity)된 사람은 죽음을 무서워하지 않고, 도리어 주어진 인생을 마음으로 수용할 수 있다고 하였습니다. 죽음을 대비하는 교육의 궁극적 목표도, '어떻게 하면 안심입명(安心立命)의 경지에서 죽음을 맞이할 수 있는가?'를 가르치는 일과 '더불어 살아 있는 시간의 귀중함을 아는가?'에 전력합니다. 그러나 역설적이게도, 자아가 통합된 성숙한 사람은 몇 차례 '사선(死線)'을 넘는 것 같은 위기 상황을 이겨낸 사람이 많습니다. 죽음을 의식하지 않는 사람이 삶의 가치를 알 리 없습니다. 사람은 타인의 죽음에 자신을 결부시킬 수 없을 뿐 아니라 자신의 죽음에 대해서도 무관심합니다. 때문에 죽음에 대비하는 교육을 통해, 우리는 자신이 죽음에 직면해 있지 않아도 많은 사람들의 죽음 체험이나 죽음에 대한 사상, 그리고 문학 작품 등에서 죽음에 관한 내용을 배울 수 있습니다.

2) 죽음 교육의 행동 목표

엄밀하게 말하면, 죽음에 대해 배우는 일은 어떻게 사는가를 생각하는 작업이 됩니다. 그러므로 삶의 행위를 통해 죽음을 확인하고, 죽음에 대비하는 교육적 행위 속에서 구체적인 죽음 대비 행동을 발휘할 수 있습니다. 그런 점에서 죽음을 대비하는 교육의 행동 목표를 설정할 수 있는 것입니다.

첫째, 삶과 죽음에 관한 정보를 제공합니다. 죽음 대비교육은 교육과정에서 죽음에 관한 의학적, 법률적 정보가 제공되는 것이 좋습니다. 또한 한 인간이 소속된 문화나 사회에서 죽음의 정의나 판정 기준이 어떠한가, 그리고 외국과 비교한 경우, 어떠한 특징을 갖는가 등도 중요합니다.

둘째, 슬픔에 빠진 사람들을 대신할 수 있습니다. 죽음을 직면한 사람이나 가족을 잃은 유족을 어떻게 위로하고 그들에게 용기와 희망을 갖게 하려면 어떻게 하는 것이 좋은가? 이러한 문제를 가르치는 교육 체계는 아직까지 활발하지 않습니다. 그러나 실제로는 위기 개입의 수단으로 죽음 대비교육은 중요한 역할을 합니다.

셋째, 유아기에서 노년기에 이르는 인생의 발달 과제에 따른 죽음을 인식할 수 있습니다. 행동 목표는 앞에서 말한 죽음 대비 교육의 일반 목표보다 구체적이고 현실적입니다. 죽음도 구체적인 죽음이 그 주제입니다. 그러나 본격적 죽음이 아니라도, '작은 죽음'이라고 할 수 있는 '상실'이나 '좌절'을 통해 그것을 경험하고 있습니다. 인간의 발달 과정에서는 언제 어떤 상황에서나 그러한 '작은 죽음'과 만나며, 또한 그것에 어떻게 대응하면 좋을까 하는 것도 중요한 과제가 됩니다.

죽음교육은 죽음과 임종, 그리고 삶의 관계망과 관련된 요인을 탐구하는 세속적인 과정입니다. 또한 죽음교육은 어린 시절에 시작하여 성인을 거쳐 노년에 이르기까지 계속되어야 합니다. 왜냐하면 죽음의 의미나 그에 관한 인식은 일생에 걸쳐 끊임없는 재평가와 조정을 겪기 때문이지요. 죽음교육의 취지는 죽음에 사로잡히는 것이 아니라, 오히려 인생에 보다 많은 감수성을 함양하는 데 있습니다. 죽음에 대한 개념들이 일상생활 속에서 발달하면, 잘 설계된 죽음 교육과정은 모든 인간이 인생의 순환 속에서 죽음의 개념을 이해하고 받아들이도록 도와줄 수 있습니다. 죽음에 관한 긍정적 태도를 가르치는 것은 의료인, 안전 담당 공무원, 변호사, 사회사업가, 그리고 사회복지 분야 사람들의 적극적인 도움과 함께 가족, 사회, 그리고 학교의 통합된 노력을 필요로 합니다.

3) 죽음교육의 여섯 가지 목적

잘 기획된 교육은 항상 일반적 목적과 그것에 참여하는 사람들에게 성취할 수 있는 구체적 목표를 염두에 둬야 합니다. 예를 들어, 대학의 교육과정은 공통적으로 그들이 제시하는 주제의 가치와 의미, 타당성을 개별 사람들이 판단할 수 있도록 도와주기 위한 비판적 사고를 독려하도록 의도되어야 하는 것처럼 말입니다. 죽음, 죽어감, 사별에 대한 교육은 이런 목적을 구현함과 동시에 그것들을 보다 제한적인 목적들과 연관시키며 그런 의미에서 죽음, 죽어감, 사별 교육의 목적은 다음과 같이 설정할 수 있습니다.

첫 번째, 삶을 지향하는 사람들의 개인적인 삶을 풍요롭게 합니다. 소크라테스가 언급한 것처럼, 인생에서 '중요한 것은 사는 것이 아니라, 잘 사는 것'인 것처럼 죽음교육은 삶을 살아가는 사람들이 그들 스스로를 보다 풍부하게 이해하고, 유한한 인간으로서 자신의 능력과 한계를 평가할 수 있도록 도와주어 이런 목적에 부응하게 되는 것이지요.

두 번째, 사회와 개인의 교섭 속에서 죽음에 관한 정보를 제공하고 이끄는 일입니다. 죽음교육은 임종 치유 혹은 장례나 추모 의식과 같은 문제에서 선택하거나 선택하지 않을 수 있는 역량을 키워 주어 이런 역할을 잘 수행할 수 있게 됩니다.

세 번째, 시민으로서 공적 역할을 위한 개인들을 준비시킵니다. 이런 방식으로 죽음교육은 의료 서비스에서 사전 연명의료의향서, 조력 자살, 안락사, 기관과 조직 기증과 같은 사회와 사회의 대리자들이 직면할 수 있는 중요한 문제들을 명확히 하도록 도와줍니다.

네 번째, 개인이 그의 전문적이고 직업적인 역할을 수행할 수 있도록 도와주고 지원합니다. 죽음에 대해 가르치고, 죽어가는 사람들을 돌보고, 사별한 사람들을 상담해주는 일을 하는 사람들은 기반이 탄탄한 죽음교육이 제공하는 통찰로부터 얻는 이익이 있습니다.

다섯 번째, 개인이 죽음과 관련된 문제에 대해 효과적으로 의견을 주고받을 수 있는 능력을 향상시킵니다. 효과적인 의사소통은 많은 사람들이 어려움을 느끼는 죽음 관련 주제들에 대해서 말할 때 본질적인 것이 됩니다.

여섯 번째, 개인이 전 인생의 과정을 통과하는 발전 단계에서 죽음과 관련된 문제들과 어떻게 상호작용하는지 평가하는 데 도움이 되도록 합니다. 어린 아동으로부터 청소년, 청년기와 중년, 노년기의 성인들 모두는 다양한 방식으로 여러 인생의 문제들과 직면합니다. 그들은 죽음과 죽어감, 그리고 사별과 대면하게 될 때, 다른 방식으로 그것들에 대처하게 될 것입니다.

4) 죽음교육의 궁극 목표

프로스트의 '죽음은 사람을 파괴한다. 그러나 죽음에 대한 생각은 사람을 구제한다!' 라는 생각에 더하면, 죽음은 삶으로 거듭날 수 있는 일종의 사다리입니다. 여기에서 죽음교육의 궁극적인 목표를 발견할 수 있는데 그것은 인간의 행복을 증진시키는 일이라고 서술하는 것이 다소 역설적일 수도 있겠으나 죽음에 대한 학습을 통해 사람들은 인생을 보다 성숙된 차원에서 깨달을 수 있고 그것이 실제적으로 보다 완전한 인생을 살아가게 만들어 준다는데 의의가 있습니다.

목표 1: 죽음과 임종의 다차원적 측면에 관련한 기본 실상을 사람들에게 알린다.

죽음에 관한 언급은 오랫동안 침묵의 영역으로 남아 있었으나 대중매체들은 현실과 상상 속에 있는 죽음에 관한 메시지를 사람들에게 끊임없이 전하고 있습니다. 과학적·기술적 진보는 삶과 죽음에 엄청난 영향을 미칩니다. 첨단 과학기술 문명은 생명공학을 통해 삶을 조작하고, 죽음이 실제적으로 발생할 시기를 결정하며, 인공적 수단에 의해 삶을 연장합니다. 죽음에 관한 사회의 전통적 침묵이 최신 의학기술의 발전과 결합되고, 죽음에 대한 미디어의 부정확한 묘사가 결과적으로 인간에게 죽음과 임종에 대한 잘못된 개념을 갖도록 합니다. 분명한 사실에 근거한 정보는 사람들이 갖고 있는 특정한 질문과 관심사에 대한 해답을 제공해 주는데 특히, 죽음에 대한 오해와 근거 없는 믿음을 해소하고 두려움과 불안을 완화시킵니다. 의사의 의료 행위에서 합법적으로 규제된 지식, 죽음의 의학적 정의, 죽음에 대한 관습, 유족을 위한 일반적 적응 단계, 그리고 죽음에 대한 발달 개념은 모두 인생의 현재적 의미에 대하여 보다 심오한 탐구를 고민하도록 도와줍니다.

목표 2: 개인이 의료 및 장례 서비스의 소비자임을 알 수 있게 합니다.

임박한 죽음은 말할 것도 없고, 죽음은 의사 결정을 강요합니다. 가족 구성원은 임종하는 사람을 보살피는 일에 관해 의학적 결정에 직면하며, 죽음이 발생했을 때는 시신 처리 방법, 매장지, 그리고 장례식 유형 등 여러 결정을 해야 합니다. 이러한 결정은 대부분 사회적, 법률적, 그리고 금전적 제약에 예속되어 있습니다. 다양한 의료·장례 서비스가 적절하게 통지될 때, 사람들은 죽음에 관한 올바른 결정을 할 준비가 되어 있다는 것을 확신할 수 있습니다. 실제로, 몇몇 개인들은 유언을 작성하고, 장기 기증과 시신 처리를 계획하고, 그리고 추도식 방식을 결정하면서 자신의 죽음을 준비합니다.

목표 3: 개인적 가치관과 우선순위의 심사숙고를 통해 삶의 질이 향상되도록 합니다.

죽음에 대한 정보는 적절하게 학습된다면, 그들 자신이 죽는다는 사실에 직면하는 사람들에게 긍정적인 면에서 도움을 줄 수 있습니다. 삶과 죽음이 전체적으로 배치되기 때문에, 개인은 죽음의 확실성을 받아들여 새로운 시작을 할 수 있게 되고 한 사람의 인생을 위해 가동하는 청사진이 되는 가치관과 우선순위를 설정하기 위한 자극의 역할을 합니다.

목표 4: 개인적 죽음과 중요한 다른 사람의 죽음에 대한 감정을 적절히 다루고, 그리고 죽음이 현실로 다가올 때 더 효과적으로 대처할 수 있게 합니다.

죽음에 대한 의사소통이 폐쇄적일 때, 자신의 죽음과 사랑하는 사람의 죽음에 관한 비밀스런 감정과 생각은 숨겨지거나 억압된 상태로 남아있습니다. 죽음교육은 개인들이 현재와 미래의 사별과 애도에 대처하도록 도와줍니다. 죽음에 대처하는 능력은 지식과 이해, 그리고 다른 사람들의 지원 가운데 학습을 통해 함양됩니다. 그에 수반되는 결과는 사별한 다른 사람을 도와주고, 임종을 앞두고 있는 사람들과 자유롭고 현명하게 소통하는 능력의 향상입니다. 죽음교육은 개인적 죽음과 관련된 두려움을 제거하거나, 사랑하는 사람이 죽었을 때 경험하는 고통과 상실감을 제거하려고 하지 않습니다. 배우고 공유할지라도, 치유 과정은 보다 효과적으로 대처하는 것으로 나타날 수 있습니다.

목표 5: 사회적 · 윤리적 사안과 관련된 가치관을 명확히 하는 과정에서 개인들을 도와줍니다. 청소년을 비롯하여 젊은이들의 삶은 즉각적이면서도 장기성을 동시에 갖고 있지요. 직업 선택, 놀이와 같은 분야에서 개인적 가치관을 수반하는 다양한 선택으로 가득 차 있습니다. 동시에 인구 문제, 환경오염, 그리고 빈부격차 등 세계적 문제에 직면한 사회에서 성장하고 있습니다. 죽음과 관련하여, 안락사, 낙태, 사형, 그리고 기계 장치를 이용한 생명 연장 등의 윤리적인 사안들이 있습니다. 죽음교육의 분야에서도 매장의 유형과 비용, 묘지용 토지이용, 그리고 죽은 사람을 위한 다른 측면의 배려와 같은 영역에서 사회적·윤리적인 사안을 제기하고 있습니다. 이런 사안들과 관련된 결정은 모두 개인적·사회적 관점이 있고, 타당한 의사결정에 필수적인 것은 각자의 가치관을 명확하게 해줍니다. 특히, 죽음교육은 그것을 고민해보지 않은 많은 사람들에게 이러한 사안에 직면하여 개인적 결정과 사회적 선택에 따른 가치관을 명확하게 할 기회를 제공합니다.

생의 마지막 순간을 맞이하는 자세

1. 세상에서 가장 아름다운 말

세상에서 가장 아름다운 말은 무엇일까요? 저는 그 말을 "미안해, 고마워, 사랑해" 이 세 마디로 규정하고 싶습니다. 우리가 삶을 살아갈 때, 그리고 삶을 마무리할 때 진정 이 세 마디를 할 수 있다면, 그의 삶에는 삶의 의미와 소중함이 묻어 있다는 것을 추론할 수 있을 것 같습니다. 이와 반대로, 질병을 치료 하는 중에 내가 언제 죽을지를 인지하지 못하면서 삶을 마감하거나, 교통사고나 자연재해, 살인사건과 같은 갑작스런 사고로 인하여, 소중한 사람에게 "더 잘해주지 못해 미안해, 함께 있어줘서 고마워, 그리고 당신을 사랑해"라는 말을 미처 하지 못하고 간다면 여러분의 마음은 어떨 것 같습니까? 평소에 이 말을 하는 것이 그렇게 어려운 것일까요? 아니면, 그런 말을 할 수는 있었지만 그런 말을 할 수 있는 시간이나 기회를 놓친 것은 아닐까요?

인간은 "미안해, 고마워, 사랑해" 이 세 마디를 하기 위해 언어를 만들었고, 누군가에게 그 말을 전하기 위해 사람들을 만나고 삶을 살아가는 것 같습니다. 우리 모두에게 큰 충격이었던 세월호 사건에서 저에게 가장 가슴 깊이 남겨진 것은 한 아이가 엄마와 새아빠에게 전하는 문자메시지입니다. "엄마 사랑해", "더 이상 문자를 할 수 없을 것 같아서 미리 말해, 엄마 태어나게 해줘서 고마워, 그리고 미안해", "아빠 한 번도 아빠라고 불러주지 않아서 미안해요, 그렇지만 마음은 언제나 아빠라고 크게 불러보고 싶었어요. 아빠 우리 가족에게 와 줘서 고마워요, 사랑해요." 모두가 일촉즉발의 죽음의 상황에서 마지막으로 할 수 있었던 한마디는 모두 "미안해, 고마워, 사랑해"라는 말이었습니다. 그들은 그렇게 죽어갔지만, 그들이 남긴 마지막 말에서, 떠나는 사람은 사랑을 안고 떠났고, 남아있는 사람에게는 여전히 그 사랑이 간직되어 있습니다.

우리도 언제가 사랑하는 사람들과 헤어질 때가 있겠지요. 이제 여러분이 그러한 상황에 처해있다고 가정해 보세요. 그 상황이 여러분 삶의 마지막 몇 분, 마지막 몇 시간, 마지막 몇 날, 몇 달이라면... 반드시 해야 할 말과 해야 할 일이 무엇일까요? 반대로 반드시 해야 할 말과 해야 할 일이 차단되고 기회를 놓치게 된다면 어떨까요. 더구나 내가 죽는다는 것을 인지하지 못한 상태에서 생을 마감하게 된다면 어떨까요?

언젠가 그 상황에 처할 수 있는 사람이 바로 나일 수가 있고, 바로 우리의 아버지 어머니일 수 있고, 형제자매일 수 있고 이웃이 될 수 있습니다.

우리는 무엇 때문에 살아가는 것일까요? 오늘 이렇게 살아가는 나는 누구일까요? 이런 질문이 여러분들을 당혹하게 할까요? 아니면 부담이 되는 질문인가요? 먹고 살기도 바쁜데, 이런 질문은 철학자들의 관념론적인 유희일까요? 다시 한 번 물어보겠습니다. 사람은 무엇 때문에 살아갈까요?

2. 생사학(죽음학)

그럼 지금부터는 생사학으로 불리는 죽음학의 의미를 살펴볼까요? 죽음학은 바로 제가 방금 질문을 드린 것과 같이 '삶의 소중함이 무엇인지를 죽음에게 물어보는 학문' 입니다. 즉 죽음학의 핵심명제를 한마디로 표현한다면, "오늘이 내 생애 마지막 날이라면 나는 누구와 무엇을 어떻게 할 것인가?"에 있습니다. 이 명제는 그동안 범범하게 살아왔던 삶의 소중함과 가치를 다시 한 번 성찰할 수 있도록 하여 삶의 우선순위를 정하게 해주는 것이지요. '오늘이 내 생애 마지막'이라는 단어는 '한계상황'을 의미합니다. '오늘이 내 생애 마지막'이라고 가정하면, 우리는 지금까지 목표로 삼아 온 것들과 가치관이 올바른 것이었을까를 되새기게 합니다. 즉 "내 삶의 우선순위가 잘못 배열된 것은 아닐까? 오늘이 마지막이라면, 나는 지금까지 살아왔던 방식대로 살아가는 것이 옳은 것일까?"를 깊게 생각하게 합니다. 어쩌면 지금까지 살아온 삶을 "오늘이 내 생애 마지막이라면"이라는 물음 앞에 다시 한 번 그 가치와 의미를 되짚어보는 것이, 삶의 소중함을 일깨우는 첫 단추일 것 같습니다. 오늘 우리의 삶을 '마지막'이라는 한계상황으로 인식한다면, 우리는 지금의 현실이 얼마나 소중한지를 비로소 깨닫게 될 것이기 때문입니다.

1) 생사학(죽음학)의 어원

생사학은 '삶과 죽어감'에 대한 학문으로 학명은 '싸나톨로지(Thanatology)'입니다. 한국에서는 이를 죽음학, 임종학, 사망(死亡)학, 또는 생사(生死)학 등으로 번역하여 사용하고 있습니다. 싸나톨로지의 어원은 데쓰(death)를 뜻하는 그리이스어 싸나토스(thanatos)에 학명을 의미하는 로지(logy)를 붙인 단어로, 1960년대 초에 시작된 죽음인식운동(death-awareness movement)에서 출발되었습니다. 그래서 싸나톨로지는 구체적으로 '죽음인식, 죽음의 준비, 죽어가는 사람 돌봄, 죽어가는 자와 돌보는 자들 간의 관계 정립, 못다 해결한 인간관계 해결, 직면한 죽음에서 희망 찾기, 죽음을 맞이하는 방법 등에 관한 학문으로, 즉 죽음과 죽어감에 관한 학문'이라 정의를 내릴 수 있습니다. 그러나 카스텐바움(Kastenbaum, 1977)이 싸나톨로지를 '죽음을 다루는 생명학(the study of life – with death left in)'으로 정의하면서 죽음연구의 목적을 웰다잉(well-dying) 보다는 웰빙(well-being)에 더 초점을 맞추게 되었습니다. 즉 죽음 연구는, 죽어갈 사람이지만, 현재의 삶에서 미래의 죽음을 보아야하는 살아있는 사람과 죽어 가는 사람을 함께 다루는, 그러나 현재 살아 있는 사람의 죽음을 더 중요하게 다루는 분야가 되어야 한다는 것입니다. 그래서 죽음연구는 에릭슨 (Erikson)의 생애주기 8단계와 같이 모든 발달단계에 있는 사람들에게 모두 적용되어야하는 학문으로 그 주제와 접근방법이 더욱 중요하게 되었습니다.

2) 한계상황에서 비로소 발견되는 삶의 소중함

우리는 일상생활을 통해 죽음의 문제를 심심찮게 접합니다. 뉴스를 통해 세계 각지에서 지진과 테러, 총기사고와 교통사고로 연일 죽음의 소식을 전해 듣습니다. 이렇듯 우리는 일상에서 늘 죽음을 경험하고 있지만, 이 죽음의 경험은 자신의 경험이 아닌 다른 사람의 경험입니다. 다른 사람의 죽음은 자신에게 있어서 정직한 실존과 만날 수 있도록 안내할 수 없습니다. 하이데거의 말을 빌리면, 우리는 자신의 죽음을 늘 미래로 연기한 탓에 정직한 자신의 모습으로 살아가지 않고 있다고 합니다. 그래서 그는 언젠가 닥칠 자신의 죽음을 오늘, 이 자리, 바로 현재로 가지고와서 오늘이 내 생애 마지막 날이라고 가정할 때, 그때 자신은 지금까지 살아왔던 삶이 과연 가치 있는 삶이었는지를 묻게 되고, 비로소 삶의 우선순위를 결단하며 살아갈 수 있다고 보는 것입니다.

3) 죽음을 맞이함(임종)과 죽어감

죽음은 모든 인간이 경험하는 사건입니다. 인간의 죽음은 여타 동물의 죽음이나 식물의 죽음과 같을 수 없습니다. 사람은 사물과 달리 의식을 가진 존재이기 때문입니다. 사람은 의식을 가짐으로 인해 자기선택과 자기결정이 가능하게 됩니다. 그나마 아직 의식이 또렷하여 자기 통제력과 의사결정 능력이 제대로 작동할 때, 미리 앞서 죽음에 대비하는 능동적 자세야말로 품위 있게 죽음을 맞이하는 첩경이 될 것입니다.

우리말에서 '맞이'라는 말은 자연적으로 발생하는 사태에 능동적·주체적으로 대처하는 일을 가리킵니다. 예를 들어, '대보름맞이'란 정월 대보름날 밤하늘에 떠오르는 달을 내가 능동적·주체적으로 나서서 환영하고 반기는 놀이를 말합니다. 달은 내가 원하든 원하지 않든, 나의 의지와는 상관없이 저절로 떠오릅니다. 달뜨는 일이 비록 나의 의지와 상관없이 전개되는 불가항력적 사건이기는 하지만, 내가 능동적으로 나서서 반기고 맞이하는 행위를 통해, 역으로 내가 주체가 되고 달이 객체가 되는 것입니다. '달맞이'만 그러한 것이 아니라 '해맞이'나 '돌맞이' 역시 마찬가지입니다. 나의 의지와는 상관없이 다가오는 자연적 흐름에 주체적·능동적으로 대처함으로써, 나는 '수동적 객체'에서 '능동적 주체'로 그 위상을 반전시킬 수 있게 됩니다. '죽음맞이' 또한 같은 맥락입니다. 불가항력적으로 다가오는 운명의 순간에 주체적·능동적으로 대처하고 예비함으로써, 수동적 객체로서의 '죽어감'은 능동적 주체의 '죽음맞이'로 그 의미가 역전되게 되는 것입니다.

그간 아쉽게도 '죽음'에 관한 논의는 우리사회와 교육계에서는 터부시되어 왔습니다. 이런 터부시는 불가항력적인 사건인 죽음에 처했을 때, 정작 자신이 소중하게 여기는 '삶의 목표'를 성취하지 못하도록 기회를 앗아가 버리는 결과를 낳게 합니다. 우리가 진정 두려워해야할 것은 '생물학적 소멸'이 아니라, 오히려 '의미추구 활동'의 단절입니다.

'죽음'(death)이 수동적·피동적으로 자연의 섭리아래 무릎을 꿇는 일이라면, '죽음에 잘 다가서는 일'(well-dying)은 이러한 자연의 섭리에도 불구하고 주체의 자율적 선택과 의지적 결정에 의해 능동적으로 '죽음을 맞이하는 일'을 가리킵니다. '죽음'이라는 단어가 내포하는 수동적이고 피동적인 어감과 달리, '임종'이라는 단어는 의지적 존재로서의 '준비된 죽음'을 표현하기에 한층 적절하다고 보입니다. 임(臨)이라는 글자는 수동적이라기보다는 능동적, 그리고 피동적이기보다는 의지적 성격을 강하게 내포합니다. "자기가 자신의 주인이 됨"(self-sovereignty)의 의미가 강하게 들어있습니다. 결국 임종이란 죽음에 대한 정서적, 심리적 함양을 통하여 자신의 죽음에서 필요한 물리적 정리와 의학적, 법률적인 결정을 미리 확약해

놓음으로써 존엄한 죽음을 맞이할 수 있다는 의미를 갖기 때문에 수동적인 죽어감과는 확연히 다르다는 것입니다. 이러한 불가항력적인 죽음을 미리 인식하고, 자율적 존재로서 맞이하고 준비할 수 있을 때 우리는 비로소 '의미 추구적 존재'로서 자아를 완성시킬 수 있습니다.

3. 죽음담론

1) 죽음담론의 4가지 유형

이처럼 죽음에 대해 막연한 공포심을 가지고 금기시하는 일은 죽음을 앞둔 사람을 위해 바람직한 태도가 아닙니다. 죽음에 관한 정보의 부재는 환자로 하여금 '준비된 죽음'을 가로막는 장애가 될 뿐 아니라, 결과적으로 환자를 '품위없는 죽음'(death without dignity)으로 내모는 요인이 됩니다. '준비된 죽음' 그리고 능동적인 '죽음맞이'를 위해, 의료진이 환자에게 죽음을 '사전 예고' 해주는 일은 잔인한 일이라기보다 오히려 고마운 처사로 인식을 바꿀 때가 되었습니다. 하지만 우리사회의 통념상, 죽음에 대한 '사전 예고'는 아직 그렇게 쉽게 이루어지는 것 같지는 않아 보입니다. 우리 사회에서 이루어지는 죽음에 관한 정보의 유통은 대략 다음 네 가지 유형으로 분류될 수 있습니다.

---

(1) 은폐(closed)
주위사람들이 환자의 죽음에 관한 정보를 인지하고 있으면서도, 정작 환자 에게는 이러한 정보를 전달하지 않고 은폐하는 경우

---

(2) 의심(suspected)
주위사람들이 자신의 죽음에 관한 정보를 알고 있는 것은 아닌지 환자가 의심을 하면서 그 진위여부를 확인하려고 하는 경우

---

(3) 가장(pretense)

주위사람들이 환자의 죽음에 관한 정보를 숨기고서 모르는 척 가장하거나, 반대로 환자가 자신에게 닥쳐올 죽음에 대해 인지하고서도 주위사람들에게 모르는 척 가장하는 경우

(4) 공개(open)

환자와 주위사람이 죽음에 관한 정보를 공유하면서, 공개적으로 이에 대해 관심을 가지고 대화를 나누는 경우

(1)~(3)의 경우, 곧 닥쳐올 죽음에 관한 정보의 부재는 환자로 하여금 '죽음에 대한 자기관리'의 기회를 박탈하는 결과를 초래합니다. 정보의 부재 상태에서 환자는 주위사람과 죽음과 관련된 의미 있는 대화를 전개할 수 없으며, 이는 환자로부터 '준비된 죽음'의 기회를 빼앗는 바람직하지 못한 결과를 초래합니다. 하지만 (4)의 경우, 죽음관련 정보의 공개로 말미암아 환자와 주위사람들 간에 의미 있는 상호작용이 이루어지게 되며, 생전의 일에 대한 화해와 용서 그리고 사후의 일에 대한 당부와 유언이 가능하게 됩니다. 뿐만 아니라 '남는 자' 사이에서 갈등을 초래할 수 있는 재산처리, 상속, 장례절차 등의 사안에 대해 터놓고 논의할 수 있게 됨으로써 '준비된 죽음'이 한결 쉽게 가능해집니다.

그렇다면, 대체로 죽음을 맞이하는 사람들이 삶의 끝자락에서 바라는 것들은 어떤 것이 있을까요. 만약 그들의 소망을 우리가 들어준다면, 떠나는 사람이나 보내는 사람이 슬프지만 사랑을 안고 떠나고 보낼 수 있지 않을까요?

2) 죽음을 맞이하는 사람들의 바람(소원)

크리스틴 롱에이커(Christine Longaker, 1997)에 따르면 죽음을 맞이하는 사람들의 바람(소원)을 다음과 같이 10가지로 요약할 수 있습니다.

① 환자는 자신의 존재를 깨지기 쉬운 유리 조각이 아닌 온전한 인간으로 봐주길 바랍니다. 사랑과 자비심이 아닌 동정의 눈빛으로 바라보는 것이 아니라 살아 있는 보통 사람으로 있는 그대로 대해주기를 원하며, 그들의 삶 속에 포함시켜 주길 원합니다.

② 많은 사람들이 죽어가는 환자 곁에서 초조하고 무슨 말을 어떻게 해야 할지 모를 때가 많지요. 그러나 환자는 가장 인간적인 태도를 보여주길 원합니다. 두려움, 진심어린 슬픈 감정을 서로 나누고 힘든 시간을 같이 이겨내고, 서로에 대한 깊은 신뢰를 쌓으면, 평정심과 열린 마음으로 편안히 죽음을 맞이할 수 있습니다.

③ 환자는 치료자들의 감정과 마음을 있는 그대로 정직하게 드러내주길 원합니다. 힘들게 하거나, 두렵거나 슬프면 정직하게 말해 주길 원하지요. 임종환자에게서 신경전이나, 서로의 감정을 숨길 시간이 더 이상 남아있지 않기 때문에 찾아온 문병인, 혹은 친척이나 가족이 앉아서 겉도는 얘기만 할 때 정말 많은 외로움을 느끼게 됩니다. 왜냐하면 지금 이 순간 질병을 앓고 있는 환자는 그 누구보다 질병과 생명과 삶 앞에 깨어있기 때문에 진정한 생명과 만남, 관계의 의미를 확인하고 싶어 합니다.

④ 환자는 환자 자신의 감정에 충실할 수 있도록, 있는 그대로의 모습을 받아들이고, 그날그날 생리적 변화에 따라 변하는 모습을 그대로 인정받기를 원합니다. 함께 슬퍼하고 아파하고 울 사람이 있다는 것만으로도 큰 치유가 됩니다.

⑤ 환자는 방문을 원합니다. 만약 방문한다고 해놓고 늦게 오거나, 오지 않으면 그 서운함은 아주 크답니다. 누군가가 방문한다는 사실 하나만으로도 큰 고통을 견딜 수 있는 힘이 되지요. 진정으로 사랑하고, 있는 그대로의 나를 받아주는 친구와 보내는 매 순간은 마치 고독하고 끔찍한 존재에게 따

뜻한 불빛을 비추는 것과 같습니다.

⑥ 환자는 자신의 진실한 내면의 눈을 봐주길 원합니다. 이 세상과 저 너머의 세상을 가늠하며 모든 것을 초탈하며, 삶을 관조하는 눈길을 바라봐주길 원합니다. 찬찬히 눈을 바라보며 그 너머의 진실된 느낌을 볼 수 있기를 바랍니다. 또는 따뜻하게 안아주거나 친구처럼 어깨를 토닥거려 주거나, 손을 잡아주고, 혹은 부드럽게 얼굴을 어루만져 주기를 원합니다. 생명은 서로에게 따뜻한 손길을 요청합니다. 환자는 크고 화려한 것을 원하는 것이 아니라 그냥 함께 있어주는 것만으로도 만족하는 가난한 마음을 가지고 있습니다.

⑦ 의학은 질병에만 관심이 있지 환자에게는 관심이 없습니다. 따라서 환자는 가끔 사람이 아니라 병 그 자체나 물건같이 느껴질 때가 있습니다. 우리는 질병을 앓고 있는 환자의 인간성과 내면에 더 주목할 필요가 있겠습니다. 환자의 고통은 질병에서 오는 것보다, 자신의 개인적인 느낌과 감정에서 오는 것이 더 많습니다. 따라서 관심과 사랑과 인간적인 접근이 환자의 고통을 완화시켜 줄 수 있습니다.

⑧ 환자와 작별하는 것은 모두에게 힘든 일입니다. 떠나는 자와 보내는 자가 서로 보내고 떠나지 못할 때, 떠나는 자는 더욱 힘듭니다. 죽음이 문턱에 들어섰을 때조차 죽음을 부정하려고만 한다면, 환자는 더 힘들게 느껴집니다. 더 살고는 싶지만 더 이상 이겨낼 힘이 없어 모든 힘이 다 소진되었을 때 더 힘을 내라고 죽음과 맞서 싸우라고 재촉하면 환자의 마음은 더 무거워집니다. 오히려 지금까지 지내온 것을 격려하고 축복해주고, 일어나는 모든 일을 받아들이기를 원합니다. 만약 혼수상태이거나 끔찍한 고통 속에 있더라도 이젠 떠나도 괜찮다고, 따스한 소망과 용기와 함께 놓아 보낸다고 말해주길 원합니다.

⑨ 환자는 자신의 치료과정을 함께 공유하기를 원합니다. 마치 환자가 없

는 양 머리 맡에서 소곤거리지 말고 직접 말해 주기를 원합니다. 그리고 그러한 의견을 문서화하고 전달이 잘 될 수 있도록 존중해 주기를 원합니다.

⑩ 끝으로 환자는 인생의 의미, 존재의 의미, 관계의 의미, 만남의 의미, 생명의 의미를 알고 싶어 합니다. 자신의 삶을 되돌아보면서 후회스러운 일, 남들과의 관계에서 상처를 주었던 일, 이기적이고 상대방을 무시했던 일을 용서받고 다시 순수한 자신의 모습으로 보여 지기를 원합니다. 그리고 실수투성이 인생이었지만 그래도 좋은 일과 도움을 주었던 일들을 기억하고 격려받기를 원합니다. 인간은 자신의 존재의미를 타인에게 인정받는 데서 찾아지기 때문이지요. (Christine Longaker, 1997. Facing Death and Finding Hope. New York: Doubleday.)

4. 우리가 죽음과 함께 살아간다는 것은

우리는 늘 상실과 한계 속에서 살아갑니다. 성숙한다는 것은 어쩌면 한계 상황을 제거하거나 벗어남으로써 되는 것이 아니라, 오히려 그 한계를 수용함으로써 가능하며 그럼으로써 비로소 인간이 되어가는 것 같습니다. 예술가들은 제한을 사랑하는 법을 배웁니다. 시인은 소네트에 부여된 열네 줄이라는 제한의 자유의 형식으로서 존중합니다. 화가는 캔버스 틀의 제한을 끝없는 주관주의에 대한 제어장치로서 인정하며 세상의 실재를 다룰 수 있는 자유로서 존중합니다. 연주자는 보표(score)의 제한을 또 다른 음악세계, 대개 더 넓은 음악세계에 참여할 수 있는 자유로서 존중합니다. 작곡가는 다른 것에 방해를 받지 않고 바로 그 조성(tonality)을 자유롭게 탐구하기 위해 조표(key signature)의 제한을 존중합니다. 상실과 죽음의 고통을 가능한 한 빨리 '잊거나', 할 수 있는 한 '대수롭지 않게 여기는 것'과 '말하는 것을 거부하고 금기'하는 것은 결코 바람직한 방법이 못됩니다. '잊는 것'과 '대수롭지 않게 여기는 것', 그리고 '거부하고 금기하는 것'은 비인간적인 방식입니다. 부인과 회피는 우리 문화가 상실과 죽음을 다루는 가장 전형적인 처방입니다. 그 두 가지 방식은 인간이 인간일 수 있는 가능성, 다시 말하면 삶의 소중함과 훌륭함이 무엇인지를 성찰할 수 있는 정신적인 건강을 사실상 완전히 파괴시켜 버렸습니다. 우리 사회에 만연된 중독증과 우울증이 그 대표적인 결과입니다.

우리가 죽음과 함께 살아간다는 것은, 자신에게 닥쳐진 불행한 사건이나 감당하기 힘든 상실과 죽음을 거부하고 억압할 것이 아니라, 있는 그대로 받아들이고 대처하는 일입니다. 그럴 때에 불행한 사건과 상실과 죽음이후의 삶을 의미 있게 살아낼 수 있습니다.

사람은 물질만으로 살아갈 수 없지요. 사람에게는 삶보다 더 소중한 그 무엇이 있기에 삶을 포기해서라도 그 소중함을 지키려하고, 죽음보다 더 싫은 것이 있기에 죽음을 무릅쓰고라도 그것을 지키려고 합니다. 이렇게 사람은 삶과 죽음을 초월해서라도 지키고자하는 것이 있지요. 저는 그것을 넓은 의미에서 '사랑'이라고 말하고 싶습니다. 사랑은 물질을 초월할 뿐만 아니라, 우리의 삶과 죽음마저 초월합니다. 그것이 우리가 존재하는 근거입니다. 그 자리에 우리가 있을 때, 다른 생명도 온전히 그 자리를 지키며 성장할 수 있습니다. 우리가 살아가는 목적도 바로 여기에 있습니다.

이렇게 삶의 소중함과 삶의 우선순위가 무엇인지 확연하게 구분할 수 있는 이유는, 우리가 바로 죽음이라는 한계상황에 처해있을 때 비로소 발견되어지는 것이기 때문입니다. 이렇게 말씀드린다고 해서, 제가 지금 여러분들에게 삶의 소중함과 삶의 우선순위를 알기위해 죽음과 같은 극한 상황에 처해 볼 것을 요구하는 것은 절대 아닙니다.

지금까지 우리가 살펴본 것은, 그동안 우리가 거부하고 금기시했던 삶과 죽음의 담론을 오늘 우리의 삶으로 초대를 할 때, 비로소 그동안 놓치고 살았던 삶의 소중함과 인간이 인간으로서 살아갈 수 있는 훌륭함이 무엇인지 발견될 수 있다는 것이었습니다. 그리고 어렵지만, 그 질문을 바로 오늘 우리의 교육현장에서 이루어지고 실천할 때, 어느덧 삶의 소중함이 무엇인지를 자각하고, 보다 성숙한 사회인으로 성장해 나가는 계기가 될 수 있다는 것입니다.

생명의 탄생부터 마감까지의 여정

1. 생명을 이루는 두 가지 본능

1) 에로스와 타나토스

프로이트는 태어나는 생명의 본능을 에로스(Eros, 사랑), 또는 리비도(Libido, 삶의 의지)로 표현하였고, 죽어가는 본능을 타나토스(Thanatos, 죽음의 의지)로 표현하였습니다. 즉 프로이트는 두 가지 본능인 에로스와 타나토스를 생명을 구성하는 양대 요소로 본 것입니다. 에로스는 원래 플라톤이 말한 것으로 모든 생명과 세계는 이원구조의 특성으로 이루어져 있다고 보았습니다. 즉 모든 생명과 세계는 물질의 세계인 힐레(Hyle)와 정신의 세계(에이도스Eidos)의 세계인 이데아(Idea)로 이루어져 있다는 것입니다. 여기서 힐레(Hyle)는 이데아(Idea)와 극단에 위치한 가장 낮은 일상적 물질계로 이루어진 생명의 세계이며, 이데아(Idea)는 가장 높은 곳에 위치한 순수하고 완벽한 신의 지혜(Epistēme)인 형이상학적 관념의 세계를 상정했습니다. 그런데, 물질의 세계 즉 일상의 세계에서 살고 있는 인간은 항상 신의 세계인 이데아(Idea)를 그리워하며 그 곳을 향해서 살아가고자 하는 본능이 있다고 합니다. 이 본능을 플라톤은 에로스(Eros)라고 합니다.

따라서 에로스는 인간이 물질계인 이 세상에서 살면서 정신의 세계인 이데 아를 향해 늘 갈구하는 마음 즉 욕구(Desire)를 의미합니다. 이것이 로마신 화에서는 사랑의 신으로 나타나기도 하고 현대에서는 이성간의 사랑으로 그 의미가 변했지만, 그 중에서도 변하지 않는 공통점은 어떤 주체가 대상 에게로 지향하는 마음, 즉 이쪽에서 저쪽으로 향하고자하는 마음은 동일합 니다. 이 마음을 본능, 욕구, 충동, 의지 등으로 다양하게 표현할 수 있습니 다. 중요한 것은 이러한 마음과 욕구, 충동과 의지가 궁극적으로 도달하고 자 하는 곳이 바로 이데아라는 것입니다. 여러분도 아시다시피 이데아는 결 핍이 없는 가장 완벽하고 순수한 절대 평화와 안정의 세계입니다. 그러나 힐레의 세계인 일상적 물질계는 늘 결핍되어 있고 부족하기 때문에 무엇인 가를 충족해야 한다는 욕구와 갈증, 갈망과 그리움의 충동이 일어납니다. 이 충동은 결핍과 부족의 상태에서만 일어납니다. 그래서 모든 운동의 동기 와 계기는 결핍과 부족, 불균형에서 비롯됩니다. 그리고 그 지향점은 결핍 과 부족, 불균형이 없는 충만과 안정, 평화의 완벽한 세계입니다. 생명을 이 루는 에로스와 타나토스는 서로를 지향하고 있습니다. 에로스는 타나토스 를 그리고 타나토스는 에로스를 지향하고 있습니다. 이 말은 에로스에게는 타나토스가 결핍되어 있고, 타나토스에게는 에로스가 결핍되어 있다는 뜻 입니다. 에로스, 즉 삶의 본능이 지향하는 것은 죽음에 있고, 타나토스, 즉 죽음의 본능이 지향하는 것은 삶에 있습니다. 이를 좀 더 쉽게 풀이하면, 우 리가 살아가는 목적은 다른 생명을 위해 살아가는 것이며, 우리가 죽어가는 것은 더 완전하고 성숙된 생명의 탄생을 위해 죽어가는 것입니다.

타나토스는 죽음이란 뜻이며 그리스 신화에서 죽음이 의인화된 신을 의 미합니다. 라틴어 이름은 타나투스(Thanatus)로서 로마신화에 나오는 모 르스(Mors)와 같습니다. 죽음학(Thanatology)의 어원도 바로 이 타나토스 에서 나왔지요. 프로이트가 생명의 본능을 에로스와 타나토스 두 본능의 구 성으로 보았듯이, 어느 한쪽이 없다면 생명을 이룰 수 없습니다. 삶과 죽음 은 서로를 보완하여 더 완벽한 진화와 성장을 위한 동력이 됩니다. 생명은 삶과 죽음이라는 끊임없는 교환을 통해 진화 성장하는 것입니다.

생명 = 타나토스 (Thanatos / 죽음의 본능) + 리비도 (Libido, Eros / 생명의 본능)

　- 타나토스(Thanatos) : 죽음이란 뜻이며 그리스 신화에서 죽음이 의인화된 신을 의미한다. 라틴어이름은 타나투스(Thanatus)로서 로마신화에 나오는 모르스(Mors)와 같다. 죽음학(Thanatology)의 어원은 바로 이 타나토스에서 나왔다.
　- 메멘토 모리(Memento Mori) : '죽음을 기억하라' 에서 모리(Mori)는 모르스(Mors, 죽음의 신)에서 나왔다.
　- 리비도(Libido · Eros) : 정신의학자 프로이트는 인간의 본성 중에서 자기 자신을 파괴하고 생명이 없는 무기물로 환원시키려는 죽음 충동을 가리켜 타나토스라고 불렀으며, 이와 반대되는 생명력으로서의 충동을 리비도 또는 에로스라고 명명했다.

2) 음(陰) 과 양(陽)

　프로이트가 에로스와 타나토스로 생명의 특성을 상징하였다면, 동양에서는 음(陰) 과 양(陽) 으로 이를 상징했습니다. 음과 양은 반대의 개념이 아니라, 상호작용하고 보완하는 관계입니다. 이는 마치 자율신경에 교감신경과 부교감신경이 있어, 상호의존 및 보완 제어하는 관계와 같습니다. 음양은 만물의 생성 변화의 원리로서의 기(氣)를 뜻합니다. 원래의 뜻은 햇빛과 그늘을 의미하였지만 은(殷)시대에 성립한 빈모(牝牡 : 암수라는 뜻)의 관념과 결합하여 전국(戰國)말에 만물생성의 원리로 되어 있습니다.
　그러나 음양은 어디까지나 기(氣)의 두 측면, 두 계기인 것인데, 음양은 서로 대립하고 의존하면서 사물을 만들고 성립시키는 생성과 존립의 원리, 서로 순환하고 전화하는 변화의 원리라는 두 개의 원리로서 작용하여 왔습니다. 그러나 음양 원리의 상호 의존적, 조화적인 성격이라는 해석은 음양이 모순 원리로서 성장·발전하고 있다고 해석하는 것과 의미와 같습니

다.(철학사전, 2009., 중원문화)

　여러분이 잘 아시는 주역이라는 책이 있습니다. 주역(周易)이란 글자 그대로 주(周)나라의 역(易)이란 말이며, 역이란 말은 변역(變易), 즉 '바뀐다' '변한다'는 뜻으로, 천지만물이 끊임없이 변화하는 자연현상의 원리를 설명하고 풀이한 것입니다. 역은 양(陽)과 음(陰)의 이원론(二元論)으로 이루어져 있습니다. 즉, 천지만물은 모두 양과 음으로 되어 있다는 것이지요. 하늘은 양, 땅은 음, 해는 양, 달은 음, 강한 것은 양, 약한 것은 음, 높은 것은 양, 낮은 것은 음 등 상대되는 모든 사물과 현상들을 양·음 두 가지로 구분하고 그 위치나 생태에 따라 끊임없이 변화한다는 것이 주역의 원리입니다. 역(易)의 두 원리, -, --가 양효(陽爻), 음효(陰爻)로 불리게 되면서, 남녀, 군신, 동정(動靜) 등의 상반되는 속성이나 적극적인 것과 소극적인 것을 상징하게 되었습니다. 달은 차면 다시 기울기 시작하고, 여름이 가면 다시 가을·겨울이 오는 현상은 끊임없이 변하나 그 원칙은 영원불변한 것이며, 이 원칙을 인간사에 적용시켜 비교·연구하면서 풀이한 것이 역입니다.

　주역에서 음과 양에 비유할 수 있는 괘상이 바로 복괘와 박괘입니다.

　복괘는 주역(周易)의 64괘(掛)중하나로, 우리가 땅속에서 움직이기 시작함을 형상하고. 이는 기운이 다시금 생동하여 순환함을 의미합니다. 이를 좀더 자세하게 설명하면 다음과 같습니다. '복(復)'은 '돌아온다'는 뜻인데, 본래 상태로 회복됨을 의미합니다. 복괘는 박괘(剝卦)와 반대로 초효만이 양효이고, 나머지 다섯 효는 모두 음효로서, 박괘 상구효가 초효로 복귀해 이루어진 괘입니다. 이것은 '위에서 극에 달하면 아래로 돌아와 다시 생한다.'고 하는 주역의 이치(易理)에 근거한 것으로 나무 열매 속에 들어있던 씨앗이 땅에 떨어져 새로운 생명으로 싹이 트는 상황으로 비유될 수 있습니다. 바로 앞에서 설명한 죽음의 본능인 타나토스가 삶의 본능인 에로스로 전환되어 이제 막 시작하는 과정을 비유합니다. 즉 1년 중에서 가장 추운 동지달, 얼어붙어 있는 지표(地表)아래에 새로운 생명이 부활하고 있는 것이지요. 이 상황을 「단전(彖傳)」에서는 "음기가 쌓여 있는 속에 양기 하나가 돌아와 다시 생하는 데에서 천지가 끊임없이 만물을 낳으려는 마음을 볼 수 있다.”고 말했습니다.

그리고 박괘는 음기가 아래로부터 점점 자라나 극에 달해 양기를 떨어뜨려 소멸시키려는 모습을 의미합니다. 박(剝)’은 ‘떨어지다(落)’ ‘다하다(盡)’ ‘소멸하다(消)’라는 뜻입니다. 박괘의 전체를 보면, 초효부터 5효까지 다섯 효가 음효이고 상효 하나만이 양효로서 음기가 아래에서부터 점점 자라나 극에 달해 양기를 떨어뜨려 소멸시키려는 모습이다. 이는 마치 죽음이 경각에 달려 있는 모습을 의미합니다. 그러므로 괘사에서 “박은 인생의 길에 마지막 길이다.”고 하여 현 상태에서 일이 중단되는 것을 의미합니다. 따라서 양기가 다해 모든 것이 땅으로 떨어지는(박락/剝落) 시기에 더 이상 일을 진전시켜서는 안 된다는 것을 뜻합니다. 예컨대 이미 생명의 에너지가 다했는데 억지로 연명의료치료로 생명을 더 이상 유지하지 말고, 자연스럽게 생명을 마칠 수 있도록 안내하는 것이 더 이치에 맞는 의미입니다.

3) 두 가지 본능의 다각적인 연관성

① 두 본능의 대립을 통해 생명이 조화와 균형을 이루게 되는데, 이 조화와 균형을 생리학에서는 항상성(Homeostasis)이라고 합니다.

> 항상성: 외부환경이 변하더라도 생물체 내부의 환경 즉 체온, 호흡 등이 일정하게 유지되는 것을 말합니다.

항상성은 각 학문에서 다음과 같이 표현 됩니다.

항상성(Homeostasis) =	균형(Equilibrium) =	조화(harmony) =	중용(Moderation)
생리학	물리학	명학	윤리학

생리학에서의 항상성을 물리학에서는 균형으로, 생명학에서는 조화로, 윤리학에선 중용으로 볼 수 있습니다.

② 두 본능의 다각적인 연관성

 – 에로스

생(生) =양(陽) = 교감신경 = 불(火) = 승(升, upward, 上向) = 건(乾,三) = 하늘(天)

 – 타나토스

사(死) =음(陰) = 부교감신경 = 물(水) = 강(降, downward, 下向) = 곤(坤,〓) = 땅(地)

이 에로스와 타나토스의 관계를 좀 더 설명하면 다음과 같습니다.

ⓐ 음과 양은 기(氣)의 두 측면으로서, 서로 대립하고 의존하면서 사물을 만들고 성립시키는 생성과 존립의 원리, 서로 순환하고 전화하는 변화의 원리로서 에로스는 양의 기운으로 타나토스는 음의 기운으로 볼 수 있습니다.

ⓑ 인체의 자율신경계는 교감신경계와 부교감신경계로 나뉘며 일반적으로 한 가지 기능에 대하여 상반된 작용을 하고, 서로 다른 해부학적 구조물에 위치하고 있으면서 전신의 주요 장기가 의식적인 명령 없이도 자율적으로 조절되어 조화를 이룰 수 있게 됩니다.

낮에 활성화되기 쉽고 흥분과 응급상황에 긴장하는 교감신경은 에로스적 에너지를, 밤에 활성화되는 것으로 몸을 보수하고 복구를 해주는 부교감신경은 타나토스의 에너지로 볼 수 있습니다.

ⓒ 음양에서 파생된 오행(五行) 즉, 수(水)·화(火)·목(木)·금(金)·토(土)의 움직임으로 우주와 인간생활의 모든 현상과 생성소멸을 해석하면 에로스는 불(火)의 기운을 타나토스는 물(水)의 기운을 의미합니다.그리고 음양에서 파생된 오행(五行) 즉, 수(水)·화(火)·목(木)·금(金)·토(土)는 만물의 속성을 나타내주는 구성요소입니다. 이들 요소는 서로 도와주는 상생(相生)과 서로 제어하고 억압하는 상극(相克)관계로 작동합니다. 즉 목은 화를 낳

고, 화는 토를 낳으며, 토는 금을 낳고 금은 수를 낳고, 수는 목을 낳습니다. 예컨대, 나무(목)는 불(화)을 만듭니다. 그리고 불(화)은 나무를 재로 만들어 흙(토)을 만들지요. 그리고 흙(토)은 쇠(금)-광물질을 생성합니다. 그리고 쇠(금)-광물속에 물(수)이 흐릅니다. 그리고 물(수)는 또 다시 나무(목)를 생장시킵니다. 이렇게 도와주고 낳는 것만 있는 것이 아닙니다. 목은 토를, 토는 수를, 수는 화를, 화는 금을, 그리고 금은 목을 제어하고 억압합니다. 예컨대 나무(목)는 흙(토)의 기운을 빼앗아 제어하고 억압하고, 흙(토)인 제방둑은 물(수)을 제어하고 억압하며, 물(수)은 불(화)을 제어하고 억압합니다. 그리고 불(화)은 쇠(금)를 녹이고 제어합니다. 그리고 쇠(금)는 나무(목)를 제어하고 억압하는 원리와 같습니다. 이렇게 어느 하나가 절대적이고 독립적인 실체로 존재하는 것이 아니라, 음양, 오행이 서로가 서로의 원인이 되어 상호 유기적인 관계에서 전체 생명계를 운영합니다.

ⓓ 승강(升降) 천지(天地)

천(天)은 가볍고 맑은 기(氣)가 모여 이루어진 것이며, 지(地)는 무겁고 탁한 기(氣)가 모여 이루어진 것입니다. 가볍고 맑은 기는 에로스 이며, 무겁고 탁한 기는 타나토스에 속한 기이니, 천은 양기(陽氣)가 모인 것이며, 지는 음기(陰氣)가 모인 것이라고 할 수 있습니다. 이렇게 형성된 천과 지는 각기 자기의 기를 내어 서로 교류(交流)를 하게 되니, 천은 천기 즉, 양기를 내어 지기를 끌어 올리고 지는 지기(地氣) 즉, 음기를 내어 천기(天氣)를 끌어내립니다. 이를 천지(天地)의 승강운동(升降運動-오르고 내리는 에너지의 움직임) 이라고 합니다.

ⓔ 건곤(乾坤)은 주역(周易)에 나오는 8괘로부터 비롯된 우리 태극기의 4괘중 하늘과 땅을 의미하는 건괘와 곤괘를 말합니다.

ⓕ 이상의 내용을 하늘과 땅(천지), 음영의 관계로 정리하면 다음의 천지물양 원순환도로 표시할 수 있습니다.

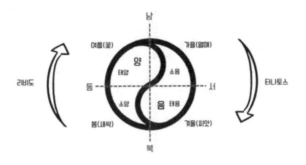

〈천지 음양 원순환도〉

위의 도표를 자세하게 말씀드리면 다음과 같습니다.

위의 도표에서 보듯이 봄-여름-가을-겨울/ 동-서-남-북/ 새싹-꽃-열매-씨앗/ 소양-태양-소음-태음/ 에로스(리비도)-타나토스/ 복(復)괘-박(剝)괘는 끊임없이 순환하고 있는 것을 알 수 있습니다. 즉 자연(自然)의 사계절은 생명의 탄생, 성장, 수렴, 소멸이라는 순환적 운동으로 생명을 양육하고 있습니다. 이러한 운동의 형식을 생명발현의 자기전개 과정이라고 볼 수 있습니다.

이는 서양처럼 어느 한 지점에서 시작해서 어느 끝 지점까지 한 직선으로 그려져 있는 것이 아니라, 끊임없이 돌고 돌고 또 돌아가는 그런 자연의 운행을 통해 그 안에 있는 모든 생명도 자연과 더불어 낳고-성장하고-쇠퇴하고-죽어가지요. 이렇게 생명을 지닌 모든 사물들은 두 가지 양태의 에너지의 흐름을 지니며 승강, 상향, 하향, 내외출입의 운동을 가지고 생명을 유지하고 있습니다.

그런데 우리가 유의해야할 점은 이런 일련의 과정이 한번으로 끝나는 것이 아니라, 끊임없이 연속한다는 사실입니다. 그리고 이렇게 연속해 나가는 동력은 서로 맞물려 돌아가면서 생명이 성장하고 성숙해 나간다는 사실입니다. 만약 삶과 죽음, 성장과 쇠퇴가 하나만 있고 반대쪽이 없다면 어떻게 될까요? 이 우주와 자연은 더 이상 운행이 안 되겠지요. 그래서 동양에서는 이것과 저것이 동시에 존재하며 서로 의존하면서 이어져 있다고 봅니다. 이

쪽에서 보면 모두가 저것이 되고, 저쪽에서 보면 모두가 이것이 됩니다. 그러므로 저것은 이것에서 생겨나고, 이것 또한 저것에서 비롯됩니다. 삶이 있으면 반드시 죽음이 있고, 죽음이 있으면 반드시 삶이 있습니다. 옳음이 있기에 그름이 있고 그름이 있기에 옳음이 있습니다. 이것은 동시에 저것이고, 저것은 동시에 이것입니다. 이것이라는 말은 저것이라는 말이 없을 때는 의미가 없지요. 이것이라는 말은 반드시 저것이라는 말을 전제로 합니다. 즉 이것이라는 말에는 저것이라는 말이 이미 내포되어 있습니다. 이것이 없으면 저것이 없고, 저것이 없으면, 이것도 없습니다. 그런 의미에서 이것은 저것을 낳고 저것은 이것을 낳습니다. 아버지만 아들을 낳는 것이 아니라 아들이 없이는 아버지도 있을 수 없으니 아들도 아버지를 낳는 셈이지요. 아버지도 원인인 동시에 결과이고, 아들도 결과인 동시에 원인이듯, 삶과 죽음의 관계도 그렇습니다. 삶과 죽음은 반대가 아니라 한 생명을 온전히 이루는 두 본능이며 온전한 생명을 진화 성장시키고자 하는 끊임없는 운동의 지향적 형식일 뿐입니다.

이렇게 생명을 지닌 모든 사물들은 두 가지 양태의 에너지의 흐름을 지니며 승강, 상향, 하향, 내외출입의 운동을 가지고 생명을 유지하고 있습니다. 자연(自然)의 사계절은 생명의 탄생, 성장, 수렴, 소멸이라는 순환적 운동으로 생명을 양육하고 있습니다. 이러한 운동의 형식을 생명발현의 자기 전개 과정이라고 볼 수 있습니다.

2. 생명의 특성

그렇다면 생명은 어떤 특성을 지니고 있을까요? 이 질문은 우리가 이 강좌에서 놓치지 말아야할 중요한 주제인 "인간은 무엇으로 살아가는가? 무엇이 가장 인간다운 삶의 모습인가? 그 인간다운 삶을 실천할 수 있는 방법은 무엇인가?"를 짚어볼 수 있는 시각을 열어 줄 것입니다.

1) 첫째, 생명의 특성은 무엇보다도 바로 번식과 유전에 있습니다.

생물체는 자기복제능력 즉 자기와 똑같은 생명체를 만들어 내는 능력을 가졌는데, 그러기 위해서는 먼저 유전자의 복제가 필요합니다. 또 개체의 복제를 위해서는 생식세포의 형성, 수정, 조형운동이 차례로 일어나야 합니다. 이러한 과정들을 거쳐 만들어진 개체는 삶을 위해 자기보존을 실현하는데, 생물학에서의 삶이란 에너지 흐름을 수반하는 물질의 흐름이라고 할 수 있습니다. 즉 에너지를 생산하는 장치를 가동시켜 자신을 유지하고, 더한층 발전시키기 위한 장치를 회전시키고 있습니다.

이러한 과정에서 생물체는 자연히 주위 환경과의 교섭을 통해서 이루어진다는 사실입니다. 생명체는 기본적으로 개방 체계이기에, 물질의 유입과 유출이 이루어지고 체내에서는 물질적 구성요소의 생성, 분해, 소멸이 일어나게 됩니다. 이것을 환경과의 물질교환을 계속하는 자율성의 체계라고 정의할 수 있겠습니다. 따라서 환경과의 사이에 자극과 반응계가 발달했고 생물체내의 항상성을 유지하기 위한 적응력이 생기게 되어 결국 자기완성을 실현해 가게 됩니다.

2) 둘째, 생명은 유전성과 변이성을 가진 존재입니다.

생식과 발생으로 자기증식을 하되, 동족유지를 위한 유전현상이 따르게 마련이지만 생물체는 변이성을 갖고 있어서 변화하는 환경과 끊임없이 교섭한 결과 그것에 대응할 수 있는 적응력을 갖게 됩니다. 따라서 서로 모순된 듯한 유전성과 변이성의 두 속성이 생물종의 우성과 다양화를 가능하게 합니다. 이렇게 자연에는 서로 상반되는 두 현상이 있고 이 두 현상이 궁극적으로 지향하고자 하는 것은 생명의 우성과 환경에 적응하고자 하는 적응성과 다양화에 있습니다.

3) 셋째, 생명현상의 또 다른 면은 자식에게 생명의 전수(傳授)를 마친 개체에게는 죽음이 뒤따른다는 것입니다.

한 개체가 제 수명을 마치면서 새 생명과 교체되는 일은 생명의 성숙과 진화의 과정이며 이러한 개체적 죽음을 통해 생명성은 더욱 우성을 향하게 되는 것입니다.

만일 죽음이 없다면 의식을 가진 존재들의 삶의 의미는 간절할까요?

목적의식은 무의미해 질 것입니다.

공급만이 넘치게 존재하는 세상에는 상상해 볼 수 있는 불행이 많습니다.

자원은 부족해질 것이고 생태계는 교란 될 것이고 새 생명의 탄생이 더이상 축복할 일이 아닌 재앙이 될 것입니다. 이렇듯 생명이 죽음을 전제로 이루어지고 죽음은 생명의 지노하성장을 위한 조건임을 알 수 있습니다. 아래의 두 예화는 바로 생명과 죽음의 상관성을 보여줍니다.

■ 큰가시고기-수컷은 부화하여 새끼들이 둥지 밖으로 나올 때까지 산란장을 지키다 죽고 암컷은 산란 후 몇시간 내에 죽는다.

■ 생명의 특성에 대해 영국의 철학자 화이트헤드(Whitehead, Alfred North)는 다음과 같은 말을 했습니다.

"생명체는 죽음을 내포하고 있고, 환경을 자기 자신에게 적응시키며, 죽음의 하향(downward)이 곧 생명을 더욱 상향(upward)시키는 요인이라고 볼 수 있다. (In fact the upward trend has been accompanied by a growth of the converse(downward) relation. Animals have progressively undertaken the task of adapting the environment to themselves.)"

4) 넷째, 생명이 지닌 주요한 특징 중의 하나는 연속성에 있습니다.

주역에서는 낳고 또 낳는 (生生) 생명의 연속성을 하늘과 땅(天地)의 위대한 덕으로 찬탄하였고(하늘과 땅의 큰 덕은 바로 낳음에 있다/天地之大德日生), 중용(中庸)에서는 꾸준히 생명을 길러내는 생명계의 모습을 정성스러움(誠)으로 묘사하였습니다(봄여름가을겨울, 한순간의 쉼도 없이 운행하여 온갖 생명을 양육하는 것이 하늘의 도이다/誠者天之道).

생명체는 자신의 생명을 보존하기 위해 부단히 노력할 뿐 아니라, 자기

증식을 통해 종의 생명을 연속시켜 나갑니다. 비록 하나의 개체가 생을 마감한다 하더라도 그가 낳은 자식들은 부모를 이어 연속적으로 종차원의 생명을 유지해 나가는 것이지요. 즉, 우주의 대가족 안에서 개체 구성원들의 생성이나 소멸에도 불구하고 종차원의 생명은 연속적으로 이어지며, 다양한 종들의 생명이 모여 거대한 생명 공동체를 구성하는 것입니다.

주자(朱子)는 종단위의 생명이 연속적으로 이어지는 흐름 속에서 일관된 생명의 패턴, 즉 이치(理致)를 발견합니다. 예를 들어, 가을이 되어 낙엽이 떨어지고 겨울이 되어 혹독한 추위가 닥쳐도 만물을 낳으려고(生) 하는 천지의 마음은 잠시도 멈춘 것이 아닙니다. 심지어 나무가 말라 죽어도 그가 남긴 씨앗 속에는 생명의 의지가 간직되어 있습니다. 즉 살고자 하는 의지(生意)는 겨울이 되어 말라서 딱딱 해진 한 알의 씨앗 속에도 잠재적 형태로 간직되어 있는 것입니다. 주자는 씨앗에서 시작하여 싹을 틔우고, 꽃을 피우고 열매를 맺어 다시금 새로운 생명으로 이어지는 생명의 순환과정을 다음과 같이 설명합니다.

예를 들어, 곡식의 씨앗으로 비유하자면, 한 알의 곡식은 봄이 되면 생명이 피어나기 시작해서, 여름에는 싹을 이루고, 가을에는 열매를 맺고, 겨울에는 거두어들이는데, 生意가 여전히 그 안에 간직 되어있습니다. 낱낱의 곡식 알갱이 안에는 각기 하나의 생명의지가 간직되어 있어서, 파종을 하면 다시 생장합니다.

이는 마치 개구리나 곰과 같은 겨울잠(동면)을 자는 동물들이 자는 동안 뇌의 10%만이 활성 되어 있지만, 그 약한 활성이 생명력을 머금고 있는 중요한 역할을 하고 있는 것과 같습니다. 말라 죽은 나무의 씨앗 속에도 생명의지가 간직되어 있듯이, 긴 겨울 깊은 겨울잠에 빠져든 동물들도 생명의지를 간직한 채 겨울잠에서 깨어나 봄을 맞이하기를 기다리고 있는 것입니다.

만물은 거둬들여 저장하는 순간조차도 모두 그 안에 생명의 의지(生意)를 머금고 있는 것입니다. 곡식의 씨앗(穀種), 복숭아씨(桃仁), 살구씨(杏仁) 등의 종류는 땅에 심자마자 곧 살아나니 죽은 물건이 아닙니다. 그래서 '인

(仁, 사랑, 에로스)' 이라고 부르는 것이니, 생명의지가 충만함을 알 수 있습니다. 봄에 만물이 소생하고 여름에는 그 생명이 성대해지고, 가을에는 생명의지가 점점 수렴되어, 겨울에는 생명의지가 거둬들여져 간직됩니다.

5) 다섯째, 생명의 자기조직화 능력에 의한 창조성

이렇게 생명은 자연선택과 더불어 생명체의 초자연적인 힘에 의해 진화해 왔다고 생각할 수 있습니다. 생명체 자체를 주체로 생각해 본다면 생명체는 생활조건을 스스로의 힘으로 어느 정도 개척해 왔다고 볼 수 있습니다. 결국 생명력은 자기가 처한 조건에 알맞은 형태로 창조해 왔다고 볼 수 있습니다. 그 결과 환경의 변화에 대응하여 살아남는 힘을 가지고 자연선택이라는 그물을 빠져나가는 데 성공한 개체들이 생겼습니다. 그런 저항력(resistant)이야말로 생명의 내재적 힘입니다. 따라서 다윈의 자연선택만이 진화의 요인이라 볼 수 없습니다. 생물체 자체가 이미 그것 못지않게 유리한 방향으로 진화하려는 힘을 가지고 있었던 것입니다. 바꾸어 말해서 생명체는 변화하면서 만들어지는 여러 가능성을 가지고 있기 때문에 그것이 내재적 생명력 또는 정신력으로, 즉 자기조직화 능력에 의한 창조성으로 나타난다고 믿어집니다.

3. 세포학에서 탄생과 죽음

1) 세포의 탄생과 죽음

그렇다면 이제 우리는 좀 더 깊이 더 들어가, 미세 세포에서 탄생과 죽음이 어떻게 나타나는지 살펴봄으로써 거시세계인 인간의 생명에서 탄생과 죽음의 의미를 이해해 보도록 할까요?

아포토시스(Apoptosis)는 세포예정사 또는 세포 자살이라고 합니다. 세포예정사는 개체 세포의 죽음을 통해 전체 생명을 창진, 진화, 성장, 유지하는 작용을 하며, 이미 세포내에 어떤 방식으로 소멸할지에 대한 예정이 프로그램화되어 있습니다.

세포학에서는 세포의 탄생과 죽음을 단백질과 조효소(coenzyme, 비단백질 성분)의 결합방식으로 설명합니다. 세포예정사로 불리는 아포토시스(Apoptosis)는 생명의 기초단위인 세포의 삶과 죽음을 통해 거대 생명의 탄생과 죽음의 과정을 예측하고 분석할 수 있습니다.

세포예정사에서 밝힌 죽음은 우발적인 죽음이 아니라 생명현상 유지를 위한 생리과정의 일부이며, 생명체 탄생을 위한 발생과정에서 나타나는 죽음을 말합니다. 여기서 죽음은 정확히 발생과정과 운명을 같이 하며, 이러한 죽음을 조절하는 특이한 유전자들이 밝혀졌습니다.

유전적인 관찰에서 시작된 세포사멸과 예정에 대한 현상은 생명체의 중요한 기능이 되었고 이러한 구성분자들이 죽음의 과정에 관여한다는 사실은, 생명을 바라보는 사람들에게 여러 가지 상징적인 의미가 됩니다. 또한 세포분열을 조절하는 세포내 신호전달 네트워크에 암유전자가 관계하고 있다는 발견은 발암과정(oncogenesis)에서 이러한 유전자의 역할에 대한 강한 설득력을 부여했던 것입니다.

세포예정사는 돌연변이가 축적된 세포, 그리고 암으로 진행할 위험성이 있는 세포를 제거하기 위해 사용하기도 하며, 역으로 어떤 병리학적인 과정에서는 세포예정사 그 자체가 생리–병리학적인 과정에 개입하기도 합니다. 그러므로 세포예정사, 곧 세포의 죽음은 생체의 균형과 항상성을 유지하고자 하는 기전에서 일어나는 생명의 자족적, 자율적 범주에서 일어나는 기전으로 이해해야 합니다.

인간의 생사와 비유하자면 세포예정사는 자신의 삶의 한계성을 예견하고 받아들여 주변을 잘 마무리하고 생을 마감하는 것과 비교할 수 있습니다.

네크로시스는 아포토시스와 상대되는 개념으로 우발적으로 세포가 손상되어 사멸하는 즉, 세포타살을 의미합니다.

2) 생명의 탄생과 죽음의 기능과 지향성

이제 지금까지 살펴본 생명의 의미, 즉 탄생과 죽음이 어떤 기능과 지향성의 목적을 지니고 있는지 정리해볼까요?

① 생명력은 '자기보존(self-preservation)'의 능력을 지니고 있다.

② 항상성을 유지하기 위한 생명의 적응력은 자기완성을 의미하며, 이는 생물의 연속성과 변이성으로 나타난다.

③ 한 개체가 제 수명을 마치면서 새 생명과 교체되는 일은 생명의 성숙과 진화의 과정이며 이러한 개체적 죽음을 통해 생명은 더욱 우성을 향하게 된다. 따라서 생명력은 불완전성에서 완전성으로의 이행을 의미한다.

④ 생명은 자기보존을 위해 개체 구조 내에 완벽한 시스템을 가동하여 남아 있으려 하는 본능이 있지만, 또 한편으로 물질의 교합을 통해서 초월하고자 하는 정신을 지니고 있다.

⑤ 생물은 스스로 운동(self-organization)하는 속성이 있다. 생명은 생체 구성분자의 자기조직화의 결과로 태어나기 때문에 스스로 주체성을 갖고 창조해 나간다.

⑥ 생물 환경의 변화에 대응하여 살아남는 힘을 가지고, 자연선택이라는 그물을 빠져나가는 데 성공한 개체들의 저항력(resistant)이야말로 생체의 내재적 힘 즉 생명력 이며 이는 자기조직화 능력에 의한 창조성으로 나타난다.

⑦ 생물에서의 죽음은 단순히 개체의 영원한 종식이 아니라, 더 큰 종의 진화와 성숙을 위한 한 과정이며, 이는 생명 탄생의 또 다른 운동의 한 양식일 뿐이다.

4. 결론–탄생과 죽음, 그리고 삶

생명현상에는 자기보존을 위해 남아 있으려 하는 본능, 즉 변화를 싫어

하는 본능인 타나토스가 있지만, 한편으로 물질의 교합을 통해서 초월하고 자 하는 본능, 즉 새로운 변화를 추구하는 본능인 에로스와 리비도를 지니 고 있습니다. 이 두 본능은 생명을 온전하게 하는 본능입니다. 어느 한 일면 의 가치만 인정하고 다른 일면의 가치를 인정하지 않는다면 더불어 살아가 는 삶의 기술을 놓치게 됩니다. 그런데 생물의 세계에서는 이 두 다른 본능 이 어느 한 쪽을 없애거나 제거하기보다는 두 가치체계를 넘어 제3의 가치 를 지향하여 생명을 우성으로 만들고 있다는 사실입니다.

생명에 있어서 결핍과 불완전성은 충족과 완전성을 향하는 동력이 됩니 다. 왜 그럴까요? 만약 여러분이 갈증이 난다고 해봅시다. 갈증이라는 욕 구, 즉 지향성과 동력은 체내 수분의 결핍과 불완전성에서 비롯되는 것입니 다. 모든 지향적 행위인 욕구에는 결핍과 불완전성이 내재해 있습니다. 생 체내의 결핍과 불완전성은 항상성적 피드백원리에 의해 조절되어 조화와 질서를 찾게 됩니다. 모든 생명현상의 근본 동력의 원인은 결핍과 불완전성 에 있다고 볼 수 있습니다. 이렇게 생명은 두 가지 본능체계와 두 가지 다른 요소들이 작동하여 생명을 일으킵니다.

마찬가지로 탄생과 죽음의 패러독스가 매일 이 순간 우리 몸에서 일어납 니다. 여러분이 한 호흡을 하는 약 3에서4초 동안 60조의 세포가운데 1천 만개의 세포가 죽고, 동시에 1천만개의 세포가 탄생합니다. 탄생과 죽음, 죽음과 탄생이 동시에 반복해가면서 60조개의 세포로 이루어진 몸은 생명 을 유지합니다. 이처럼 우리 몸 자체가 탄생과 죽음의 현장이듯, 우리들 삶 도 자세히 들여다보면 삶은 삶으로만 구성되어 있는 것이 아니라, 죽음의 메커니즘을 통해 삶의 메커니즘도 구성되어 있습니다.

따라서 탄생과 죽음을 동시에 인정할 때 생명의 비밀이 풀립니다. 죽음 은 어떤 의미에서 개체적 생명을 진화시키고 발전시키는 동력이 됩니다.

다문화적 관점에서 본 삶의 마무리

1. 문화 • 사회학적 관점

　모든 사람은 삶에 영향을 미치는 문화적, 사회적, 종교적, 민족적 환경 속에서 태어나고 자랍니다. 우리가 "문화적 요소"라고 부르는 이러한 변수들은 죽음과 죽어감에 대해 각자 개인들이 가지는 관점과 그의 상호작용에도 영향을 미칩니다. 왜냐하면, 이런 문화적 요인은 개개인이 삶을 규정하고 살아 나가는 데 있어 기준을 제시해주기 때문입니다.

　보통 문화란, 믿음이나 가치, 대화 방식, 의식(ritual)이나 다른 사람과 관계 맺는 방식 그리고 삶을 조직하는 방식이나 자신과 다른 사람들을 규정하는 방식 등 특정 사회 내 독특한 것들의 집합이라고 말할 수 있습니다. 그래서 모든 것들이 문화에서 나오고, 죽어감, 죽음, 비탄 같은 것들의 의미와 형태도 문화에 의해서 부여 되기도 합니다. 그리고 사회화란, 문화에 개입하여, 어떤 사람이 그 문화에 적합하게 되어 가는 방식이면서 동시에 주위의 사람들이 그 사람을 문화에 적합하도록 만들어 가는 과정을 말합니다. 사회화는 삶을 통해 그 변화와 발달이 계속됩니다. 왜냐하면, 사회화는 그들에게 일어나는 모든 것, 그들을 둘러싼 사람, 대중 매체, 그들을 둘러싸고, 진행되는 문화에 계속하여 영향을 받기 때문입니다.

따라서 문화와 사회화는 어떤 집단의 사람들이 공유하고 있는 통일된 가치, 관념, 믿음, 기준의 집합으로 규정할 수 있습니다. 그것은 생애를 통해서 경험을 수긍하고, 명령하고, 해석하고, 이해하는 방식이기도 합니다. 즉 우리가 주의를 집중하고, 우리가 안다고 생각하는 바를 요약하도록 도움을 주는 추상적 개념이지요. 문화와 사회화는 의사소통과 사고에 있어서 유용할 수 있지만, 한편으로는 우리가 실제로 아는 것보다 더 많은 것을 안다고 착각하게 만들기도 합니다. 그러나 상실에 대처하는 사람들에 대한 사고방식을 고려할 때, 그들이 알고 있는 부분적인 진실 때문에 상실에 처한 사람들이 지니고 있는 문제들을 획일화 시켜서 볼 수는 없습니다. 한 국가나 민족 내에서도 다양한 문화 집단이 존재하기 때문에 각 문화집단별 문화적 방식의 차이와 다름을 이해해야합니다. 이를 통해 죽음과 죽어감에 대해 각자가 이해하고 관계 맺는 방식으로 대처할 수 있도록 하는 것이 문화 • 사회학적 관점에서의 죽음을 이해하는 궁극적인 의미이기 때문입니다.

　따라서 문화적 집단과 이 집단 내부의 차이와 다름이라는 다양성에 대해 민감해야 합니다. 한 문화 안에서 그 문화적 요인이 인간에게 영향을 미치는 방식에 대해 일반적인 방식으로 말하는 것에는 한계가 있기 때문에 특정한 문화적 집단으로 직접 들어가서, 그들이 죽음과 관련된 문제들에 대해서 어떻게 말하고 있는지를 살펴보아야 합니다. 그래야만 그를 통해 그들 문화 속에서 죽음을 맞이하는 사람들의 아픔과 비탄의 감정을 그들의 방식으로 적절하게 대처할 수 있으며, 궁극적으로는 그들을 재적응의 삶으로 안내할 수 있게 됩니다.

　그렇다면, 왜 문화사회학에는 이처럼 차이와 다름이 생길까요? 그리고 문화사회화에서 죽음에 관한 차이와 다름은 어떻게 나타나는 것일까요? 더 나아가 문화사회화를 어떻게 이해하고 그에 따라 죽음교육을 어떻게 정립시켜서 실천할 수 있을까요? 이상 세 가지 내용은 싸나톨로지(죽음학)에서 문화사회학을 배우는 근본 목적입니다. 그러면 이제 첫 번째 질문부터 살펴보겠습니다.

2. 죽음과 죽어감에 대한 문화.사회학적 관점의 차이와 다름

우리는 하나의 사건이나 어떤 사태를 직시하고 판단할 때 자신의 관점, 자신이 머물러 있는 문화 • 사회화의 관습과 교육, 또는 자신의 과거 경험이나 기억에 의해 재구성되어 파악하게 됩니다. 우리는 이를 주관적 관점이라고 하는데 이 주관적 관점은 그 사람이 처했던 시대상황이나 특수한 시점, 공간, 존재방식 등으로부터 형성되는 것이기 때문에 모든 사람들은 어떤 사건을 바라보는 자신의 주관적 관점에서 자유로울 수 없습니다. 이러한 주관적 관점과 시각이 바로 차이와 다름을 나타내게 됩니다.

그렇다면 이번 강좌의 주제인 죽음과 죽어감에 대한 문화사회학적인 관점에서의 차이와 다름을 볼 수 있는 핵심 키워드 세 가지를 살펴보겠습니다.

1) 의사소통의 문제

첫 번째, 죽음과 죽어감에 대한 가족과 문화 집단 내부 및 외부사람들 사이의 의사소통의 문제는 문화마다 고유한 특성을 지니고 있습니다. 싸나톨로지에서 의사소통의 문제와 관련해서 연구한 학자는 글레이서와 스트라우스(Glaser & Strauss)입니다. 이들은 '죽음의 자각'(Awareness of Dying,1965)이라는 책에서, 죽어가는 환자가 임박한 죽음에 대해서 알고 있거나 의심스럽게 생각하고 있는 것을 연구하였으며 네 가지 다른 자각(awareness), 즉 닫힌 자각(closed awareness)의 문화, 의심스러운 자각(suspected awareness)의 문화, 상호 회피(mutual pretense)의 문화, 개방적 자각(open awareness)의 문화에서 죽어가는 사람들을 기록하였습니다. 여러분의 환경은 지금 어떤 문화에 속합니까? 그리고 어떤 문화의 방식을 선택하고 싶은지요?

죽음교육전문가 입장에서는 ④번의 항목인 개방적 의사소통을 지지하고 있습니다. 그 이유는 닫힌 자각이나 의심스런 자각, 상호회피는 정작 죽어가는 사람과의 진실한 시간이나 남기고 싶은 내밀한 말을 다하지 못하고 마무리하기 때문입니다. 이런 비극적인 마무리는 비단 환자에게만 국한된 것이 아닙니다. 사랑하는 사람을 보내고 남아있는 사람(생존자) 또한 개방적 의사소통이 아닌, 닫힌, 의심스러운, 또는 상호 회피적 관계를 통해 환자를 보낸다면, 이후의 삶이 고통스러울 수도 있기 때문입니다.

2) 의사 결정의 문제

두 번째, 죽음과 죽어감에 대한 가족과 문화적 집단들 내에서의 의사 결정의 문제도 문화마다 다른 고유한 특성을 지니고 있습니다. 동양문화권, 특히 한국문화사회의 경우 가부장적, 위계적 구조가 팽배해 있어서 죽어가는 가족 구성원의 돌봄(care)에 대한 결정권은 가장 나이가 많은 남성이거나 적어도 연장자일 경우가 많습니다(Blackhall, Murphy, Frank, Michel, & Azen, 1995). 반면에 외부사람들, 즉 그동안 환자를 돌보았던 의사나 재산과 유산을 관리했던 변호사의 의견은 가족의 친밀한 관계를 훼손하거나 균형을 깨트리는 것으로 인식합니다. 하지만 미국이나 유럽의 경우, 죽어가는 사람에 대한 의사결정은 가족이나 외부인보다는 죽어가는 당사자의 의견과 결정을 전적으로 존중합니다. 즉 그들은 환자의 자율성을 존중하기 때문에 본인의 결정이 그 어느 다른 사람의 결정보다도 상위의 위치에 있는 것이지요. 이는 의식이 있을 때 미리 자신의 의사를 분명히 밝힐 수 있는 사전의료의향서나 연명의료결정법에 의해 보호를 받을 수 있습니다.

현재 한국에서도 사전의료의향서와 연명의료계획법이 법으로 통과 되어 시행되고 있습니다. 이는 기존 전통의 문화사회화가 현대의 문화사회화로 변해가고 있다는 것을 보여주고 있는 사례입니다. 즉 가부장적이고 가족중심의 의사결정방식에서 한 개인의 자율성에 바탕을 둔 의사결정을 존중하는 방식으로 문화사회화가 변해가는 것이지요. 그렇다고 해서, 이러한 문화사회화의 변화과정에서 모든 사람들이 모두 동일한 방식으로 의사결정을 하는 것은 아닙니다. 같은 문화사회 속에서 의사결정방식이 다르게 나타날 때, 그 차이의 근본 동기가 어디에 있는가 하는 것에 주목해야 할 것입니다. 그 차이와 다름의 근본 동기를 알아야, 죽어가는 사람이나 그의 가족 또는 보호자가 적절한 의사결정을 내릴 수 있도록 안내할 수 있기 때문입니다.

3) 돌봄의 책임에 대한 문제

세 번째는 죽어가는 사람들을 돌보는 데 있어서 누가 책임을 져야하는가에 대한 문제입니다. 전통유교문화권에서는 집에 죽어가는 사람이 있다면 당연하게도 가족이 책임을 지고 돌봤습니다. 지금도 한국의 많은 가정에서는 여전히 집에서 부모를 봉양하고 있습니다. 그러나 최근 한국사회도 맞벌이 부부가 늘어나면서, 죽어가는 사람들에 대한 돌봄이 가족에서 사회시설이나 만성기 요양병원으로 바뀌어가고 있습니다. 현대 미국사회에서도 주로 외부기관(병원, 장기 요양 시설, 호스피스 프로그램의 전문가들과 봉자사들)이 죽어가는 사람들을 돌보고 있습니다. 그러나 멕시코나 히스패닉 문화에서는 이러한 역할이 계속해서 가족 내에서 이루어지고, 대부분 여성들이 이를 담당하고 있습니다(Cox & Monk, 1993; Delgado & Tennstedt, 1997).

미국사람들은 부모를 시설(요양원)이나 기관(병원)에 모시지 않고 집에서 병간호를 하고 있는 유교문화권이나 멕시코, 히스패닉문화를 이해할 수 없을 것입니다. 반대로 멕시코나 히스패닉문화의 사람들은 자신을 낳아준 부모를 집에서 모시지 않고 일반 시설이나 병원에서 관리하도록 하는 미국식 제도를 이해할 수 없을 것입니다. 이렇게 각 민족국가마다, 그리고 문화마다 죽음을 처리하는 방식과 태도가 모두 다릅니다. 그러나 우리는 이 다름과 차이를 통해서 상대방의 관점을 이해할 수 있습니다.

지금까지 문화사회화에서 차이와 다름을 구분할 수 있는 키워드 세 가지, '의사소통의 문제', '의사 결정의 문제', '누가 책임을 져야하는가'에 대한 문제에 대해 살펴보았습니다. 인간의 이해는 모두 일정한 문화사회적 인식 위에서 이루어져 있기 때문에 선입견으로부터 완전히 자유로울 수 없습니

다. 철학자 한스-게오르크 가다머(Gadamer, 1960)는 '선입견이 없는 이해
는 없다' 고 말했고, 역사학자 에드워드 핼릿 카(Karr, 1961)는 '모든 이해
는 선입견(언어)을 통해 이루어진다 ' 고 말했습니다. 이렇게 두 세기적인 석
학이 강조한 것은, 우리가 지니고 있는 근대 이성주의적 독단을 경계하면
서, 자신의 이해가 선입견에 바탕을 두고 있다는 것을 겸허히 인정할 때, 우
리는 상대방에 대해 좀 더 유연한 태도를 취할 수 있고 비로소 다양한 의견
에 귀를 기울일 수 있다는 것입니다. 이러한 이해의 궁극적인 목적은 바로
슬픔과 상실을 당한 사람에게 가장 적합한 대처방법과 태도를 제시하기 위
함입니다.

3. 죽음과 상실 이후 문화.사회별 차이와 다름

그렇다면 이제 한 걸음 더 깊이 들어가서 죽음과 상실이후에 나타나는 비
탄(사랑하는 사람의 죽음 직후 갖게 되는 큰 슬픔)이나 그 이후의 슬픔의 감
정에 대한 문화별 관점의 차이를 살펴보겠습니다. 우리 개인들은 이런 감정
을 어느 한쪽의 문화적 관점과 시각에서 도식적이고 정형화된 시선으로 파
악하고 규정하는 경우가 많습니다. 그래서 다양한 죽음교육전문가들의 의
견을 공유함으로써 우리의 그런 관점을 지양하고 시선을 좀 더 확장하고자
합니다.

1) 문화별 슬픔의 표현 정도

아프리카계 미국인들은 죽음의 순간이나 장례식에서 유럽계 미국인들보
다 슬픈 감정을 더 직접적으로 표현합니다(Rosenblatt & Wallace,
2005b). 반면 이집트에서는 비탄에 빠진 사람들로 하여금 침묵하게 합니
다. 어느 아프리카 토속민은 사별을 하는 순간에 자신에게 상처를 입히거

나, 다른 사람에게 위협적일만큼 화를 냄으로써 슬픔을 대체하기도 합니다 (Rosenblatt & Walsh, & Jackson, 1976). 이처럼 한 문화에서는 이상하거나 병리적인 것으로 보이는 현상이 다른 문화에서는 지극히 정상적인 것이 될 수 있습니다. 따라서 문화사회화에는 어떤 것은 옳고 어떤 것은 그르고, 또 어떤 문화는 좋은 문화이고 또 어떤 문화는 나쁜 문화이다 하는 것이 없습니다. 여기에는 오로지 상실과 슬픔을 적절히 표현하고 해소하여 통합과 재적응의 삶을 유지해 나가고자 하는 각각의 적절한 표현방식만이 있을 뿐입니다. 어떤 메이저문화는 보편문화이고, 어떤 마이너문화는 특수문화라고 구분을 지음으로써 문화우월주의나 문화패권주의적 관점을 개입해서 보는 경우가 있는데 이는 모두 경계해야 할 것들입니다. 문화에는 보편문화와 특수문화, 지배문화와 소수문화가 있을 수 없습니다. 다만, 민족마다 상실과 슬픔을 극복하고자 하는 고유하고 독특한 재적응의 삶과 지혜가 담겨있을 뿐입니다.

2) 문화별 성별 슬픔 표현 방식

여성은 비탄에 있어 더 직접적으로 감정을 표현하는데 비해, 남성은 비탄의 문제를 해결하려고하는 의도에서 오히려 감정을 억압한다고 합니다.(Robenblatt, Walsh, & Jackson, 1976). 이런 성별 이분법에 반대하여서, 마틴과 도카(Martin과 Doka, 2000)는 이런 문제들이 실제적으로 성별적인 차이라기보다는, 양식의 차이로 나타난다고 보았습니다. 그들은 여성은 감정을 경험하고 표현하는 것을 강조하는 "직관적(intuitive)" 비탄 방식을 보이지만, 남성은 실천적 문제들이나 문제 해결에 초점을 맞추는 "도구적(instrumental)" 비탄 방식을 보인다고 하였습니다. 그러나 이는 다만 문화적 양식을 구분하고자 하는 양식의 차이일 뿐, 모든 문화사회에서 반드시 또 그렇게 나타나는 것은 아니라고 하였습니다. 역시 성별 슬픔 표현방식도 정형화된 틀로 바라보는 관점에서 벗어나 좀 더 보편적이고 문화이해학적 방식에서 다름을 찾아보려는 노력을 엿볼 수 있습니다.

3) 문화별 애도의 차이

많은 문화와 민족들은 장례와 애도의 기간을 3일장, 5일장, 3개월, 혹은 6개월, 심지어 3년 동안으로 두는 경우가 있습니다. 그 기간 동안 애도에 참여하는 사람들에게는 다른 사람들과 구분해서 상을 당했다거나 애도기간임을 표식 할 수 있는 옷이나 리본을 달음으로써 정서적 표현에 제한을 두기도 합니다(Rosenblatt, Walsh, & Jackson, 1976). 우리나라의 전통 장례 풍습에도 3일장, 5일장, 49재, 기일, 3년 시묘살이, 탈상, 기일 등이 있습니다. 이들이 지정한 기간이나 기한은 모두 비탄을 처리해 나가는 과정입니다. 이 기간에는 음식 먹는 것과 입는 것, 행동하는 것 등이 제한되어 있지요. 이런 애도는 문화와 민족마다 다른 풍습을 두고 있는데, 이는 모두 슬픔을 처리해나가는 문화적 방식의 차이에서 나타난 현상입니다.

그들만의 고유하고 특별한 방식으로 이루어져온 애도는 문화와 사회화의 변화를 보여주기도 합니다. 따라서 문화적 보편주의와 지배주의적 관점에서 제3의 문화인 특수문화와 소수문화를 폄훼하거나, 고유하고 특별한 방식의 문화에서 나타나는 차이와 다름을 보편주의적 문화로 동일 시켜서는 안 됩니다. 그럴 경우, 상실과 비탄에 빠져 있는 사람들의 재적응 능력이나 감정은 손상될 것입니다. 따라서 우리는 상실과 비탄에 처해 있는 사람들을 대할 때, 항상 내 자신이 그들을 어떻게 바라보고 인식하고 있는가를 늘 성찰해야 합니다. 그들에게 내 자신이 바라보고 대처하는 것과 동일한 방식으로 극복할 것을 강요하고 있지는 않은지 돌아봐야 합니다. 더 나아가 우리는 그들의 정상적인 애도를 이해하고 돕기 위해서는 그들의 문화를 그들의 입장에서 이해하는 것이 중요하다고 하겠습니다.

4) 시대별 차이

죽음에 대한 관점과 태도는 문화와 사회마다, 그리고 시대마다 아주 큰 차이를 보일 때가 많습니다. 예컨대 논어에 나타난 공자와 그의 제자인 자로(子路) 사이의 대화를 잠깐 엿들어 볼까요? 자로가 귀신을 섬기는 것에 대해 묻자, 공자께서는 "아직 사람도 능히 섬기지 못하거늘 어찌 귀신을 섬기겠는가?"라고 대답하였습니다. 자로가 또 다시 죽음에 대해 묻자, 공자께서는 "아직 삶을 알지 못하는데, 어찌 죽음을 알겠는가?"라고 대답하였습니다. 이 구절은 일반적으로 삶과 죽음에 대한 공자의 관점을 대변하는 구절로 널리 알려져 있습니다. 그리고 학계에서는 공자의 대답의 취지를 흔히 현실과 유리된 형이상학적 세계에 대해 무관심하거나, 적어도 유보적 태도를 표명한 것으로 이해합니다. 자로가 귀신과 죽음에 대해 질문했다는 것은 그가 평소에 '사(死)'로 대변되는 죽음의 현상이나 사후 영역의 신비에 대해 관심과 의문을 갖고 있었다는 사실을 보여줍니다. 그런데, 이러한 의문에 대해 공자는 삶과 인사(人事)의 문제로 화답했습니다. 이는, 죽음과 귀신의 문제를 보다 올바로 이해하려면 먼저 삶과 인간의 문제를 보다 세밀하게 파악할 필요가 있다는 점을 강조한 것으로 이해할 수 있습니다. 다시 말하면, 위의 문답은 죽음과 사후 영역의 문제를 논외로 했다기보다 이들의 문제를 삶과 인문적 가치 차원 안에서 적극적으로 해소하려고 했다고 볼 수 있습니다. 따라서 공자의 관점은 오히려 생과 사를 이분화한 것이라기보다 오히려 생사일여(生死一如)의 관점을 전제로 이루어진 것으로 간주할 수 있습니다. 간단히 말해 공자는 죽음과 사후 영역의 가치와 의의는 오히려 살아있을 때 일상적 삶에서 나타나는 심적 자세나 태도에 달려있는 것으로 파악했던 것이지요. 즉 공자의 생사관의 구도에서 웰다잉(well-dying)은 결국 웰리빙(well-living)의 영역에 포함되는 것입니다. 위의 예문에서도 나타났듯이 같은 유교문화와 한 시대 한 학풍에서 삶을 나눈 자로와 공자 사이에서도 죽음에 대한 태도와 관점이 서로 상이함을 알 수 있습니다. 하물며, 동양과 서양, 고대와 중세 현대, 남자와 여자, 어린아이와 청년, 장년과 노년 모두 죽음을 바라보는 관점과 태도가 확연히 다르다는 것을 인지해야 합니다. 이렇게 차이와 다름을 인정해야 비로소 그들의 고유성과 특이성을 인정할 수 있고 존중받을 수 있습니다. 그렇게 할 때 더 풍성하고 다양한 죽음학 이론과 관점들이 나타날 수 있겠지요.

그렇다면 이제 문화사회화가 지닌 특성을 좀 더 깊이 이해함으로써 문화적 손상을 방지하고, 상실과 비탄에 처한 사람들과 더불어 그들을 도울 수 있는 관점이 무엇인지 살펴보겠습니다.

4. 문화사회화에 대한 올바른 이해

각각의 문화는 획일적이지 않을 뿐더러 내적으로도 지속적이고 변하지 않는다는 특성을 갖고 있습니다. 그래서 죽어감의 방식에 대한 의미, 비탄 방식, 애도 관행 등의 방법이나 중요성 역시 아주 다양합니다. 하지만 한편으로는 문화는 늘 변화하고 있기도 합니다. 특히 주변의 다른 문화와의 접촉이라든가, 경제적, 정치적 환경의 변화에 따라 서서히 변화하고 있지요. 하지만 한 문화 안에 있는 모든 사람의 행동양식이 갑자기 동시에 변화하지는 않습니다. 그래서 문화가 변화하면, 내부의 문화도 다양한 양상으로 나타날 수 있습니다. 가족 내에서조차, 죽음에 대처하는 방식 혹은 비탄의 방식에 대한 의견에서 큰 차이가 있을 수 있습니다. 또한 어떤 가족들은 하나 이상의 문화에 토대를 둔 가족 구성원들로 구성되어 있을 수도 있습니다. 한 문화 혹은 가족 내에서 다양성이 있을 때, 임종 시 혹은 그 이후, 죽어감과 죽음에 대처하는 문화적 차이가 드러나며 상호 간의 긴장 혹은 갈등이 발생할 수 있지요. 비근한 예로, 한 집안에 종교와 신앙이 모두 다른 경우가 있습니다. 장남은 목사, 차남은 불교신자, 막내는 천주교, 그런데 정작 죽어가는 당자자인 아버지는 무교입니다. 그 아버지는 평소 자신이 지닌 가치와 신념 그리고 양심에 따라 행동하는 것이 그 어느 종교생활보다도 더 우월하다고 생각하며 부지런히 살아왔습니다. 그런데 이제 막 그 아버지가 임종직전까지 왔습니다. 당연히 한국에서는 장남이 부모를 모시고 모든 장례절차 또한 장남이 거의 결정하지요. 그리고 이 분은 목사님이셨기에, 하나님을 믿지 않는 아버지를 구원하기 위해 임종직전 마지막까지 아버지에게 이렇게 말했습니다. "아버지 예수 구원, 예수구원, 아버지 그냥 아멘만 하세요, 아멘, 아멘..." 말뿐만 아니라 눈조차 뜨기 힘든 임종환자의 팔과 가슴을 마구 흔들며 구원을 강행하는 치열한 목사님, 이를 보고 있던 불교신자와 천주교 신자인 동생의 눈에는 아버지를 구원시키겠다고 필사적으로 나대고 있는 형의 모습이 좋지 않아 보였을 것입니다. 정작 임종직전에 죽음을 평온하게 맞이해야 할 시점에서 아버지의 구원을 위해 노력하는 목사님의 갸륵한 마음은 이해되지만, 임종자의 입장이나 다른 종교와 신앙을 지니고 있는 사람들과 동의되지 않은 구원강행은 부적절하게 보입니다. 그런데 그 순간에 한참 몸의 흔들림과 어수선함을 인지한 아버지가 다음과 같이 마지막 안간힘을 쏟으면서 말했습니다. "내가 아멘하마 이제 고마해라."라는 말을 마지막으로 마치며 운명하셨습니다. 이 사례를 통해 알고자 하는 것은 어느 특정 종교의 구원행위를 비난하거나 찬동함에 있지 않습니다. 한 가정 내에 존재하는 다양한 문화와 사회 종교 신앙이 공존하는 상황에서 어느 한 문화나 종교를 강요하는 것은 죽음을 대처하는 가족이나 사회에서 또 다른 부작용과 부적응을 나타낼 수 있다는 것입니다. 임종시에 있어서 가장 중요한 것은 임종자가 평온하게 죽음을 맞이할 수 있도록 하는 것입니다. '평온하게 죽음을 맞이할 수 있도록 하는 것'은 임종자의 의견과 임종자가 원하는 것이 무엇인지를 알고 받아주는 것입니다. 임종자가 원하는 것이 무엇인지를 알면 거기에는 어느 특정 문화나 종교의 개입이 없이도 임종자로 하여금 가장 평온하게 죽음을 맞이할 수 있도록 안내할 수 있을 것입니다

우리는 다른 사람들이 비탄을 처리해 나가는 과정이나, 가족과 공동체의 관계, 가족과 공동체 구성원과 죽은 사람의 영적인 건강을 돌보는 과정에서 다른 사람들을 돕고자 할 때 다음과 같은 점을 주의해야 합니다.

1) 상대방이 우리 자신 혹은 우리 문화에 속한 사람들과 비슷하다고 해서, 우리가 배운 방식으로 슬퍼하고 애도해야한다고 해서는 안 됩니다.

2) 또한 그들이 어떤 특정한 문화의 구성원이기 때문에 어떤 방식으로 슬퍼하고 슬퍼해야만 하는지 이미 알고 있다고 단순하게 가정하고, 그들 문화에 대한 우리의 좁은 이해에 기반 하여, 그 사람들을 정형화(스테레오타입화)해서도 안 됩니다. 특정 문화 속에 있는 사람들이 상실에 대처하는 방식에 대해, 단순한 성격을 부여한 나머지 사실과 다른 자료들을 매우 자의적으로 해석되어 '오도될 가능성'이 많습니다(Gunaratnam, 1997; Rosenblatt, 1993, 1997).

3) 사별의 정서와 죽음을 이해할 때 문화적 차이를 이해하고 존중해야 합니다. 또한 하나의 문화 속에 있는 사람들이 어떻게 상실에 대처하는가를 다룰 때, 그 문제의 복잡성과 다양성, 변화하는 성질에 늘 열려있어야 합니다. 각 나라의 문화와 사회에서 나타난 죽음관과 대처 방식의 차이와 다름을 이해하고자 하는 중요한 목적은 상실과 죽음에 처한 사람의 슬픔을 잘 대처하고 재적응의 삶을 살아갈 수 있도록 이끄는 데 있습니다.

4) 죽어가는 사람과 사별한 사람, 그리고 그들의 가족들과 함께 일을 하는 죽음교육전문가는 효과적인 연구를 위해서, 문화와 민족에 대한 지식을 가지고 있어야 합니다(Stroebe & Schut, 1998). 문화와 민족에 대한 지식은 인간다움의 가능성들을 인식하게 만들어주기 때문입니다. 예를 들어, 한국에서는 HIV나 AIDS 환자에 대해 큰 낙인(stigma)을 찍어 죄인처럼 바라보는 시선이 있을 수 있습니다. 그러나 미국 샌프란시스코나 LA에서는 그들도 자신과 동일한 인격체와 존재로 보고 존중합니다. 이란에서는 남편을 잃은 과부들이 전통적으로 다른 사람들을 똑바로 바라보지 못합니다. 우리가 그 사실을 알게 되면, 그들과 함께 일을 할 경우, 그에 대한 사전 인식을 갖추어야 합니다. 그러나 더욱 중요한 것은, 우리는 우리가 도움을 주기를 원하는 사람들의 믿음과 현실을 이해하고, 그들이 타당하고, 중요하며, 적절

하다고 말하는 바를 받아들이는 '경청의 기술'을 발달시켜야 합니다. 그것은 사람들이 어떻게 상실에 대처하고, 대처해야만 하는가에 대한 가치관을 넘어, 그들의 모습 그대로, 어떤 판단도 하지 않고 작업할 준비가 되어있어야 한다는 것을 의미합니다.

이렇게 각기 다른 문화사회화에서 발견되는 다양한 차이와 다름을 이해하고, 그 이해의 폭을 좁혀나가 합일적 동의를 이끌어내는 역할을 해야합니다.

문화 사회화의 관점에서 보면, 상실과 비탄의 시간은, 사람들이 원하는 바와 상관없이, '개개인으로서 성숙하기 위해' 투쟁하는 시간입니다. 사별한 사람들은 이런 어려움과 두려움, 내적 변화에 가장 잘 대처할 수 있는 방법에 대해 잘 모를 수 있습니다. 이때 누군가 이들을 잘 안내 해줄 때, 사람들은 변화하고 성숙하게 됩니다. 교사들도 다문화 학생들의 문화에 대해서 많은 것을 배우며, 그들에게 적합한 것이 무엇인지를 제시해주는 그들 문화의 관점에 '열려' 있어야 합니다. 이미 사회화되고, 문화에 기반 한 행위, 생각, 믿음, 의식들을 바꾸고자 하는 것은 많은 경우 도움이 되지 않고 오히려 소외시키고 해로운 일이 되는 경우가 많습니다. 문화와 사회, 종교와 신앙의 무늬는 달라도, 문화와 사회, 종교와 신앙이 궁극적으로 지향하고자 하는 것이 무엇인지를 안다면, 다양한 갈등의 국면에서도 공감이라는 합일적 이해에 도달할 수 있습니다. 공감은 상대의 체험과 느낌에 긍정적으로 반응하는 일에서부터 시작됩니다. 이를 위해 도움을 주고자하는 사람이 먼저 취해야 할 태도는 상실자에 대해 일체의 판단을 중지하고 그의 이야기에 주의 깊게 경청하는 일입니다. 공감적 이해는 상실자의 고유한 인격의 실재성과 그 인격 중심을 둘러싸고 있는 체험들의 고유성에 대한 존중을 전제해야 합니다.

의학적 관점에서 바라본 죽음에 대한 이해

1. 죽음의 정의

"죽음"은 "살음(삶)"의 반대 되는 개념입니다. "죽음(死, death)"이란 말은 각 문화권 마다 또는 각 민족 마다 다소 다르게 다양하게 사용되고 있습니다. 우리나라에서는 '죽었다'는 표현을 '사망(死亡)했다, 숨을 거두었다, 목숨을 잃었다, 생명을 잃었다, 돌아갔다, 유명(幽冥)을 달리 했다, 저승에 갔다, 영면(永眠)했다'라고 나타냅니다. 영어권에서는 'die, expire, lose life 또는 pass away'라는 표현을 사용합니다. 영어의 'die'는 우리말의 '죽었다, 사망했다'에 해당하는 평범한 기술(記述)입니다. 'expire'는 '숨을 거두었다'이고, 'lose life'는 '생명을 잃었다'입니다. 그런데 특히 흥미로운 것은 우리말의 "돌아 가셨다"에 해당되는 영어는 "passed away(지나갔다)"라는 표현인데 두 문화권에서 사용하는 말 모두에서 죽음이후에 분명 돌아가는 다음의 세상이 있음을 전제로 해서 말을 하고 있다는 것입니다.

우리가 흔히 사용하는 "살아 있다" "죽었다"하는 말은 보통 생물학적인 생·사(生·死) 상태를 말합니다. 이것은 생명이 있는 존재(生物)에게만 해당 되는 말입니다. 무생물(無生物)에게는 해당 없는 말입니다. 무생물에게 살았다 죽었다 하는 말은 부적절하기 때문입니다. 절대계(絕對界)에서는 삶과 죽음의 구분이 없지만, 절대계 안에 속해 있는 상대계(相對界)에서는, 즉 우리가 살고 있는 이 세상에서는 "살아 있는 것은 반드시 죽는다"하는 것이 진리입니다. 생명체는 태어나는 순간부터 죽음을 향해 달리고 있는 것입니다. 태어나면서부터 죽어가고 있는 것이 생명체라는 말로도 쓰이는 것입니다. "살아가고 있는 것"은 "죽어가고 있는 것"입니다. 즉, 살아가고 있는 과정(living process)은 죽어가고 있는 과정(dying process)입니다. 삶(life)과 죽음(death) 자체는 다른 것이지만, 살아가는 과정(living)과 죽어가는 과정(dying)은 같은 것입니다.

서양의학에서 죽음의 정의는 복잡합니다. 서양의학은 학문으로서 분석적인 접근법을 강조하고 있기 때문에 죽음에 대해서도 분석적인 사고가 적용됩니다. 인체의 생명활동의 기본 단위인 세포(細胞, cell)와, 생리기능의 기본단위인 장기(臟器, organ)와, 몸 전체를 포괄하는 개체(人體, body)의 서로 다른 차원에서 다루어야 하기 때문입니다. 숨을 안 쉬고, 심장이 뛰지 않고, 동공반사(瞳孔反射, Light Reflex of Pupil – 눈에 빛을 비추면 동공이 수축하는 반응)가 사라지면 "죽었다"고 간주하는 것입니다. 이 것이 '임상적 죽음(臨床的死亡, clinical death)' 입니다.

정밀검사 중 하나인 뇌파검사(腦波檢査, Electro-Encephalo-Graphy)에서 뇌파(腦波)활동이 정지되어 있으면, 이를 뇌사(腦死, Brain Death)로 인정하는 것입니다. 어떤 사람이 임상적으로 죽었다 하더라도 모든 장기가 동시에 몽땅 죽는 것은 아닙니다. 몸은 죽었어도 어떤 장기는 계속 그 기능을 유지하는 수가 있습니다. 그래서 장기이식(臟器移植, organ transplantation)이 가능한 것입니다. 그리고 어떤 장기가 기능적으로 죽었다 하더라도 그 장기에 속 해 있는 일부 세포는 아직도 살아 있는 수가 있습니다. 따라서 서양의학에서 죽음을 논할 때는, 단위별로 세포의 죽음(cell death), 장기의 죽음(organ death), 개체의 죽음(personal death)으로 나누어 다룰 수도 있다는 이야기입니다.

살아가고 있는 과정(living process)과 죽어가고 있는 과정(dying process)이 같은 것이기 때문에, 의학에 있어서 "죽음에 대한 연구(Thanatology)"는 "삶에 대한 연구(Vitology)"만큼 중요합니다.

2. 죽음의 원인 - 우리는 어떻게 죽는가 -

죤 웹스터(John Webster)는 "죽음에는 인간이 출구로 삼고 있는 수 만 개의 문이 있다"고 했고, 마리아 릴케(Maria Rilke)는 "오 주여! 우리들 각자에게 알맞은 죽음을 주소서"라고 시로 읊었습니다. 이렇게 죽음에 이르는 길과 원인은 비슷하면서도 아주 다양합니다.

죽음의 원인을 크게 분류하면 다음과 같습니다.

1) 노쇠화(老衰化, senescence)

병이 없이 자연스럽게 늙어가는 과정이 노화(老化, aging)이고, 노화에 따른 생기(生氣, vitality)약화와 퇴행성 변화(退行性變化, degenerative change) 등을 포괄하는 과정을 노쇠화(老衰化, senescence)라 할 수 있습니다. 만일 이 세상에 노화(老化) 밖에 없다면 비슷한 때에 내어난 사람들은 다 비슷한 때에 죽을 것입니다. 그러나 지역, 문화, 생활 습관, 사회 환경, 직업 등의 다양한 요인으로 노쇠화 현상은 사람마다 다르게 나타납니다.

2) 질병(疾病, diseases or disorders)

심신이 편안하지 않거나(diseases), 생리적 질서가 깨진(disorders)상태가 질병입니다. 그 종류에는 다음의 것들로 크게 분류될 수 있습니다.
　① 세균성 감염(細菌性感染, infection)
　② 염증(炎症, inflammation)

③ 종양(腫瘍, neoplasm)
④ 신진대사장해(新陳代謝障害, metabolic disorders)
⑤ 유전자(遺傳子障害, genetic disorders)
⑥ 퇴행(退行, degeneration)
⑦ 정신장해(精神障害, psycho-social disorders)
⑧ 생활습관 부적절(生活習慣不適切, inadequate life style)

3) 외상(外傷, trauma)

외상은 외부적 충격이나 사건사고로 인해서 인체가 손상되어 죽음에 이르는 경우를 말합니다. 그 종류에는 다음의 것들로 크게 분류될 수 있습니다.

① 사고(事故, accidents)
  * 교통사고(automobile accidents)
  * 추락사고(falling accidents)
  * 총상 · 자상(gun shot wound, stab wound)
  * 전기 쇼크(electric shock)
  * 익사(溺死, drowning)
② 화상 (burns)
③ 독극물 상해(chemical injuries)

4) 자살(自殺, suicide)

자살은 생명이 있는 존재가 자신의 생명을 끊음으로써 더 높은 차원에서 그 생명을 확보하려는 심리적 기제에서 나타난 것입니다. 세계보건기구(WHO, 1968)에서는 자살을 "치명적인 결과를 초래하는 자해 행위"라고 정의하고 있으며, 자살행동이란 '어느 정도의 자살 의도를 가지고 그 동기를 인지하면서 자기 자신에게 가한 상해'라고 하였습니다. 자살에는 자살에 대한 생각, 자살로 위협하기, 자살 시도하기, 자살의 완성(자살로 인한 사망)을 포함하는 연속체로 개념화됩니다.

5) 안락사(安樂死, euthanasia)

안락사란 원래 유싸나시아(euthanasia)라는 그리스어로 '아름다운 죽음'이라는 말에서 유래되었습니다. 이는 '아름답고 존엄한 죽음', '행복하고 품위 있는 죽음', '잠자는 것과 같은 평화로운 죽음', '깨끗한 죽음' 등의 뜻을 내포합니다. 따라서 안락사는 인간이 자신의 존엄성을 확보하려는 의도로서 출발된 것이라 볼 수 있습니다. 연명의료계획(환자 자신의 건강상태가 악화되어 의식이 없어질 때 어떻게 치료를 할 것인지를, 환자가 의식이 있을 때 미리 의사나 보호자에게 의사를 밝히는 것)도 넓은 의미에서 보면 안락사를 염두에 둔 제도라고 볼 수 있습니다.

3. 죽음의 특성

1) 죽음의 필연성

인간은 한 번 태어난 이상 반드시 죽습니다. 아니, 죽음으로써 새로이 교체되어야만 합니다. 무릇 모든 살아 있는 생물체들에 있어서 때가 되어 그들이 죽음으로써 생의 무대를 다음 세대들에게 물려주는 것은 자연의 섭리입니다. 죽음은, 이 세상을 자손들을 위해 더욱 아름답게 장식해 주는, 삶으로부터의 자연스럽게 물려주는 과정인 것입니다. 생에 정해진 한계점이 있다는 사실을 담담히 받아들일 때 비로소 인생은 균형 있는 조화를 이룰 수 있습니다. 모든 즐거움과 성취감 그리고 고통까지도 받아들일 수 있는 인생의 틀이 완성되는 것입니다. 자연이 내린 한계를 억지로 뛰어넘으려는 사람은 자기 인생의 틀을 잃어버리게 됩니다. 우리가 필연적인 죽음을 직시할 때, 세상은 한층 더 빠르게 진보될 수 있고 시간은 더 없이 소중한 것으로 여겨질 것입니다.

죽음은 생명이 살기 위해서 만들어 낸 발명품입니다. 즉, "살기 위해서 죽는다"는 말입니다. 하나하나의 세포는 "낱 생명"이고 이러한 60조 개의 세포가 뭉쳐서 이루어진 우리 몸이 "온 생명"입니다. 몸이 건강하게 살기 위해서는 세포는 계속 죽고 재생하는 과정을 되풀이 해야만 합니다. 세포들이 건강하게 살다가 깨끗하게 죽어야 몸이 오래 동안 건강하게 살아갈 수 있다는 뜻입니다. 마찬가지로 상대적인 "낱 생명"인 사람 하나하나가 건강하게 살다가 깨끗하게 죽어야 상대적 "온 생명"인 인종(人種, humankind)이 건강하게 오래 생존할 수 있는 것입니다. 인종(人種)이 건강하기 위해서 인간(人間)은 역시 정해진 대로 생을 마감해야 합니다.

2) 죽음의 경험

원칙적으로 사람은 죽음을 경험할 수 없습니다. 왜냐하면 죽음을 경험하기 위해서는 죽어야 하는데 이미 죽은 이에게 죽음이 어떠냐고 물을 수 없기 때문입니다. 따라서 살아있는 사람에게 죽음의 경험이 어떠냐고 묻는 것은 우문입니다. 그런데 주위의 일부 사람들로부터 죽음을 경험했다는 말을 가끔 듣습니다. 그러나 그들의 죽음은 완전히 죽었다가(즉 심장이 완전히 정지한 심장사나, 뇌파가 완전히 정지한 뇌사) 살아온 게 아니라 대부분 임종에 가까운 사람들이 겪는 임사체험을 말합니다. 죽음의 문전에 갔다 돌아온 얘기는 오래 전부터 논란의 대상이 되어왔습니다. 경험자들을 직접 인터뷰한 믿을 만한 내용도 많고, 그러한 실례들을 과학적으로 풀어보고자 한 시도를 통해, 정신의학적인 것에서부터 생화학적인 것에 이르기까지 그럴 듯한 요인이 다양하게 쏟아져 나오기도 했습니다. 어떤 이들은 종교적인 신앙이나 초심리학에서 그 원인을 찾기도 하고 또 어떤 이들은 그러한 실례들이 사후의 지상낙원을 경험하고 돌아온 명백한 사실로 받아들이기도 했습니다.

이런 임사체험(臨死體驗)과 같은 생물학적 현상이, 각 개체와 종(種)의 보존에 어떤 도움을 줄 수 있을 것인가를 집중적으로 연구할 필요가 있습니다. 왜냐하면 이런 임사체험은 몇 백만 년에 걸쳐 진행되어온 생물학적 진화의 소산이며, 생명을 지키고 종을 번식시키기 위한 자연의 섭리인지도 모르기 때문입니다. 설사 다가온 죽음을 지연시키거나 고통과 스트레스를 해소시켜주는 것이, 우리를 편안하게 해주는 체내에서 분비되는 강력한 진정 호르몬인 엔도르핀(endorphin)의 작용이 아니라 할지라도, 분명 이와 비슷한 생화학적 메커니즘이 존재할 것임에 틀림없습니다. 우리가 모든 일에 의문을 갖듯, 모든 일에 대한 가능성 또한 배제하지 말아야 합니다. 회의론자(skeptics)들이 집요한 회의론 속에 빠져서 자기만족하고 있는 동안에도, 우리 중 어느 누군가는 확신할 수 있는 무엇인가를 찾는 데 눈을 돌려야만 하기 때문입니다.

3) 죽음의 변화

죽은 직후의 변화는 다음과 같습니다.

생을 잃어버린 얼굴은 무의식 상태로 들어간 얼굴과는 완전히 다르다. 생기(生氣)가 전혀 관찰되지 않는다.

사체는 사망 후 몇 시간 내에 수축되어 거의 본래 크기의 절반으로 줄어든다. 바람 빠진 풍선처럼 수축되어 버린다.

동공(pupil)이 산대(dilate)된 채로 고정되어 있고, 불빛에 무반응이다. (Light Reflex가 소실되어 있다)

얇은 회색막이 눈동자 위를 덮게 되면 이미 혼이 날아가 버린 상태라고 할 수 있다. 동그랗고 통통하던 안구는 겨우 알아볼 수 있을 정도로 완전히 납작 해 진다.

혈액 순환이 정지되면 세포도 자체적으로 파괴되기 시작한다. 중추신경계가 제일 먼저 죽고, 이에 연결된 근육과 섬유조직들이 뒤를 따른다. 혐기성 즉 산소 없이도 생존할 수 있는 몇몇 기관은 사망 후에도 그 기능의 일부를 계속하는데, 간세포가 알코올을 분해하는 기능 따위가 바로 그것이다.

정(精)과 신(神)이 한 데 어우러져 한 개체 안에서 항상성(恒常性)을 유지하는 것이 생명체(生命體)이고, 항상성 기전이 심하게 손상되어 정·신(精·神) 기능이 정지되어 결국 정(精)과 신(神)이 분리 되는 상태가 사망(死亡)이다.

생명이 있는 것은 누구나 어김없이 필연적인 죽음을 맞이합니다. 생명이 없는 것은 죽음이 뒤따르지 않습니다. 죽음이 있다는 것은 생명 있는 것들이 누릴 수 있는 특권이기도 합니다. 그런데 필연적으로 따르게 되는 죽음의 필연성을 부인하거나 그 과정을 부인한다면 그 삶은 또 다른 병리적 삶을 만들게 됩니다. 따라서 우리는 위에서 제시한 죽음의 필연성과 죽음체험의 의미를 인지함으로써 삶의 소중함을 더 자각할 수 있습니다.

4. 죽음의 불안 극복

1) 죽음의 극복

문화권마다 죽음을 극복하기 위한 다양한 우주관, 세계관, 인생관, 생명관, 죽음관을 갖고 있습니다. 생명의 소멸인 죽음은 삶과 상반되는 개념이지만, 죽음에 어떤 의미를 부여하느냐에 따라서 그 특정 공동체가 삶을 어떻게 바라보는지가 또한 다르게 나타납니다.

삶과 죽음에 대한 시각은 생물학적일 수도 있고, 또는 인류학적, 진화학적, 형이상학적이나 종교적일 수도 있습니다. 그러나 일반적으로 생명에 대한 견해는 생물학적인 시각이 많이 강조되어 있고, 죽음에 대한 견해는 종교적인 시각이 많이 강조되는 경향이 있습니다. 인간이 죽음에 대한 공포를 느끼는 이유는 다음과 생각을 갖고 있기 때문입니다.

① 죽음은 매우 고통스럽고 괴로운 것이다.

② 죽음은 매우 추한 것이다.

③ 이 세상에서 자신이 영원히 소멸해 버린다는 고도의 쓸쓸함과 허무를 느낀다.

④ 사후에 자신은 도대체 어디로 가게 되는 것일까 하는 막연한 불안감을 느낀다.

사람은 이러한 공포의 대상인 "죽음"을 극복하기 위해서 다양한 방법을 모색해 왔고, 꾸준히 영생(永生, Eternal Life)을 갈구해 왔습니다. 사람들은 죽음을 극복하는 데에는 다음과 같은 길이 있다고 생각합니다.

(1) '나'를 복제 해 놓음으로써 나의 흔적을 이 세상에 계속 유지시킨다.

개체는 죽더라도 종의 수준에서 보면 번식 시스템에 의해 유전자로서 끊어지지 않고 계속 이어지는 것입니다. 온 생명으로서의 종(種)의 차원에서 보면, 상대적인 낱 생명으로서의 개체(個體)는 죽을 수밖에 없는 운명이라 할지라도, 유전자의 프로그램에 의해서 '나'를 복제 해 놓음으로써 '나'의 존재를 이 세상에 지속시키는 것입니다. 그 의미에서 유전자(gene)는 영원히 죽거나 사라지는 것이 아닙니다. 전체로서는 종의 개체로서 통합되고 그 뒤에 종의 역사의 시계 속에서는 다음으로 이어지는 과정이 됩니다.

(2) 죽음불안을 극복하는 관심과 사랑

그렇다면 죽음불안을 극복하기 위한 방법에는 무엇이 있을까요? 생물학에서는 불안을 자율신경계의 이상으로 봅니다. 불안의 증상은 대체로 객관적 증상과 주관적 증상으로 나눕니다. 불안, 공포, 강박 등은 주관적 증상 호소이며, 이러한 주관적 증상 호소의 객관적인 이유가 객관적 증상 호소이지요. 객관적 증상 호소는 "피부, 심혈관계, 위장계, 신경계와 관련지어 자율신경계(ganglionic)의 병리적인 변화로 설명"될 수 있습니다.[1]

죽음 불안은 복합적이며, 연구자들에게 완전히 이해된 주제는 아닙니다.

注1) 한창환, 불안 개념의 역사적 고찰 , 정신병리학, 제10권 1호, 한국정신병리-진단분류학회, 2001. 5.

Becker는 개별적인 죽음에 대한 자각이 불안의 근원이라고 하는 반면, Freud는 인간은 자신의 죽음을 상상할 수 없고, 어떤 누구도 자신의 죽음을 믿지 않으며...무의식 속에서 자신의 불멸성을 확신한다."[2]

는 사실 때문에 자신의 죽음을 받아들이지 않는다고 주장하였습니다.

현재까지 죽음 불안을 측정하고, 그런 불안에 영향을 미치거나 미치지 않는 변수를 결정하고, 죽음 불안에 의해서 다양한 인구를 비교하는 것에 여전히 다양한 이론들이 혼재하며 객관화할 수 있는 지표를 확정하는데 많은 어려움들에 직면해 있습니다. 예를 들어 (1) 죽음불안이 모든 인간과 모든 관점에서 존재하는가 아니면 특정사람이나 일부분 또는 성별이나 나이에서 나타나는가 하는 문제, (2) 사람들은 죽음 불안을 기꺼이 공개 또는 은폐 혹은 가장하는가 하는 문제[3]

(3) 적절한 도구와 방법론을 통해 죽음 불안을 확인하고 측정할 수 있는가 하는 문제들의 객관적 지표를 확정하는데 많은 어려움이 있습니다.

이렇게 죽음불안에 대한 객관적인 수치를 측정하는 죽음 불안 수치 (Death Anxiety Scale)[4]

가 싸나톨로지스트에 의해 개발되어 현재 운영되고 있습니다. 또한 이 분야에서 세련화와 효율성 향상을 추구하는 노력들이 계속 이어져 오고 있습니다.

注2) 유범희, 불안의 정신분석적 이해 , 정신병리학, 제10권 1호, 한국정신병리-진단분류 학회, 2001, 참조.

注3) Glaser와 Strauss는 Awareness of Dying(1965)에서, 죽어가는 환자가 임박한 죽음에 대해서 알고 있거나 의심스럽게 생각하고 있는 것을 연구하였다. Handbook of Thanatology, David Balk, Editor-in-Chief, Carol Wogrin, Gordon Thornton, and David Meagher, Associate Editors, Association for Death Education and Counseling, 임병식, 김근하 번역, pp.25-26 참조.

注4) Conte, H. R., Weiner, M. B. Plutchik, R.의 경우, 죽음 불안 수치(Death Anxiety Scale)를 다음 항목의 척도에 따라 응답을 표시할 수 있도록 하였다. ①죽는 것에 대해 걱정하십니까? ②당신이하기를 원하는 모든 것을 다하기 전에 당신이 죽을지도 모른다는 것이 당신을 귀찮게 합니까? ③당신이 죽기 전에 당신이 오래 동안 아프다고 걱정합니까? ④당신이 죽기 전에 다른 사람들이 고통 받는 것을 볼 수 있다고 생각하게 하는 것이 화가 나나요? ⑤죽어가는 것이 매우 고통 스러울 수 있다고 걱정합니까? ⑥당신이 죽을 때 가장 가까운 사람들이 당신과 함께하지 않을 것이라고 걱정합니까? ⑦죽을 때 혼자 있을지도 모른다는 걱정이 있습

특히 임병식 박사는 죽음 관련 관심과 반응(태도)에 대한 배타적 태도(불안, 거부, 거리감, 공포)에만 주의를 기울이는 것이 아니라, 긍정적인 태도에도 관심을 기울였습니다. 예를 들어, 죽음(death)이라는 단어는 죽은 상황 혹은 상태가 아니라 죽음의 과정을 의미하는데,[5]

예를 들어 "김씨는 매우 힘들게 죽었어(Mr Kim had a very difficult death)."라고 말할 때, 그것은 그의 죽음의 사실을 가리키는 것이 아니라, 그의 죽음의 과정과 방식을 의미하는 것이지요. 그래서 그는 죽음불안 극복의 방법을 단순히 생물학적인 조건의 개선이 아니라, 사람과 사람의 관계개선(화해)과 자기존재의 발견과 삶의 의미적 발견에서 찾고자 하였습니다. 임병식 박사가 연구한 죽음불안프로그램 내용은 크게 두 가지로 분류할 수 있습니다. 즉 ①죽음불안을 더 가중시키는 조건들과 ②죽음불안을 더 감소시키는 조건들입니다. 이 조건은 이미 수많은 임종환자들에게 적용해 봄으로써 유의미한 결과로 산출된 것입니다. 그 결과를 예시하면 다음과 같습니다.[6]

니까? ⑧죽음 이전에 마음을 제어 할 수 없다는 생각이 들까요? ⑨사망과 관련된 경비가 다른 사람들에게 부담이 될 것이라고 걱정합니까? ⑩당신이 죽은 후에도 당신의 지시 사항이나 소지품에 대한 의지가 실행되지 않을 수도 있습니다. ⑪당신이 정말로 죽기 전에 당신이 묻힐까봐 두려운가요? ⑫당신이 죽을 때 사랑하는 사람들을 떠나려는 생각이 당신을 방해합니까? ⑬당신이 관심을 가진 사람들이 당신의 죽음 이후에 당신을 기억하지 못할 수도 있다고 걱정합니까? ⑭죽음으로 당신은 영원히 사라질 수도 있다는 생각이 당신에게 걱정이 됩니까? ⑮사망 한 후에 무엇을 기대해야하는지 모를 까봐 걱정됩니까? The structure of death anxiety: a factor analytic study.J. Pers. Assess.43. 392. 참조.

注5)　임병식은 '죽음'(death)이 수동적·피동적으로 자연의 섭리아래 무릎을 꿇는 일이라면, '죽음에 잘 다가서는 일'(well-dying)은 이러한 자연의 섭리에도 불구하고 주체의 자율적 선택과 의지적 결정에 의해 능동적으로 '죽음을 맞이하는 일'로 해석한다. 따라서 그는 '죽음'이라는 단어가 내포하는 수동적이고 피동적인 어감과 달리, '임종'이라는 단어는 의지적 존재로서의 '준비된 죽음'을 표현하기에 한층 적절하다고 주장한다. 임(臨)이라는 글자는 수동적이라기보다는 능동적, 그리고 피동적이기보다는 의지적 성격을 강하게 내포한다. 임(臨)이라는 글자에는 "자기가 자신의 주인이 됨"(self-sovereignty)의 의미가 강하게 들어있다. 임병식. 신경원 공저,『죽음교육교본』, 가리온출판사(2007), pp.35-44 참조.

注6)　전세일, 김근하, 임병식 공저 『품위있는 마무리』, pp.40-42 참조.

2) 죽음불안을 더 가중시키는 조건들

● 인정받지 못하고 있다고 느낄 때
● 보호받고 있다고 느끼지 못할 때
● 자신에게 너무 많은 책임이 주어져 있다고 느낄 때
● 원치 않는 일을 요구받고 있다고 느낄 때
● 체력적으로 자신이 감당하기에는 일이 너무 힘들다고 느낄 때
● 자신의 힘든 현실을 아무도 알아주거나, 배려해 주지 않는다고 느낄 때
● 상황이 꽉 막혀 벗어날 방법이 전혀 없다고 느낄 때
● 일체의 희망이 보이지 않고 절망적이라고 느낄 때
● 무엇하나 재미있는 것이 없다고 느낄 때
● 가족에게 부담이 될 뿐 스스로 더 이상 가치 없는 존재라고 느낄 때
● 자신이 할 수 있는 일이 아무것도 없다고 느낄 때
● 절망적인 말을 들었을 때
● 걱정하는 말을 들었을 때
● 자신이 너무 지쳤다고 느끼는데 위로에 앞서 이겨야 한다는 부담감을 주는 말을 들을 때
● 가족 사이에서 환자자신의 치료방법에 관한 문제로 의견대립이 생길 때
● 가족들이 환자자신이 원하지 않는 방법으로 치료할 것을 종용한다고 느낄 때 등이다

3) 죽음불안을 감소해주는 조건들

● 가족이나 병원 직원들이 자신을 위해 배려해주고 있다고 느낄 때
● 사랑을 많이 받고 있다고 느낄 때
● 자신이 부당하게 많이 지고 있다고 느끼던 책임에서 상당부분 자유로

워졌다고 느낄 때

- 진심이 담긴 희망이 될 수 있는 말을 들었을 때
- 진심이 담긴 위로가 될 수 있는 말을 들었을 때
- 하고 싶은 것을 하도록 세심하게 배려 받았을 때
- 자신의 치료에 적합한 환경에 있다고 느낄 때
- 자신의 타입과 병증에 맞는 좋은 음식을 제공받고 있다고 느낄 때
- 신나게 웃었을 때
- 적당한 운동으로 기분이 좋을 때
- 대가성이 없는 상대로부터 순수한 환대와 사랑을 받았을 때 / 진심어린 축복의 말과 기도를 받았을 때 등이다.

5. 환자를 돌보는 방법

그렇다면 이제 의학의 현장에서 죽음을 평온하게 맞이할 수 있도록 돌보는 구체적 방법에는 어떤 것들이 있는지 알아볼까요? 이 질문은 여러분이 만약 임종환자라고 한다면 의사로부터 어떤 서비스를 받는 것이 가장 바람직한 모습인가를 되물어보는 것에서 이해가 되고 공감할 것입니다. 아래에 제시한 것은 임종에 임한 환자가 원하는 것을 들어주는 것이 최상의 의료서비스이며 마지막 남아있는 삶의 끝자락에서 인간의 품위를 보장할 수 있는 문제이기도 합니다. 그리고 우리도 언젠가 그 상황을 한번 씩은 반드시 겪어야 할 문제이기에, 함께 이 문제를 깊이 생각해 보는 것이 좋을 것 같습니다. 임병식 박사에 의해 연구되고 임상 경험한 것을 제시하면 다음과 같습니다.

①환자와 함께 있어주기, ②환자의 자율성을 존중해 주기, ③환자가 적극적으로 살며 스스로 성장할 수 있도록 격려 해주기, ④환자가 죽음이라는 드라마에서 주인공이 되고 적극적인 역할을 하도록 도와주기, ⑤환자에게

자신의 질병에 대한 진실을 알 수 있도록 돕기, ⑥환자가 존엄하게 죽을 수 있도록 도와주기, ⑦환자들이 자신의 삶을 검토하여 갈등을 해결하고 존엄성을 유지하도록 도와주기, ⑧환자의 통증이 조절되도록 도와주기, ⑨환자가 유머감각을 키우고 웃을 수 있도록 도와주기와 ⑩사후 세계의 가능성을 생각할 수 있도록 도와주기 등이 있습니다. 이를 구체적으로 기술하면 다음과 같습니다.

1) 임종에 가까운 말기 환자 중 과반 수 이상이 버림받는다고 느끼는 것이 가장 힘들다고 말합니다. 어쩌면 임종프로그램에서 가장 중요한 것은 싸나톨로지스트가 환자 옆에 함께 있어주는 것일지도 모릅니다. 함께 있는 것 자체가 가장 중요한 돌봄이고 환자가 가장 필요로 하는 것이기 때문입니다.

2) 환자의 자율성을 존중해 주는 것, 즉 환자 스스로 자신의 치유계획과 일정을 결정하는 것이 중요하고, 이는 진실로 인간의 존엄성을 지키는데 필수적인 요소이기도 합니다. 그러나 환자는 혼돈, 자기회의, 불확실성 및 일반적인 무력감들을 느끼기 때문에 어쩔 수 없이 수동적인 태도가 되어 모든 결정권을 자기를 돌보는 사람에게 위임하는 경우가 보통입니다. 따라서 임종환자를 돌보는 사람들 스스로 자신이 환자의 개인적인 결정을 내려 주어야 한다고 습관적으로 생각하지 않도록 주의해야 합니다.

3) 환자 스스로 임종을 통해서 영적 성장이 될 수 있도록 격려합니다. 퀴블러로즈는 환자가 겪는 임종심리의 과정을 다섯 단계로 나누었습니다. 즉 〈부정과 고립 – 분노 – 타협과 교섭 – 우울 – 수용〉의 단계를 거친다고 하였습니다. 그리고 알폰고 데켄의 경우는 〈부정과 고립 – 분노 – 타협과 교섭 – 우울 – 수용 – 희망과 기대〉의 여섯 단계로 말하고 있습니다. 임종프로그램에서 가장 중요한 점은 임종환자가 이 단계를 거치는 동안 느껴지는 각 단계의 감정과 심리적 현상에 대해 환자 스스로 깊이 자각하고 빠른 시간에 수용과 희망, 기대의 단계로 진입하도록 하는데 있습니다. 각 단계를

거치는 시간이 짧으면 짧을수록 치유의 기전이 빠르게 나타날 수 있기 때문입니다.

4) 말기 환자들도 자신의 생명이 얼마나 남았는지 진실을 알 권리가 있습니다. 임종은 단순히 생명의 물리적 종식만을 의미하지 않습니다. 임종은 한 인간이 이 세상에 와서 자신의 존재적 의미를 마감하는 과정입니다. 따라서 임종은 한 인간의 총체적인 삶의 한 매듭이면서, 남아있는 자와 떠나는 자의 관계회복의 기회를 제공해주는 사건입니다. 치유는 환자와 의사의 공명과 신뢰, 그리고 정직한 대화에서 일어납니다. 임종의 슬픔이 환자의 삶에서 어떤 의미를 지니고 가족과 이웃에게 어떤 영향을 주는지를 고려할 때 임종은 단순히 생명의 종식만을 의미하지 않습니다. 임종은 참다운 자신을 발견하는 하나의 기회인 것입니다. 더 나아가 임종을 통해서 자신의 삶을 더 깊이 성찰함으로써 남은 삶은 더 의미 있는 실천적 삶으로 바뀌게 됩니다. 따라서 환자로 하여금 남아있는 시간이 얼마가 되는지 알게 하는 것은 매우 중요합니다.

5) 환자들이 품위 있고 존엄하게 삶을 마감할 수 있도록 도와주어야 합니다. 환자를 '돌본다'는 의미는 불합리하게 생명만을 연장시킨다는 의미가 아닙니다. 예를 들어 인공 심장박동 기나 또는 인공호흡기 같은 것을 이용해서 식물인간이 된 사람들의 목숨을 인위적으로 수개월 혹은 수년까지 연장한다면 과연 이것이 진정으로 돌본다는 의미일까요? 1977년에 스위스 의학회와 독일 외과 의사협회에서는 죽어 가는 환자의 상태가 불가역적일 경우 인공호흡기, 수혈, 혈액투석 및 정맥관내 영양 주입 등으로 생명을 불합리하게 연장시키는 조치를 중단할 것을 채택했습니다. 한국의 경우도 2009년 처음으로 의식이 소멸된 상태에서 심장만이 살아있는 환자에 한해서 환자의 존엄사를 인정하고 있습니다. 그러나 현대의학이 의식이 있는 상태에서 한 인간이 자신의 죽어가는 과정을 인지하면서 자신의 진정한 참 의미를 깨달아 갈 수 있도록 초점을 맞출 때 진정한 의료미학을 구축할 수 있습니다.

6) 환자들이 자신의 삶을 검토하여 갈등을 해결하고 존엄성을 유지하도록 도와줍니다. 말기환자는 과거의 삶에서 해결되지 않은 문제나 갈등 때문에 인간관계, 특히 가족 관계나 개인적인 존엄성의 상실로 오는 부조화로 감정적인 고통을 겪습니다. 이에 삶을 되돌아보는 치료법을 권하여 그를 시작하는 것은 갈등을 해결하고 죽음의 두려움을 극복하는 최상의 방법입니다. 또 경험 많은 간호사, 상담사, 그리고 성직자는 환자들에 관한 자서전과 같은 글을 쓰거나 녹음기를 이용하거나, 단순하게 과거에 대해 말하거나, 사진을 통하여 자신의 과거를 재평가하고 되돌아봄으로써 인생의 의미를 발견할 수 있도록 도와줄 수 있습니다.

7) 환자의 통증이 조절되도록 도와줍니다. 조절할 수 없거나 처치하기 어려운 통증은 암 환자들이 가장 두려워하는 것 중의 하나입니다. 그러나 실제로 통증은 100% 조절될 수 있습니다. 일부 병원에서는 많은 환자들이 심한 통증 때문에 입원하는데 의료진은 가장 먼저 환자들이 편안함을 느낄 수 있도록 즉각적으로 통증을 조절해줍니다. 환자들이 비참함을 느끼고 약물치료를 요구 할 때까지 기다리지 않고, 의료진은 통증을 예견하고 통증이 생기기 전에 약물을 투여합니다. 통증의 총체적 의미는 육체적, 심리적, 사회적, 그리고 정신적 통증을 포함합니다. 그러므로 육체적 통증뿐만 아니라 모든 관점에서의 통증도 관리되어져야 합니다.

8) 환자가 유머감각을 키우고 웃을 수 있도록 도와줍니다. 죽음에 대한 두려움을 건강한 유머는 그들의 분노를 없애고 두려움을 완화시키는데 도움을 줄 뿐만 아니라 스트레스와 긴장을 완화시키기도 합니다. 또 분노, 적대감 공격적인 격렬한 감정을 감소시킵니다. 유머와 웃음은 인간의 성장과 활동을 촉진, 또한 환자들이 수동적인 자세를 버릴 수 있도록 도움을 줍니다. 웃음으로써 환자는 고립에서 벗어나고 외로움이 완화 되어 사람들끼리의 연대감을 느낄 수 있습니다. 환자를 돌보는 의사와 간호사의 웃음과 유머는 좋은 치료제가 될 수 있다.

9) 사후세계의 가능성에 대해서 생각할 수 있도록 도와줍니다. 환자들은 자신 내부에 있는 이야기를 쉽게 하지 않습니다. 그러나 분위기를 만들어주면 사후세계에 대해서 간혹 질문 하는 경우가 있습니다. "사후세계는 어떨까요? 과연 있을까요?" 여기서 무엇보다 나의 견해를 일방적으로 주입하지 않고 환자의 신념을 존중해주는 것이 중요합니다.

의학적 관점에서의 죽음을 살펴보는 것은 보다 건강한 삶을 살기 위해 꼭 필요한 과정입니다. 다양한 죽음의 원인을 알아보고, 죽음의 필연성과 그의 의미를 탐색하는 것을 통해 삶에 대해 더 깊이 생각할 수 있기 때문입니다. 이를 통해 삶과 죽음에 대해 새로운 가치관을 정립하고 죽음을 긍정적으로 극복할 수 있는 태도로 변화할 수 있습니다. 더불어 의료인 또는 싸나톨로지스트가 임종환자에게 정서적, 감정적 지지를 보내는 것을 통해 죽음의 극복이 확산되는 것을 기대할 수 있습니다.

죽음이 낯선 사회에서의 죽음

1. 죽음이 금지된 사회의 죽음

전통사회는 대체로 자연의 리듬, 즉 봄-여름-가을-겨울의 순환처럼 인생의 흐름도 거기에 맞추어 생-노-병-사의 리듬과 흐름의 연속으로 생각했습니다. 그러나 산업혁명 이후 과학과 의학기술의 발달, 특히 광학과 현미경의 발달로 그동안 보이지 않았던 세균과 미생물이 보이면서 질병을 실체(눈에 보이는 대상)로 파악하게 되었지요. 따라서 질병을 치료한다는 의미는 몸에 있는 세균을 박멸한다든지 눈에 보이는 실체(fix)를 떼어내거나 죽이는 것으로 인식했습니다. 그래서 사람이 죽는다는 것은 마치 그동안 축적했던 의료기술의 적절한 적용과 응용의 실패(의학의 실패)로 생각했기에, 생명을 다루는 주체는 그 실패를 그대로 인정하기가 어려웠습니다. 왜냐하면 그 실패를 인정한다는 것은 곧 자신이 실패자가 되기 때문이지요. 그래서 그들은 그 죽음을 거부하고 실패를 금지하기 위해서 적극적인 의료개입과 무의미한 연명치료 형태의 의료기술을 탐색하게 됩니다. 어느덧 자연스럽게 맞이해야 할 죽음이 의료의 적극적인 개입(생명을 살리고 최선을 다해야한다는 명분아래)으로, 금지되고 거부되었습니다. 필립 아리스(Philippe Aries)는 이런 현대사회의 특징을 '침묵의 음모'(죽음을 인정하지 않고 마치 살아있는 것처럼 생명을 연장하는 사회)로 규정합니다.

'죽음이 금지된 사회의 죽음'을 처음 이야기한 사람은 프랑스의 문화 역사학자인 필립 아리스(Philippe Aries)입니다. 그는 죽음을 긍정적으로 보거나 혹은 부정하고 금기시 하는 관점은 문화와 시대마다, 그리고 민족마다 모두 다르게 보는 특성이 있다는 것을 전제로 한 뒤, 비록 죽음의 유형이 문화와 시대, 민족마다 다르게 나타나지만, 또 한편으로 인류공통의 특성이 있음을 말했습니다. 그래서 그는 고대에서 현대에 이르기까지 수 세기에 걸친 죽음에 대한 태도와 관련해서 5가지 주요한 유형을 발견했습니다. 물론 이렇게 유형별로 분류하고 구분한 것이 너무 도식적이라는 비판도 있지만, 그가 분류한 죽음의 유형은 현대 죽음학에 있어서 여전히 유의미한 측면이 있습니다.

2. 죽음에 대한 다섯 가지 유형

Philippe Aries는 이 유형은 특정한 시대의 문화사회적인 틀과 관련이 있다고 보았습니다. 그 다섯 가지 유형을 소개하면 다음과 같습니다.

① 길들여진 죽음(tame death), ② 자신의 죽음(death of the self), ③ 멀고 임박한 죽음(remote and imminent death), ④ 다른 사람의 죽음(death of the other), ⑤ 부인된 죽음(death denied; 몇몇 사람들은 이것을 금지된 죽음이라고도 부른다)이라고 명명하였습니다. 이를 좀 더 구체적으로 살펴볼까요?

1) 길들여진 죽음

길들여진 죽음은, 고대의 모든 민족이나 군집 및 가족 사회에서 공통적으로 발견되는 것으로, 주로 '자연적인 죽음'을 말합니다. 즉 생(生)-노(老)-병(病)-사(死)의 자연스러운 과정을 통해 죽음에 이르는 것을 말합니다. 이는 어느 누구도 부인할 수 없는 자연스럽고 익숙하며, 그것을 피하려는 어떤 시도도 행해질 수 없는 불가역적인 죽음을 말합니다. 그래서 죽어가는 사람은 대부분 죽음을 거부하거나 피하기보다는 자연적인 순리로 받아들입니다. 일반적으로 그들은 죽음을 조용히 받아들이면서 사랑하는 사람들과 공동체의 구성원들에 둘러싸여 죽음을 평화롭게 기다리기도 합니다. 어느덧 죽음과 고인은 남아 있는 유가족의 삶으로 들어오게 됩니다. 흘릴 수 있는 눈물과 감정의 표현은 고인과의 관계를 건강하게 하며, 그들의 삶으로 들어온 죽음의 비탄과 애도는 그들의 삶에서 새로운 의미망으로 구성되어 새롭게 살아갈 수 있는 질서와 재적응의 힘을 공급합니다. 거부하고 부인하고 금지하지 않은 죽음은 유가족으로 하여금 건강한 애도로 안내하고, 슬프지만 고인에 대해 적절한 그리움을 안고 살아가게 합니다. 아리스가 말한 '길들여진 죽음'의 의미'는 죽음과 삶이 따로 분리되어 있는 것이거나, 죽음을 거부하거나 금지하는 것이 아니라, 죽음을 살아있는 사람들의 삶 속으로 받아들여 고인과의 깊은 관계와 의미망을 형성하면서 보다 바람직한 삶을 영위해 나가는 태도를 말합니다.

2) 자신의 죽음

아리스는 '자신의 죽음'에서 나타날 수 있는 심리적 현상을 다음과 같이 분류합니다. 즉 자신의 죽음은 힘들며, 고통스럽고, 존엄하지 못한 채 죽어갈 수도 있으며, 가족이 아닌 전혀 낯선 기관이나 병원에서 자신의 필요와 소원을 존중받지 못한 채 의료진들에 의해 보살펴지게 되는 상황을 받아들이기 힘들 수 있다는 것입니다.

그래서 내면에서는 다음의 물음과 소원이 일어날 수 있다고 합니다. ① 나는 나의 죽음이 어떤 형태의 고통도 없이, 언제 그것이 일어날지도 모르는 채, 잠을 자는 중에 일어나기를 바란다. 또 전혀 다른 각도에서 다음의 소원이 있을 수 있다고 합니다. ②자신의 죽음이 갑작스럽고, 예측할 수 없이 일어나는 것이 아니라, 자신의 충분한 인식과 고려를 통해, 반드시 "끝내지 못한 과업"에 대해 이야기하고, 사랑하는 사람에게 이별을 고하며, 죽음을 받아들여 "나 먼저 다녀올게", "이제 조상님을 만나러 갈 준비가 되었어"라고 말할 수 있는 시간을 가질 수 있기를 원한다는 것입니다. 또 자신의 죽음이 ③현세의 신체적 심리적 관계적 영적인 측면에서 어려움과 고통에서 해방의 통로가 될 수 있을 지에 대한 의문과 기대를 가진다는 것입니다. 더 나아가 자신의 죽음 이후에 일어나게 될 일, 즉 ④죽음 이후에 미지의 세계에 대한 기대와 공포(신의 구원이나 두려운 판결이나 처벌에 대한 걱정), 천국의 보상, 보다 나은 삶으로의 이행, 혹은 이전에 죽은 사람들과의 재회 등을 생각한다는 것입니다. 그래서 종교마다 비슷하면서도 다양한 전통의 믿음에 다음과 같은 기도(주문)를 한다고 합니다. 예를 들어, 어떤 유태인들은 죽을 때 "이스라엘이여 들어라! 주님은 우리 하나님이시며, 주님만이 하나님이시다. 주님이신 하나님을 온 마음과 영혼과 힘을 다해서 사랑할지어다(신명기 6:4,5)."를 암송하거나, 무슬림들은 죽을 때 신성한 이름(the Divine Name)을 부르는 것이 구원 받게 해준다는 믿음이 있고, 불교도들은 아미타불의 이름을 부르게 되면, 반드시 사후에 정토에 있게 될 것이라고 믿는다고 합니다. 그리고 ⑤남아 있는 사랑하는 사람들(아내, 자식 등)에게 자신의 질병과 죽음의 부담이 고스란히 사랑하는 사람에게 떠넘길 수 있다는 부담과, 자신이 떠나고 난 후 그들에게 일어날 일들에 대해서 근심한다는 것입니다. 이렇게 죽음의 순간에 대한 불안을 해소하기 위해 각 민족과 문화사회 마다 죽음의 방식(ars moriendi)과 잘 죽는 방법이 무엇인지 궁구하게 되었고 발전시켜 왔다고 합니다. 그 한 예가 임종의식과 장례절차, 제사(기일)와 기념식이라고 합니다.

3) 멀리 있지만 임박한 죽음

현대인에게 있어서 대부분의 경우, 죽음에 대한 태도가 매우 양가적(ambivalent)이라는 것입니다. 죽음은 누구나 맞이하게 되는 전적으로 필연적이고 자연적인 사건이지만, 사람들은 여전히 죽음과 일정한 거리를 가지기 위해 많은 노력을 행하지요. 여기서 죽음은 길들여지지 않은 죽음, 즉 거부하고 금지된 죽음으로 나타납니다. 그러나 죽음은 여전히 사람이면 누구나 피할 수 없는 자연적인 것이기 때문에 앞으로 도래할(임박할) 것이고, 동시에 그것은 위험한 것이고 무서운 것이기 때문에 자신의 삶으로부터 멀리 떨어뜨려놓거나 분리시킵니다. 요약하자면, 죽음은 찾아오는 것인 동시에 거부되는 것이기도 하며, 평온한 것인 동시에 두려운 것이기도 해서, 죽음에 대한 태도는 양가적이라 할 수 있다는 것입니다. 그러나 이 양가성이 지향하는 궁극적인 지점은 죽음을 자신의 삶으로 받아들이고 재적응하기 위한 과정이라고 봅니다. 아리스가 규정한 '멀리 있지만 임박한 죽음'의 의미는 죽음을 맞이하는 사람들이 겪는 보편적인 마음의 양면성을 말합니다. 이 양면성은 나쁜 의미가 아니라, 길들여진 죽음으로 가는 심리적 과정이라는 것입니다. 따라서 그는 죽음을 거부하거나 금지하는 유형의 죽음태도 이면에는 어쩔 수 없이 필연적으로 죽음을 받아들일 수밖에 없는 심리적 압박감이 작용한다는 것이기에, 이에 대해 적절하게 대처하는 것이 중요하다고 말합니다.

4) 다른 사람의 죽음

우리가 살면서 겪는 모든 죽음은 엄밀히 말해서 자신의 죽음이 아닌, 다른 사람들의 죽음을 간접적으로 경험할 뿐입니다. 특히 문화사회화나 종교가 만들어 놓은 집단 공동체의 죽음처리방식이나 장례나 의례, 공동묘지, 기념일 등을 의미하는 죽음입니다. 예컨대, 문화사회적 사건기념(6.25전쟁, 천안함사건, 세월호사건과 기념일 등)이나 종교적 상징(그리스도의 죽음과 부활, 붓다의 열반 등)의 죽음을 의미합니다. 그러나 정작 자신의 죽음이 아닌 타자의 죽음에 대해 우리는 그렇게 심각하게 받아들이지 않습니다. 예컨대, 뉴스미디어에서 나오는 모든 죽음의 소식은 대부분 다른 사람들의 죽음이지요, 뉴욕에서 일어난 총기사고나 아프가니스탄에서 발생한 폭탄테러로 죽은 사람들의 소식은 심각하게 받아들여지지 않습니다. 그러나 정작 자신의 죽음에 대해서는 자신에게 본질적인 질문을 하게 됩니다. 이러한 질문은 다른 사람의 죽음에 대해서 할 수 있는 질문이 아니지요. 오직 임박한 자신의 죽음에 대해서만 할 수 있는 본질적인 질문이지요. 이 질문은 자신이 자신일 수 있는 가능성으로 안내하는 실존적 질문입니다. 만약 자신의 죽음 앞에서 이런 질문을 할 수만 있다면, 그 자신의 죽음은 결코 헛되지 않다고 봅니다. 음미되지 않은 삶은 살만한 가치가 없지요. 의미 잃은 삶은 목표와 방향 없이 부표하는 난파선과 같습니다. 우리자신이 누구이며, 무엇이 의미 있는 삶인지를 모른다면 그 삶은 자신이 살아 낸 삶이 아닙니다. 자신이 살아낸 삶은 자신이 주체가 되어 자신을 되돌아보아 삶의 의미를 깨닫고 발견해서 살아가는 삶을 말합니다. 이런 의미에서, 자신의 죽음은 자신의 가장 깊은 곳까지 내려가 자신의 본질이 무엇인지 발견하도록 합니다. 그래서 임종은 또 다른 영적 성장의 한 과정입니다. 그렇다고 타자의 죽음이 아무런 의미가 없다는 말이 아닙니다. 사랑하는 가족이나 자녀 그리고 친밀한 친구의 죽음은 일상의 모든 관계를 파괴할 수 있습니다. 그것은 생존자들에게 견딜 수 없는 분리의 감정을 만들어 냅니다. 그리고 감정과 행동은 거의 통제할 수 없는 것이 될 수도 있습니다(울부짖음, 통곡). 이런 아픔은 생존자로 하여금 고인과의 관계를 재구성하게 하고 긴밀한 관계를 가지도록 이끌 수 있습니다. 사랑하는 사람의 죽음 이후 생존자는 다른 상태로 사랑하는 사람과 재결합하는 방식으로 삶을 재적응해 나가기도 합니다. 여기서 아리스가 말하고자 한 것은, 다른 사람(타자)의 죽음(사랑하는 사람의 죽음을 포함해서)은 자신의 죽음만큼 본질적이지 못하다는 것입니다. 즉 자신의 죽음이야말로 자신이 누구인지를 깨닫게 하는 실존으로 안내하는 죽음이라는 것이지요.

5) 거부된 / 금지된 죽음

아리스는 거부된/금지된 죽음의 유형의 출발을 산업화와 의료기술의 발달로 봅니다. 즉 산업화가 진행되면서 의료기술과 병원이 발달하게 되었고, 그에 따라 사람들은 점차 자신의 생명을 자연요법으로 치유하기 보다는 병원에 의존하게 되었으며, 병원은 환자를 곧 질병으로 동일시해서 관리하고 치료하는 대상으로 인식하고 케이스(사례)로 다스리게 되는 것에서 거부된/금지된 죽음이 나타났다고 봅니다. 이런 시스템 속에서 죽어가는 사람은 가족과 이웃으로부터 고립되어 갔다고 합니다. 예컨대, 한국의 1960년대만 하더라도 장례는 온 마을이 함께 치러야할 풍습이었습니다. 즉 죽음이 한 개인이나 가족의 사건이 아니라, 온 마을과 이웃이 함께 아픔을 나누고 슬픔을 처리해 나갔습니다. 고인을 보낸 유가족에게는 상을 당했다는 표식을 옷섶에 달아 위로와 격려를 받게 하였습니다. 즉 죽음이 개인이나 이웃, 마을로부터 거부하고 금지된 것이 아니라, 그들의 삶으로 들어감으로써 또 다른 재적응의 삶으로 살아가게 하였습니다. 그러나 2000년대 들어서 죽음의 장소가 모두 병원으로 바뀌게 되었습니다. 이제 병원은 죽음을 소재로 사업을 하게 되었고, 병원 바로 옆에(또는 지하에) 장례식장을 둠으로써, 슬픔과 애도가 형식화 되었습니다.

이런 상황에서 과연 죽음을 당한 사람이나 유족의 아픔과 슬픔이 진정으로 나누어 질 수 있을까요? 나누어진다고 하는 그 아픔과 슬픔은 어느덧 박제가 된 형식적 의례치레만 고착된 것이 아닐까요? 이렇게 형식적 의례의 고착화된 병원에서의 죽음은 당사자와 보호자, 그리고 그 주위에 있는 사람들로부터 받아들여지지 못하고 부인되는 현상으로 나타나게 되었습니다. 또 서양 사회의 의료화 과정과 함께, 죽음은 더 이상 자연적인 것이 아니게 되었습니다. 어떤 사람들은 죽음을 미연에 방지하기 위해 특별한 의료기술을 추구하게 되었는데 이는 연명의료기술로 발전하게 되었지요. 연명의료 기술의 초점은 죽어가는 사람의 실존적 고민이나 삶의 질의 문제를 고려하기 보다는 오히려 환자를 지켜보는 사람들(보호자들)의 의견에 더 초점이 맞추어져 있었습니다. 즉 그들은 환자의 죽음을 받아들일 수 없는 불편함 때문에 환자를 보낼 수 없어서 연명의료를 이용하게 되었던 것이지요. 그리고 의학의 입장에서도 죽음은 의학의 실패로 인식되기에, 죽음을 받아들일 수 없어 무의미한 연명치료를 하게 된 것이지요. 그리고 죽음이 일어날 때, 죽은 환자와 가장 가까운 관계가 있는 사람들이 참여하는 짧은 장례 기간을 제외하면, 우리 사회는 유족이 상실과 비탄의 감정을 충분히 표현하고 애도할 수 있는 안정된 기간이 제공되지 않았습니다. 전통장례풍습에서는 5일장 49재, 3년 시묘살이 등이 있어서, 고인에 대한 그리움과 비통의 감정을 충분히 표현할 수 있도록 한 것과 달리 너무도 짧은 시간 안에 장례를 치른 후 급히 사회 시스템으로 복귀해야합니다. 이는 아리스가 말한 "길들여진 죽음"과 반대입니다. 고인의 죽음이 유가족의 삶 안으로 혹은 사회 안으로 들어오지 못하고 단지 처리되고 관리되는 대상일 뿐이지요. 고인을 보내고 난 후 대부분 감정은 억압되거나 감추어져, 고인에 대한 감정이나 인식이 후에는 역기능적으로 나타나기도 합니다. 즉 애도 자체가 병적이거나 병리적인 것으로 나타나게 되지요. 이런 모든 현상은 죽음이 일상적인 시선으로부터 감추어지고, 부자연적이고, 금지된 것으로부터 연유된 것입니다.

이 다섯 가지 패턴은 문화마다 민족마다 시대마다 각기 다른 독립적인 범주 혹은 개별적인 사람 내에서조차 서로 겹쳐 나타날 수도 있습니다. 이런 패턴은 단지 서양인들만이 아니라 인류공통의 특성이기도 하며 그 각각의 요소들은 거의 모든 사회에서 발견될 수 있습니다. 오늘 현대사회에서는 그 유형이 보편적으로 나타나는 것을 알 수 있습니다.

우리가 죽음에 대한 유형을 살펴보고자 한 이유는, 오늘 우리가 겪는 죽음의 유형적 특성이 어디에 위치해있고, 그 유형의 특성이 지니고 있는 강점과 약점이 무엇인지 알아야만 개인이 경험한 상실과 죽음의 의미가 비로소 온전히 해석되어지고 이해되어 재적응의 삶으로 안내할 수 있다는 것입니다. 그렇다면 오늘날 한국사회가 경험하는 죽음 경험의 태도는 어떤 유형에 속할까요? 오늘 한국사회가 겪는 죽음의 유형은 아리스가 이야기한 5가지가 모두 중첩되어 있지만, 그래도 가장 크게 두드러지게 나타나는 현상은 거부–부정–금지된 죽음의 유형적 특성이 아닐까 싶습니다.

3. 길들여진 죽음의 특징

죽음학(싸나토로지)의 관점에서 품위 있고 행복한 죽음의 요건을 제시하면 다음과 같습니다. 첫째, 삶의 의미, 만남의 의미, 자신의 존재적 의미를 깨닫는 것. 둘째, 가장 소중한 사람과의 화해와 사랑의 전달, 사랑을 안고 떠나는 것. 셋째, 무의미한 연명치료중단을 넘어 자신의 삶의 가치관과 신념에 의해 죽음을 마무리하는 주체적이고 능동적인 태도를 말합니다. 여러분들은 이렇게 누구도 피해갈 수 없는 죽음을 삶의 일부로 받아들일 뿐만 아니라(아리스가 말한 길들여진 죽음), 오늘이 자신의 생애 중 마지막이라면, 그 죽음이 자신의 인생을 살아가는데 얼마나 중요한 역할을 한다고 보시는지요? 예컨대 헬렌 켈러가 "내 생애 마지막에 사흘만 볼 수 있다면 첫날은 황혼녘 아름답게 물들인 하늘과 산그림자를 보고 싶고, 둘째 날은 시장어귀에서 팔짱을 한 청춘남여들의 쾌활한 모습을 보고 싶으며, 셋째 날은 엄마 품에서 마음껏 젖을 빨고 곯아 떨어진 아이의 평화로운 미소를 보고 싶다."고 한 것처럼, 만약 여러분에게 생애 마지막 3일이 주어진다면 여러분은 무엇을 하고 싶은지요. 한계상황으로서의 3일은 우리의 삶에서 가장 소중한 것이 무엇인지 알게 합니다. 그 소중한 것은 고원하고 멀리 있는 것이 아니라, 가장 일상적이고 가장 가까이 우리 곁에 있는 소소한 것들입니다. 여러분이 잘 아는 스티브잡스의 생애 마지막 3개월, 법정스님의 마지막 3일, 김수환 추기경님의 마지막 3일은 그 분들에게 있어서 생애 가장 소중한 시간이었습니다. 그 시간은 평생을 살아온 삶과 비교할 수 없을 만큼 소중하고 의미 있는 시간이면서, 자신이 누구인지를 결정하고 확인하는 시간이었습니다.

그렇다면 죽음이 금지된 사회에서 누구도 피해갈 수 없는 죽음에 대해 어떤 관점과 태도로 준비해야 할까요? 죽음준비는 '삶의 질'을 향상시키는 근원입니다. 죽음은 개인의 경험을 넘어서 가족의 경험, 사회적 경험이기도 합니다. 따라서 죽음의 경험을 개인에 한정시켜서 대처하거나 부정하거나 금기하지 말아야 합니다. 인간은 사회적 존재이기에 죽음도 사랑하는 가족이나 소중한 사람, 그리고 다양한 사회적 시스템의 원할한 협력과 함께 대처할 때, 멋진 마무리가 될 수 있습니다. 죽음학에서는 다음의 항목이 죽음이 금지된 사회에서 길들여진 죽음의 사회로 나갈 수 있는 방법을 제시합니다. 1) 감추지 말고 정직하게 드러내기, 2) 원할한 가족 간의 의사소통과 사랑나누기, 3) 다양한 죽음서비스시스템과의 원할한 협력체계, 4) 감정적 공유가 탈락한 채 통계학적 시선으로만 바라보는 사회학적 시선의 수정, 5) 죽어가는 사람에 대한 사회적 이해와 공감의 확장, 6) 유년에서 노인에 이르기까지 다양한 죽음교육의 확장과 사회시스템의 보장 등입니다.

4. 죽음이 금지된 사회에서 품위 있는 죽음으로의 실천

품위 있는 죽음은 크게 다음의 항목으로 분류할 수 있습니다. 환자와 함께 있어주기, 환자의 자율성을 존중해 주기, 환자 스스로 성장할 수 있도록 격려 해주기, 환자가 죽음이라는 드라마에서 주인공이 되고 적극적인 역할을 하도록 도와주기, 환자에게 자신의 질병에 대한 진실을 알 수 있도록 돕기, 환자가 존엄하게 죽을 수 있도록 도와주기, 환자들이 자신의 삶을 검토하여 갈등을 해결하고 존엄성을 유지하도록 도와주기, 환자의 통증이 조절되도록 도와주기, 환자가 유머감각을 키우고 웃을 수 있도록 도와주기, 사후 세계의 가능성을 생각할 수 있도록 도와주기 등이 있는데요. 이를 구체적으로 기술하면 다음과 같습니다.

1) 죽음을 맞이하는 사람을 위해 해 줄 수 있는 두 가지 중요한 일이 있습니다. 그것은 죽어가는 환자에게 자신의 사랑을 전하고 그들을 놓아주는 것입니다. 즉 그들이 사랑 속에서 평온하게 죽음을 맞이할 수 있도록 해주는 것입니다. 그에게 사랑을 보내고, 작별인사를 하고, 조용히 그의 여정에 행운을 빌어줄 때 떠나는 자와 보내는 자 모두 평온함과 사랑을 느낄 수 있습

니다. 둘째는 죽어가는 사람이 어떤 종교적인 믿음을 가지고 있든 간에 죽음의 순간에 성취할 수 있는 영적인 깨달음의 기회를 준비할 수 있도록 의미 있는 기도를 하게끔 격려하는 것입니다. 대부분의 사람들은 인간을 더 이상 치료불가능하다고 판단될 때 전원 스위치를 꺼버리면 정지하는 기계에 불과하다고 생각합니다. 그러나 이러한 인식은 인간의 영적 차원에 대한 이해가 결여된 것이라고 봅니다. 그리고 이러한 인식은 죽음을 앞둔 사람이나 가족, 사랑하는 사람으로 하여금 죽어감이 주는 마지막 성장의 기회의 능력을 빼앗을 뿐만 아니라, 이들의 괴로움과 고통을 수치스럽고 죄책감을 가지게 함으로써 품위 있게 죽음을 맞이할 수 있는 기회조차 앗아가지요. 다른 한편으로 자신이 죽어간다는 사실을 안 환자로 하여금 개인적, 도덕적 패배자로 단정 짓거나 죄책감에 시달리게 하여 괴로움을 더욱 심화시킬 수가 있습니다.

2) 환자가 선택하고 결정한 것을 존중해주는 일입니다. 비록 그 결정이 보호자입장에서 볼 때 이해되지 않고 받아들이기 힘들어도 환자가 요청한 것이라면 일단 존중해야 합니다. 임종 시에 이루어지는 환자의 말은 일생에 가장 소중한 말이며 진실한 것입니다. 따라서 환자의 요청을 존중하는 것은 평온함과 성취감 속에서 죽음을 맞이할 수 있는 길입니다.

3) 환자로 하여금 자신의 죽음을 받아들일 수 있도록 해야 합니다. 만일 자신의 죽음을 받아들이지 않고 계속 거부와 분노 속에 있다면 평온한 죽음을 맞이할 수 없겠지요. 따라서 싸나톨로지스트는 환자가 거부 분노하는 것이 무엇인지 살펴서 화해할 수 있도록 안내해야 합니다.

4) 보호자는 환자로 하여금 환자의 상황이 어느 정도인지 알려주어야 합니다. 만약 환자가 자신의 죽음을 인지하지 못하고 죽는다면 자신에게 얼마나 비극적일까요. 인지하지 못한 죽음은 환자가 하고 싶은 말과 소중한 것을 놓치게 할 수 있습니다. 따라서 어떤 경우라도 환자는 자신의 죽음을 미

리 인지할 수 있도록 해야 합니다. 환자는 인지적 죽음을 통해 비로소 각자의 존재의 의미와 가족과 관계의 의미를 깨달을 수 있습니다.

5) 죽어가는 사람과 그들의 사랑하는 사람들이 겪는 가장 마음 아프고 불필요한 고통 중 하나는 죽음 직전에 서로의 마음을 열지 못하는 경우입니다. 그리고 아직도 죽음을 준비하지 못하고 직면하는 많은 사람들이 사랑하는 사람이 죽기 전에 하고픈 말을 서로 나누거나 전달하지 못하는 경우입니다. 특히 갑작스런 죽음의 경우는 더욱 그러합니다. 가장 상처받기 쉽고 고통스런 상황에서 죽음을 직면하는 사람들은 위로와 안도감, 그리고 사랑을 절실히 원합니다. 그러나 비참하게도 그들이 원하는 것과 반대로 나타나는 경우가 많지요. 이렇게 된 많은 이유 중 하나는 자존심 때문에 자신을 내려놓지 못하는 입장과 습관적이고 피상적이며 형식적인 인간관계와 대화가 그 원인으로 볼 수 있습니다. 가까운 배우자나 사랑하는 사람의 임박한 죽음 소식을 듣고도 의사와 합의하여 사랑하는 사람에게 비밀로 하는 것은 흔한 일입니다. 그 결과 배우자나 가족 사랑하는 사람들이 자연스런 감정을 감추어야 하고 피상적인 대화와 환자 상태에 대한 거짓말 등 진실을 감추기 위한 살얼음판처럼 하루하루가 아슬아슬하게 지나는 경우가 많지요. 그러나 우리가 지극히 자연스런 슬픔조차 드러내기를 두려워할 때 우리는 서로를 신뢰할 수 없게 됩니다. 그렇게 되면 결국 진정한 관계를 맺을 수 없게 되어 죽어가는 사람의 고립감과 절망을 한층 더 심하게 만들게 되지요. 죽어가는 사랑하는 사람에게 진실하지 못하고 허위로 대한다는 사실이 얼마나 끔찍한 일인가요? 사랑하는 사람과 진실한 마음으로 대면할 때 비록 슬픔과 절망, 아픔이 사라지지는 않겠지만 그 속에서 사랑과 웃음, 기쁨을 나누고 표현할 수도 있습니다.

6) 고통에 잠겨 있거나 죽어가는 사람들은 그들의 가장 가까운 사랑하는 사람들과 깊고 의미 있는 교감을 나누고자 합니다. 진실 된 대화와 소통은 아무리 주제가 고통스러운 것일지라도 곧 사랑의 힘으로 치유할 수 있게 될

것입니다. 어쩌면 죽음을 비극이 아닌 삶의 선물로 받아들인다면 남아있는 시간이 오히려 감사하고 소중하게 여겨질 뿐만 아니라 시간을 더 잘 활용하게 될 것입니다. 최악의 힘든 날일지라도 서로의 존재를 인정하고 사랑을 전함으로써 의미 있는 날로 만들 수 있을 것입니다. 얼마 남지 않은 시간에 사랑하는 사람의 말 한마디, 행동 하나, 사소한 그 어떤 것도 모두 의미가 있지요. 그동안 소중하지 않게 느껴지던 일상의 모든 것들이 이제는 모두 소중하게 보이게 될 것입니다.

임종단계의 상실과 죽음

1. 생애 말기에서 환자가 후회하는 것들

　지금까지 의학은 질병치료에 중점을 둔 나머지, 환자의 남아 있는 생명과 삶의 문제 · 인간관계 회복의 문제 · 감정치유의 문제 등에 대해서는 상대적으로 등한시한 경향이 있습니다. 이제 현대의학이 이런 요소까지 의료 범주에 넣어 치료를 고려한다면, 우리 사회는 한 걸음 더 성숙한 인륜성을 가지고 진화해나갈 것입니다. 인간은 물리적 한계를 초월해서 그 이상의 의미를 찾고자 하는 존재입니다. 임종환자에 대한 무리한 수술과 약물요법은 자칫 환자에게 소중한 삶의 의미를 성찰할 수 있는 기회마저 잃어버리게 할 수 있습니다. 우리는 임종에 임하는 많은 사람들로부터, "병을 고쳐야 한다는 생각에만 모든 것을 집중한 나머지, 삶의 가장 소중한 것들을 놓치게 되는 것이 가장 후회스럽다."는 말을 자주 듣습니다.

　지금 이 시간에도 수많은 환자들이 이름 모를 병동에서 얼마 남지 않은 생명 앞에 자신의 존재와 생명의 의미, 만남의 의미, 관계의 의미를 생각하며, 무엇이 진정 참다운 자신의 모습인지 고민하고 있습니다. 그러나 오늘의 의료 환경은 환자의 삶과 죽음의 실존적인 문제를 의학의 주제와 범주로 삼기에는 너무나 거리가 있는 상황입니다. 어떻게 보면 환자에게 있어 진정한 건강한 삶이란, 잃어버린 건강을 찾으려고 부단히 애쓰는 모습보다는, 질병이 주는 의미를 되새기고 자신의 삶을 성찰하며 질병과 더불어 조화롭게 살아가는 모습이라고 할 수 있습니다.

임종은 우리가 누구인지, 우리가 무엇이기를 원하는지 또 어떻게 살아야 하는지를 성찰할 수 있는 과정이기도 합니다. 이런 의미에서 싸나톨로지는 치유와 깊은 관련이 있습니다. 싸나톨로지는 질병을 치료하는 것이 아니라, 삶의 질, 생활의 기술, 삶의 존재 방식에 관심을 두기 때문입니다.

임종치유는 건강을 잃었을 때나 죽음이 얼마 남지 않은 환자를 대상으로 그동안 놓치고 살았던 생명, 존재, 일상, 만남, 관계 등 삶의 소중함을 자각할 수 있는 기회를 제공함으로써 남아 있는 삶을 소중하게 살 수 있도록 유도합니다. 테레사 수녀가 이야기하였듯이 임종은 인간의 마지막 의식 성장의 기회입니다. 임종치유는 질병과 죽음보다는 질병을 앓고 있는 환자의 주체적인 인식과 존재 방식, 그리고 죽음을 맞이하는 그의 삶의 방식에 더 큰 초점을 맞추고 있습니다. 이렇게 했을 때 환자는 비로소 임종, 혹은 죽음을 평온하게 받아들일 수 있습니다. 환자가 임종, 혹은 죽음을 평온하게 맞이할 수 있는가 아니면 그렇지 않은가의 차이(문제)는 아주 크다고 할 수 있습니다. 이것은 임종환자나 임종을 지켜보는 가족들 모두에게 '인간다움'의 문제와 직결되어 있기 때문입니다. 평온한 죽음의 여부는 임종환자가 한 인간이 그동안 삶을 어떻게 살아왔는가를 보여주는 현장이기도 합니다. 임종치유는 임종에 가까운 환자로 하여금 자신의 참다운 모습을 회복할 수 있도록 하여 평온한 죽음에 이르게 합니다. 이런 관점에서 보면 '치유'는 ① 자신의 참다운 본성의 발견 ② 주변 환경(가족, 친척, 이웃 등)이 온전히 사랑으로 연결되어 있음을 자각함 ③ 평온한 죽음을 맞이하는 것을 뜻합니다. 이를 다르게 표현하면 '자신의 가장 순수한 위치까지, 그리고 사랑으로 연결되는 곳으로 도달하는 것'을 말합니다. 임종자의 평온한 죽음은 보내는 자(가족, 친구, 의료진, 환자와 관계를 가졌던 모든 사람, 심지어 자연환경까지)에게 영향을 줍니다. '고맙다', '사랑했어'라는 말을 하고 떠난다면 떠나는 자와 남아 있는 자 모두 자신의 존재가 무엇이었는지를 깨닫게 됩니다.

그렇다면 이제 우리는 죽음이 내 삶이 될 수 있는 변화의 과정을 탐색해 볼까요? 먼저 생애 말기에 있는 임종환자들의 심리 내적 감정들의 변화를 살펴보겠습니다.

2. 임종에 이르는 심리적 단계별 특징

엘리자베스 퀴블로 로스는 죽어가는 사람들의 심리적 단계를 설명하였지만, 그녀는 이러한 심리적, 감정적 단계의 변화는 한 개인의 성격적 유형이나 성향, 그리고 환경적 요인에 따라 그 순차적 과정이 다르게 나타날 수 있음을 간과하였습니다. 그래서 싸나톨로지 프로그램은 환자의 성격적 유형이나 성향, 환경적 요인에 따라 달리 나타나는 현상에 주목합니다. 각 단계에 해당하는 심리적·감정적 현상에 대해 싸나톨로지 프로그램을 적용하여, 임종환자의 심리적, 의식의 안정을 누리게 하고 그를 통해 품위 있는 죽음을 맞이할 수 있도록 유도해야 합니다. 그렇다면 임종에 이르는 임종환자의 심리적 단계별 특징을 구체적으로 살펴보고 거기에 적용할 수 있는 프로그램을 살펴보도록 하겠습니다.

제 1단계 부정(Denial)

부정은 무의식적으로 감정을 다스릴 수 있도록 도와줍니다. 그리고 상실을 극복하고 살아남을 수 있도록 도와줍니다. 또한 슬픔과 감정이 몰아닥치는 것을 더디게 해줍니다. 이렇게 부정의 감정에는 자비가 숨겨져 있습니다. 그것은 인간이 감당할 수 있을 만큼만을 허락하는 신의 방식입니다. 그래서 어떤 면에서 부정은 영혼을 보호해주는 장치입니다. 따라서 부정의 감정은 치유의 과정이며, 본래의 '참 나'를 발견하는 과정이며, 새로운 관계가 시작되며 새롭고 살아가는 법을 배웁니다.

제 2단계 분노(Anger)

분노는 저항의 힘입니다. 상실의 공허감에서 잠시나마 붙잡을 수 있는 하나의 닻이 될 수 있습니다. 그리고 분노는 자신과 가족의 사랑의 강도를 나타내는 또 하나의 표현입니다. 따라서 분노를 하고 있다는 것은 치유되고 있음을 의미합니다. 다만 이를 어떻게 밖으로 표출시켜서 승화시키느냐가 중요합니다.

제 3단계 타협(Bargaining)

타협은 환자가 각 단계에 적응할 수 있도록 시간적 여유를 주는 중간 정거장이 됩니다. 강한 감정들이 지배하고 있는 공간들이 각각 거리를 두고 유지되도록 그 간격을 타협이 채워줍니다. 어쩌면 마구 흐트러져 있는 혼란 상태에 완충과 질서를 부여해주는 것이 타협의 단계입니다. 타협에 수반되는 감정은 바로 죄책감입니다. 타협에서 나타나는 가정과 희망은 자신의 잘못을 발견하고 다르게 행동할 수 있도록 하는 행동 변화의 기점이 됩니다.

제 4단계 우울(Depression), 슬픔 · 상실감 · 무력감

환자가 우울, 혹은 슬픔, 상실과 무력감에 빠지는 이유는, 신경체계가 닫치게(클로즈) 되어 더 이상 감당할 수 없다고 느끼는 부분에 대해, 생명을 보호하려는 몸의 본능적 의지에서 나타나는 현상입니다. 우울과 슬픔, 상실과 무력감은 가장 밑바닥에서 환자를 새롭게 일으켜 세워줍니다. 평소에는 다가가지 못했던 영혼의 깊은 곳으로 환자를 데리고 갑니다.

제 5단계 좌절과 포기

사랑하는 사람들은 일상의 삶에 그대로 있는데 이들의 존재와 서서히 작별한다는 것은 혼란스러움과 좌절을 느끼게 합니다. 그러나 인간은 최악의 상황에서도 희망의 줄기를 찾을 수 있는 능력을 가지고 있습니다. 좌절과 포기는 또 다른 삶으로의 전환점이 될 수 있습니다. 좌절과 포기를 통과하지 않는다면 영혼과 정신 그리고 마음을 치유할 기회를 잃게 됩니다.

제 6단계 수용(Acceptance)

수용은 새롭게 나타난 현실이 영원한 현실임을 인정하게 하는 단계입니다. 이 단계는 치유와 적응이 확고히 자리매김할 수 있는 단계입니다. 이 세상에 변화하지 않는 것은 아무것도 없습니다. 세상은 변합니다. 우리 자신은 변화된 세상에 다시 적응해야 합니다. 우리 자신은 어떤 존재였는지, 삶에서 만난 사랑하는 사람들은 어떤 존재와 의미였는지 깨닫게 됩니다. 슬픔을 겪는 동안 치유의 손길은 묘한 방식으로 우리를 사랑했던 사람에게 더욱 가까이 데려다줍니다.

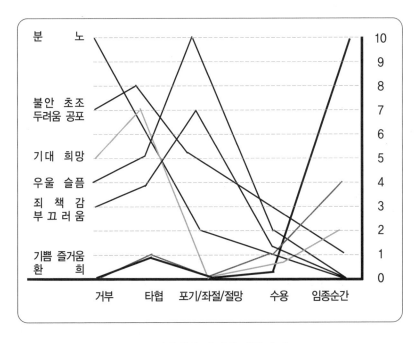

표1 〈단계별 감정의 변화과정〉

제 7단계 고통 속에서 삶의 의미 발견하기

좋았던 추억은 모두 아름답습니다. 좋은 기억을 떠올릴 수 있는 매개는 앨범입니다. 사진을 통해 추억이 깃든 순간들을 회상할 수 있으며 가족들과 이 순간들을 나누어 봅니다.

이 도표에서 나타나듯, 한 개인의 심리적 감정에는 다양한 층차의 감정과 태도가 함께 뒤섞여 있습니다. 여기에서 시간이 지나면서 나타나는 단계별 특징을 살펴보면 다음과 같습니다.

〈단계별 감정변화 해석〉

① 거부단계 – 다양한 감정의 뒤섞임, ② 타협단계 – 감정의 갈림길, 변화지점, ③ 포기/좌절/절망 단계 – 감정의 극한점, ④ 수용단계 – 감정의 안정기, ⑤ 임종순간 – 감정과 신체의 분리.

싸나톨로지에서는 거부 단계에서 느끼는 감정이나 반응이 빠른 시간에 수용의 단계에 이르도록 인도하는 것이 하나의 목표가 됩니다. 얼마 남지 않은 연명시간에 계속 거부와 분노 속에 있다면, 정작 사랑하는 가족과 자신의 삶을 성찰할 수 있는 소중한 시간을 놓칠 수 있기 때문입니다. 싸나톨로지스트는 환자로 하여금 자신의 감정을 객관화하고 좀 더 넓은 관점에서 생명을 이해하며 자신의 존재적 위치를 확장하도록 하여, 평온하고 품위 있는 임종이 되도록 합니다. '품위 있고 평온한 임종'이 될 것인지, 아니면 '두려움과 불안' 혹은 '초조함과 거부' 속에서의 임종이 될 것인지는 감정의 인지화에 달려 있습니다.[7]

이 인지화의 최종 목적은 온전한 앎에 있습니다. 이는 다른 말로 깨달음이라 부를 수 있습니다. 깨달음은 먼데 있는 것이 아닐뿐더러 붙잡을 수 없는 초월의 세계도 아닙니다. 깨달음이란 자신의 존재와 하나가 됨으로써 느끼는 자연스러운 상태일 뿐입니다. 내 이름과 모습 뒤에 숨어있는 본래의

注7) 현재 '평온하고 품위 있는 임종'을 위한 인지화 프로그램(IT)이 김근하, 임병식 두 개발자에 의해 특허청으로부터 특허되어있다.

나를 발견하는 것입니다.

　우리는 지금까지 죽음이 내 삶이 될 수 있는 변화의 과정을 생애 말기에 있는 임종환자들의 심리 내적 감정들의 변화를 통해 살펴봤습니다. 그렇다면 이에 대한 구체적인 접근은 어떻게 해야 할까요?

　다음의 싸나톨로지 프로그램에서 구체적으로 살펴보겠습니다.

3. 품위 있는 임종에 이르는 단계별 특징과 적용 프로그램

　싸나톨로지 프로그램은 다음과 같은 구조로 이루어져 있습니다. 각 단계마다 싸나톨로지스트는 환자의 영성적인 면을 고려하여, 환자로 하여금 심미적 태도로 자신의 죽음과 임종을 관조하고 축복 속에서 마무리 할 수 있도록 유도하여야 합니다. 무엇보다도 치료에서 중요한 것은 테크닉이 아니라 싸나톨로지스트와 환자 혹은 한 개인과 실존적 대면자 사이의 인간적인 관계입니다.

　다음에 그 10단계를 소개합니다. 각 단계는 독립적으로 이루어진 것이 아닙니다. 서로 연결되어 있으며, 때로는 각 단계를 뛰어넘어 환자의 상황에 맞게 유리하게 운용 적용할 수 있습니다.

〈품위 있는 임종에 이르는 단계별 특징과 적용 프로그램〉

1단계 : 남겨진 시간 앞에서

　임종환자에게서 가장 절실한 소망은 멀리 있지 않습니다. 그가 원하는 것은 '일상적인 삶'을 가져보는 것입니다. 이들의 눈에는 일상적 삶이야말로 가장 소중한 것이 됩니다. 그동안 미래를 위해 희생만 했던 이 순간의 일상적 삶이 진정 가장 아름다운 것임을 깨닫게 됩니다. 따라서 이 단계에서는 이제 얼마 남지 않은 시간 앞에, 자신이 누려야 할 시간을 최대한 누릴 수 있는 것을 배웁니다.

적용프로그램 : 묶여 있는 주의에서 풀려나기→ 자신의 생각을 지켜보기

2단계 : 이제야 돌아보게 되는 나

사람은 죽음과 임종이 임박해서야 자신의 진정한 존재의 의미를 깨닫게 됩니다. 우리는 그동안 무조건 앞만 바라보고 부지런히 달려왔습니다. 내가 어디로 달려가는지, 내가 누구인지, 나는 무엇을 하는 존재인지 생각할 필요를 느끼지 못했습니다. 그것은 어쩌면 구차하고 나태한 사람만이 할 수 있는 것 같았습니다. 그러나 막상 죽음 앞에 서면 드디어 자신의 실체가 무엇인지 자각하게 됩니다.

적용 치유훈련: 좋았던 순간들을 회상하려고 하고 자신이 예전의 좋았던 시간에 있다고 생각해 봅니다. 이때 앨범을 보는 것이 도움이 됩니다. 사진을 찍었던 때는 대부분 좋은 일들이 있었을 때 혹은 추억으로 남기고 싶었던 순간들이기 때문입니다. 사진을 통해 추억이 깃든 순간들을 회상할 수 있으며 가족들과 이 순간들을 나누어 봅니다.

적용프로그램 : 자신의 생각을 지켜보기→ 묵은 감정 지우기

3단계 : 임종을 이해하고 승화시키기

임종은 살아있는 사람이 죽음을 맞이하는 실존의 문제입니다. 한 생명이 마지막 자신의 죽음을 객관화하여 본다는 것은 참으로 의미 있고 실존적인 문제입니다. 따라서 인간은 임종을 통해 가장 성숙한 인간으로 성장하게 됩니다. 임종은 우리의 신체가 영혼을 위해 마지막으로 헌신(희생)하는 과정이기도 합니다. 따라서 싸나톨로지스트는 환자로 하여금 임종의 과정이 생명과 죽음의 의미, 개별 자아에서 보편적 세계로 나아가는 인식의 지평이 확장하는 과정이며, 더 나아가 자신의 참된 본성 발견하기 과정임을 인지할 수 있도록 유도하여 나가야 합니다.

적용치유훈련 : 하루하루를 의미 있게 보냅니다.

적용프로그램 : 묵은 감정 지우기 → 화해와 축복의 산책

4단계 : 삶을 나누기

삶의 마지막에 직면해 있는 사람들이 모두 평안을 찾고 죽음을 받아들이는 것은 아니지만, 시간이 지나고 주변 사람들이 지지해 준다면 죽음을 받아들일 수 있을 것입니다. 이런 감정들을 사랑하는 사람, 성직자, 사회복지사, 싸나톨로지스트 등에게 말하는 것도 우울을 완화시켜줄 수 있습니다. 이 과정에서는 환자가 어떻게 적응하고 수용하는가에 따라 환자가 주변 사람들에게 죽음에 대한 공포와 슬픔을 줄 수도 있고, 반대로 삶에 대한 용기와 감동을 줄 수도 있음을 일깨워줄 수 있습니다.

적용치유훈련 : 자신의 생각을 나누고 감정을 표현해 봅니다. 사람들이 두려워하는 것은 죽음이 아니라 죽음을 앞둔 날들입니다. 많은 사람들이 이 시간 동안 경험하지 않을 수도 있는 통증을 막연히 두려워하고 가족에게 짐이 되지 않을까 걱정합니다. 또한, 환자들은 사회로부터의 고립, 그전의 모습과 가치 있는 일들, 그리고 사랑하는 사람들의 상실, 혹은 감정적 통제력을 상실하게 될 것을 두려워하고 슬퍼할 수도 있습니다. 죽음 이후는 어떻게 될까? 가족과 친구들은 어떻게 될 것인가? 등 가족과 친구들은 환자의 죽음에 대해 어떻게 반응할 것인가에 대해 생각하고 있을지도 모릅니다. 이러한 생각과 감정들을 가족이나 친구들과 나눈다면 서로 공감할 수 있을 것입니다. 그리고 이러한 감정을 공유하는 것은 환자나 가족들의 스트레스를 감소시킬 수 있습니다.

적용프로그램 : 화해와 축복의 산책→ 건포도 명상→ 행복 명상

5단계 : 마음 열고 생의 진실과 대면하기

죽음을 앞둔 환자의 경우 마음이 폐쇄적이기 쉽습니다. 이 단계에서는 마음을 열고 용기 내기, 기대지 말고 마음 열기, 상대방을 진정으로 경청하고 알고자 하기, 느긋함과 유머감, 기꺼이 자신을 드러내고자 하는 진심 어린 마음을 체험하기가 포함됩니다. 환자와 가까웠던 사람들은 방문하고 싶지만 뭐라고 말해야 할지 혹은 어떻게 행동해야 할지 몰라서 환자의 방문을

두려워할지도 모릅니다. 따라서 자신이 가족이나 친구들 그리고 소중한 사람들에게 가치 있는 삶이었으며 서로에게 의미 있는 관계임을 확인할 기회를 줄 필요가 있습니다. 이러한 만남을 통해서 받는 것보다는 줄 수 있다는 것이 행복이라는 사실을 서로가 깨달으면 서로에게서 삶의 가치를 배울 것입니다. 또한 환자에게서 삶의 지혜를 배우며 그들의 삶 안에 내재하는 환자 자신의 모습을 발견할 수 있을 것입니다. 따라서 싸나톨로지스트는 환자의 마음을 열어 자신뿐만 아니라 친구, 가족 그리고 가까운 모든 사람들, 그리고 생애 동안 만난 모든 것에 진실하게 마음을 열 수 있도록 유도합니다. 또 이 과정은 자신과의 솔직한 대화, 죄의식에서 해방되기, 마음의 평화—고백, 용서, 용서의 과정, 상처를 껴안으며, 용서 그 이후에 얻게 되는 선물이 무엇인지 체험하기도 합니다.

적용치유훈련 : 위안과 감정을 함께 나누어 봅니다. 말기 환자들에게 공통적으로 소중한 것들의 상실에 대한 두려움, 짐이 되는 것에 대한 두려움을 갖습니다. 그러므로 환자와 함께 이야기하고, 영화를 보고, 책을 읽거나 함께 있어 주면서 환자를 친구처럼 대하는 것은 환자에게 큰 위안이 됩니다. 또한, 환자에게 가족들과 친구들을 두고 떠나는 것과 같은 두려움과 근심을 표현하도록 하고 그것을 들어줄 준비를 합니다.

적용프로그램 : 행복 명상→ 햇빛 명상→ 호흡하기를 통한 의식의 확장→ 생명에너지 느끼기

6단계 : 자신은 혼자가 아니다(관계치유)

말기 환자의 경우는 통증이 온 삶을 지배합니다. 그러나 실제로 진정 견디기 힘든 통증은 마음의 고통입니다. 이 과정은 가족 속의 내 자리, 나를 위해 존재하는 사람들, 자신의 입장 허물기, 다른 사람을 또 다른 나로 보기와 자리 바꾸기, 끝맺지 못한 일 마무리하기, 용서의 비결을 배우는 과정입니다. 환자에게 가장 힘든 것은 외로움과 고립, 절망입니다. 이를 극복할 수 있는 것은 오직 따뜻한 사랑과 접촉입니다. 따라서 이 과정에서 싸나톨로지스트는 아무런 장애물 없이 환자를 포용하여 따뜻한 신체적 접촉과 관계를

이룸으로써 새로운 영적 에너지를 체험하도록 유도하여야 합니다.

적용프로그램 : 호흡하기를 통한 의식의 확장→ 생명에너지 느끼기→ 죽음은 끝이 아니다 → 우주와 나는 하나의 생명

7단계 : 임종을 위한 영적 준비

죽음을 직면하는 것은 존재의 완전한 영적 성장에 이를 수 있는 아주 특별한 둘도 없는 기회입니다. 그러나 그렇다고 해서 자신을 직면하고 성장하기 위해 삶의 종착점까지 기다릴 필요는 없습니다. 현재에 주어진 선택들을 성찰할 때마다 '오늘 이 순간이 바로 내가 죽는 순간이라면 나는 어떻게 생각하고 행동할 것인가.'를 늘 자각하는 것이 후회로부터 벗어날 수 있는 길입니다. 죽어감은 결코 절망적인 상태는 아닙니다. 심지어 우리의 몸과 에너지가 점차 빛을 잃어 갈 때도 우리는 우리 자신과 이웃의 고통을 향해 깊은 지혜와 자비심을 확장하고 주위의 사람들과 용서와 감사, 사랑을 공유하며, 긍정적인 마음을 가질 수 있습니다. 그렇게 함으로써 우리는 빈손이 아니라 고통을 딛고 일어선 풍요로움으로 죽음을 맞이할 것입니다.

적용프로그램 : 우주와 나는 하나의 생명→ 시간 너머로 가기

8단계 : 삶 속에서 의미 찾기

의미 없는 삶은 없습니다. 이 과정에서는 가족이라는 울타리, 사랑하는 사람의 죽음, 비로소 찾게 되는 삶의 의미, 사랑하며 또는 증오하며, 슬픔을 슬픔이라고 말하기, 죽음의 의미, 자신의 본성을 자각하고 수용하기, 다른 이들과의 진정한 대화에 우리 자신을 열어놓기, 영적 성장을 위한 긍정적인 방향 결정하기, 사랑하는 사람이 자신의 죽음을 잘 이겨낼 수 있도록 준비시키기, 장기 혹은 망막 기증하기, 용서를 구하고 또는 용서해 주기, 인생의 덕과 아름다움을 감사하기, 감사와 사랑의 마음 표현하기, 타인에게 준 상처를 뉘우치고 감사를 표시하거나 종교적 혹은 자선기관을 돕는 일을 제안하기, 남아 있는 가족을 위해 용기와 지혜, 사랑의 메시지 기록(편지) 및 녹음하기 등 살아있음의 의미와 아름다움을 발견하게 하는 과정입니다.

적용프로그램 : 시간 너머로 가기→ 공간 너머로 가기→ 수용하기와 내버려 두기

9단계 : 사랑을 전하고 놓아주기

사랑하는 사람들끼리 서로 놓아주지 못해서 떠나보내지도, 떠나갈 수도 없습니다. 이 가운데 임종자는 괴로운 사투를 벌이게 됩니다. 임종이 막바지에 이르면 환자들의 대부분은 자신의 죽음을 수용하려고 합니다.

그런데 이때 의사들이 쓸데없이 생명을 연장하고 죽음을 지연시키고자 하면 환자는 오히려 절망의 단계로 후퇴하게 됩니다. 화평과 긍정의 자세로 죽을 수가 없게 되는 것이지요. 따라서 싸나톨로지스트는 의사들로 하여금 죽음을 수락하도록 도와주고 또 환자의 가족으로 하여금 사태를 직시하도록 위로해 주어야 합니다.

적용프로그램 : 수용하기와 내버려 두기→ 순수의식 느끼기

프로그램 제목	프로그램 설명
묶여 있는 주의에서 풀려나기	자신의 주관적인 생각에서 벗어나 객관적으로 살펴볼 수 있는 프로그램
자신의 생각을 지켜 보기	생각하는 자신에게서 한걸음 거리를 두고 자신을 관찰 하는 프로그램
묵은 감정 지우기	억울하게 맺혀있는 감정을 후련하게 풀어보는 프로그램
화해와 축복의 산책	오솔길을 산책하면서 그동안 맺혔던 감정을 인지적으로 해소하는 프로그램
건포도 명상	무의식적(습관적)으로 행했던 자신의 행동을 천천히 피드백하며 인지하는 프로그램
행복 명상	과거에 행복했던 기억을 떠올리며 자신의 본성이 원래 '행복' 이었음을 확인해주는 프로그램
햇빛 명상	햇빛이 자신의 머리에서 발끝까지 서서히 내려오는 것을 느끼면서 치유되는 것을 이미지화하는 프로그램

표2. 〈품위있는 임종에 이르는 적용 프로그램〉

호흡하기를 통한 의식의 확장	들숨과 날숨의 호흡에 집중함으로써 과거와 미래로 지향했던 의식을 현재의식으로 되돌려 충만감을 느끼게 하는 프로그램
생명에너지 느끼기	현재의식에서 충만감을 느낌으로써 온 존재가 하나로 연결되어있다는 것을 느끼게 하는 프로그램
죽음은 끝이 아니다	생명계가 지닌 다양한 층과 차원을 이해함으로써 죽음이 또 다른 차원으로 이어지고 있음을 인지하는 프로그램
우주와 나는 하나의 생명	생명계의 특징이 서로 이어져 있음을 인지함으로써 우주와 자신이 한 생명임을 자각하는 프로그램
시간 너머로 가기	과거와 미래로 시간을 한없이 확장 연장함으로써, 현재의 시간이 얼마나 순간적인지를 자각함으로써 현재의 삶을 소중하게 느끼는 프로그램
공간너머로 가기	지금의 공간에서 서울, 대한민국, 지구, 태양계, 은하계, 우주로 끝없이 확장해 나감으로써 현재 자신이 있는 공간이 얼마나 소중한 것인지를 느끼게 하는 프로그램
수용하기와 내버려두기	지금까지 거부하고 부정했던 일들을 받아들이고, 마음이 만들어 놓은 집착을 내려놓는 연습 프로그램
순수의식 느끼기	에고가 만든 집착으로부터 벗어나 자신의 본성이 본래 순수의식임을 느끼게 하는 프로그램
사랑을 전하기	편지나 유서를 통해서 유가족과 사랑사람에게 사랑을 전하는 프로그램
누리기	현재 남아있는 시간과 공간을 온전하게 누릴 수 있도록 하는 프로그램

10단계 : 누리기(치유의 과정)

"나는 삶의 양이 아니라 질이 가장 중요하다고 믿는다"고 한 어느 말기 환자의 말처럼 소중한 시간이 얼마 남지 않았다는 사실을 알게 될 때, 우리가 삶을 바라보는 관점과 가치를 두는 것에 실존적인 변화를 가져옵니다. 우리는 "내일은 어떻게 보낼까?" 계획하며 잠이 들고 "오늘은 무엇을 할까?" 생각하며 하루를 시작합니다. 이처럼 죽음은 삶을 단순화시켜서 때로는 과감히 포기할 수 있도록 하게도 하며 가치관을 바꾸게도 합니다. 과거에는 소중했던 것이 사소해 보이며 하찮았던 것들이 의미 있게 다가올 수 있기 때문에 생각하기에 따라 오히려 새로운 인생을 맞이할 수 있게 되며 예상하지 못했던 기쁨을 발견할 수 있습니다.

말기 환자들의 살고자 하는 강한 의지가 삶의 질을 높일 수 있습니다. 그러므로 평범한 것이든 특별한 것이든 하루하루를 단지 일상적인 일들의 반복으로만 보내는 것이 아니라 의미 있게 보낼 수 있다면 오히려 건강한 사람들보다 하루하루를 더 의미 있게 보낼 수 있습니다. 환자는 얼마 남지 않은 순간들, 이 시간 나는 무엇을 할 것인가? 무엇을 할 수 있는가?를 고민합니다. 이때 싸나톨로지스트는 환자로 하여금 이 순간을 누릴 수 있는 분위기와 환경을 만들어 나가야 합니다. 영적인 오솔길 명상, 솔숲 교감하기, 오후 정원에서의 즐거움, 자연과 하나 되기, 황혼 녘 바닷가 걷기 등을 통해 지금, 이 순간에 머물기를 체험하게 합니다.

적용프로그램 : 순수의식 느끼기 → 사랑을 전하기→ 누리기

4. 나가는 말

우리가 죽음과 함께 살아간다는 것은 우리가 '살아있다'는 사실, 그리고 누군가를 '사랑하고 있다'는 사실, 그리고 누군가와 '함께 하고 있다'는 사실입니다. 인륜성의 진화와 성숙은 여기에서 벗어나지 않습니다. 이를 실

천하는 삶, 그 자체가 우리 사회를 성숙하게 합니다.

임종은 개별적 생명체가 개체적 껍질을 벗어나 더 높은 영적 진화와 성숙을 위한 거룩한 과정입니다. 그들은 지금 많은 것을 요구하고 있지 않습니다. 단지 손으로 만져주기를 원하며, 환자가 아니라 건강한 사람들처럼 대해주기를 원합니다. 눈을 들여다보고 부드럽게 메시지를 전하고 팔로 받쳐주고 같은 리듬으로 천천히 호흡하기만 해도 위안을 받게 됩니다. 죽음과 그 마지막 도전에 직면한 많은 사람들은 자기 자신의 무지에 기만당했다는 느낌이 들 때, 크게 좌절하고 격노하게 됩니다. 시실리 선더스(Cicely Saunders)는 죽어가는 사람과 함께 있을 때, 우리가 일방적으로 베푸는 위치에 있지 않다고 일깨웁니다. "조만간 죽어가는 사람과 함께 지낸 사람이라면 누구나, 그들이 인내, 용기, 유머를 활용해야 할 상황에 부딪쳤을 때, 베풀기보다 죽어가는 당사자로부터 배우고 있음을 알게 된다."[8]

따라서 우리는 마지막 임종환자의 생명 앞에 어떤 자세와 태도가 필요한지, 깊이 심오한 성찰이 있어야 할 것입니다. 죽기 직전에 죽어가는 사람의 마음을 고요히 유지시켜 주는 것이 절대적으로 중요합니다. 평온한 죽음은 실제로 본질적인 인간의 권리로서 투표권이나 사회 정의보다 훨씬 중요합니다. 남겨진 시간 앞에서, 그를 어루만져 주며, 그래도 삶은 의미 있는 것임을 진실하게 대면할 수 있도록 해야 할 것입니다. 그리고 이 길은 절대 혼자가 아님을 일깨워주며 비로소 자신의 본성을 돌아보게 하는 존재의 기적을 만들어야 할 것입니다. 죽음을 잘 맞이할 수 있도록 도와주는 것보다 더 훌륭한 의학의 성숙은 없습니다.

注8) 데임 시실리 선더스, 「영혼의 고통 Spiritual Pain」, 1987년 런던에서 개최된 제 4회 성 크리스토퍼 호스피스 운동 국제회의에서 발표한 논문, 『Hospital Chaplain』, 1988. 3월호.

8차시

생애 발달단계별 삶의 완성에 대한 이해와 교육

1. 발달심리학적 인간발달단계

1) 전 생애 발달관점이란?

전 생애 발달관점이란, 한 인간의 발달 문제를 인생에 걸친 변화, 유지, 쇠퇴를 모두 포함한다고 보는 관점입니다. 즉 인간의 발달이 수정에서 죽음까지 생애 전체에 걸쳐 다차원적(多次元的)이고, 다방향적(多方向的)으로 이루어지며, 성장 • 유지 • 쇠퇴를 포함하고 있다고 보는 발달심리학적 관점이라고 할 수 있습니다.

전 생애 발달관점이 대두된 원인은 두 가지로 말할 수 있겠는데요, 첫째는 발달이란, 급속한 사회화와 도시화로 인한 사회적 변화에서 기인하는 기술적 문명의 향상만을 의미하는 것이 아니라, 사람도 역시 일생에 걸쳐 변화, 유지, 쇠퇴한다는 사실을 모두 포함한 견해입니다. 인간발달의 어느 특정 시기만 중요하다고 보는 것이 아니라 전 생애를 통해 모두 중요하다고 보는 견해입니다(Baltes, 1987). 발달은 다양한 차원과 방향성을 보이며, 여러 영역에서 복합적으로 나타납니다. 이러한 관점에서, 인간의 발달을 이해하려면, 청소년기 이전뿐만 아니라 그 이후의 발달도 중요하게 다루어야 한다는 것을 내포합니다.

전 생애 발달관점이 대두된 두 번째 원인으로는 최근, 급증하고 있는 장
•노년층 인구 비율이라고 할 수 있습니다. 21세기 초까지만 해도, 전체 인
구의 13% 이상이 65세 이상이었던 지역은 유럽과 북미, 호주, 일본 정도였
습니다. 하지만, 2030년이 되면, 아프리카와 중미의 일부 국가를 제외하고
지구상의 거의 모든 국가가 고령사회가 될 것으로 예상됩니다. 우리나라 역
시 이와 다르지 않은데요, 2010년, 65세 이상 노인인구는 전체의 11%를 차
지하여 고령화 사회였으나, 2017년에 이미 14%를 넘어 고령사회로 접어들
었습니다(통계청, 2017). 이러한 사회적 변화는 정치, 사회, 경제적 함의를
넘어 학계의 관심을 끌기에 충분하였으며, 그러한 맥락에서 장•노년층의
변화를 강조하는 전 생애적 관점 역시 부각되었던 것입니다.

전 생애 발달관점이란?	전 생애 발달관점(life-span developmental perspective)이란, 인간 발달이 수정에서 죽음까지 생애 전체에 걸쳐 다차원적이고 다방향적으로 이루어지며, 성장•유지•쇠퇴를 포함하고 있다고 보는 발달심리학적 관점
전생애 발달관점 의 대두원인	1. 사회적 맥락의 변화 2. 장•노년층 인구 비율의 급증

2) 인간발달단계별 주요 발달내용

그러면, 발달심리학에서 인간발달단계와 주요 발달내용은 어떠한지 살펴
보도록 하겠습니다. 인간발달을 탄생에서 죽음까지 다룬 대표적인 학자는
미국의 발달심리학자이자 정신분석학자인 에릭 에릭슨(Erik Erikson)입니
다. 대부분의 학자들이 발달을 청소년기까지로 규정한 반면, 에릭슨에 이르
러 인생 전체에 걸친 발달단계가 제시된 것입니다. 그러한 점에서 최초의
전 생애적 발달심리학자라고 할 수 있습니다. 에릭슨은 정신분석학의 틀에
서 인간발달을 연령에 따라 총 8단계로 구분하고 있습니다. 각 단계마다 심

리적 성적 발달과 사회적 성장에 따른 심리사회적 욕구에서 생겨나는 갈등으로 인한 위기를 함께 제시하고 있습니다. 즉, 각 단계에서 위기를 잘 해결하지 못할 경우, 부정적인 자아를 형성하여 발달에 방해를 받게 된다고 하였습니다. 각 단계별로 본 특징을 도표로 정리하면 〈표1〉과 같습니다.

그러면, 각 단계별로 주요 발달 내용의 특징을 살펴보도록 하겠습니다. 먼저 영아기에는 부모와의 각별한 '의존관계', 즉 부모에게 전적으로 의존하고 부모를 완전히 신뢰하는 단계에 있기 때문에 양육자의 일관되고 적절한 돌봄과 사랑은 기본적인 신뢰감을 형성합니다. 이러한 보호와 사랑이 결핍되어 신뢰감이 형성되지 못할 때는 불신감이 생기게 됩니다.

유아기에는 자기능력으로 기능을 발휘할 수 있도록 허용되고 격려받을 때 자율성이 발달합니다. 이때 과잉보호를 받거나 반대로 도움을 받지 못했을 때는 환경을 통제하는 능력에 의심을 갖게 하여 수치심 혹은 의존성을 유발하게 됩니다.

아동 전기는 탐색할 수 있는 자유를 허용하고 질문에 충실히 답해 줄 때 주도성이 발달합니다. 활동을 제한하고 간섭하거나 질문을 귀찮게 여기면 죄의식이 형성됩니다. 아동 후기는 부모에게의 의존성이 점차 옅어지면서 자아개념이 발달하기 시작하므로 성취할 기회를 주고, 성취한 것을 인정받고 격려 받을 때 근면성이 발달합니다. 성취할 기회를 갖지 못하거나 결과에 비난을 받고 귀찮은 존재로 취급되면, 열등감이 형성되는 시기입니다.

청소년기는 자신의 존재, 가치에 대한 인식이 정체감을 발달시킵니다. 신체적 불안감, 성적 역할과 직업 선택의 불안정은 역할 혼미를 초래하게 됩니다.

성년기의 경우, 타인과 친밀한 인간관계를 유지하는 능력을 발달시킵니다. 친밀한 관계 형성에 실패하면 고립감을 느끼게 됩니다. 지적 능력이 더 복잡해지고, 자아정체감이 계속 발달합니다.

중년기는 다음 세대의 지도과정에 참여하고 생산적 활동을 통해 타인과 사회를 위해 노력할 때 생산성이 발달합니다. 이러한 활동에 참여하지 못하면, 침체감에 빠져 새로운 것에 대한 문제해결 능력도 저하됩니다.

노년기는 자신의 인생이 만족스러웠다고 회상하고, 자신을 수용하고 인생에 대한 관조를 할 수 있을 때 통합감이 형성됩니다. 인생을 후회하고 죽음을 두려워할 때 절망감에 빠지게 됩니다(정옥분, 성인노인심리학, 2013, 학지사).

이러한 각 발달단계별 심리·사회적 발달을 바탕으로 죽음에 대해서는 어떻게 이해하고 있는지 살펴보겠습니다.

〈표1〉

	단계	심리·사회적 위기와 병리
에릭 에릭슨 (Erik Erikson 1902-1994) 인간발달 8단계	영아기(출생~18개월)	기본적 신뢰감 : 불신감
	유아기(18개월~3세)	자율성 : 수치심(의존성)
	아동전기(3세~5세)	주도성 : 죄책감
	아동후기(6세~11세)	근면성 : 열등감
	청소년기(12세~22세)	자아정체감 : 역할혼미
	성인초기(청년기,22~35세)	친밀감 : 고립감
	장년기(중년기, 35~65세)	생산성 : 침체감
	노년기(65세 이후)	자아통합감 : 절망감

2. 생애발달주기별 죽음에 대한 이해와 특징

생애발달주기별로 죽음에 대해 어떻게 이해하고 있으며, 그 특징은 무엇인지 살펴보도록 하겠는데요, 먼저, 에릭 에릭슨은 전 생애 발달관점에서 인간발달단계를 구분하였던 것에 반해, 스위스의 심리학자 장 삐아제(Jean Piaget)는 인지발달을 중심으로 인간 발달단계를 구분하였습니다.

삐아제는 인간의 인지발달단계를 크게 아동발달단계, 청년발달단계, 성년발달단계로 구분하였는데, 죽음을 인지할 수 없는 영아기(Kastenbaum, Aisenberg, 1972)는 제외하고, 본 강좌에서는 에릭슨의 인간발달단계를 바탕으로 하면서 삐아제의 인지발달단계 중, 아동발달단계를 전조작기(3~7세)와 구체적 조작기(7~12세)에 대비하여 죽음에 대해서 어떻게 이해를 하고 있는지 살펴보고, 청년발달단계는 형식적인 조작기(13세 이후)에 대비하여 설명 하도록 하겠습니다.

전조작기와 구체적 조작기의 두 시기는 구체적인 사고를 위한 준비단계임과 동시에, 다음 단계인 형식적 조작기로 향하기 위한 예비단계이기도 합니다. 따라서 이번 강좌에서는 죽음에 대한 이해라는 것은 인지발달과 관련이 깊기 때문에, 연령의 구분에 다소 차이는 있습니다만, 전조작기는 유아기에, 구체적 조작기는 아동기에, 형식적 조작기는 청소년기에 대비하여 설명 하도록 하겠습니다. 그런 다음, 성년발달단계는 성년기, 중년기, 노년기로 구분하여 죽음에 대하여 어떻게 이해를 하고 있는지 살펴보겠습니다.

1) 아동발달단계의 죽음 이해와 특징

유아기에는 죽음이라는 단어를 인지는 하지만, 단어의 추상성으로 인하여 죽음의 의미에 대해서는 아직 이해하지 못합니다. 죽음이 마지막이라는 사실을 인식하지 못하며, 죽음을 여전히 살아있는 것, 혹은, 어떤 과정이나 일시적인 것으로 생각하고 있으며, 죽음을 잠자는 것, 또는 어디론가 잠깐 떠나가는 것으로 생각하고 있는 시기입니다.

5~9세의 아동들은 죽음에 대해 구체적인 사고를 하는 상태이며, 죽음을 사람의 이미지로 나타내는 뚜렷한 경향을 볼 수 있고, 죽음이 최종적인 것, 돌아올 수 없다는 것을 이해는 하지만, 아직은 자기중심적 사고를 하기 때문에 반드시 불가피한 것은 아니라고 인지를 하는 시기입니다.

9세 이후의 아동들은 죽음에 대한 보편성, 비가역성, 비기능성의 개념을 이해하면서 죽음이 마지막이라는 것, 아무도 피할 수 없는 것임을 인식하는 시기입니다.

초등학령기에 해당하는 구체적 조작기(7~12세)의 아동들은 죽음의 종국

유아기의 죽음 이해와 특징		− 죽음이라는 단어를 인지는 하지만, 단어의 추상성 때문에 죽음의 의미에 대해서는 이해하지 못함 − 죽음이 마지막이라는 사실을 인식하지 못하며, 죽음을 여전히 살아있는 것, 혹은 어떤 과정이나 일시적인 것으로 생각함 − 죽음을 잠자는 것, 또는 어디론가 잠깐 동안 떠나가는 것으로 생각함
아동기의 죽음 이해와 특징	5~9세	− 죽음에 대해 구체적인 사고를 하는 상태임 − 죽음을 사람의 이미지로 나타내는 뚜렷한 경향이 있음 − 죽음이 최종적인 것, 돌아올 수 없다는 것을 이해하지만, 자기중심적 사고를 하기 때문에 반드시 불가피한 것은 아니라고 인지함
	9세 이후	− 죽음에 대한 보편성, 비가역성, 비기능성의 개념을 이해함 − 죽음이 마지막이라는 것, 아무도 피할 수 없는 것임을 인식함
	구체적 조작기 (7~12세)	− 초등학령기에 해당함 − 죽음의 종국(終局)에 대해서 이해하기 시작하며, 죽음은 다시 되돌 릴 수 없는 비가역적(非可逆的)이라는 사실을 깨닫게 됨 − 죽음을 누구에게나 일어날 수 있는 보편적인 현상으로 이해함 − 죽음이 영구적이라는 사실을 깨닫기 시작하여 자신의 죽음이나 가까운 사람이 죽는다는 것을 염려함 − 죽음은 뭔가를 잘못해서 일어난 결과로 생각하여 죄책감으로 연결됨 − 죽음의 개념을 이해는 하지만, 피할 수 없다는 사실을 이해하지 못함 − 운이 좋거나 현명하다면, 죽음을 피할 수 있을 것으로 생각하기도 함

(終局)에 대해서 이해하기 시작하며, 죽음은 다시 되돌릴 수 없는 비가역적(非可逆的)이라는 사실을 깨닫게 됩니다. 죽음을 누구에게나 일어날 수 있는 보편적인 현상으로 이해하며, 죽음이 영구적이라는 사실을 깨닫기 시작하여 자신의 죽음이나 가까운 사람이 죽는다는 것을 염려하게 됩니다. 그리고 죽음은 자신이 뭔가를 잘못해서 일어난 결과로 생각하여 간혹 죄책감으로 연결되기도 하며, 죽음에 대한 개념을 이해는 하지만, 피할 수 없다는 사실을 아직 완전히 이해하지는 못하는 시기입니다. 그러면서 운이 좋거나 현명하다면, 그러한 죽음을 피할 수 있을 것으로 생각하기도 합니다.

2) 청소년발달단계의 죽음의 이해와 특징

13세 이후의 청소년 시기는 삐아제의 형식적 조작기에 해당하는 시기로서 청소년들은 죽음이 자신에게 일어날 수 있다고는 생각하지 않습니다. 죽음은 노인들의 문제이지 나와 상관없는 일이라고 생각하는 경향이 있으며, 심각한 염려와 불안에 직면해서 어느 연령대보다 가장 많이 자살의 충동을 느끼는 시기이기도 합니다.

죽음에 대해 진지하게 성찰하기보다는 의도적으로 기피하기도 하고, 가족이나 주변 사람들의 죽음으로 인한 절망과 체념의 상황 속에서 죽음을 낭만적인 것으로 미화(美化)시키기도 합니다. 청소년들이 갖는 죽음개념은 성인의 개념과 유사하지만, 부분적으로 불안정한 모습을 보이면서 죽음에 대한 두려움이 오히려 커지게 되는 경우도 있습니다. 죽음은 다시는 돌아올수 없는 불가역적인 것이며, 모든 삶의 기능이 정지되고, 누구에게나 발생한다는 필연성 개념으로 이해하게 되는 시기입니다.

논리적인 추론을 하고, 자유•정의•사랑과 같은 추상적인 원리와 이상들을 이해할 수 있게 되는 시기이므로 죽음도 추상적으로 설명할 수 있습니다. 죽음은 보편적인 현상이며, 돌이킬 수 없는 자연스러운 현상이라는 것을 이해하기 때문에 간혹 죽음은 이 시기의 청소년들에게 공포의 대상이 되기도 합니다.

13세 이후	- 13세 이후의 청소년 시기는 삐아제의 형식적 조작기에 해당하는 시기 - 청소년은 죽음이 자신에게 일어날 수 있다고는 생각하지 않음 - 죽음은 노인들의 문제이지 나와 상관없는 일이라고 생각하는 경향이 있음 - 심각한 염려와 불안에 직면해서 어느 연령대보다 가장 많이 자살의 충동 느낌 - 죽음에 대해 진지하게 성찰하기보다는 의도적으로 기피하기도 하고, 절망과 체념의 상황에서는 죽음을 낭만적인 것으로 미화(美化) 시키기도 함 - 청소년들이 갖는 죽음개념은 성인의 개념과 유사하지만, 부분적으로 불안정한 모습을 보이면서 죽음에 대한 두려움이 오히려 커지게 되는 경우도 있음 - 죽음은 다시는 돌아올 수 없는 불가역적인 것이며, 모든 삶의 기능이 정지하고, 누구에게나 발생한다는 필연성 개념으로 이해하게 됨 - 논리적인 추론을 하고, 자유·정의·사랑과 같은 추상적인 원리와 이상들을 이해할 수 있게 되는 시기이므로 죽음도 추상적으로 설명함 - 죽음은 보편적인 현상이며, 돌이킬 수 없는 자연스런 현상이라는 것을 이해하기 때문에 죽음은 공포의 대상이 되기도 함

3) 성인발달단계의 죽음이해와 특징

성년기(20~40세)의 성인들은 죽음에 대해서는 대부분 회피적이며, 자신이 죽을 가능성을 생각하고 싶어 하지 않습니다. 특히, 자신의 임박한 죽음에 대해서는 심하게 감정적으로 되는 편이며, 그로 인해 자신의 꿈을 이루지 못한다는 점에서 극도로 좌절하기도 합니다. 그 좌절은 분노로 바뀌고, 분노는 종종 젊은 성인들을 다루기 힘든 상태로 만들기도 합니다. 병원에 입원 했을 때, 그들을 돌보는 병원 의료진이 보통 전기 성인이어서 같은 연배의 사람이 죽는다는 생각을 감당하기 어렵다고 느낍니다.

중년기(40~60세)의 성인들은 남녀 모두가 자기의 인생에서 얼마만큼의 시간이 남아있는가에 대하여 더욱 집중적으로 생각하기 시작하는 시기로서 현실적으로 생명보험의 필요성이 커지고, 유언서를 작성하거나 수정하고, 자녀가 성인전기에 도달하는 시기이며, 그들의 부모가 나이가 들고 사망하게 됨에 따라 죽음에 대하여 다른 가족 구성원들과 이야기를 나누는 시기이기도 합니다. 죽음과 상실을 경험하게 되면서 젊은 때보다 죽음과 죽는 것의 개념 차이를 더욱 확실하게 인식하며, 죽는 것에 대한 이해보다는 죽음에 대해서 더 많은 지식과 함께 자세한 이해를 보여주는 시기이지만, 많은 성인들은 죽음을 적극적으로 부정하거나 회피하고자 하기도 합니다.

노년기(60세 이후)의 성인들은 인간발달과정의 마지막 과정으로 자아통합과 절망의 감정이 대립하는 시기라고 할 수 있습니다. 죽음의 문제와 관련하여 자아통합이란, 자기의 인생을 받아들이고, 죽음에 대하여 공포감을 갖지 않고 직면하는 것으로 이해하고 있으며, 삶 전체를 수용하여 자신의 죽음까지도 받아들이고, 죽음으로 끝나는 생애주기를 초월하려는 '궁극적 관심'을 가지는 자아통합이 노년기의 매우 주요한 해결과업이라고 할 수 있을 것입니다. 성인발달단계의 많은 성인들은 죽음을 적극적으로 부정하거나 회피하고 있지만, 노인들은 중년기의 사람들보다 죽음에 대해 더 잘 받아들이고 두려움을 적게 보입니다. 또한, 노인들은 그들의 죽음을 둘러싼 환경에 다음과 같이 많은 관심을 보입니다. ① 노인들은 인생의 한계에 대하여 많은 지식을 가지고 있으며, 장수에 대한 더욱 현실적인 평가를 보여주었습니다. ② 노인들은 의미 있는 인생의 역할의 많은 부분이 더 이상 실

청년기	– 죽음에 대한 생각을 대부분 회피함 – 자신이 죽을 가능성에 대해 생각하고 싶어 하지 않음 – 임박한 죽음에 대해 심하게 감정적으로 되는 편임 – 자신의 꿈을 이루지 못한다는 점에 극도로 좌절함 – 좌절은 분노로 바뀌고, 분노는 종종 젊은 성인들을 다루기 힘든 상태 로 만듦 – 병원에 입원 했을 때, 그들을 돌보는 병원 의료진이 보통 전기 성인 이어서 같은 연배의 사람이 죽는다는 생각을 감당하기 어렵다고 느낌
중년기	– 남녀 모두가 자기의 인생에서 얼마만큼의 시간이 남아있는가에 대하여 더욱 집중적으로 생각하기 시작하는 때임 – 생명보험의 필요성이 커지고, 유언서를 작성하고, 수정하고, 자녀가 성인 전기에 도달하고, 그들의 부모가 나이가 들고 사망하게 됨에 따라 죽음에 대하여 다른 가족 구성원들과 이야기를 나누는 시기임 – 죽음과 상실을 경험하게 되면서 젊은 시기보다 죽음과 죽는 것의 개념 차이를 더욱 확실하게 함 – 죽는 것에 대한 이해보다는 죽음에 대해서 더 많은 지식과 자세한 이해를 보여줌 – 많은 성인들은 죽음을 적극적으로 부정하거나 회피함
노년기	– 인간발달과정의 마지막 과정으로 자아통합과 절망의 감정이 대립하는 시기임 – 죽음의 문제와 관련하여 자아통합이란 자기의 인생을 받아들이고, 죽음에 대하여 공포감을 갖지 않고, 직면하는 것으로 이해함 – 삶 전체를 수용하여 자신의 죽음까지도 받아들이며, 죽음으로 끝나는 생애주기를 초월하려는 '궁극적 관심' 을 가지는 자아통합이 노년기의 매우 주요한 해결과업임 – 많은 성인들은 죽음을 적극적으로 부정하거나 회피하고 있지만, 노인들은 중년기의 사람들보다 죽음에 대해 더 잘 받아들이고 두려움 을 적게 보임 – 노인들은 그들의 죽음을 둘러싼 환경에 많은 관심을 보임

현 가능하지 않다는 것을 알고 있었습니다. ③ 노인들은 정상적인 기대 수명 이상으로 살 수 있다면 성취감을, 기대한 수명에 이르지 못했을 때는 상실감을 보여줍니다. ④ 노인들은 사랑하는 사람과 친한 친구가 죽었을 때 슬픔, 상실, 공허감과 동시에 한편으로는 죽음을 면했다는 데 대한 안도감이나 죄책감을 느끼기도 합니다.

3. 생애발달주기별 죽음교육의 필요성 및 목표

1) 죽음교육의 필요성 및 목표

사람들은 살다 보면, 자신의 존재와 삶을 보는 관점을 달리하게 되고, 그에 따라 죽음을 보는 관점도 발달주기에 따라 달라지게 마련입니다. 발달주기마다의 삶의 변화를 자각하면서 삶의 과정의 종말인 죽음을 이해하는 일은 실존적 자아와 만나게 하여 생의 의미를 구축하는 삶의 중요한 과업입니다. 죽음은 인간의 숙명입니다. 그런데, 그 사건은 비본래적인 삶을 본래적인 삶으로의 절대 전환을 가져올 수 있는 계기가 됩니다. 죽음의 계기인 고통은 현재적 삶을 초월하여 새로운 삶의 의지로 승화될 수 있습니다. 바로 이 지점에서 '죽음준비교육'이 성립하게 되는 것입니다.

또한, 정성을 다해 한 생명의 탄생을 준비하듯이 생명의 마지막인 죽음을 위해서도 준비가 필요하다는 데 대해 많은 이들이 공감하고 있으며, 여러 연구들 속에서 죽음에 대한 준비를 통해 죽음에 대한 공포와 불안이 줄어들 수 있음이 밝혀지면서 죽음준비에 대한 관심이 더욱 커지고 있다는 데에서도 죽음교육의 필요성을 알 수 있습니다.

죽음교육의 필요성을 제시하는 연구들은 주로 개체의 죽음에 대한 두려움과 가족의 죽음으로 인한 상실감 극복, 자살예방 및 호스피스적 관점 등의 내용을 담고 있습니다. 그 죽음들의 초점은 삶의 마지막 순간이 핵심이지만, 본 강좌에서의 죽음교육은 전 생애의 삶을 의미 있게 살기 위한 죽음에 대한 인식과 활용을 의미하는 것입니다.

따라서 삶의 긍정적인 측면뿐만 아니라, 부정적인 면까지 노출하면서 자기성장을 촉진할 수 있는 것이 바로 죽음준비교육입니다. 삶과 관련해 생각

죽음교육의 성립	– 발달주기별 삶의 변화를 자각하면서 삶의 과정의 종말인 죽음을 이해하는 일은 실존적 자아와 만나 生의 의미를 구축하는 중요한 과업임 – 인간의 숙명이라 할 수 있는 죽음이라는 사건은 비본래적 (非本來的)인 삶을 본래적(本來的)인 삶으로 절대 전환을 가져올 수 있는 계기가 됨 – 죽음의 계기인 고통은 현재적 삶을 초월하여 새로운 삶의 의지로 승화가 가능함. 바로 이 지점에서 '죽음(준비)교육'이 성립됨
죽음교육의 필요성	– 죽음에 대한 준비를 통해 죽음에 대한 공포와 불안이 감소함 – 개체의 죽음에 대한 두려움과 가족의 죽음으로 인한 상실감 극복, 자살 예방 및 호스피스적 관점 등이 죽음교육의 내용이 됨
죽음교육의 목표	– 죽음준비는 삶의 준비로서 죽음교육의 원리를 구현하는 것이 목표 – 죽음에 관해 가르치는 것은 곧 산다는 것을 가르치는 것임 – 죽음의 막연한 공포를 제거함으로써 삶에 대한 존경심과 환희를 고양시킴 – 죽음(준비)교육은 인생의 가치관 재정립, 죽음에 대한 공포로 부터의 해방, 내세에 대한 희망, 죽음과정에 대한 이해, 죽음과 관련된 생명윤리, 의학, 법학적 이해 등을 가르치는 일임

해보면, 죽음준비교육은 삶의 유한성을 의식하고, 현재 주어진 시간을 보다 의미 있게 살라는 역설의 교육개념이라고 할 수 있습니다. 죽음준비는 삶의 준비와 다름없기 때문입니다. 죽음준비교육은 인생의 가치관 재정립, 죽음에 대한 공포로부터의 해방, 내세에 대한 희망, 죽음과정에 대한 이해, 죽음과 관련된 생명윤리, 의학, 법학적 이해 등을 가르치는 일이라고 할 수 있는데, 다시 말해, 죽음준비는 곧 삶의 준비이며, 이러한 교육원리를 구현하는 것이 죽음준비교육의 목표라고 할 수 있는 것입니다.

2) 아동발달단계의 죽음교육의 목적과 환경 조성

아동을 위한 죽음교육(Kim, 2001)은 죽음에 대한 성숙한 개념을 이해하기 위한 활동을 제공하는 데 그 목적을 두어야 하며, 생물과 무생물의 특징을 살펴보며, 각각의 특징을 이야기하거나 그 특징에 의해 생물과 무생물을 나누어보는 것을 죽음교육의 시발점으로 삼을 수 있겠습니다.

특히, 유아기(2~6세) 아이들에게 있어서 가정은 인간의 생애발달단계에 있어 가치관을 형성하는 데에 가장 기본적이고, 영향력이 있는 교육의 장이라고 말할 수 있습니다. 그러므로 가정에서의 죽음에 대한 교육은 삶에 대한 바른 가치를 정립하는 데에 있어 아주 중요한 역할을 합니다. 가정에서 부모들이 아이들과 죽음에 관해서 이야기를 나누고자 할 때 가장 중요한 것은 아이들에게 죽음에 대해서 가르칠 순간을 잘 포착해야 하는 것입니다. 일상의 삶에는 죽음에 관한 주제를 다룰 많은 기회가 있습니다. 예를 들어, 애완동물의 죽음은 아이들에게 있어 가장 먼저, 죽음과 슬픔을 접하게 되는 계기가 되며, 이러한 경험이 죽음을 이야기할 수 있는 좋은 접촉점이 될 수 있기 때문입니다. 이때 부모는 아이의 상실 감정을 민감히 다루어주어야 하며, 아동은 자신이 느끼는 슬픔의 감정을 추스를 기회가 되기도 합니다. 또한, 떠나보내기 위한 간단한 의례를 하도록 도와주는 것도 좋습니다. 그렇게 함으로써 아이들은 자연세계에서 생명의 탄생과 죽음의 과정이 어떠한

지를 이해할 수 있으며, 죽음현상이 피해야 할 주제가 아니라, 자연의 한 과정으로 이해할 수 있게 될 것입니다.

이를 위해서 아이들이 질문을 할 수 있는 편안한 환경을 조성(알렌 울펫; Alan Wolfelt)해야 하는데, 부모들은 이러한 환경을 만들기 위해서 ① 민감

유아기 죽음교육의 목적	생물과 무생물의 특징을 살펴보며, 각각의 특징을 이야기하거나 그 특징에 의해 생물과 무생물을 나누어보는 것을 죽음교육의 시발점으로 삼아야 함

유아기 죽음교육을 위한 환경조성	- 가정은 인간의 생애발달단계에 있어서 가치관을 형성하는 데 가장 기본적이고, 영향력이 있는 교육의 장임
	- 가정에서 죽음교육은 삶에 대한 바른 가치를 정립하는 데에 있어 중요한 역할을 함
	- 가정에서 부모들은 아이들과 죽음에 대해서 이야기를 나눌 수 있는 여러 가지 방법 중, 아이들에게 죽음에 대해서 가르칠 순간을 잘 포착하는 것이 중요함
	- 부모들은 아이들이 질문을 할 수 있는 편안한 환경을 조성해가기 위해 노력해야 함
	  1) 민감하고도 따뜻한 마음으로 아이들의 질문에 대하고,
	  2) 수용적인 마음으로 대화하고,
	  3) 이해하려고 노력해야 함

아동기 죽음교육 방법	- 가정을 떠나 긴 시간을 학교에서 생활하게 되는 시기로 - 학교에서의 죽음교육은 꼭 필요함 - 부모들이 가정에서 죽음에 대해 가르치는 것과 마찬가지로 학교에서도 죽음에 대해서 가르칠 순간들을 포착하는 것이 중요함 - 아동기 죽음교육방법 : 학급 애완동물과 식물을 키울 것

하고도 따뜻한 마음으로 아이들의 질문에 대하고, ② 수용적인 마음으로 대화하고, ③ 아이들의 상실과 슬픔을 이해하려고 노력해야 할 것입니다.

아동기(6~11세) 아이들은 가정을 떠나 긴 시간을 학교에서 생활하게 되는데, 학교에서의 죽음교육은 반드시 필요하다고 할 수 있겠습니다. 부모들이 가정에서 죽음에 대해서 가르치는 것과 마찬가지로 학교에서도 죽음에 대해서 가르칠 순간들을 잘 포착하는 것이 또한 중요합니다. 아동기의 죽음교육 방법으로는 학급에서 애완동물이나 식물을 키우는 일입니다. 학급에서 애완동물을 키운다면, 아이들은 생명의 소중함에 대해서 배울 수 있고, 애완동물의 죽음을 보게 될 수도 있으므로 생명과 죽음현상에 대한 이해를 자연스럽게 경험할 수 있습니다. 애완동물이 죽게 되었을 때 선생님들은 애완동물의 죽음을 어떻게 다룰지에 대해서 물어봄으로써 아이들에게 참여할 기회를 제공할 수 있을 것이며, 학급에서 공동으로 식물을 키우게 함으로써 아이들이 책임감을 가질 수 있게 합니다. 식물을 심고, 가꾸고, 꽃을 피우게 하는 모든 활동을 통해서 아이들은 살아있는 생명이 살기 위해 필요한 환경에 대해서 깨우치고, 식물의 성장주기와 생명의 신비에 대해서 배울 좋은 기회를 갖게 될 것입니다.

3) 청년발달단계의 죽음교육의 필요성 및 목표

죽음에 대한 청소년들의 태도는 자신의 삶과 죽음에 대한 미래의 태도 확립을 위해 중요한 과제라고 볼 수 있습니다. 특히, 청소년들은 자신이 죽는다는 사실을 의식하지 못하고 살며, 죽음은 본인 스스로와 상관이 없는 일이라고 생각하는 경향이 있고, 죽음에 대한 의식은 성인에 비해 부족하지만, 자살의 충동을 제일 많이 느끼는 세대입니다(이재영, 2004).
죽음에 관한 사고, 행동, 감정은 청소년기의 죽음개념 발달형성에 영향을 줍니다. 청소년기 죽음개념 발달에 영향을 미칠 수 있는 주된 요인으로는 개인적, 문화적, 사회경제적, 종교적인 영향 등이 있습니다. 이러한 측면을 통합시켜 삶의 의미와 적응도를 높여주는 것이 죽음교육이라 하겠습니다 (장연집. 1998).

중·고등학교 시기는 죽음을 자신과 상관없는 멀리 동떨어진 것으로 생각하는 경향이 있는데, 이는 청소년기의 특징인 자아를 찾고, 정서적이며, 지적인 측면을 발달시키고, 문화적·관습적 영향을 받으며, 현재를 강렬하게 살아가는 데에서 비롯된 것으로 보입니다. 그러므로 죽음교육을 통해 죽음에 대한 올바른 가치관을 정립하고, 자신의 정체성을 확립하여 삶의 가치를 재인식할 수 있게 될 것입니다.

D. Leviton이 죽음학의 학술지인 『죽음연구(Death Studies)』에 발표한 '죽음교육의 범위'(The Scope of Death Education)를 중심으로 하여 Morgan이 제시한 죽음교육의 7가지 목표는 다음과 같습니다.
1) 죽음을 금기(taboo)시하지 않도록 돕는다.
2) 죽음에 대해 공포와 근심을 최소화할 수 있도록 한다.
3) 자살하려는 사람들을 이해하고, 교감할 수 있는 능력을 배양한다.
4) 죽어가는 사람과의 편안하고, 지적인 교감을 증진시킨다.
5) 임종방식(death system)에 대한 사회적 구조를 이해시킨다.
6) 사별로 인한 비통과 애도의 과정에 대한 이해를 돕는다.
7) 각자의 문화 안에서, 또 각 문화 사이에 죽음에 대한 관점이 다양함을 인정시킨다.

끝으로, 청소년기 죽음교육에 반드시 포함해야 할 내용영역은 인지교육, 슬픔치유교육, 죽음가치습득교육, 자살예방교육입니다.

청소년기 죽음교육의 필요성	– 죽음에 대한 청소년들의 태도는 자신의 삶과 죽음에 대한 미래의 태도 확립을 위한 중요한 과제임 – 청소년들은 자신이 죽는다는 사실을 의식하지 못하고 살며, 죽음은 본인 스스로와 상관이 없는 일이라고 생각하는 경향이 있음 – 죽음에 대한 의식이 성인에 비해 부족하지만, 자살충동을 제일 많이 느끼는 세대임 – 청소년의 죽음에 대한 의식조사에서 '자살에 대한 충동을 느껴본 일이 있는 가?'에 대한 대답으로 '있다'가 42.4%로 보고됨 → 청소년들의 자살문제와 죽음교육의 필요성을 중요한 내용으로 다루어야 함을 보여주는 예가 될 것임 – 청소년기 죽음개념 발달에 영향을 미치는 주된 요인 : 개인적, 문화적, 사회경제적, 종교적인 영향 – 죽음교육은 이러한 측면을 통합시켜 삶의 의미와 적응도를 높여주는 것임 – 죽음교육을 통해 죽음에 대한 올바른 가치관을 정립하고, 자신의 정체성을 확립하여 삶의 가치를 재인식할 수 있도록 함
죽음교육의 주요 목적	– 죽음교육은 죽음, 임종과정, 사별에 관한 통합적인 교육을 의미함 – 중·고등학생에게 죽음에 대한 사실적 측면인 신체적 이해와 개념적 측면인 정신적 이해를 통해 올바르고 성숙된 가치관을 형성하도록 돕는 데 주요 목적이 있음
죽음교육의 요점	1) 죽음은 자연적 순환의 한 부분이라는 것을 인식시킴 2) 청소년과 아이들도 죽음과 죽음으로 인한 슬픔 등 인생의 전 과정을 알 권리가 있음을 인식시킴 3) 임종을 앞둔 말기환자도 환자이기 이전에 한 인간이므로 존중하고, 임종병상에 있을지라도 고유한 개성을 인지하여 간호해야 함을 인식 시킴 4) 유족의 사별로 인한 고통과 슬픔은 정상적인 반응이며, 이에 따른 치유가 당연히 필요함을 인식시킴

죽음교육의 목적	1) 죽음을 금기(taboo)시하지 않도록 도움 2) 죽음에 대해 공포와 근심을 최소화할 수 있도록 함 3) 자살하려는 사람들을 이해하고, 교감할 수 있는 능력을 배양함 4) 죽어가는 사람과의 편안하고, 지적인 교감을 증진시킴 5) 임종방식(death system)에 대한 사회적 구조를 이해시킴 6) 사별로 인한 비통과 애도의 과정에 대한 이해를 도움 7) 각자의 문화 안에서, 각 문화 사이에 죽음에 대한 관점이 다양함을 인정시킴

4) 성인발달단계의 죽음교육의 필요성 및 목표

결혼적령기가 늦어지고, 취업하여 자립할 수 있는 여러 가지 여건의 어려움으로 인해 성년기에 해당하는 20대는 아직 부모의 지배하에 있는 시기(Frank Avery & Laman, 1988)로서 부모는 늘 자신들에게 도움을 줄 것이고, 이 세상에는 죽음이 없을 것(Gould, 1978)이라는 잘못된 가정들을 유지하고 있습니다. 이러한 잘못된 가정들은 죽음이라는 사건에 거리를 두고, 바람직한 상황을 생각하거나 상상함으로 대처하는 소망적 사고 대처방식을 사용케 하고, 이것을 통해 죽음불안을 해결하려 하지만, 이것은 오히려 죽음불안을 상승시킬 수 있는 요인들이 됩니다. 따라서 20대를 대상으로 하는 상담이나 죽음교육 프로그램에서는 비합리적 사고를 수정하는 인지 프로그램 및 정서통제 프로그램이나 '후원자로서의 상담자 역할 및 인간관계 프로그램'의 제공이 필요할 것으로 보입니다.

30대는 자신의 삶을 보다 견고하게 사회에 정박하기 위해 필요한 기능을 연마하고, 일에 대한 패기가 절정에 달하며, 가치를 부여할 수 있는 일을 하여 인정받는 사회의 일원이 되고자 하는 진보를 위한 노력을 하는 시기이고, 자신의 기회와 능력을 최대한으로 펼치는 '경력 강화'의 시기로서 직업에서는 좀 더 책임 있는 자리에 오르고, 목표달성에 더 열심인 시기입니다(Vailant, 1977; Levinson, 1978). 이와 함께 30대 후반에 이르면, 자신의 인생에 대해 다른 시각으로 보게 되고, 자신의 실수를 보다 만족스러운 인생의 기초를 마련할 기회로 삼는 등 '자신의 내부를 들여다보는 시기'(Gould, 1978), '자기성찰의 시기'(Levinson, 1978)이므로 자신의 삶에 대해 좀 더 책임감을 가지고 임하게 되는 시기입니다. 따라서 자신과 관련된 부분에 적극적으로 대처함이 자신의 죽음에 대한 불안을 감소시키는 요인입니다. 따라서 30대를 대상으로 하는 상담이나 죽음교육 프로그램은 자아존중감향상 프로그램, 귀인(歸因)훈련 프로그램과 함께 적극적 대처훈련 프로그램 및 정서통제 프로그램의 제공이 필요하다고 할 수 있습니다.

일반적으로, 죽음에 대한 연구는 대부분 노인을 대상으로 이루어지고 있으며, 한국 역시 노인을 중심으로 이루어지는 연구들이 많습니다. 전 생애 발달관점에서 보면, 노년기의 죽음에 대한 태도나 대처 유능감은 노년기뿐만 아니라, 중년기에 노화에 대해 어떤 인식을 갖고 있으며, 죽음에 대해 어떤 태도를 갖느냐가 영향을 줄 수 있습니다. 최근, 우리나라에서도 중년기를 대상으로 죽음대처 유능감에 영향을 주는 변인에 대한 연구가 시작되면서 이제 죽음에 대한 연구는 노년기뿐만 아니라, 중년기에도 다루어져야할 연구 주제임을 알 수 있습니다(김지현, 2008). 잘 나이들기와 웰다잉의 문제는 노년기뿐만 아니라, 중년세대에게도 중요한 문제가 됩니다.

인간수명 '100세 시대'가 논의되는 시기에 평생교육의 관점에서 진행되고 있는 노인교육 가운데, 최근, 주목을 받고 있는 프로그램이 '죽음 준비교육'입니다. 인간은 누구나 나이가 들면, 신체적, 정신적 기능이 저하되어 질병을 경험하게 되고, 자연스럽게 죽음을 맞이하게 됩니다. 인간의 노화 현상은 불가피한 것이기에 누구나 죽음에 대한 두려움을 갖게 되고, 특히, 이러한 두려움은 생의 마지막 시기에 접어든 노인들이 더욱 많이 느끼게 됩니다. 죽음 불안(death anxiety)은 일반적으로 성인뿐만 아니라, 노인들의 성공적인 노화(successful aging)에도 걸림돌이 됩니다(Kalish, 1975). 이런 측면에서 죽음교육은 반드시 필요한 교육프로그램이라고 하겠습니다. 사람들에게 죽음을 수용하고 그 의미를 직시하도록 해준다면, 삶의 마지막 단계를 잘 준비할 수 있을 뿐만 아니라, 닥쳐올 여러 가지 변화에 적극적이고 생산적으로 대처할 수 있을 것이기 때문입니다(서혜경, 2007; 유경, 송양민, 2011).

죽음에 접했을 때 사람들은 부정과 고립, 분노, 타협, 우울, 수용 등 5단계의 심리적 변화를 겪게 됩니다(Kubler-loss, 1969). 노년기에 이르면, 자신의 지난 삶을 되돌아보게 되는데, 이때 자신의 지난 인생을 의미 있는 것으로 인식하고, 긍정적으로 수용하면 절망(despair)에서 벗어나 자아통합(integrity)을 이룰 수 있으며(Erikson, 1982), 반대로 자신의 삶을 후회하고 무가치하게 생각하는 사람은 죽음 불안의 태도가 높아지고, 우울증을 겪게 된다(Moody, 2006; Harris, 2007)고 합니다. 따라서 삶과 죽음에 대한 올바른 인식을 갖도록 하는 죽음 준비교육은 노인교육 분야에서 매우 중요한 프로그램이라고 하겠습니다. 죽음 준비교육이 '삶의 교육', '삶을 준비하는 교육'으로 불리는 이유가 여기에 있는 것입니다(정진홍, 2003). 죽음 준비교육이란, 죽음에 대한 불안을 감소시키고, 나아가 죽음을 수용(인정하고 받아들이도록)하는 자세를 지니도록 하고, 발달과업으로 건강할 때 죽음을 설계하는 것, 그리고 가족의 절절한 죽음(임종 대비)준비를 도와주는 가족 구성원의 역할에 대한 교육 등을 목표로 이루어져야 할 것입니다.

또한, 죽음준비는 그동안 살아온 삶을 후회 없이 마무리할 수 있도록 하는 작업이므로, 노인들뿐 아니라, 성인들에게도 죽음 준비교육을 통해 죽음에 대한 두려움에서 벗어나 가치 있고 의미 있는 삶을 살 수 있도록 전문적이고 체계적인 교육이 이루어져야 할 것입니다. 이를 위하여 향후, 정부 차원에서의 죽음 준비교육 프로그램 개발에 대한 지원과 평생교육 차원에서 다양한 연령층을 대상으로 한 죽음 준비교육의 확대실시가 요구된다고 할 수 있겠습니다.

청소년기 20대의 죽음 교육	– 30세 이전은 성숙한 도덕 수준이나 신앙 수준에 도달하기 어려운 시기임 – 20대의 막연한 소망적 사고는 오히려 죽음 불안을 야기할 수 있음 – 20대 대상의 상담이나 죽음교육 프로그램에서는 비합리적 사고를 수정하는 인지 프로그램, 정서통제 프로그램, '후원자로서의 상담자 역할, 인간관계 프로그램'의 제공이 필요함
30대의 죽음 교육	– '자신의 내부를 들여다보는 시기', '자기성찰의 시기'이므로 자신의 삶에 대해 좀 더 책임감을 가지고 임하게 되는 시기임 – 자신과 관련된 부분에 적극적으로 대처함이 자신의 죽음에 대한 불안을 감소시키는 요인이 됨 – 30대 대상의 상담이나 죽음교육 프로그램은 자아존중감 향상 프로그램, 귀인훈련 프로그램, 적극적 대처훈련 프로그램, 정서통제 프로그램 등의 제공이 필요함
성년기 죽음 교육	– 각 연령집단에 따라 특성에 맞는 프로그램 및 교육 내용들이 제공 되어야 함 – 20대의 연령집단이 가장 높은 죽음 불안을 보인다는 연구(한미정, 2002)가 있음 – 20대들은 아직 진로나 삶의 목적이 불분명한 상태이거나 직업 세계로 뛰어들었어도 아직은 성인 삶의 '풋나기' 시절로서 사회적 배려가 더욱 필요함
중년기 죽음 교육	– 중년기 대상, 죽음대처 유능감에 영향을 주는 변인에 대한 연구가 시작됨 – 죽음에 대한 연구는 노년기뿐만 아니라, 중년기에도 다루어져야 할 연구 주제임 – 잘 나이 들기와 웰다잉 문제는 노년기뿐 아니라, 중년세대에게도 중요한 문제임 – 죽음준비는 인간발달의 마지막으로 그 동안 살아온 삶을 후회 없이 마무리할 수 있도록 하는 작업임 – 노인들뿐 아니라, 성인들에게도 죽음교육을 통해 죽음에 대한

	두려움에서 벗어나 가치있고 의미있는 삶을 살 수 있도록 전문적이고 체계적인 교육 필요함 – 이를 위해, 정부 차원에서의 죽음준비 교육프로그램 개발에 대한 지원과 평생교육 차원에서 다양한 연령층을 대상으로 한 죽음교육의 확대 실시가 요구됨
노년기 죽음교육의 필요성	– 인간은 누구나 나이가 들면, 신체적, 정신적 기능이 저하되어 질병을 경험하게 되고, 자연스럽게 죽음을 맞이하게 됨 – 인간의 노화현상은 불가피한 것이기에 누구나 죽음에 대한 두려움을 갖게 되고, 이러한 두려움은 생의 마지막 시기에 접어든 노인들이 더욱 많이 느낌 – 죽음 불안(death anxiety)은 일반적으로 성인뿐만 아니라, 노인들의 성공적인 노화(successful aging)에도 걸림돌(Kalish, 1975)이 됨 – 이런 측면에서 죽음교육은 반드시 필요한 교육프로그램임 – 사람들에게 죽음을 수용하고, 그 의미를 직시하도록 해준다면, 삶의 마지막 단계를 잘 준비할 수 있을 뿐만 아니라, 닥쳐올 여러 가지 변화에 적극적, 생산적으로 대처할 수 있을 것이기 때문임
노년기 죽음 교육의 목표	– 노년기 죽음교육은 본래적이며, 자아통합으로서의 개별화 교육이어야 함 – 상호주관적 공동체를 위하여 비자연적 죽음에 대한 비판적 성찰을 통해 죽음의 문화를 극복하고자 하는 교육이어야 함
노년기 죽음 교육 방법	– 개방된 분위기로 서로의 생각을 나누는 것이 노인이 죽음에 대처하는 것을 돕는 가장 좋은 방법임(Kalish, 1976) – 노인들이 친밀한 동료들과 죽음에 대한 이야기를 나눔으로써 죽음에 대한 두려움을 경감시키거나 심한 두려움을 나타내지 않는다는 연구 (조명옥, 1997)가 있음 – 죽음이라는 것은 수동적으로 수용하기보다는 적극적으로 처리해야할 과제로서 금기(禁忌)로 여기지 말고, 죽음의 여러 국면에 관하여 솔직하고 정직하게 말해야 함

어린이의 상실 경험 이해와 돌봄 방법

1. 아동의 죽음 이해

아동의 발달단계별 죽음 이해와 도움을 줄 수 있는 특징, 발달장애 아동의 죽음이해와 도움을 줄 수 있는 특징, 자신의 죽음을 앞둔 아동의 죽음 이해에 대한 내용을 먼저 학습하도록 하겠습니다.

1) 아동의 발달단계별 죽음 이해와 도움을 줄 수 있는 특징

아동의 죽음 이해는 죽음에 대한 아동의 경험, 가족 구성원들이 죽음에 대해 어떻게 토론하여 왔는지, 아동의 인지기능, 성격, 문화, 종교교육에 따라 다를 수 있습니다. 아동의 죽음에 대한 반응과 이를 도울 수 있는 특징을 살펴보면 다음과 같습니다(Brennan, 2014, pp. 92-96).

첫 번째 단계는 유아, 걸음마기 단계입니다.

유아는 질문이나 걱정을 표현할 언어 능력이 없는 반면, 그들의 삶에서 어떤 사람이 없는 것에 대해서 반응을 합니다. 무엇보다 주변 사람들의 감정을 직감하고 반응합니다. 유아기나 걸음마기 아동은 죽음의 불가역성을 이해하지는 못하지만 퇴행행동이나 음식을 먹지 않는 행동은 그들의 죽음반응으로 볼 수 있습니다. 특별히 주양육자의 죽음을 경험할 경우 분리불안이 생기거나 다시 돌아오도록 소리를 지르기도 합니다. 이 반응은 아동의 자연스러운 발달과정의 일부로 받아들여서 아동의 슬픔을 최소화하거나 무시하는 일을 경계해야 합니다. 이 시기동안 아동의 죽음 경험은 아동이 신뢰하고 있는 중요한 사람을 잃는다는 것으로 이후 성인과의 신뢰를 방해할 수 있습니다. 이 연령대의 아동은 어떤 경우라도 보살핌을 받을 것이라는 확신을 가질 필요가 있으며 일관성 있고 친숙한 얼굴에 반응하게 됩니다. 그러므로 이들은 육체적이고 정서적인 편안함이 필요합니다.

두 번째 단계는 학령전기 단계입니다.

이 시기의 아동은 '죽음'이 무엇인지 알고 있을지 모르지만 죽음이 영원하고 보편적이라는 것은 이해하지 못합니다(Christ, 2000). 이 시기의 아동은 자기중심성의 특성을 가지고 있으므로 자신의 생각이나 행동 때문에 죽음을 초래했다고 느낍니다. 이것을 '마술적 사고'라고 하는데 이 시기의 아동은 죽음이 일시적이고 되돌릴 수 있다고 믿는 경향이 있으며 죽음에 대한 감정이나 질문을 표현하는 것을 어려워합니다. 죽음에 대한 불안은 신체에 대한 불안감과 침대에 오줌을 싸거나 수면 장애 등으로 인해 퇴행을 경험합니다. 그럼에도 불구하고 이 시기의 아동이 죽음을 경험할 경우 정확한 언어와 인지발달에 적절한 대답을 해 주어야 합니다. 또한, 자신의 감정을 언어화해서 표현할 수 있도록 돕는 것이 필요하며 일상을 일관성 있게 지낼 수 있도록 도와야 합니다.

세 번째 단계는 학령기입니다.

발달적으로, 이 연령대의 아동은 죽음이 최종적임을 대부분 이해하지만, 크게 다를 수 있습니다. 그들은 종종 죽음이 다른 사람들에게는 일어날 수 있지만, 자신이나 가족에게는 일어나지 않는다고 믿습니다. 유치원 아동은 사망한 사람이 신체적으로 다시는 그들과 함께 하지 않을 것이라는 것을 이해하기 시작하면서 이번 죽음을 다시 체험할 수 있습니다. 학령기 아동은 그들이 죽음을 이전의 단계들보다 더 정확하게 이해한다고 할 수 있습니다. 이는 아동이 추상적인 생각과 단어를 혼동하여 사용할 수 있음을 고려해야 합니다. 학령기 아동은 죽음을 '보기맨'(bogeyman) 또는 일종의 괴물로 보거나 공정, 또는 평등의 관점에 관심이 있기 때문에 때로는 죽음을 나쁜 짓에 대한 보복으로 보기도 합니다. 이 시기에 아동은 생물과 무생물의 차이를 이해하면서 죽음이 전염성이 있다고 믿기 때문에 죽음이 발생할 때 후퇴하거나 불안해할 수 있습니다. 어떤 아동은 악몽과 공포를 경험하기도 합니다.

2) 자신의 죽음을 앞둔 아동의 죽음 이해

그렇다면 생명의 위협을 느끼는 질병을 가진 아동의 경우에는 죽음을 어떻게 인식하고 느낄까요? 죽음을 위협하는 질병을 가진 아동의 경우에는 진단이 내려지기 전에도 무언가 잘못되고 있다는 것을 알아차리고 치료 방향이 정해지지 않은 경우에도 죽음에 대한 인식을 하게 됩니다. 진단을 받는 바로 그 당시에도 아동은 죽음에 대한 인식을 하게 되는데, 아동이나 부모 모두 극도의 스트레스를 경험하며 가장 외상적인 경험을 하게 됩니다(도카(Doka, 1996), pp. 89-105). 뿐만 아니라 아동은 계속되는 의료적 처치과정에서 통증과 주사와 같은 침습적인 처치가 행해질 때에도 마찬가지로 죽음에 대해 인식합니다(류경숙, 2016).

블루본드-랑거(Bluebond-Langner, 1980)는 학령전기 아동의 경우, 일반적인 아동의 인지발달이나 정상적인 도덕적 수용능력을 초월하여, 질병에 관한 정보를 듣는 순간에도 자신의 질병이 심각하다고 여기며, 약 이름을 외우거나 부작용에 대해 관심을 가지게 되고 치료하는 목적에 대해서도 알게 된다고 말하였습니다. 이런 상황에서 아동은 외로움, 불안, 두려움을 경험합니다. 때로 죽어 가는 아동의 예후에 대한 인식은 자신의 상태에 대해 최소한의 정보를 제공하거나 아예 알려 주지 않아도 스스로 병에 대한 정보를 얻게 되는데, 많은 아동이 사랑하는 사람들을 보호하기 위해 알고 있다는 사실을 비밀로 유지하고 있기도 합니다. 아동의 연령, 인지능력과 정서기능, 가족 구조, 그리고 이전의 상실 경험에 따른 개입이 필요합니다. 뿐만 아니라 심각한 질병으로 죽음을 경험하는 아동의 형제자매에 대한 관심 또한 고려되어야 합니다. 그들은 자신도 병에 걸려서 죽을지 모른다는 염려를 할 수 있기 때문입니다. 또한 죽어 가는 자녀에게 집중되는 보살핌에 대한 원망도 살펴야 합니다. 형제자매를 위한 보살핌 또한 발달과 특성에 알맞은 돌봄이 필요합니다(류경숙, 2016).

2. 아동의 애도와 상실 경험에 대한 이해

아동의 애도와 상실 반응에 대해 좀 더 구체적으로 알아보는 시간을 가지도록 하겠습니다.

워든(Worden, 2008, p.29)은 죽음과 관련한 아동의 개인적인 경험, 생각, 감정을 '비탄'(grief)으로 정의하고 아동이 자신의 방식대로 상실에 적응해 가는 과정을 '애도'(mourning)로 정의합니다.

조슬린(Jocelyn, 2011)은 아동의 슬픔을 상실에 대한 신체적, 감정적, 행동적, 인지적 반응으로 이해하였습니다. 모든 연령대의 아동이 슬픔을 느끼고 반응하는데 그 슬픔의 표현은 다양하고 발달 연령에 따라 달라집니다. 그러므로 아동의 발달과 슬픔의 징후를 이해하는 것은 슬픔에 빠진 아동을 효과적으로 중재하는 데 도움이 될 것입니다.

볼비(Bowlby, 1980)는 아기들이 약 6개월에서 8개월 정도에 주 양육자와 함께 대상 영속성의 감각을 발달시키면 슬픔을 느낄 수 있다고 보았으며, 퍼먼(Furman, 1964)은 3.5세 혹은 4세 정도에 애도하는 능력이 생긴다고 말했습니다. 특히 도이치(Deutsch, 1937, pp. 227-228)는 애도반응의 부재에 관하여 아동의 자아가 애도작업의 긴장감을 감당할 정도로 충분히 발달하지 못하여 애도과정을 견뎌내기 위한 자기애적 자기 보호기제를 사용한다고 보았습니다.

볼비(Bowlby, 1980)의 애착이론은 이 시기에 주 양육자의 상실은 영구적이든 일시적이든 유아는 항의하고 절망한다고 보았습니다. 주 양육자와의 죽음이나 분리의 상황에서 유아의 계속되는 항의에도 불구하고 주 양육자가 돌아오지 않는다면 이후 유아는 절망을 경험하고 주 양육자와 분리합니다. 분리된 유아는 이후 주 양육자에게 쉽게 다가가지 않습니다. 따라서 유아에게 슬픔과 관련된 가장 고통스러운 감정은 미래에 다른 사람들과 건전한 유대감을 형성하는데 있어서 포기와 혼란의 강렬한 감정을 포함합니다. 유아의 슬픔은 신체적인 징후로도 나타납니다. 주 양육자와 떨어져 기관에 가게 되는 아동은 성장과 번영의 실패와 같이 생명을 위협할 정도로 극단적인 슬픔 반응을 보입니다. 슬픔에 잠긴 유아에게는 지속적인 영양 공급, 목욕, 낮잠 자는 일정한 수술과 같은 자극에 대한 걱정 없이 많은 감각 자극과 풍부한 사랑이 필수적이며, 슬픔에 잠긴 아기는 몇 명의 주 양육자들보다 오직 한명의 새로운 주 양육자와 함께 더 잘 지내게 됩니다.

1) 슬픔에 대한 일반적인 반응과 설명

성인이나 아동은 일반적으로 슬픔을 지각하게 되면 안심하고 불안감을 줄이고 죽음에 대한 경험을 정상화 할 수 있게 됩니다. 교육자, 상담자, 성직자, 부모, 그리고 다른 전문가들은 이러한 징후들에 대하여 '도움을 요청하는 외침' 으로 인식할 수 있어야 합니다.

슬픔을 당한 아동의 반응은 다음과 같습니다(골드만(Goldman, 2006)).

① 같은 말을 되풀이 하여 말한다.

② 자신의 죽음, 건강, 친구나 가족의 건강에 대해 염려한다.

③ 죽은 사람에 대해 현재 시제로 말한다.

④ 죽은 사람이 현존하는 것처럼 느낀다.

⑤ 죽은 사람을 모방하거나 우상화하는 경향이 있다.

⑥ 학급에서 광대처럼 굴기도 하고, 다른 사람을 괴롭히기도 하고 타인으로부터 철회하기도 한다.

⑦ 집중할 수 없거나 공상에 잠긴 것처럼 보인다.

⑧ 악몽을 꾸거나, 침대에 오줌을 싸거나, 퇴행 또는 집착하게 된다.

⑨ 복통이나 두통을 호소한다.

⑩ 고인과 함께 있고 싶다고 한다.

브라운과 워(Brown & Warr, 2007, p.110-111)는 아동의 슬픔(grief) 반응은 다양하며 환경을 통제할 능력이 적기 때문에 이후 몇 년 동안 충격에 싸여 있을 수 있다고 말합니다. 모든 아동이 이런 반응을 보이는 것은 아니지만 대부분의 아동이 다음과 같은 14가지의 반응을 보일 수 있다고 보았습니다.

① 죽은 사람을 찾기

② 주 양육자로부터 떨어질 경우 울거나 소리 지르거나 불안해 함

③ 등교 거부

④ 죽은 사람과 역할 놀이를 함

⑤ 부모님을 보호하려는 의도로 슬픔을 부인하는 모습을 보임

⑥ 분노, 자책 또는 죄책감을 가짐

⑦ 슬픔, 철회, 또는 우울감이 있음

⑧ 과식 또는 식욕을 잃음

⑨ 복통이나 두통과 같은 신체화 증상을 호소함

⑩ 병원이나 의사에 대해 공포심을 가짐

⑪ 수면장애

⑫ 자존감을 잃음
⑬ 집중력이나 학업에 부적응적인 태도를 보임
⑭ 학업수행 능력이 저조함

아동이 나타내는 이러한 현상들은 이 기간 동안 아동이 부모의 관심을 얻기 위한 것이거나 특별한 지지가 필요하기 때문이다. 아동에게 정보를 제공하고 안심시키고 감정을 표현할 기회를 제공하게 될 경우 아동이 죽음을 받아들이고 상실의 아픔과 함께 살아가는 법을 배우게 될 것입니다.

방해되는 표현	이유
"할아버지는 긴 여행을 나섰단다."	"왜 그는 작별 인사를 하지 않고 갔으며, 나를 데려가지 않았나요?"라고 하면서 할아버지가 오기를 기다릴 수 있음
"친구가 엄마를 잃었단다."	"그 애 엄마는 너무 큰데 어떻게 잃을 수가 있어요?"라고 이해할 수 있음
"아빠가 하늘에서 널 지켜보고 있단다."	"그러지 않았으면 좋겠어요. 그건 너무 창피해요."라고 말할 수 있음
"엄마가 강아지를 재웠단다."	"엄마가 강아지를 재웠다고 했어요. 나도 잠자러 가면 죽게 되나요?"라고 물을 수 있음
사탕을 많이 먹는 아동에게 "사탕을 많이 먹으면 죽을 수 있어."라는 말을 함	자신의 죽은 이모가 사탕을 많이 먹어서 죽었다고 생각함
"하나님이 할머니를 너무 사랑 하셔서 천국에 데려가셨어."	"하나님이 할머니를 너무 사랑하셔서 천국에 데려가셨어. 하나님은 나를 그렇게 사랑하시지 않는가봐." 라고 걱정함

2) 슬픔에 대해 어떻게 설명할 것인가?

골드만(Goldman, 2006)은 '아동은 때로 언어를 이해할 때 문자적으로 이해하므로 죽음에 대하여 설명할 때 직접적이고 단순한 말이 필요하다.'고 말합니다. 어린 아동에게 "죽음이란 신체가 활동을 멈추는 것이다. 보통은 매우 나이가 많거나 많이 아플 때 죽게 된단다."라고 말할 수 있습니다.

어린 아동과의 대화에서 다음은 슬픔의 과정을 방해할 수 있는 표현에 대한 것입니다.

3) 슬픔에 빠진 아동을 돕는 방법

골드만(Goldman, 2006)은 "슬픔에 빠진 아동은 그들의 말을 듣고 있고 이해하고 있다는 것을 느끼는 것이 필요하다."고 보았습니다. 아동은 걱정, 슬픔, 분노, 공포, 수치심, 유기감, 죄책감과 같은 민감한 이슈들이 생길 수 있는데, 어떻게 아동이 슬픔을 표현하도록 도울 수 있을까요?

첫째, 대화를 시작하고 기억을 표현할 수 있도록 함께 가족사진을 보라.

둘째, 아동이 그들의 이야기를 계속해서 하도록 허락하라.

셋째, 글쓰기, 역할극, 재연과 같은 방법을 이용하여 상실에 대한 느낌이나 생각을 안전하게 표현할 수 있고, 내면의 생각을 외부로 표현함으로써 약간의 안정감을 느낄 수도 있다.

넷째, 아동이 학교에 있는 동안이나 보건실에서 살아남은 부모에게 전화를 할 수 있도록 허용한다. 이를 통해 자신이나 가족이 잘 지내고 있다는 것을 확인할 수 있다. 슬픔에 빠진 아동은 자신이나 가족의 건강에 대해 몰두한다.

다섯째, 아동이 자신의 감정을 기억하고 공유하기 위해 물리적인 물건을 만드는 기억 프로젝트를 장려하라. 메모리 북은 예술 작업, 시 쓰기,

이야기 만들기를 통해 자신의 감정이나 생각을 표현하도록 하고 아동이 안전한 방법으로 추억을 경험할 수 있게 한다. 이것은 아동이 죽은 사람에 대하여 편하게 이야기 할 수 있게 해 주는 유용한 방법이다.

여섯째, 편지쓰기 또한 아동이 인지하지 못했던 감정을 표현할 수 있도록 돕는다.

일곱째, 자신이 알지 못했던 감정을 표현하는 방법으로 그림 그리기를 추천하라. 아동은 사랑하는 사람이 죽어가는 모습, 병원이나 장례식 장면 등을 시각화할 수 있다.

여덟째, 애도 과정 동안 추억을 공유하고 외로움을 덜 느끼도록 아동과 가족을 위한 지지 그룹을 만들라.

아홉째, 아동과 가족이 슬픔을 표현하도록 할 수 있는 의식을 만들라. 생전에 가장 좋아했던 레시피를 만들거나 무덤 방문하기, 가장 좋아하는 노래 부르기 등을 통해 함께 기념할 수 있다.

열째, 애도의 과정에 아동을 포함시키고 성인은 아동이 자신의 느낌이나 생각을 표현할 수 있도록 하고 아동과 기억을 나누라.

워든(Worden, 2008, pp.238-260)이 소개하는 사별 아동을 위한 개입을 살펴보겠습니다. 워든(Worden)은 임상현장에서 적용할 수 있는 상담형태로 또래 집단, 개별 상담, 가족상담을 소개하고 있습니다.

먼저, 또래 집단 활동에 대한 것입니다. 집단활동이 아동에게 도움이 되는 내용에 대해 먼저 살펴봅시다.

① 집단은 아동에게 다른 가족들에 대한 걱정 없이 자신의 감정을 표현할 수 있는 안전하고 지지적인 환경을 제공해 준다.

② 집단 내에서 아동은 또래나 집단 지도자로부터 지지를 받는다.

③ 부모와 사별한 또래들과의 접촉은 아동이 사별을 경험한 것이 자기 혼자가 아니라고 안심시켜 준다.

④ 집단 개입은 아동이 죽음에 대해서 배울 수 있는 기회와 상실에 대

한 잘못된 생각을 직면할 수 있는 장을 제공해 준다.

단, 사회적 지지에도 불구하고 상실에 대해 심각하거나 병리적인 반응을 나타내는 아동에게는 적합하지 않으며, 집단에서는 가족 문제를 직접적으로 다루지는 않기 때문에 단점이 있을 수 있습니다.

아동기 사별에서는 가정환경이 가장 중요한데 만약 생존한 부모가 상실에 잘 적응하지 못한다면 또래 지지의 유용성도 반감된다는 것을 기억하시기 바랍니다.

둘째, 개별 상담에 대한 것입니다.

개별 상담은 주로 비지시적 놀이 활동을 활용하며 이 활동은 아동이 놀이, 상상력, 창조적인 활동을 하는 동안에 갈등과 불안을 나타낸다고 보기 때문입니다. 상담자는 아동의 적응을 탐색하고 안전한 환경에서 애도를 촉진할 수 있습니다. 죽음을 개념화하는 아동의 능력, 고인과의 마지막 관계를 구축하는 능력, 생존한 가족들과의 현재 관계 등 적응문제를 알 수 있습니다.

개별상담에서 심상적 기법을 활용할 수 있는데, 특정 상황을 상상하면서 말하고 싶은 사항, 용서 구하기, 이전에 미처 말하지 못한 감정 표현 등 고인이 된 부모와 상상의 대화를 나눌 수 있습니다. 또한 그림 그리기와 같은 미술활동은 아동의 상실을 창조적으로 바꿔 주는 기회를 제공합니다.

개별 상담의 장점은 복잡한 사별 경험으로 인하여 심각한 행동장애와 정서장애를 가지고 있는 아동을 위해서 선택할 수 있는 치료법이며 생존 부모가 아동에게 정서적으로 안전하고 안정성 있는 환경을 제공해 주기 어려울 때 활용할 수 있습니다. 또한 중요한 성인과의 안정적인 관계를 통해 아동은 회복력을 증가시키고 사회 적응을 잘하게 해 줍니다. 하지만 개별 상담은 낮은 비용 효과성과 사별 아동과 생존 부모 간의 상호 작용을 직접 언급하지 않는다는 점과 전반적인 가족 체계의 기능과 부모의 죽음으로 인하여 발생한 일탈 행동적 요소에는 초점을 두지 않는다는 점입니다.

셋째, 가족 개입의 방법에 대한 것입니다.

가족 개입은 가족 맥락 내에서 애도 작업을 할 수 있는 기회를 주기 위해 고안되었으며, 가족 구성원들이 함께 죽음에 대하여 대화하고, 사별 후 가족 체계에 재적응하도록 배려합니다. 어떤 가족 개입은 의사소통에 초점을 맞추고, 어떤 개입은 가족의 재적응에 필요한 가족 역할과 구조의 변화에 초점을 맞추기도 한다. 또 다른 접근은 문제 해결에 초점을 맞추어서 사별 후에 겪는 가족의 실제 생활 문제를 다룹니다.

의사소통의 방법에서 개방적인 의사소통은 가족들이 죽음에 대한 이해를 공유할 수 있게 하고, 가족 체계 내에서 사회적 지지를 제공해 주며, 생존해 있는 부모로부터 아동이 지지를 받을 수 있도록 해 준다. 가족 상담사는 가족 개입을 하면서 사별 가족을 위해 효과적인 의사소통 기술과 해결 기술을 보여 주는 모델의 역할을 할 수 있습니다. 또한 가족들이 죽음과 관련하여 해결하지 못한 문제들을 해결할 수 있도록 도와줍니다.

가족 재적응에 대한 문제와 관련하여 가족 재적응을 가족 개입의 목표로 세운 가족 상담가는 고인이 가족 내에서 했던 역할과 고인과 가족들의 고유한 관계에 대해서 특별한 관심을 가지는 것이 중요합니다.

3. 개입을 위한 구체적인 활동

개입과 특별활동은 아동의 나이에 맞아야 하고 사별 아동의 욕구를 충족시키도록 활동하여야 합니다.

활동의 목적을 먼저 살펴보겠습니다.

① 다양한 애도 과업 촉진하기
② 아동이 두려움과 걱정을 포함한 감정을 표출할 수 있는 출구 제공하기
③ 아동의 질문에 대답하도록 돕기
④ 아동의 죽음에 대한 잘못된 신념 바꾸기
⑤ 아동이 경험한 죽음이 정상적이라는 것에 대하여 토론하기 이다.

개입의 방법 중 하나는 미술 활동입니다.
 그 내용에는
① 자신이 걱정하는 것에 대하여 그리기
② 자신을 매우 힘들게 하는 것 그리기
③ 자신에 대하여 그리고, 단어를 사용하여 자신에 대하여 묘사하기
④ 사망한 부모나 형제 등과 관련된 좋은 기억 그리기
⑤ 최근의 꿈에 대해 그리기
⑥ 자신이 그릴 수 있는 가장 추한 그림 그리기
⑦ 가족 그리기
⑧ 부모가 사망하기 전의 자신과 현재의 자신에 대해 그리기
⑨ 자신을 두렵게 하는 무언가를 그리기

효과적이기 위해서는 그림을 그린 후 말하도록 격려하고 집단 내에서 공유하도록 할 수 있습니다. 어떤 경우는 거칠거나 평화롭거나 생동감이 있는 음악과 미술 재료들로 자유롭게 그림을 그리게 할 수도 있습니다.

그 외 진흙으로 만들기, 인형을 활용하여 인형이 대신 말하게 하기, 가족 인형 만들기, 글쓰기 활동 등의 작업을 할 수 있습니다.
좀 더 나이가 있는 아동은 신문 만들기를 통해 고인이 된 가족에 대한 자신의 감정, 생각, 질문을 쓰게 하고 고인과 관련된 꿈 기록하기, 시 쓰기 등을 할 수 있습니다. 고인에게 편지쓰기는 죽음의 종말과 가역성 같

은 죽음에 대한 개념이 없는 아동에게는 적절하지 않습니다. 편지는 아동이 부모의 사망 전에 행하지 않았거나 말하지 않은 것에 대해 용서를 구하고 싶은 경우에 적절합니다. 이 편지는 보관하거나 풍선을 이용하여 하늘로 날려 보낼 수도 있고, 땅에 묻거나 여러 가지 다른 방법으로 발표할 수도 있습니다. 편지 쓰기는 현재 시제로 돌아가신 분에게 직접 쓰기 때문에 상담가와 단지 말로 하는 것보다 더욱 효과적입니다. 이야기 쓰기 활동은 사별과 관련된 책, 동화책을 읽고 나서 느낀 점에 대해 개인과 혹은 집단에서 토론을 할 수 있습니다. 토론의 주 내용은 이야기 안에서 사별한 주인공이 어떤 감정을 느끼는지 질문하는 것이며 자신의 상실에 대한 이야기를 상담자나 집단 구성원들과 나누는 것입니다.

게임은 집단 활동에 매우 유용한데 사별 아동이 금기시되는 감정과 생각을 쉽게 표현하도록 해 줍니다. 아동이 모두 참여하는 게임은 죽음에 대한 논의를 정상화해 주는 좋은 방법이며 아동이 새로운 대처 방법과 관계 맺는 방법을 알려 줍니다.

사별 아동이 사용하기에 적합한 게임 방법으로는

① 크레용과 다섯 개의 비어 있는 카드를 제공하여 다섯 가지 서로 다른 감정을 가진 다섯 개의 얼굴을 그리게 합니다. 다섯 가지 감정은 슬픈, 기쁜, 화난, 무서운, 외로운 감정이다. 각자 그림을 완성한 후, 얼굴 모습이 밑으로 가게 하여 덮어 둡니다. 한 사람씩 하나의 카드를 선택하고, 선택된 카드에 그려진 감정과 같이 자신이 경험한 감정을 말하게 합니다. 또는 카드를 섞어서 무작위로 잡힌 감정을 말하게 할 수도 있습니다.

② 죽음에 대한 한 가지 질문을 써서 상자에 넣고 섞은 후 한 사람씩 질문을 뽑아 큰 소리로 읽고 질문과 관련된 토론을 할 수 있습니다.

모래놀이 치료 또한 적용이 가능한 데, 아동이 자연스럽게 모래상자를 꾸미도록 할 수도 있고 아동에게 자신이 생각하는 천국, 부모와 함께 지낼 때와 그렇지 않을 때 등 주제를 선정하여 아동이 모래상자를 꾸미도록 하고 아동과 이야기를 나눌 수 있습니다.

청소년의 상실 경험과 공감적 소통

1. 청소년기 뇌의 특징

　청소년들의 죽음에 대한 태도와 인식의 특성을 알기 위해 청소년기 뇌의 특징을 살펴보겠습니다. 이러한 선행 작업은 죽음태도와 인식에 대한 청소년만의 특징과 다른 발달단계와의 차이를 살피는데 중요한 근거가 됩니다.

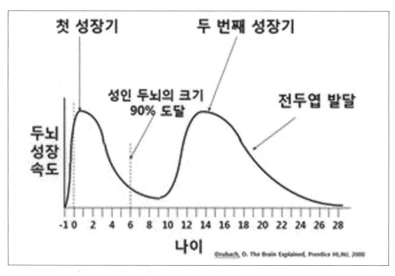

[그림1] 인간 뇌의 발달 곡선

1) 청소년의 뇌는 공사중

우선 신경세포의 연결망입니다. 태어난 후 처음 2년 동안 신경세포는 수많은 시냅스를 부지런히 만들고 또 만들어냅니다. 그 결과 생겨난 신경세포의 연결망은 상당히 거칠고 조잡합니다. 그러다가 만 두 살이 지나면서부터는 거의 활동하지 않는 수십억 개의 시냅스가 다시 해체됩니다. 반대로 자주 이용되며 이미지 소리, 냄새, 감정, 움직임 등 세상을 구성하는 모든 정보를 전달하는 시냅스는 점점 더 강화되고 안정이 됩니다. 두 살에서 열 살까지 뇌에서는 어마어마하게 많은 일이 벌어지지만, 근본 원칙만큼은 한결같습니다. 중요한 연결 고리는 강화하고 중요하지 않은 연결고리는 해체한다는 것입니다. 그러면 사춘기가 시작되면 뇌에서는 또다시 새로운 일이 일어납니다. 약 10년 전에 그랬던 것처럼 새로운 시냅스가 만들어지는 것입니다.

하지만 그때와는 분명한 차이가 있습니다. 한 살짜리 아이의 뇌는 거의 무차별적으로 시냅스를 생성해 내며 무조건 많이 만들려는 듯 보일 정도입니다. 그에 비해 사춘기 청소년의 뇌는 분명한 목적에 따라 신경 세포를 연결합니다. 전두엽이 뇌에서 주도권을 잡게 되는 날을 준비하려는 목적입니다. 그리하여 청소년의 뇌는 연구자들이 '청소년의 뇌는 공사 중'이라는 표현을 쓰기도 합니다. 대뇌 피질의 가장 앞쪽, 이마의 바로 안쪽에 있는 전두엽은 인성, 성격, 자아 등 의식과 연관된 작용을 담당하는 곳인데 이 전두엽은 뇌과학자들의 연구 결과, 남자 평균 30세, 여자 평균 24세에 완성된다고 합니다.

즉, 이 말은 우리가 청소년의 신체 성장만을 보고 성숙한 사고를 할 수 있다는 것은 오해라는 것을 뒷받침해주는 결과입니다.

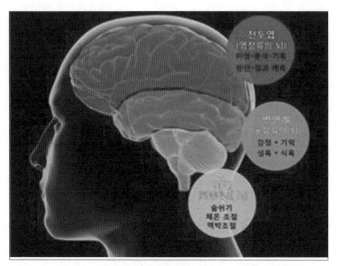

[그림2] 인간 뇌의 3층 구조

조금 더 자세히 설명해 드리자면, 그림과 같이 인간의 뇌는 크게 3층 구조로 이루어져 있습니다. 제일 아래층이 뇌간입니다. 뇌간은 기본적으로 생명을 유지하는 역할을 합니다. 집에 비유하면 지하층으로 볼 수 있습니다. 뇌간은 심장이 뛰거나 호흡을 하거나 체온을 조절하는 일 등을 관장하며 뇌간은 엄마 뱃속에서 거의 완성됩니다. 그래서 아기들은 태어나자마자 젖도 빨고, 소화도 하고, 배설도 하고, 잠도 자고, 체온 조절도 할 수 있지요. 뇌간의 구조와 기능은 파충류와 같다고 해서 파충류의 뇌라고도 부릅니다.

그 위층이 변연계입니다. 영유아기, 아동기, 사춘기에는 변연계가 왕성하게 발달합니다. 변연계는 감정을 거의 주관하기에 '감정의 뇌'라고도 부릅니다. 감정뿐만 아니라 기억, 식욕, 성욕도 주관합니다. 집에 비유하면 1층으로 볼 수 있습니다. 변연계의 구조와 기능은 포유류와 거의 같아서 '포유류의 뇌'라고도 합니다. 그래서 강아지와 고양이 등 포유류도 사람처럼 감정이 있습니다.

뇌의 맨 윗부분이 전두엽입니다. 말과 글을 배우고, 생각하고, 판단하고, 종합하고, 우선순위를 정하고 정리·정돈하고, 감정이나 충동을 조절하는 일을 하는 부위입니다. 집에 비유하면 2층입니다. 그렇기에 위에서 말씀드린 대로 청소년 시기에는 전두엽에서 할 수 있는 이성, 분석, 기획, 판단, 결과 예측이 어렵습니다. 하지만 뇌과학이 연구되기 전, 즉 청소년기에 전두엽이 완성되지 않는다는 연구가 이루어지기 전에는 많은 오해가 있었습니다. 체격이 크고 성숙해 보이는 청소년은 판단도 어른만큼 할 수 있을 거라 믿었기에 어른들이 이해하기 힘든 청소년기의 특징이나 언행을 '사춘기의 의도적인 사악함'으로 해석하는 경우도 있었습니다.

위에서 말씀드린 대로 뇌세포의 연결망이 과잉 생산되고, 뉴런과 시냅스의 연결이 굉장히 많이, 빠른 속도로 일어나며 '청소년기의 뇌는 공사 중'이 되면서 청소년기 아이들은 머릿속이 어수선하고 올바른 판단을 내리는 것이 불가능하기 때문입니다. 또한 변연계가 예민한 상태라 개인차는 있지만, 충동적이고, 성욕과 식욕이 왕성하고 감정이 불편할 땐 욕도 잘하고, 무례하게 하는 경우가 종종 있습니다. 사춘기 동안 뇌의 확장공사가 성공적으로 이루어지면 거실도 있고 정원도 있는 멋있는 집이 완성되겠지만 그 시기에 부모님이나 선생님과 갈등을 빚거나 상실을 경험하게 된다면 건축자재에 깨진 유리조각, 지푸라기, 휴지 같은 것들이 들어가는 것과 같습니다.

즉 청소년기에 집이 제대로 지어지면 어른이 된 후 어떤 상처를 입더라도 벽지만 다시 바르는 정도로 치유가 되지만 당시 큰 상처, 사건을 경험하면 어른이 되어서도 치유하기가 어렵고 많은 노력이 필요하게 됩니다.

2) 뇌가 '공사 중'인 청소년을 대하는 법

그렇다면 이런 청소년 아이들을 어떻게 하는 것이 건강한 '뇌 공사'를 돕는 것일까요?

뇌과학자들은 충분하게 수면하는 것도 뇌 발달에 도움이 된다고 합니다.

신생아들이 뇌에서 뉴런들이 도로망을 연결하느라 많은 시간의 수면을 하는 것처럼 청소년도 마찬가지로 뇌에서 연결망을 새롭게 하느라 무척 피곤하기 때문에 충분한 수면을 하는 것은 뇌 회로가 연결되고 기억되고 강화되는 데에 아주 중요하다고 합니다.

또한 청소년과 대화할 때는 감성적으로 접근해야 합니다.

청소년과 대화할 때 이성, 논리, 합리의 차원에서 다가가면 아이들은 거의 마음의 문을 닫아버리기에 감정적 차원에서 이야기를 하는 것이 필요합니다. 부모와 교육자가 정신적 충격과 상처로부터 보호를 해주고, 정서적으로 안정감을 주는 것이 이 시기의 청소년에게 무엇보다 필요한 일입니다.

2. 청소년의 공감적 소통

1) 상실을 경험한 청소년을 돕는 방법

상실을 경험한 청소년들에게 우리가 알고 있는 슬픔의 단계를(부인-분노-타협-우울-수용) 비추어 어느 단계를 경험하고 있는지를 살피는 일도 중요합니다만 청소년기의 아이들을 대하는 데에 있어서 가장 중요한 것은 '안전감'을 느끼도록 하는 것입니다.

애착이론(Attachment Theory)에서 다루고 있는 개념으로는 이를 '안전 기지', '안전한 은신처'라고 합니다. 애착이론에 따르면 애착은 아이에게 근본적인 안전 기지로서 기능하고 유아는 스트레스 상황에서 애착 대상에 접근하여 위안을 얻고자 하며, 애착 대상을 안전 기지로 삼아 새로운 주위 환경에 대해 불안해하고 거부감을 갖기보다 호기심을 가지며 탐색할 수 있게 된다고 합니다. 이후 영아는 자신과 타인, 그리고 세상에 대한 인지적 상들을 발달시키게 되며, 이는 내적 작동 모델로서, 친밀한 대인 관계 및 전반적인 사회적 관계에 영향을 미친다고 합니다. 그리하여 정서적 안정 및 조절, 자기 조절과 대인 관계의 토대가 되는 것인데 상실을 경험한 청소년들에게 '상실'의 의미는 상실 대상에 따라 어린 시절 아이의 안전 기지를 상실한 경우도 있을 수 있고, 그 외 다른 대상, 상황일 수는 있으나 무엇보다 중요한 것은 '안전감'을 느낄 수 있도록 돕는 것입니다.

안전감을 느낄 수 있도록 돕는 데에는 여러 가지 방법이 있을 수 있습니다만 아이에게 일관성 있는 태도로 함께 머물러 신뢰를 쌓는 것이 필요합니다. 동시에 상실을 경험한 청소년의 경우, 아이의 감정이 어떠한지를 면밀히 살피고, 충분히 들어주고 공감해주며 지지를 하는 것이 필요합니다. 이런 때에 어른의 입장으로 상실에 대해 이성적인 이야기로 사실에 대한 진위를 요모조모 이야기하거나 상황에 대한 이야기를 분석적으로 나누는 것은 효과적이지 못합니다. 우선은 어떤 기분을 느끼는지, 무엇이 가장 힘들고 어떤 것을 나누고 싶어 하는지를 아이의 입장에서 충분히 이야기할 수 있도록 대화를 유도하는 것이 효과적입니다.

세계적인 관계치료의 대가이자 감정코칭을 창시한 존 가트맨 박사(Dr. John Gottman)는 감정코칭의 핵심을 '감정은 수용하되 행동은 바람직한 방향으로 수정해주는 것'이라고 했습니다. 그 말은 아이가 상실에 대한 반응 혹은 행동이 어른 입장에서 옳지 못하다고 해서 그것을 먼저 수정해주는 것이 아닌, 우선은 어떤 감정이든 다 느낄 수 있음을 공감해주고 수용해주며 이야기를 충분히 나눈 뒤, 그 이후 바람직한 방향이 무엇인지를 함께 나누는 것을 이야기 하는 것입니다. 감정코칭이라는 용어는 죽음학의 애도 상담과 밀접한 관련이 있습니다. 감정코칭의 시각에서 아이와의 소통을 이야기해보자면 감정코칭은 총 5단계로 이루어집니다.

1단계. 감정을 포착한다.
2단계. 서로 이야기 나눌 수 있는 좋은 기회라고 여긴다.
3단계. 감정을 들어주고 공감한다.
4단계. 감정에 이름을 붙인다.
5단계. 바람직한 방향으로 선도한다.

3. 감정코칭 5단계에 따른 소통

상황을 하나를 예로 들면서 단계를 살펴보겠습니다. 교실 내에 한 아이가 함께 살던 할머니의 죽음 이후 집에 들어가지 않고 친구 집에서 자거나 다른 집에서 자는 것을 원하는 아이가 있다고 가정해보겠습니다.

1) 감정코칭 1단계: 감정을 포착한다.

1단계인 '감정을 포착한다' 라는 것은 아이의 감정이 어떤 상태인지를 살펴보는 것입니다.

감정을 포착하는 일은 따로 연습이 필요 없다고 생각하실지 모릅니다만 결코 쉽지 않습니다. 어른들이 흔히 하는 실수가 아이의 감정을 알기 전에 눈에 보이는 행동에 초점을 맞추어 행동을 먼저 지적하는 것이 익숙하기 때문입니다.

감정을 포착하는 방법으로는 표정을 읽는 연습을 해야 합니다. 우리는 흔히 웃으면 행복하고, 울면 슬프고, 인상 쓰면 화난 것만을 읽고는 감정을 안다고 생각합니다만 감정은 이렇게 간단하지가 않습니다. 어른들이 느끼는 감정도 상당히 다양하듯 아이들도 여러 감정을 느끼고 있음을 알고, 표정을 보며 아이가 어떠한지 표정을 보며 알아차리는 연습이 필요합니다. 또한 아이에게 직접 기분이 어떤지 묻는 것도 좋은 방법입니다. 아이의 감정을 물어볼 때는 특정 감정을 집어서 "너 화가 났구나." "많이 놀랐구나."라고 하는 방법보다는 아이 스스로가 표현할 수 있도록 하는 것이 중요합니다. 이후 아이가 자신의 감정을 이야기했을 때 그 아이가 느껴봤을 만한 감정을 상상하는 것도 좋습니다. '우리 아이가 혹은 내 학생이 이러이러한 상황이 있었는데 이런 감정을 느꼈었구나' 하면서 아이의 입장에서 그 느낌을 상상해보는 것입니다.

위의 예와 같이 상실을 경험한 아이에게 1단계를 적용해본다면 아이의 감정이 어떠한지를 알아차려 보는 것입니다.

표정을 보면서 어떤지를 살피며, '공허해 보이네', '당황스러워 보이네', '일상이 벅차 보이네' 등의 감정을 표정을 살피며 추측해보는 것도 좋은 방법입니다. 혹은 아이에게 직접 물어보는 것입니다. "오늘 기분이 어떤지 물어봐도 괜찮을까?" 혹은 "선생님이 보니까 우리 00가 굉장히 마음이 무겁고, 힘들어 보이는데 어떤 기분인지 물어봐도 괜찮을까?", "선생님이 00가 힘든 일을 경험했다는 이야기를 듣고, 조금이라도 도움이 될 수 있을까…하는 마음에, 이야기를 조금 나눠보고 싶은데 괜찮을까? 혹시 기분이 어떤지 이야기해 줄 수 있니?" 라는 식으로 먼저 표정을 보며 다가가고 있음을 느끼게 해주거나 아이의 힘든 일에 함께 머물고 지지하고 있다는 마음을 느낄 수 있도록 하는 것입니다.

2) 감정코칭 2단계: 좋은 기회로 여기기

감정코칭 2단계의 경우, 아이의 감정을 포착했을 때 그것을 '좋은 기회로 여기는 것' 입니다. 즉 '연결하기' 라고도 합니다. 아이가 강한 감정을 보일 때, 회피하거나 귀찮게 생각하지 않고 아이와 연결하고 아이가 성숙해질 수 있도록 돕는 기회로 반갑게 여기라는 것입니다. 또한 아이에게 적극적으로 관심을 보이고 아이와 긍정적인 관계를 형성할 기회로 삼으라는 뜻이기도 합니다.

우선 2단계의 경우, 교실 상황에서 바쁠 때나 정신이 없는 상태에서 아이의 슬픔이 느껴진다고 마음 무거워하며 언제 이런 얘길 나눠야 하나 당황할 필요 없이 내가 지금 아이의 이야기를 충분히 들을 수 있는 상황인지를 먼저 점검하는 것이 필요합니다. 감정코칭은 하지 말아야 할 여러 상황들이 있으나 함께 이야기 나눌 어른의 감정이 편안한지, 너무 피곤하지는 않은지를 점검하여 충분한 시간을 가지고 시작을 하는 것이 중요합니다. 그러기 위해서는 평상시 교사 자신의 신체, 감정, 생각이 안정된 조율 상태인 것을 알아차리는 것이 필요합니다. 몸은 너무 피곤한데 머리로는 아이를 도와야 할 것 같고 감정적으로는 부담이 된다면 적절한 시기가 아니니 내가 지금은 이야기 나눌 수 있는 상태가 아니라는 것을 알아차려야 합니다.

내가 안정된 상태에서 아이와 차분한 분위기에서 서로 마주 앉아 있다면 아이 또한 교사의 안정감을 느끼고, 어떤 이야기를 나누어도 안전하다는 것을 몸으로 느끼며 두 사람이 충분히 연결될 좋은 기회라는 것을 느낄 것입니다.

3) 감정코칭 3단계: 감정을 들어주고 공감한다.

많은 부모와 교사들이 감정을 보지 못하고 행동을 먼저 보는 탓에 아이들이 더 큰 문제를 일으키게 된다는 사실을 안 아동 심리학자 하임 기너트 (Haim G. Ginott) 박사는 "감정을 먼저 읽어주고 수용하고 공감해 주면 아이들은 어른의 말을 귀 기울여 듣고 바람직한 행동을 한다."라고 말했습니다.

즉, 어른들은 흔히 '나는 감정을 들어주고 공감하는 것을 잘하고 있다' 고 생각하지만 가장 쉽게 하는 실수는 '내가 그 감정 다 안다.', '나는 다 너희들이 경험한 걸 경험해봤어!' 라는 식의 표현 혹은 표정을 지으며 대화할 때가 있습니다. 어른의 입장에서 많은 경험을 통해 여러 감정을 경험했을 수 있으나 모든 상황에서 사람들이 느끼는 감정은 모두 다르다는 것을 알아야 합니다. 그리고 아시다시피 상실을 경험함에 있어 언뜻 비슷해 보이는 상실이 있을 수 있지만 모든 상실의 느낌은 각자가 다르기에 더욱 조심스럽게 다가가야 합니다.

아이의 그 경험이 어떤 기분으로 느껴지는지, 어떤 일들이 있었는지에 대해 아이의 입장에서 상황과 감정들을 이야기하고 싶은 만큼 나눌 수 있도록 들으며, 지금 그 감정이 충분히 그럴 수 있다는 것을 공감해주며 이야기를 들어주어야 합니다. 방법으로는 경청하고 관심을 가지고 공감하는 것이 필요하며. 경청을 하면서 주의해야 할 사항으로는 그 어떤 것도 단정해선 안 됩니다.

예를 들면 아이가 "할머니가 돌아가시고 나니까 살아계실 때 생각이 자꾸 나요"라고 했을 때 "더 잘해드리지 못한 것이 후회되는 구나…"라던가, "할머니가 많이 보고 싶은가 보구나"라는 식의 말들도 모두 단정입니다. 설령 이것이 사실이어도 단정은 그 이야기를 하고 있는 아이가 부담을 느끼고 혹여 틀렸다면 더 이상 이야기 나누고 싶지 않은 기분을 느끼게도 할 수 있습니다. 그리하여 이야기를 들을 때에는 아이가 한 말을 거울식으로 말을 해주는 것도 도움이 됩니다. 그것을 거울식 반영(mirroring)이라고도 하는데요. 더 보태지도 말고 빼지도 말고 아이의 말을 그대로 따라 해주는 것인데요. 아이가 "할머니가 돌아가시고 나니까 살아계실 때 생각이 자꾸 나요"라고 했다면 "할머니가 돌아가시고 나니 살아계실 때 생각이 자꾸 난다는 거구나.."라고 그대로 말을 해주는 것입니다. 이것은 말하는 사람에게 상대가 지금 내 이야기를 잘 들어주고 있다는 안정감을 줍니다.

누군가가 내 이야기를 '잘' 들어준다는 것은 말하는 사람에게 아주 중요한 안정감입니다. 하지만 주의할 점은 매 문장으로 하실 필요는 없고, 중간중간 아이의 이야기 속에서 중요하거나 의미가 있다고 느껴지는 것들을 따라서 말해주시는 것이 좋습니다.

또한 경청하면서 관심을 가지고 질문을 하실 때가 있는데요. 그럴 때 주의하면 좋을 것이 물어볼 때 '왜' 라고 묻지 않고 '무엇 때문에', '어쩌다가', '언제부터' 라는 식으로 물어보는 것이 좋습니다. 그것이 왜 중요할까요?

예를 들어 아이가 "할머니가 돌아가신 뒤로 할머니 방을 지나갈 때마다 불편해요"라고 했을 때 "왜?"라고 묻는다면 때에 따라 말을 이어가기가 어려운 느낌을 받을 수 있다. '왜' 라는 질문이 듣는 사람은 궁금해서 묻는 질문이지만 말을 하는 입장에서는 무언가 굉장히 타당한 말을 해야 할 것 같은 느낌, 근거 있는 말을 해야 할 것 같은 부담을 주기도 합니다. 그래서 더 말을 이어가는 것이 불편하게 느껴질 수도 있으므로 대화의 흐름에 방해가 될 수도 있습니다. 그래서 아이가 "할머니가 돌아가신 뒤로 할머니 방을 지나갈 때마다 불편해요"라고 했다면 '왜' 대신 "어떤 것 때문에 불편하게 느껴지니?" 혹은 "무엇 때문에 그런지 생각해본 적이 있니?"라는 식의 질문을 하는 것이 좋습니다.

그런 뒤 대화에서 가장 중요한 공감을 해주시면 되는데요. 존 가트맨 박사는 공감에서 가장 중요한 것은 타당성 인정이라고 이야기했습니다. '네 입장에서는 충분히 그럴 수 있었겠다'는 식의 타당성을 인정해주는 것입니다. 가끔 어른의 입장에서 아이가 느끼는 감정이 이해가 안 되고 그 감정에서 빨리 벗어나게 해주고 싶은 마음에 어른이 생각하기에 긍정적인 감정으로 느낄 수 있도록 이끄는 경우가 있는데, 이것은 대화에 방해가 됩니다.

예를 들면 아이가 "할머니가 아프실 때 더 돌봐드리지 못해서 죄송한 마음이 들어요"라고 했는데 "00가 마음이 참 착하구나, 이제는 죄송해할 필요 없어. 할머니도 다 아실 거야"라는 식으로 뜬금없는 칭찬을 하면서 위로한다는 마음으로 미안함을 느끼지 않도록 하는 말을 하는 경우가 있는데요. 이런 것은 상대에게 전혀 위로되지 않습니다. 이럴 때는 충분히 네 입장에서는 그런 기분을 느낄 수도 있음을 인정해주시는 것이 차라리 더 좋습니다. "할머니가 아프실 때 조금 더 못 돌봐드렸다고 생각하면 선생님이라도 죄송한 마음이 들 것 같아. 선생님이라면 후회도 좀 되고, 다시 돌아간다면 더 잘할 수 있는데.. 하는 아쉬움도 들 것 같은데 00는 어떻니?" 하면서 공감하고, 아이가 느끼는 감정들을 더 충분하고, 다양하게 이야기 나눌 수 있도록 유도하는 것도 좋은 방법입니다.

또한 아이가 느끼는 그런 다양한 감정이 당연히 그럴 수 있음을 지지하는 것도 좋습니다. 혹은 다른 사람들도 '상실'을 하고 나면 그러한 여러 감정을 느낀다는 것을 전하는 것도 도움이 됩니다. "함께 살던 가족을 잃고 나면 허전하고, 그립고, 슬프고, 어떨 때는 내가 뭔가를 좀 더 했더라면 다른 결과가 있진 않았을까? 하는 생각을 하기도 해. 선생님은 예전에 아버지가 수술을 받은 뒤 경과가 좋지 않아 돌아가셨는데, 그 때 돌아가시고 나니까 수술을 안 했다면 훨씬 더 오래 살지 않으셨을까 하는 생각을 하면서 수술에 동의한 것을 후회한 적도 있거든." 이런 식으로 여러 가지의 이야기를 나누며 혹은 자신의 경험을 나누면서도 공감을 전할 수도 있습니다.

혹은 내가 경험한 것이 아니라면 솔직하게 같은 경험을 한 적이 없는 것을 전하는 것도 괜찮습니다. "선생님이 아직은 가족의 상실을 경험한 적이 없어서 OO의 마음을 다 헤아리기는 어렵지만 OO의 이야기를 들으니까 정말 OO의 입장에서는 그런 감정을 느낄 수도 있을 것 같아."라는 식으로 대화를 이어나가는 것도 좋습니다.

이렇게 아이와 이야기 나누는 과정에서 아이가 감정을 표현할 때마다 공감해주며 충분히 이야기를 나누다 보면 아이가 어느 순간 솔직하게 많은 이야기를 나눌 수 있음에 편안해함을 느낄 때가 옵니다. 그것을 이야기 시작 몇 분 후, 혹은 아이의 표정이 어떻게 바뀌는지 등의 객관적인 잣대는 없습니다만, 이야기를 나누다 보면 그 느낌이 절로 느껴집니다. 아이는 선생님과 이야기를 나누며 선생님이 진심으로 경청하고 공감해주니 마음이 열리는 경험을 하는 순간입니다. 그러면서 이 선생님이라면 무슨 말을 해도 될 것 같고, 나를 끝까지 믿어주고 응원해줄 것 같은 신뢰감을 느끼게 되는 것입니다. 마치 힘들었던 얼굴에서 약간의 여유가 느껴진다거나 인상 쓰고 고통스러워하던 아이가 더는 인상을 쓰지 않고 술술 이야기를 한다거나. 이것은 상황과 연령, 성별, 상황에 따라 다르므로 정답은 없습니다만, 시도해보신다면 그 느낌을 더 잘 이해하시리라 생각합니다.

4) 감정코칭 4단계: 감정에 이름을 붙인다.

'감정에 이름을 붙이기 '라는 것은' 감정 명료화하기 '입니다.

가트맨 박사는 감정에 이름을 붙여주는 것은 '감정'이라는 문에 손잡이를 달아주는 것과 같다고 비유합니다. 문에 손잡이가 없으면 들어가거나 나가는 방법을 알 수가 없는 것과 같습니다. 막연하게 느껴지는 감정에 이름을 붙여주면 '아, 이런 감정이 상실감이구나', '아, 이런 감정이 그리움이구나' 라고 명료하게 알 수가 있습니다. 감정에 이름을 붙여서 명료하게 알게 되면, 다음엔 비슷한 상황이 생겼을 때 '상실감을 느낄 땐 이렇게 하면 되지' 라는 식으로 아이 나름의 대처 능력을 갖추게 됩니다.

감정에 이름을 붙인다는 것은 감정은 우뇌의 역할이고, 좌뇌는 대응합니다. 마음속에 일어나는 복잡한 감정에 대처하고 싶지만 뭔지 모르면 대책이 없습니다. 그리하여 아이의 이야기를 들으며 상황과 감정을 쭉 연결해주면 아이는 자신의 감정이 인정받는 느낌을 받으며 상황을 조금 객관적으로 받아들일 수 있는 단계에 이릅니다.

예를 들면 이런 식으로 정리를 하는 것이지요. 아이의 이야기를 충분히 듣고 공감한 뒤 "우리 00가 할머니께서 돌아가신 뒤로 자주 생각이 나고 할머니 방을 지나갈 때마다 보고 싶은 마음에 그립기도 하고, 더 잘해드리지 못한 것이 후회되고.. 그래서 집에 들어가는 것이 싫었다는 거구나."라는 식으로 정리를 해주는 겁니다. 그러면 아이 스스로 내가 왜 집에 들어가는 것이 싫었는지, 내가 왜 마음이 늘 불편했는지가 정리되며 후련함을 느끼기도 합니다.

그렇듯 감정에 이름을 붙이고 나면 해결책을 쉽게 찾을 수도 있습니다. 정체 모를 강한 감정을 느끼며 행동했던 것에서, 가끔은 극단적인 행동을 생각하기도 하던 상태에서 누군가 내 편이 되어 주고, 나를 이해해주는 사람이 생겼다는 것을 느끼게 되면 앞으로 어떻게 대처하면 좋을지를 생각할 수 있습니다.

무조건 집에 들어가지 않고 피하는 것만이 아닌 '내가 조금 다른 방법으로 지금 이 상황을 견딜 만한 것이 없나'라고 생각할만한 여지가 생기는 것입니다.

5) 감정코칭 5단계: 바람직한 방향으로 선도한다.

아동에 비해 청소년들은 바람직한 행동의 폭과 가능성이 무궁무진할 정도로 확장됩니다. 신체적으로 보더라도 중학생의 키와 몸무게가 어른을 능가하는 경우도 많고, 힘도 세서 선택할 수 있는 행동이 어른과 맞먹을 수 있지요. 인지적으로도 책, TV, 인터넷, 스마트폰 등을 통해 받아들이는 정보의 양과 범위가 어른의 상상을 초월하는 학생들도 많습니다.

하지만 어른보다 부족한 것은 실생활에서의 경험과 경험에 대한 평가나 해석, 그리고 분별력과 판단력 등입니다. 전두엽의 미성숙과 뇌의 공사 때문에 그렇다는 것인데요, 그렇기에 청소년기의 아이들을 두고 '알아서 하겠지'라는 식은 아이를 방관하는 것과 같고, 그것은 아이가 위험한 행동과 잘못된 행동을 저지를 가능성을 열어두는 것입니다. 아이가 결과에 대한 책임이나 교훈을 배울 수 있도록 하기 위해서는 부모나 교사가 일방적으로 "이렇게 해!"라고 하는 것이 아닌 "어떻게 하면 좋을까?", "네가 가장 원하는 것은 어떤 것이니?"라는 식으로 아이 스스로 생각할 수 있도록 함께 이야기 나누어 보는 것입니다.

이럴 때 아이가 이런저런 생각을 하면서 자신의 이야기를 해볼 수 있도록 하며 그것이 감정코칭에서의 바람직한 행동으로 제안하는 틀인 '나와 남에게 해가 되지 않는' 방법의 하나라면 믿어보고 지지하는 것입니다.

설령 아이가 최선의 선택을 하지 못했어도 괜찮습니다. 어른의 지도도 최선이 아닐 수 있습니다. 아이 스스로 자신이 선택한 방향을 가본 뒤 실수를 했을지라도 또 배움이 있을 것입니다. 그것이 '성장'입니다.

우리는 앞으로 살아갈 아이들의 매 순간 함께하여 아이에게 '바람직한 방향'을 선도할 수 없습니다. 그저 아이가 스스로 생각하고, 바람직한 방향이라고 생각하는 방향을 가보며 잘못 갔으면 반복하지 않길 바라는 마음으로 지켜보고, 잘 선택했다면 지지하는 것을 통해 아이가 어떤 상황에서도 자신의 감정을 알아차리고 감정대로 행동하는 것이 아닌 자신의 해결책을 선택하며 책임지는 힘을 길러주는 것이 어른의 몫입니다.

바람직한 방향이라는 것에 대해 존 가트맨 박사는 아주 간단한 한가지의 공식을 전했습니다. '나와 남에게 해가 되는 것은 안 돼' 어떤 일이든 이 공식에만 대입해본다면 어른으로서 무슨 말을 해야 할지 모를 때에도 큰 길잡이가 되기도 합니다.

예를 들어 아이가 할머니가 돌아가신 뒤 집에 들어가길 꺼려 친구 집과 다른 집에서 자려고 했다면 그것을 이제 나눠보면 됩니다.

아까 4단계에서 했던 "우리 00가 할머니께서 돌아가신 뒤로 자주 생각 나고 할머니 방을 지나갈 때마다 보고 싶은 그리움도 들고, 더 잘해드리지 못한 것이 후회되고 그래서 집에 들어가는 것이 싫었다는 거구나."라는 말에 이어 "그럼 이젠 어떻게 하면 좋을까? 할머니가 생각나는 마음에 집을 나와서 사는 것 대신 다른 방법은 어떤 게 있을까?" 그럴 때 아이가 여러 가지의 이야기를 나눌 수도 있습니다.

"집에 들어가 할머니가 보고 싶다고 느낄 땐 할머니 납골당을 데려가 달라고 부모님께 말하고 싶어요" 혹은 "할머니가 보고 싶을 때마다 꺼내 볼 수 있는 물건을 하나 갖고 싶어요" 등 아이의 이야기를 듣는 것도 방법입니다.

혹은 아이가 잘 모르겠다고 말한다면 그때 어른의 개입이 이루어지면 됩니다.

방법으로는 적절한 질문을 하는 것입니다.

아이가 느끼는 가장 핵심 감정은 '그리움' 이기에 그것을 대신할 방법이 여러 가지가 있음을 제시하는 것입니다. 교사가 떠오르는 여러 가지 형태의 방법을 떠올려보며 제안을 해보는 것입니다.

"선생님이 지금 00의 이야기를 들으면서 00가 할머니에 대한 그리움이 크다는 것이 느껴져. 그럴 때 할 수 있는 방법은 어떤 게 있을까.. 생각해보고 싶은데.. 선생님이 떠오르는 것들을 얘기해 봐도 괜찮을까?"라고 하면서 조심스럽게 아이가 들을 수 있는 상황인지도 살펴보며 이야기 나눠보는 것입니다.

예를 들면 할머니가 생각날 때마다 초를 켜며 할머니를 생각해보는 것, '할머니' 하면 가장 떠오르는 것을 생각하거나 물건을 찾아볼 수 있도록 하는 것, 마음이 조금 나아질 때까지는 부모님께 요청하여 주말마다 납골당을 다녀오는 것 등 어떤 것이든 함께 이야기 나눠보고 그중에서 가장 먼저 해볼 수 있는 것을 선택하도록 돕는 것입니다.

그렇게 한 뒤, 마무리에는 지금 기분은 어떤지를 점검해보는 것이 중요합니다.

아이가 "선생님 말씀대로 그리울 때 납골당을 다녀오고 싶어요."라고 말했다면 "납골당을 다녀온다면 기분이 어떨 것 같니?"라고 물어보는 것입니다. 그랬을 때 아이가 "납골당에 가서 할머니 유골함 앞에 서 있으면 조금 편안하고 눈물이 나면서 좀 후련할 것 같아요."라고 하며 긍정적인 반응이 나온다면 감정코칭이 잘 된 것입니다.

하지만 아이가 당시 감정을 떠올려봤는데 "할머니 유골함 앞에 가면 죄스럽고 후회가 될 것 같아요."라고 한다면 선택할 다른 방법을 생각해볼 수 있도록 다시 이야기 나누는 것이 필요합니다.

감정코칭이란 문제를 해결하는 기술이 아니라 긍정적이고 신뢰할 수 있는 인간관계를 형성하는 기술입니다. 즉, 문제를 해결해 나갈 수 있는 기본을 마련하는 것입니다. 그것은 아이에게 나의 문제를 다 해결해 주지는 않더라도 나의 이야기에 귀를 기울여주고 공감해 주는 어른이 곁에 있다는 것만으로도 앞으로 살아가는 데에 있어 스스로 어떤 일이 생겨도 여러 방식으로 '이겨내 볼 수 있겠다'라는 희망감을 갖게 됩니다.

참고로 아이와 감정코칭 이후 마무리를 할 때는 "00야. 우선 그럼 00가 선택한 이 방법으로 한번 해보고, 그런데도 조금 불편하고 힘들다면 언제든지 선생님과 다시 또 이야기 나눠보자.'는 것을 전한다면 아이는 다시 이야기 나눌 수 있는 지지자가 있다는 것에 큰 힘을 얻게 됩니다.

이렇듯 감정이 예민한 시기의 아이들과 이야기를 나눌 때는 감정 차원에서 차근차근 이야기를 나누게 된다면 자신의 이야기를 솔직하게 털어놓으며 혼란스러운 마음을 알아차리는 동시에 자신이 느끼는 것들이 잘못되거나 이상한 것이 아님에 안정감을 느낄 수 있습니다. 또한 이따금 주위 사람의 상실에 대해 아동과 청소년기 아이들이 느끼는 죄책감 같은 것에서도 훨씬 빠르게 회복 될 수 있습니다.

6) 감정코칭을 받은 아이들의 특징

50년 동안 4,000쌍의 부부와 가정을 연구한 관계치료의 대가라 불리는 존 가트맨 박사(Dr. John Gottman)의 연구 결과, 감정코칭형 아이들의 특징으로는 자신의 감정조절을 잘하고, 타인의 감정을 잘 이해하고, 또래 관계가 좋고 사회 적응력이 우수하며 새로운 변화에 능동적이고 긍정적으로 대처한다고 합니다. 또한 문제해결 능력이 뛰어나고 집중력이 좋고, 학습능력도 우수하고, 부모의 이혼이나 갈등상황에서도 회복탄력성이 높고 심지어 감염성 질병에 걸리는 확률도 낮다는 것이 밝혀졌습니다.

상실을 경험한 청소년들에게 누군가의 다독임 혹은 지지가 필요한 그 시기를 놓치지 않고 다가가 충분히 자신의 감정을 이해하고, 그럴 수 있음을 인정받으며 다시 일상생활에서 어떻게 생활해 나가야 할지 방향을 스스로 점검할 수 있도록 소통하는 것은 아이를 위한 일이기도 하지만 같은 반에서 함께 생활하는 다른 학생들에게도 안정감을 주며, 한 학급을 이끄는 선생님에게도 보람과 가치 있음을 느끼는 일이 되리라 생각합니다.

영화로 살펴본 삶과 죽음

11차시

1. 영화 속 죽음의 의미 – '죽음, 삶과 관계의 완성'

1) 영화 〈바라나시〉를 통해 본 삶과 관계의 완성

죽음에 관한 여러 책이나 영화를 보면, 한 가지 공통점을 발견하게 됩니다. 죽음은 결코 삶과 분리될 수 없는 동전의 양면과 같다는 점입니다. 이는 좋은 죽음을 맞이하기 위해서는 열심히, 착하게 살아야 한다는 일반적이고, 교훈적인 막연한 이야기로 들리기도 해서 현실적으로 잘 다가와지지 않기도 하지요. 그러나 죽음에 대해 많은 공부를 한 대부분의 죽음학자들은 이구동성으로 죽음은 결코 삶과 분리시켜서 생각할 수 없는 것이라고 언급합니다. 왜 그럴까요? 그에 대해서는 여러 가지 학설들이 있겠으나, 여기서는 영화를 통해 그 답을 찾아보기로 하지요. 먼저, 〈바라나시(Hotel Slavation)〉라는 영화를 통해 생각해볼까요?

영화 〈바라나시〉(2017)는 인도의 젊은 감독 슈브하시슈 부티아니 (Shubhashish Bhutiani)의 작품인데요, '바라나시'는 인도 우타르프라데 시주에 있는 도시로 '찬란한 빛의 도시', '인도인들의 영혼의 고향', '힌두 교 최고의 성지'로 불리는 곳이라고 합니다. 인도인들 중에는 바라나시에 서 죽음을 맞이하면 자유로운 영혼이 될 수 있다고 믿어, 죽을 때가 되면 이 곳 바라나시로 일명 '죽음맞이 여행'을 오는 사람들이 더러 많다고 합니다. 영화 〈바라나시〉의 주인공 다야(라리트 벨)는 77세의 노인입니다. 그는 자 신이 자꾸만 같은 꿈을 꾸는 것으로 봐서 아마도 죽을 때가 된 것 같다며 바 라나시로 떠나야겠다고 아들과 며느리, 손녀에게 선언 합니다. 아들 라지 브(아딜 후세인)는 아버지의 바라나시 행 고집에 어이없어했지만, 건강도 좋지 않은 아버지 혼자서 긴 여행을 하시게 할 수는 없어 빈정대는 사장의 놀림을 뒤로 한 채 하는 수 없이 아버지와 동행을 하게 됩니다.

15일을 예정하고 떠난 바라나시 여행은 사실 처음부터 말이 안 되는 억 지였다고 생각할 수 있습니다. 아버지 다야는 자신이 죽을 때가 되었다고 주장을 했지만, 15일 안에 죽으리라는 보장도 없고, 그들이 묵게 된 'Hotel Slavation'은 15일 안에 죽을 사람들을 위한 마지막 거처라고 호텔 지배인 은 큰소리를 치지만 15일이 지난 다음에는 다른 사람 이름으로 다시 머무르 게 하는 편법으로 운영되고 있으며, '빔라'라는 할머니는 남편과 함께 죽으 러 왔다가 남편이 먼저 죽고 난 후, 18년 동안이나 이 호텔에서 머물러 있기 도 했으니까요. 더구나 손 하나 까닥하지 않고 아침이면 우유 심부름과 식 사 때면 음식 투정을 하는 아버지와 시도 때도 없이 업무 지시를 하는 사장 의 전화에 시달리면서 라지브는 사사건건 아버지에게 꼬투리를 잡습니다. 아버지 역시 그런 아들이 못마땅하지만 아랑곳하지 않고 바라나시의 생활 을 평화롭게 즐기면서 나름대로 죽음 준비를 합니다.

아버지 다야와 아들 라지브의 신경전은 아버지가 죽음의 고비를 겪게 되 면서 점차 해소되기 시작합니다. 호텔에 묵은 지 며칠 후, 다야는 숨이 가빠 오고 기력이 없어지면서 헛소리를 하게 됩니다. 놀란 라지브는 가족들을 불 러 모아 장례 치를 준비를 하지만, 다야는 다시 기력을 회복하고 일상으로 돌아옵니다. 라지브는 다소 김이 빠지긴 했지만, 아버지의 죽음이 실제로 있을 수 있다는 체험을 하면서 바라나시에 죽으러 오는 사람들을 다시 생각하게 됩니다. 게다가 아버지와 가까이 지냈던 빔라 할머니의 갑작스러운 죽음을 통해서 바라나시에서의 죽음 맞이가 결코 거짓이 아님을 깨닫게 됩니다. 이때부터 아버지와 아들 사이에는 진정한 해후가 이루어집니다. 오랜 시간 같이 지내왔지만, 지금에서야 비로소 내 아들 같다고 말하는 아버지, 평생을 엄하게 키웠지만, 이제는 놓아주겠다며 라지브에게 집으로 돌아가라는 아버지를 혼자 남겨둔 채 직장으로 복귀를 해야 하는 라지브는 아버지를 향한 평생의 정을 한꺼번에 느끼게 됩니다. 마지막이 된 그들의 긴 이별 포옹은 마치 죽음을 예감한 자들이 누릴 수 있는 진정한 사랑과 평화의 세례식 같았습니다. 그 포옹 끝에 비로소 아버지는 홀가분하게 죽음을 맞이할 진짜 준비를 할 수 있었고, 라지브는 직장 상사의 닦달과 집안 위신 때문에 자신이 원치 않는 혼인은 하지 않겠다며 약혼을 파기한 딸의 선언에도 그럴 수 있다는 초월 상태에 이르게 됩니다. 죽어가는 아버지와의 진정한 관계에 대한 체험은 라지브에게 세속의 곤경이란 그리 중요한 것이 아니라는 너그러움을 가져다준 것이죠. 그래서 결혼을 파기하고 스쿠터를 타고 나가는 딸에게도 스쿠터 시동을 걸어주며, 평소 손녀에게 마음 가는 대로 사는 것이 최고라고 얘기하셨던 아버지의 마음을 떠올립니다. 아버지와의 진정한 관계를 체험한 라지브에게 일상과 세속은 결코 절대적인 것이 아니었습니다. 무엇이 중요한 것인지, 그리고 중요하지 않은 것에 붙들려 살아가는 인생이란 얼마나 허망한 것인지, 그는 아버지의 죽음 앞에서 비로소 깨닫게 된 것입니다.

라지브가 떠난 며칠 후, 아버지가 돌아가셨다는 호텔 지배인의 연락을 받고 바라나시로 장례를 치르러 온 라지브와 그의 아내, 그리고 손녀딸은 과거 아버지, 할아버지와의 추억을 떠올리며 춤과 웃음으로 장례식을 치르게 됩니다. 자꾸만 눈물을 흘리는 아버지에게 딸 수니타는 할아버지가 자신의 인생을 긍정하고 용기를 갖게 해주신 분이었음을 상기시키며 아버지를 위로하고 눈물을 닦아줍니다. 자신에게 마냥 엄했던 아버지처럼 딸에게도 엄하게만 대했던 라지브는 장례식에서 자신에게 위로해주고 힘이 되어주는 수니타가 그저 고맙고 대견합니다. 장례식은 일종의 축제이기 때문에 결코 눈물을 보여서는 안 된다는 인도의 전통 풍습에 따라 라지브 가족은 흘러내리는 눈물을 자꾸만 훔치면서도 서로를 끌어안고 웃음과 춤으로 다냐의 시신을 갠지스 강가로 옮겨갑니다. 바라나시의 갠지스강은 라지브 가족의 마음을 모두 품어 안듯이 평화롭게 흐릅니다.

　죽음은 삶과 동떨어져서 존재하는 것이 결코 아닙니다. 우리가 죽음을 삶의 완성이자 관계의 완성이라고 부르는 이유는 생명이라는 것이 삶과 죽음을 모두 포함하는 개념이듯이, 죽음을 통해 파편화된 관계, 삶의 편린 등이 모두 하나로 통합될 수 있는 계기를 맞이할 수 있기 때문입니다. 우리는 그것을 화해와 용서, 그리고 사랑이라고 일컫습니다. 화해와 용서, 사랑 앞에서 그동안 왜곡되고 잘못된 관계는 궤도 수정을 하게 되며 이는 관계의 완성, 살아남은 자의 삶의 완성을 위한 소중한 토양이 되는 것입니다.

2) 〈나의 첫 번째 장례식〉을 통해 본 삶과 관계의 완성

〈나의 첫 번째 장례식(Vijay and I)〉(샘 가바르스키 감독, 2013)이라는 영화도 죽음이라는 사건을 계기로 삶의 이면을 들여다보게 해준다는 점에서 죽음과 삶은 결코 동떨어져 존재하지 않음을 보여주는 영화라고 할 수 있습니다. 주인공 윌(모리츠 블라이브 트로이)의 인생은 참 무미건조합니다. 배우로서 성공하고 싶었지만, 현실은 토끼 탈을 뒤집어쓰고 어린이 방송에 출연하는 무명배우에 불과합니다. 사춘기에 접어든 딸은 걸핏하면 아빠를 무시하고, 일 중독에 빠진 아내는 남편을 소 닭 보듯 대합니다. 40번째 생일, 윌은 자신의 생일파티를 기대하고 있었지만, 아내와 딸은 아무런 반응이 없고, 방송국에서 연거푸 NG를 낸 그는 모두가 자신의 존재를 무시하고 있다는 생각에 차를 몰고 질주를 합니다. 엎친 데 덮친 격으로 그 차량마저 도난을 당하는데, 다음 날 아침, 자신의 차를 몰고 음주운전을 하던 그 도둑이 교통사고로 사망하였고, TV 뉴스에서는 처참히 타버린 시체가 '윌'이라고 보도합니다. 기가 막힌 뉴스에 윌은 자신이 아니라고 해명을 해야 했지만, 문득, 자신이 사라진 세상에서 사람들이 자신을 어떻게 생각할지, 과연 아내와 딸은 자기의 죽음을 슬퍼하기나 할지 궁금증이 생깁니다. 윌은 인도인 친구 라드(대니 푸드)의 도움으로 인도인 분장을 한 뒤, '비제이'라는 이름으로 윌의 친구 행세를 하며 자신의 장례식에 참석합니다. 그곳에서 자신에 대한 세인들의 여러 평을 보고 들으면서 그는 자신이 바라보는 '나'와 세인들이 바라보는 '나'는 많이 다르다는 것을 깨닫고 충격을 받습니다. 더구나 비제이에게 사랑을 느끼고 다가오는 아내 줄리아(패트리샤 아퀘트)도 과거 자신이 알던 아내의 모습이 아니라는 걸 깨달았지만, 윌은 점점 자신의 본래 모습을 잃어가고 아내가 원하는 비제이가 되어 갑니다. 영화의 후반부에서 그의 정체는 드러나고 말지만, 윌은 과거의 윌이 아니라 모두가 원하는 비제이의 삶을 살기로 결심하며 그들에게 맞춰 사는 삶에 점차 적응하게 됩니다. 그러는 가운데 아내와도, 딸과도, 동료와도 새로운 관계를 맺게 됩니다.

이 영화는 한 남자가 우연히 자신의 장례식을 통해 새로운 인생을 살아가는 이야기를 담고 있는데, 죽음을 통한 '나'의 거듭나기에 초점이 맞춰져 있습니다. 그렇기 때문에 다소 엉뚱하고 코믹한 설정에도 불구하고, 주위의 인물들과 새로운 관계를 맺어가는 주인공의 좌충우돌이 하나의 강력한 메시지로 전달됩니다. 우리는 항상 나의 인생을 되돌아보고 싶어 하지만 정작 그런 기회는 쉽게 오지 않습니다. 감독은 이러한 성찰의 기회를 죽음이라는 강제적인 설정을 통해 보여주는데, 이때의 죽음은 자신의 삶을 다시 보게 해주는 거울 역할을 합니다. 자신과 연인 관계였던 여인이 사실은 자신에 대해 악담을 퍼부을 만큼 안 좋은 감정을 가지고 있었다는 것, 자신에게 무관심했던 아내와 딸이 자신의 죽음을 누구보다도 슬퍼한다는 것, 윌이었던 자신에게는 한 번도 사랑의 감정을 나타내지 않던 아내가 비제이에게는 과감하게 애정 공세를 퍼붓는 것, 새롭게 나타난 비제이가 자신의 딸과 잘 지냈으면 좋겠다면서 과거의 사위인 윌을 탐탁지 않게 여기는 장인∙장모의 모습은 모두 타인에게 비춰진 자신의 모습 그 자체였던 거지요. 윌은 거울 속 자신의 모습을 보며 자신이 인생을 잘못 살아온 것은 아닐까 괴로워하기도 하지만, 비제이로 살아가면서 하나둘씩 과거의 잘못된 모습을 고쳐나갑니다. 그러면서 아내와도, 동료와도 새로운 관계를 형성합니다. 결국 죽음 앞에서 보게 되는 과거의 삶과 새로운 삶에 관한 이야기인 것이죠.

우리는 평소에는 바쁘다는 핑계로 조용히 자신을 돌아본 적이 없습니다. 자신을 돌아본 적이 없기에 새로운 자신으로 거듭나기도 힘듭니다. 하지만 죽음을 인식하면 삶의 의미에 대해서 진지하게 질문하게 됩니다. 물론, 그 답은 각자 다르겠지만, 궁극적으로는 각자의 삶과 그 삶을 둘러싼 관계에 대한 의미 찾기와 실천이 아닐까요? 그 의미 찾기와 실천이야말로, 우리의 삶을 완성시키고, 관계를 완성시켜가는 최고의 예술 행위라고 할 수 있을 것입니다. 그리고 그것은 죽음을 의식하는 인간만이 누릴 수 있는 특권이기도 하겠지요.

2. 영화 속 상실과 애도 - 상실의 슬픔을 삶의 희망으로

이번에는 두 번째 소주제인 상실과 애도에 관한 영화를 살펴보기로 하겠습니다. 죽음은 누구에게나 예외 없이 다가오는 것이지만, 죽음이라는 과정에는 죽는 당사자만 있는 것이 아니라 남아있는 사람들이 있다는 것도 잊어서는 안 될 것입니다. 이들은 사랑하는 사람을 잃고 큰 슬픔을 감내해야 합니다. 이 슬픔을 잘 극복하고 일상생활로 돌아오는 것도 인간의 죽음과 죽어감이라는 과정에서 대단히 중요한 부분이라고 죽음학자들은 말합니다. 최준식 교수는 그의 『임종준비』(2013)라는 책에서 남은 사람들은 상실의 슬픔을 슬기롭게 이겨내야 할 뿐만 아니라 그것을 통해 자신의 인생을 창조적으로 한 단계 업그레이드하는 기회로 맞이해야 한다고 주장합니다. 인간의 죽음, 그리고 죽어감이라는 기나긴 과정은 이것으로 비로소 완성되기 때문이라는 거죠. 상실의 슬픔을 삶의 희망으로 전환해 나가는 과제가 죽음교육의 주요 주제가 되는 것도 바로 이런 이유에서일 것입니다. 그럼, 상실과 애도에 관한 영화를 통해 상실의 극복과 애도의 중요성에 대해 살펴보기로 하겠습니다.

1) 〈사랑 후에 남겨진 것들(Cherry Blossoms)〉에 나타난 상실과 애도

독일의 도리스 되리 감독이 2008년에 제작한 영화 〈사랑 후에 남겨진 것들(Cherry Blossoms)〉에는 상실이 애도로 극복되기보다는 또 하나의 상실로 이어지는 모습이 담겨 있습니다. 베를린의 외곽에 살고 있는 노부부 트루디와 루디는 세 자녀를 모두 성장시켜 대도시로 보내고 난 후, 평온한 생활을 보내지만, 의사로부터 남편 루디(엘마 베퍼)의 암 선고를 듣게 된 아내 트루디(하넬로레 엘스너)는 그 사실을 숨긴 채 마지막이 될지도 모르는 둘의 여행을 계획합니다. 먼저, 베를린에 사는 자녀들을 보러 가지만, 각자의 일로 바쁜 자식들은 갑자기 찾아온 부모를 부담스러워합니다. 자식들의 냉대와 무관심으로 상처받은 노부부는 발틱해로 둘만의 여행을 떠나는데, 그곳에서 갑작스럽게 트루디가 죽음을 맞이하게 됩니다. 어머니가 먼저 세상을 떠나게 되지만 남은 아버지를 돌보겠다고 나서는 자식들은 없고, 자식들은 혼자서도 생활할 수 있는 어머니가 남았어야 했다고 얘기합니다. 루디는 자신과 일본에 가서 벚꽃과 후지산을 구경하고 부토 춤 공연도 보고 싶어 했던 아내의 꿈을 찾아 막내아들이 있는 일본으로 찾아가지만 회사 일로 너무 바쁜 막내아들 역시 홀로 된 아버지를 부담스러워합니다. 루디는 아들의 냉대 속에서도 아내의 옷을 입고 나가 그녀가 보고 싶어 했던 일본의 풍경과 벚꽃, 공원을 구경시켜 줍니다. 그러다가 공원에서 부토 춤(그림자 춤)을 추고 있는 소녀 '유(아야 이리즈키)'를 만나 젊었을 때 아내가 잘 추었던 부토 춤을 배우게 됩니다. 유에게 후지 산으로 데려다 달라고 부탁한 루디는 트루디가 평소 즐겨 입었던 기모노를 입고 후지산 앞에서 부토 춤을 추다가 죽음을 맞이합니다.

상실 및 애도와 관련하여 이 영화를 본다면, 우리가 주목해 보아야 할 부분은 아내가 죽은 후 혼자 남게 된 트루디가 애도의 과정에서 쓸쓸하게 죽음을 맞이하는 장면이 아닐까 싶습니다. 젊은 시절 부토 댄서가 되고 싶어 했지만 아내로, 엄마로 헌신하며 마음으로만 열정을 태워야 했던 아내 트루디의 꿈을 모른 척 살아왔던 루디는 그녀의 꿈과 흔적을 찾아 나섭니다. 모든 것을 버리고 아내의 남은 흔적들과 함께 떠난 낯선 도시 속에서 루디는 가슴으로 트루디를 만나며 생전의 어느 때보다도 큰 교감을 느끼게 됩니다. 아내가 그렇게 보고 싶어 했던 벚꽃, 그렇게 추고 싶어 했던 부토 춤, 매일 아침 자신에게 건네주었던 양배추 롤과 사과 한 개, 이 모든 것을 그는 스스로 해보며, 살아있을 때 외면했던 아내의 마음을 헤아려 보게 됩니다. 그런 아버지의 모습이 좀 이상하다며 정신과 치료를 받아야 할 것 같다고 막내아들은 형제들에게 전화를 하지만, 사실, 루디의 이러한 행동은 너무나 자연스러운 상실감의 표현이라고 할 수 있습니다.

정신과 의사인 에릭 린드만(Erick Lindeman) 박사가 사별의 경험을 한 사람은 신체적 장애, 고인에 대한 몰두, 죄책감, 적대감, 혼란된 행동 등의 심리적 요소를 지니게 된다고 언급한 것처럼, 루디의 이러한 행동은 일종의 '고인에 대한 몰두'로서, 슬픔의 구체적 표현인 것이죠. 이러한 과정은 자신이 상실한 대상과 맺었던 관계에 대한 강렬한 재경험이 뒤따른 뒤에야 애착의 끈이 점점 느슨해질 수 있기 때문에 계속해서 상실한 대상과 내적 대화를 하면서 자신의 생각을 정리하고, 상실한 대상과의 관계를 반추하고, 그 기억과 생각을 내재화시켜 가는 단계로 볼 수 있다는 것입니다. 그렇게 고통의 시간이 흘러가면서 사람들은 점차 회복기에 접어든다고 하는데, 루디의 경우는 회복기에 미처 도달하지 못한 채 자신도 죽음을 맞이하게 되는 것이지요. 엘리자베스 퀴블러 로스는 그녀의 책 『상실수업』(2014)에서 상실은 극복될 수 없고, 고통은 사라지지 않으며, 애도하는 슬픔은 치유에서 꼭 거쳐야 할 시간이니 가족이나 친구들은 상실감에 주위 사람들로부터 고립되는 시간을 잘 지켜봐야 한다고 했습니다. 루디의 경우도, 자녀들이 아내와 사별한 루디의 상실감과 슬픔을 조금이라도 이해하고 받아들여 줬으면 그렇게까지 허망하게 루디가 세상을 떠나지 않았으리라는 생각이 듭니다. 슬픔이나 애도는 정상적인 심리적 과정으로 시간이 흐르면서 치유될 수 있는 것인데도 루디의 경우에는 그 치유 과정에 도달하지 못한 채 비극으로 끝나게 된 것이죠.

2) 〈래빗 홀〉에 나타난 상실과 애도

영화 〈래빗 홀 (Rabitt Hole)〉(존 캐머런 미첼 감독, 2010)은 상실의 슬픔을 견뎌내는 지난한 과정을 보여 주는데, 이 영화의 마지막에서는 〈사랑 후에 남겨진 것들〉과는 달리 슬픔이 희망으로 전환되는 모습을 보여줍니다. 아무런 부족함이 없이 행복한 삶을 살고 있었던 미국의 중산층 부부인 베카(니콜 키드먼)와 하위(에론 에크하트)는 8개월 전에 교통사고로 죽은 어린 아들에 대한 그리움과 상실감으로 힘든 나날을 보내고 있습니다. 이들은 아들을 잃은 상실감을 겉으로는 내색하지 않고 평온하게 지내는 것 같지만, 남편 하위는 아내 몰래 아들의 모습이 담긴 동영상을 보면서 슬픔을 달래는가 하면 자녀 사별 모임에서 만난 이웃 여인과 마리화나를 함께 하는 등 일탈 행위를 하면서 그 슬픔에서 빠져나오지 못하고 있습니다. 아내 베카 역시, 임신한 여동생과의 신경전, 자신의 슬픔을 헤아려 주지 않는 듯한 어머니에 둘러싸여 점차 신경질적인 성격이 되어가는 가운데, 우연히 자신의 아들을 차로 친 소년을 만나 그 소년이 전해준 〈래빗 홀〉이라는 책을 접하게 됩니다. 평행우주 이론을 바탕으로 수많은 차원을 연결하는 미지의 세계, 그곳에는 인간의 고통과 슬픔 너머의 초시간적 미지의 세계가 있다는 것을 전해 듣고, 그곳에서는 자신도, 아들 데니도 행복하게 지낼 수 있을 것이라고 상상하며 위안을 얻습니다. 하지만 이런 것들이 문제의 해결이 되지 않는다는 것이 드러나면서 두 부부는 또다시 밀려드는 슬픔에 휘둘리게 됩니다. "도대체 언제 이 고통이 끝나느냐?"고 자신의 엄마를 향해 울부짖는 베카에게 이 슬픔은 좀처럼 사라지지 않을 것 같이 보입니다. 그런 아내를 보면서 하위는 자신들도 사별 모임에서 만난 부부처럼 조만간 헤어질지도 모른다는 생각을 합니다. 이 부부에게 슬픔은 끝나지 않을 고문처럼 여겨집니다. 하지만 슬픔은 없어지지 않고 다만 무게가 가벼워질 뿐이라는 엄마의 말을 되새기면서 베카는 이웃을 초대해 식사를 같이 하고, 남편의 손을 잡고 슬픔을 딛고자 하는 의지를 내보입니다. 푸른 하늘을 응시하면서 힘주어 남편의 손을 잡는 영화의 마지막 장면은 인생의 슬픔은 사라지지 않지만, 견딜만하다는, 그 경지를 향해 던지는 베카의 힘겨운 도전장을 암시하는 것이지요.

이 영화를 통해 우리가 제일 먼저 확인할 수 있는 것은 상실의 고통과 슬픔은 쉽게 사라지지 않으며, 오히려, 상실과 슬픔을 껴안고 사는 것이 바로 인생이라는 것입니다. 우리는 흔히 죽음으로 인한 상실의 슬픔을 '애도'라 칭합니다. 애도의 사전적인 뜻은 '사람의 죽음을 슬퍼함'입니다. 그러므로 애도가 성공했다 함은 그 슬픔이 극복되었음을 뜻할 것입니다. 프로이트도 애도와 우울을 구분하면서 애도는 죽은 대상에 대한 리비도를 회수하여 다른 대상으로 옮겨 갈 때 성공한 것이며, 그렇지 못할 경우, 우울 증상에 빠진다고 했습니다. 그러나 만약 애도가 성공했다면, 그 성공한 애도는 필연적으로 실패한 애도가 될 수밖에 없습니다. 본래 애도란 죽은 대상을 기억하고, 그 대상의 상실로 인한 아픔을 계속 지속시켜야 하는 행위이기 때문이지요. 그래서 데리다 같은 철학자는 성공한 애도보다는 '미완의 애도'가 필요함을 언급합니다. '미완의 애도' 속에서 죽은 자들과 살아남은 자들의 대화와 관계 맺음이 계속 유지되고, 그 가운데 '도래하는(to-come)' 새로운 가능성을 찾아갈 수 있다는 것이지요. 이 영화에서 베카와 베카의 엄마가 나누었던 대화는 이 '미완의 애도'가 바로 새로움의 시작이라는 것을 보여 줍니다. "슬픔은 없어지지 않아. 다만 무게가 변한단다. 처음엔 커다란 바위였던 것이 언제부터인가 견딜만해져서 결국은 주머니에 넣고 다닐 작은 조약돌만 하게 되지.... 그러다가 또....."로 이어지는 엄마의 이야기를 들으며 엄마 역시 아들을 잃은 지 수십 년이 지났지만, 여전히 아플 수밖에 없음을 베카는 비로소 깨닫게 됩니다. 엄마를 받아들이게 된 것이죠. 뿐만 아니라, 남편도 자신과 다른 방식으로 아파하고 있음을 받아들이게 됩니다. 베카의 애도는 끝나지 않았지만 그 미완의 애도 속에서 그녀는 자신의 슬픔을 긍정하는 태도를 배우고 타인을 받아들이는 성장을 하게 된 것이죠.

앤드류 솔로몬은 『한낮의 우울』(2004)에서 "슬픔은 우리에게 강하고 분명한 생각들과 자신의 깊이에 대한 이해를 남기는 허름한 옷차림의 천사다."라는 말을 합니다. 이는 죽음과 상실의 고통을 껴안아야 하는 이들에게 위안이 되는 말입니다. 줄리아 크리스테바는 그녀의 저서 『검은 태양』(2004)에서 "슬픔이나 애도 속의 정화는 의기양양하지는 않지만 정교하고, 싸울 준비가 되어 있고 창의적인 인간의 모습이다."라고 얘기합니다. 이는 앞서 살펴보았듯이 "남은 사람들은 상실의 슬픔을 슬기롭게 이겨내야 할 뿐만이 아니라 그것을 통해 자신의 인생을 창조적으로 한 단계 업그레이드하는 기회로 맞이해야 한다."는 최준식 교수의 입장과도 통합니다. 상실과 애도를 끝내야 하는 작업이 아니라, 품고 살면서 새로운 가능성을 찾아나가게 해주는 인생의 참다운 스승으로 모셔야 한다는 점을 잊지 말아야겠지요.

3. 죽음교육 도구로서의 '영화 활용법' 소개

여기서는 지금까지 살펴보았던 영화를 대상으로 죽음교육을 할 때 활용할 수 있는 몇 가지 활용법을 소개해드리겠습니다. 학생들을 상대로 한 죽음교육의 목표는 평상시에는 꺼렸던 죽음에 관한 이야기를 자연스럽게 서로 나누고 죽음에 대한 이해를 넓히는 데 있을 것입니다. 그리고 더 나아가 죽음에 대한 올바른 생각을 유도해 내는 데 있을 것입니다. 따라서, 죽음에 관한 영화를 통해 수업할 때도 가능하면 학생들이 자신의 경험과 생각을 자유롭게 이야기하고 다른 친구들의 사례와 경험을 나누면서 죽음은 결코 낯선 것이거나 은폐시켜야 할 것이 아니고, 함께 공유하면서 상처를 회복해야

함을 인식한다면 일정 정도 죽음교육의 목표에 도달했다고 볼 수 있을 것입니다.

이러한 죽음교육의 목표에 비춰볼 때 수업에 활용할 수 있는 '영화 활용법'으로는 3~4명씩 조를 짜서 주어진 토론 주제에 대한 논의를 충분히 하게 한 뒤, 조별 논의가 끝난 뒤에는 각 조의 대표가 조원들의 입장을 정리하여 발표하고, 다른 조의 정리된 내용을 듣는 시간, 질의응답 시간을 갖는 것으로 마무리를 하는 것이 바람직합니다. 이 과정에서 각각의 조원들은 자기 조의 조원 및 다른 조원들의 생각을 경청하고 자신의 의견을 나누면서 자연스럽게 죽음에 대한 소통이 가능해질 것입니다.

아래는 앞에서 소개한 영화들에 대한 조별 논의 및 토론 주제 예시입니다.

1) 영화 〈바라나시〉에 대한 논의 및 토론 주제 예시

가) 영화 속에 나타난 〈바라나시〉의 풍경이 인도인의 죽음관과 어떤 관계를 맺는지 생각해보기

나) 아버지 다냐와 아들 라지브의 갈등은 무엇 때문인지 생각해보기

다) 이 영화에서 가장 핵심적인 메시지가 있다면 아마도 '죽음은 다 때가 있다.', '마음 가는대로 살아라.'일 것이다. 이 두 가지 메시지가 라지브 가족의 갈등 해소에 어떤 식으로 작용을 했을지 생각해보자.

라) 죽음학에서는 죽음을 '삶의 완성'이자, '관계의 완성'이라고 하는데, 이 영화를 통해 그 이유를 추론해보자. 그리고 자신이 경험했던 죽음을 통해 그런 생각을 한 적이 있는지 소개해보자.

2) 영화 〈나의 첫 번째 장례식〉에 대한 논의 및 토론 주제 예시

가) 이 영화의 원제목은 〈Vijay and I〉다. 이 제목은 〈나의 첫 번째 장례식〉으로 번역되어 한국에서 상영되었다. 이 영화의 제목이 〈Vijay and I〉일

때와 〈나의 첫 번째 장례식〉일 때 어떤 차이가 있을지 생각해보자.

　나) 윌은 자신의 장례식에 참석하는 이유에 대해 남들이 자기를 어떻게 생각하는지 알고 싶어서라고 했다. 나도 남들이 나를 어떻게 생각하는지 알고 싶을 때가 있는가? 있다면 왜 알고 싶은가?

　다) 윌은 가족이나 동료들이 자신에 대해 생각하고 있는 것이 자신이 생각하고 있는 자기와 많이 다르다는 것을 확인하고는 충격을 받는다. 또한 자신이 알고 지내던 가까운 인물(아내, 장인·장모, 예전 애인 등)들도 자신이 생각하는 것과는 다른 모습으로 살고 있다는 것도 확인하면서 혼돈과 불안에 빠진다. 윌은 이 혼돈과 불안에 대해 어떻게 대처해나가는가? 나에게도 그런 경험이 있는가?

　라) 자기 정체성에 대한 불안에 빠졌던 윌은 아내가 바라는 비제이라는 인물로 살아가면서 새로운 정체성을 얻게 된다. 이때의 '나'는 비제이일까? 윌일까? 내가 윌이었다면 나는 어떻게 했을까?

　마) 이 영화는 죽음이라는 다소 극단적인 계기를 통해서 윌이 새로운 관계를 맺어가는 모습을 보여주고 있다. 관계란 '나'를 죽이고 남을 받아들이는 가운데 형성될 수 있다는 것을 '죽음'이라는 비유를 통해 보여주고 있는데, 공자는 "아침에 도(道)를 깨달으면 저녁에 죽어도 좋다."라고도 했다. 공자가 말한 도(道)와 이 영화에서의 '새로운 관계 맺음'은 둘 다 죽음과 관련된다. 그 이유는 무엇일까?

3) 영화 〈사랑 후에 남겨진 것들〉에 대한 논의 및 토론 주제 예시

　가) 루디와 트루디의 자녀들은 자신들의 바쁜 생활을 이유로 부모에게 잘 해드리지 못한다. 트루디의 죽음에도 불구하고 아버지인 루디의 슬픔에 대해 별다른 관심을 보이지 않는데, 내가 만일 루디의 자식이었다면, 이 상황에서 어떻게 했을까?

　나) 루디가 집을 처분하고 일본에 가게 된 이유는 무엇이었는가? 그곳에서 아내의 옷을 입고 나가 벚꽃을 구경시켜준다던가, 부토 춤을 배우는 것

등에 대해 막내아들은 아버지가 정신적으로 좀 이상하다고 생각한다. 과연 그런가?

다) 이 영화의 결말은 비극적으로 끝난다. 이 영화의 결말을 바꾸고 싶다면 어떻게 하고 싶은가?

라) 죽음으로 인한 상실을 겪은 사람에게는 그 슬픔과 애도 과정이 몹시 힘들고 고통스럽다고 한다. 만일 주변에서 상실의 아픔을 겪고 있는 사람이 있다면 어떻게 대해야 할지 생각해보자.

*주의 사항: 이 영화는 청소년 관람 불가 영화이지만, 루디가 일본의 유흥가에서 보내는 장면만 빼고 관람하면 별 문제가 없을 것으로 판단됩니다.

4) 영화 〈래빗 홀〉에 대한 논의 및 토론 주제 예시

가) 베카는 아들 데니의 흔적을 지우려 함으로써 슬픔에서 벗어나려 하고, 하위는 데니가 살아있을 때의 모습을 그대로 남겨두고 그 안에서 상실의 슬픔을 잊으려 한다. 베카와 하위의 이러한 애도 방식이 바람직하다고 생각하는가? 문제가 있다면 그 이유는 무엇인가?

나) 베카는 소년이 전해준 〈래빗 홀〉이라는 책을 통해 수많은 차원을 연결하는 미지의 세계, 그곳에는 인간의 고통과 슬픔 너머의 초시간적 미지의 세계가 있다는 것을 알게 된다. 그리고 그곳에서는 자신도, 자신의 아들 데니도 행복하게 지낼 수 있을 것이라고 상상하며 위안을 얻는다. 하지만, 이러한 상상이 자신의 상처를 치유할 수 없다는 것을 깨닫게 되는데, 그 결정적인 계기는 무엇이었는가?

다) 남편 하위는 아내 베카와 함께 문제를 해결해 나가기가 힘들게 되면서 고통에서 벗어나기 위해 일탈 행동을 하기도 한다. 이는 애도 과정에서 자신의 고통에서 벗어나고픈 가운데 끌렸던 행동이라고도 할 수 있다. 그리고 이러한 일탈 행위에는 자신의 고통에 대한 일종의 보상심리도 담겨 있다고 할 수 있다. 애도 과정에서 나타날 수 있는 이러한 일탈 행위의 경험 사

례가 있다면 이야기해보자. 그런 행위에 대해 어떻게 생각해야 할까?

라) 베카는 엄마의 이야기를 듣고 슬픔에 대한 인식을 달리하게 된다. 즉 고통 때문에 슬픔이 빨리 끝나기를 바라지만, 많은 사람들은 슬픔을 껴안은 채 살아가고 있다는 것을 깨닫게 된 것이다. 이와 관련하여 애도에 관한 자신의 생각을 하나의 문장으로 표현해보자(예를 들어 '상실과 슬픔은 인생의 스승이다.')

문학작품 속의 삶과 죽음

1. 시 속에 나타난 죽음의 숭고: 죽음, '본디 자리'로의 회귀

앞서 우리는 죽음에 대한 부정적인 인식이 죽음에 대한 의식을 억압하고, 사람들로 하여금 죽음으로부터 가능하면 멀리 벗어나게끔 한다는 것을 살펴보았습니다. 그러나 이러한 태도는 죽을 수밖에 없는 인간 존재에 대한 올바른 대책이라고 보기는 힘들 것 같습니다. 유한한 인간 존재에 대한 탐구를 위해서는 죽음에 대한 이해가 필요하며, 죽음을 이해하기 위해서는 죽음을 회피하지 말고 자신의 실존 기저에 깔려 있는 허무와 직면하는 것이 필요한데, 우리는 이것부터 외면하고 있기 때문이죠. 하지만, 오늘 이 시간에는 자신의 죽음과 대면하는 성찰을 통해 독자에게 죽음에 대한 편안하고 깊은 사유로 인도하는 시들을 살펴보면서, '죽음이 과연 그렇게 부정적인가?'에 대한 답변을 스스로 찾아보는 시간을 갖기로 하겠습니다. 먼저 죽음과 대면하면서 자신의 실존에 대한 아름다운 성찰을 보여주고 있는 시들을 살펴볼까요?

물 위로 꽃 한 송이 피어난다
나 오래 물의 자리에 내려앉고 싶었다
더 깊이 가라앉아
꽃의 뿌리에 닿도록
아픈 몸이여, 흘러라
나 있던 본디 자리로

박영근, 「물의 자리」 전문, (창작과비평사, 2002)

이 시는 1980년대 대표적인 노동자 시인으로 알려진 박영근 시인이 말년에 죽음을 앞두고 병상에서 쓴 시로 알려져 있는데요, 이 시에서 우리는 겉으로 피어난 아름다운 꽃송이(삶)의 뿌리에 자리 잡고 있는 본디 자신의 자리, 즉 "나 있던 본디 자리"로 가고자 하는 시인의 마음을 읽을 수 있습니다. 여기서 '본디'란 사물의 맨 처음 바탕을 뜻하지요. 사람들은 겉으로 보이는 꽃송이만 보고 아름답다고 찬양합니다. 하지만 그 예쁜 꽃송이는 물속 깊은 곳에 자리한 뿌리가 피워 올린 것입니다. 시든 꽃처럼 병들어버린 몸 때문에 힘든 시인은 꽃의 뿌리에 닿고자 합니다. 그곳은 어둠이요, 죽음이지만, '본디'라는 말이 뜻하듯이 '사물의 맨 처음 바탕', 즉 새 생명이 열리는 곳입니다. 우리는 생명이 삶만을 뜻하는 것으로 생각하기 쉬운데, 생명은 삶과 죽음을 모두 포함하는 개념입니다. 생명 안에는 죽음과 삶이 함께 하는 것입니다. 시인의 아픈 몸이 닿고자 하는 곳은 겉으로 봐서는 죽음이지만, 그곳은 자신의 '본디 자리', 즉 자신의 생명이 새롭게 생성되는 자리입니다. 이 과정은 물 위로 꽃이 피는 동안 반대 방향인 꽃의 뿌리로 내려앉고 싶어 하는 수직적인 이미지가 무정형의 본체라 할 수 있는 물의 이미지로 바뀌면서 자신의 본디 자리로 회귀하는 것으로 그려지고 있습니다. 그래서 이 시에서 아픈 몸의 이미지는 어둡기보다는 아픔과 함께하면서도 새로운 생성을 향해 나아가는 희망적인 이미지로 다가옵니다.

이 시에서 시인은 아픔이나 죽음에 대한 깨달음의 상태를 보여줍니다. 깨달음이란 자신의 존재와 하나가 됨으로써 느끼는 자연스러운 상태이며, 자신의 이름과 모습 뒤에 있는 본래의 '나'를 발견하는 것이라고 합니다(김근하∙임병식, 2015). 이 시의 '본디 자리'로의 회귀 역시 죽음과 대면한 가운데 얻게 된 깨달음의 시구(詩句)가 아닐까요? 우리는 죽음을 통해 역설적으로 새로운 생명을 꿈꾸며, 깨달음에 도달할 수 있는 계기를 얻게 됩니다. 그렇기 때문에 정재걸 교수는 죽음이 중요한 것은 그것이 깨달음의 마지막 과정이고, 사실은 가장 결정적인 계기이기 때문이라고 언급합니다. 그리고 죽음 교육의 목표는 본래의 자기 자신이 되는 것이라고도 주장합니다(정재걸, 2010).

몸이 굉장히
굉장히, 굉장히
어려운 방정식을 푼다
혼자서
하염없이 외롭게
혼자서

　　　　황인숙, 「병든 사람」 전문(문학과지성사, 2003)

죽음교육의 목표가 본래의 자기 자신이 되는 것에 있다고는 하지만, 사람들은 자기 자신이 되는 것을 두려워합니다. 왜냐하면 자기 자신이 되려고 하면 혼자가 되기 때문입니다. 그래서 사람들은 군중 속에 묻히려고 하고, 홀로 있는 것을 두려워하게 됩니다. 그런데, 사람은 병중에 있거나 죽음과 대면하게 될 때, 자기 자신과의 고독한 대면을 더 이상 피할 수 없게 됩니다. 병도 그렇지만, 죽음도 그 누가 대신해서 겪어주는 것이 아니기 때문입니다. 오롯이 자신이 겪고 자신이 해결해야만 하는 과제이지요. 위의 시에서는 그 과제를 '혼자서/ 굉장히, 굉장히 어려운 방정식을 푸는' 것으로 표현하고 있습니다. 그것도 '하염없이 외롭게' 말입니다. 이 시에서 우리는 본래의 자신을 찾기 위해 외롭게 몰두하는 인간의 모습을 떠올리게 됩니다. 이때의 모습은 고독하지만 그 영혼은 빛나 보입니다. 몸의 고통을 단지 신체적인 통증 차원으로만 보는 것이 아니라, 실존적인 차원에서 그 답을 찾고자 외로운 고투를 하고 있기 때문이죠. 따라서 외로움과 슬픔은 인간 영혼의 정화과정이라는 것을, 외로움을 통해서 인간은 자신의 본성을 인식하게 된다는 것을 알 수 있습니다.

　본디의 자기를 찾아가는 이런 고독한 과정은 일종의 숭고(崇高)에 가까워 보입니다. 숭고라는 한자 뜻을 살펴보면, '숭(崇)'과 '고(高)' 모두 높다는 뜻을 지니고 있어, 떠받들 만큼 높은 가치를 일컫는 것입니다. 우리 인간이 죽음과 병을 대면하는 가운데 본래의 자기 자신을 찾아가는 것이야말로 평범한 일상 속에서는 쉽게 도달할 수 없는 숭고의 경지라고 할 수 있습니다. 그러니, 죽음을 단지 부정적인 것으로만 인식할 수는 없는 것이지요.

날이 지기 위해선
한 사람의 들판이 저물어야 한다
수많은 사람의 날은 저물어도
상기 남은 한 사람의 들판
해 그늘은 황망히 밀어닥치고
으스스 언저리는 어둡다
이러할 때 사람은
무엇을 잃어야 하나
한 삶의 가장 귀한
무엇을 잃어야 하나
갓 뜬 저
별을 맞기 위해선

　　신동집, 「날이 지기 위해선」 전문, (종로서적, 1989)

신동집은 십여 년의 와병 끝에 고인이 된 시인입니다. 그는 저무는 들판에서 외롭고 황망한 목소리로 '갓 뜬 저 별'을 맞기 위해 '한 삶의 가장 귀한 무엇'을 잃어야 하는지 자문하고 있습니다. 자신의 참된 본성을 찾기 위해서 자신이 무엇을 버려야 하는가에 대한 절박한 성찰로 보입니다. 우리는 무엇을 얻기 위해 절박했던 경험은 있어도 무엇을 잃기 위해 절박했던 경험은 별로 없을 것입니다. 그래서 '잃어야 한다'는 반복 어구는 다소 충격적으로 다가옵니다. 하지만, '갓 뜬 별'을 맞기 위해서는 가장 귀한 무엇을 잃어야 한다는 시인의 진술은 생명에 대한 심오한 성찰을 담고 있습니다. 이는 죽음을 통해야만 새로운 탄생이 가능한 생명의 원리를 상징적으로 보여줌과 동시에 자신이 누구인가를 알기 위해서는 자신이 아닌 것들은 모두 벗어던져야 한다는 것을 보여주고 있습니다. 생명의 이치에 대한 성찰은 온전한 자기 자신으로 존재할 수 있는 깨달음의 경지로 인도합니다. 이때의 인간은 더 진실해지고, 평화로워지는데, 이는 죽음에 대한 기존의 부정적인 이미지와는 거리가 멀어 보입니다. 특히나 죽음을 앞둔 시인의 작품 속에는 죽음이 '생명의 그 밝은 첫 자리'(박영근, 「절정」), '나, 별자리에 누워 환히 흘러가리라'(박영근, 「몽골초원에서 2」), '밝아올 어둠의 자리'(박영근, 「폐사지에서 1」) 등 밝고 환한 이미지로 많이 드러납니다. 이는 좀 더 넓은 관점에서 생명을 이해하고 그 속에서 자신의 본디 자리를 찾는 가운데 길어 올린 죽음에 대한 이미지라고 할 수 있을 것입니다.

2. 시 속에 나타난 상실, 비탄, 애도: 현존의 사랑에서 부재 속의 사랑으로

이번에는 두 번째 소주제인 상실과 비탄, 그리고 애도에 관한 시들을 살펴보기로 하겠습니다. 시를 살펴보기 전에 이십 대의 아들을 잃고 참척의 슬픔을 겪은 박완서 선생님이 쓴 『한 말씀만 하소서』(솔, 1994)에서 상실과 비탄에 관한 부분을 소개해드릴까 합니다.

"…… 그래, 나는 주님과 한 번 맞붙어보려고 이곳에 이끌렸고, 혼자 돼보기를 갈망했던 것이다. 주님, 당신은 과연 계신지, 계시다면 내 아들은 왜 죽어야 했는지, 내가 이렇게까지 고통받아야 하는 건 도대체 무슨 영문인지, 더도 말도 덜도 말고 한 말씀만 해보라고 애걸하리라. 애걸해서 안 되면 던지고 쥐어뜯고 사생결단을 하리라. 나는 방바닥으로 무너져 내렸고 몸부림을 쳤다. 방안을 헤매며 데굴데굴 굴렀다. 나는 마침내 하나의 작은 돌멩이가 되었다. 돌멩이처럼 보잘것없었고, 돌멩이처럼 무감각해졌다.

그리고 돌멩이가 말랑말랑해지려고 기를 쓰듯이 한 말씀을 얻어내려고 기를 썼다. 돌멩이가 말랑말랑해질 리 없듯이 한 말씀은 새벽 미사를 알리는 종소리가 울릴 때까지도 들려오지 않았다. 처절한 밤이었다.……"

자식의 죽음은 부모에게 오장육부를 쥐어짜는 고통이고 어떤 위로로도 극복할 수 없는 절규이며, 어떤 말로도 형용할 수 없는 상명(喪明)의 고통이자 창자가 끊어지는 단장(斷腸)의 비애지요. 전도유망한 의사 지망생 아들이 스물여섯이라는 꽃다운 나이에 죽었고, 그 슬픔을 헤아리려 박완서는 이 글을 썼다지만, 이 글은 글이라기보다는 육성의 절규로 다가옵니다. 마치 절규가 활자를 뚫고 넘쳐흐르고 있는 것처럼 느껴지지요.

다음의 시도 마찬가지입니다. 1980년 5.18 광주항쟁에서 아들을 잃은 어머니의 넋을 위로하고자 쓴 시인데, 이 시에서도 아들을 잃은 어머니의 슬픔은 애간장 타는 호곡(號哭)으로 나타납니다.

보고잪거 보고잪거
우리 애기 보고잪거
얼굴이나 한번만
봤으면 원 없겠네
(중략)

맨발로 달려나가
온 몸에 맞아보건만
한번 가서 오지 않는 우리 애기
봄비에도 가을비에도 살아나지 않으니
(중략)
아적에 밥 먹고 나간 자식아
눈이 오면 누가 쓸어줄까
비가 오면 누가 덮어줄까
좋은 것만 봐도 생각키고
궂은 것 만나도 생각키고
에미 제상 받아먹는
이 무정한 놈아!
목소리 한번만 들었으면 좋겠네

고정희, 「넋이여, 망월동에 잠든 넋이여」 부분(창작과비평사, 1990)

고정희 시인은 이 시에서 자식을 잃은 에미의 통한을 "뜨겁게 달은 번철 위에 오장육부 다 뽑아 지글지글 볶아친다 해도 그날의 고통에 비기지는 못한"다고 썼습니다. 또, "일천 간장 갈가리 찢어지는 이 사연, 내장에 고춧가루가 확 뿌려지는 이 곡절"이라고 토해내고 있습니다. 모든 상실은 슬픔을 동반하지만, 사랑하는 자식을 잃은 부모의 슬픔은 이처럼 통한의 절정을 이루고 있으며, 좀처럼 회복될 것 같지 않아 보입니다.

죽음학에서는 죽음이라는 상실에 대한 반응을 비탄(grief)이라고 합니다. 어떤 사람이 심각한 상실을 겪을 때, 그 사람은 비탄을 경험하는데, 비탄이란 상실의 영향에 대한 내적/외적 반응을 의미한다고 합니다. 비탄의 경험은 사람마다, 상황에 따라 다를 수 있지만, 심각한 상실에도 비탄을 경험하지 않는 것은 정상적이지 않다고 봅니다. 그것은 상실에 앞서 어떤 접촉도 없었거나, 그것이 일상적인 것과는 거리가 있을 정도로 복잡한 것이었거나,

상실에 대한 반응을 억누르거나 숨기고 있다는 것을 암시한다는 것이죠(김근하·임병식, 2015). 따라서 박완서나 고정희의 글에서 볼 수 있는 애절한 비탄은 오히려 정상적인 것으로 볼 수 있습니다. 비탄의 경험에 관련된 격렬한 고통을 피하거나 연기, 혹은 억압하는 것은 오히려 비탄과업을 방해하고, 복잡하게 만들 뿐이라는 린더만(Lindemann)의 입장에 따른다면, 두 작가의 애간장 타는 비탄은 그 자체로 정상으로 돌아가고자 하는 반응이라고 볼 수 있습니다.

한편, 비탄은 정서적인 반응만이 아니라 물리적, 생리적, 행위적 차원도 포함하는데, 이는 공복감, 답답함, 숨가쁨 등의 물리적인 감각으로 나타나기도 하고, 불신, 혼동, 몰두, 죽은 사람이 현존하는 듯한 느낌 등의 인지적 차원으로 나타나기도 합니다. 또는 누군가를 계속 찾거나 불안한 행동과잉 등의 행위로도 나타난다고 합니다(김근하∙임병식, 2015). 아래의 김춘수 시는 아내와 사별한 뒤의 이러한 비탄 반응을 보여주고 있습니다.

내 살이 네 살에 닿고 싶어 한다.
나는 시방 그런 수렁에 빠져 있다.
수렁은 밑도 없고 끝도 없다.
가도 가도 나는 네가 그립기만 하다.
나는 네가 얼마만큼 그리운가.
이를 테면 내 살이 네 살을 비집고 들어가
네 살을 비비고 문지르고 후벼파고 싶은
꼭 한 번 그러고 싶을
그 만큼.

김춘수, 「제28번 비가(悲歌)」 전문(예담, 2005)

'빛깔과 향기에 가장 알맞은 이름(「꽃」에서) '을 붙여 부재를 현존으로 불러오고자 했던 '꽃' 의 시인 김춘수는 55년을 같이 지내온 아내를 먼저 떠나

보내고 난 후, 아내의 죽음 앞에서 부재의 절망을 겪었다고 합니다. 이 부재의 절망 속에서 시인은 죽은 아내가 현존하는 듯한 착각 속에 빠지기도 합니다. 그래서 김춘수는 자신의 상태를 "수렁에 빠져 있다／ 수렁은 밑도 없고 끝도 없다."고 언급합니다. 하지만 김춘수 시인에게 그 수렁은 '아내의 살을 비집고 들어가 비비고, 문지르고, 후벼 파고 싶은' 자신의 그리움을 허용해주는 것이 될 수 있습니다. 죽은 아내의 살을 만지는 것은 수렁에서나 가능한 것이지만, 시인은 그 수렁에서 빠져나오고 싶지 않은 것이죠. 이러한 비탄 반응은 비탄이 단지 감정적인 것만으로 끝나는 것이 아니라 인지적, 행위적 차원에서도 다양하게 경험되고 표현될 수 있음을 보여줍니다.

프랑스 구조주의 학파의 대표적 학자였던 롤랑 바르트(Roland Barthes, 1915~1980)는 세기의 지성을 자랑하는 학자였지만, 그 역시 사랑하는 어머니가 병고 끝에 숨을 거두자, 어머니에 대한 사무치는 마음을 어떻게 정리하여야 할지 모르는 혼돈 속에서 2년에 걸친 쪽지 일기를 쓰게 됩니다. 이 일기는 나중에 『애도일기』(김진영 옮김, 이순, 2012)라는 제목으로 출간되었는데, 이 책에는 프랑스 구조주의의 대표주자가 쓴 글이라고 믿기 어려울 만큼, 죽은 마망(엄마)에 대한 바르트의 감정이 날것 그대로 나타나 있습니다. 대표적으로 몇 편의 일기만 추려보자면 다음과 같습니다.

"그 누구에게 이런 질문을 할 수 있을까(그것도 대답을 얻으리라는 희망을 품으면서)? 우리가 그토록 사랑했던 사람을 잃고 그 사람 없이도 잘 살아간다면, 그건 우리가 그 사람을, 자기가 믿었던 것과는 달리, 그렇게 많이 사랑하지 않았다는 걸까……? (1977.11.28)

"애도: 그것은 (어떤 빛 같은 것이) 꺼져 있는 상태, 그 어떤 "충만"이 막혀있는 그런 상태가 아니다. 애도는 고통스러운 마음의 대기 상태다: 나는 지금 극도로 긴장한 채, 잔뜩 웅크린 채, 그 어떤 "살아가는 의미"가 도착하기만을 기다리고 있다."(1977.12.8)

"눈이 내렸다. 파리에 폭설이 내렸다. 참 드문 일이다.

나는 그렇게 혼잣말을 한다. 그리고 그 혼잣말이 나를 아프게 한다. 그녀는 결코 지금 여기에 있을 수 없으리라, 이 눈을 보기 위해서, 이 소식을 나에게서 듣기 위해서." (1978.2.12.)

"마망의 죽음 때문에 빠져버린 고독은 이제 그녀와 아무 상관이 없는 영역으로까지 팔을 뻗는다: 일들의 영역으로까지. 어떤 공격들(상처받은 일들)은 일의 영역 안에서 일어난 것인데도 나는 그것들을, 전보다 더 심하게 버림받은 것처럼 자리를 외롭고 불쌍하게 느끼면서 겨우겨우 받아들이게 된다. 이건 내가 직접 도움을 구한 적은 없지만 늘 그 자리에 있었던 의지처가 없기 때문이다."(1978.5.10.)

"내가 늘 두르고 다니는 검은색 혹은 회색의 목도리처럼 내가 입고 다니는 외투도 침울하다. 이런 내 모습을 마망은 분명 그냥 놔두지 않았을 거라는 생각을 한다. 그러자 내게 말하는 그녀의 목소리가 들린다. 좀 색깔이 있는 옷을 입고 다니렴.

처음으로 색깔이 있는 목도리를 두른다 (체크무늬가 그려진)."
(1978.6.1)

1977년 10월 25일에 어머니를 여읜 바르트가 쓰기 시작한 『애도일기』에는 상실을 경험한 자의 비탄이 그리움과 죄책감, 고독, 슬픔과 뒤범벅이 된 채 드러나고 있습니다. 구조주의 기호학자였던 바르트였지만, 어머니를 잃은 비탄은 기존의 기호로는 해명될 수 없는 '나만의 고유한 슬픔'으로 다가옵니다. 그리고 자신의 슬픔을 '고통스러운 마음의 대기 상태'라고 표현합니다. 이 '고통스러운 마음의 대기 상태'는 양가적입니다. 한편으로는 기다림만이 연장되는 삭막한 상태이지만, 한편으로는 '그 어떤 소리 없는 것'이 찾아드는 영역이기도 합니다. 그렇기 때문에 논리적으로는 설명 불가능한 상태인 것이지요. 그 영역에서 아마 새로운, 제3의 무엇이 탄생하고 발생하는 것인지도 모릅니다. 그래서 바르트는 "자기만의 고유한 슬픔을 지시할 수 있는 기호는 없다. 이 슬픔은 절대적 내면성이 완결된 것이다. 그러나 모든 현명한 사회들은 슬픔이 어떻게 밖으로 드러나야 하는지를 미리 정해서 코드화했다. 우리 사회가 안고 있는 패악은 그 사회가 슬픔을 인정하지 않는다는 것이다."(『애도일기』, 165쪽.)라고 지적합니다. 사랑하는 사람을 상실한 자의 슬픔은 어떠한 기호로도 상징화될 수 없는 고유하고도 절대적이며, 그 슬픔과 비탄은 사회적으로 공인된 코드로 대체될 수 없는 것인 만큼, 사회는 각 개인의 대체될 수 없는 슬픔과 애도를 충분히 인정해줘야 한다는 것입니다.

볼비(Bowlby)는 사랑하는 사람의 상실에 대한 반응에서 사랑하는 사람을 떠올리고, 되찾으려고 하며, 그 사람과 재결합하려는 강박과 그 과정에서 동반되는 불안, 동경, 분노, 저항, 탐색은 그 자체로 병적이지 않다고 했습니다. 오히려 그것은 객관적 세계 속에서 이미 현실화한 것을 내적 세계 속에서 현실화하고자 하는 건설적인 과정의 일부라고 보았습니다(Bowlby, 1969). 그래서 시간이 지날수록 건강한 애도는 죽음과 관련된 상실의 불변성을 수긍하는 쪽으로 나아간다고 했습니다. 이때의 삶은 상실 이전의 삶과 같지 않지만, 새로운 질서를 만들어나가는 것은 투쟁 속에서 얻어진 영웅적인 성취와도 같다고 볼비(Bowlby)는 예찬을 했습니다.

어머니는 죽어서 달이 되었다
바람에게도 가지 않고
길 밖에도 가지 않고
어머니는 달이 되어
나와 함께 긴 밤을, 같이 걸었다

　　　김태준, 「사모곡」 전문(이진, 1998)

"나와 함께 긴 밤을 같이 걸어주시는 어머니." 밤길을 걷는 이에게 이보다 더 큰 위안이 있을까요? 돌아가신 어머니가 보고 싶을 때마다, 어머니

없는 삶이 외롭고 쓸쓸할 때마다, 환한 달을 보며 밤길을 동행해주시는 어머니를 떠올린다는 것은 어머니의 부재에 대한 슬픔을 '부재 속의 사랑'으로 정화한 것에 다름 아니겠지요. 이는 상실과 직면하여 흘려야 할 슬픔과 눈물이 마를 때까지 표현한 후에 찾을 수 있는 새로운 삶입니다. 우리 인간은 상실과 애도를 통해서 성숙해나간다고 합니다. 그래서 슈나이드만(Shneidman)은 다음과 같이 말합니다. "애도는 인간이 가질 수 있는 가장 심오한 것이다. 사랑하는 사람의 상실을 슬퍼하고, 그 사람의 기억을 계속해서 소중히 여기는 심오한 능력은 우리 고귀한 인간의 특징 중의 하나이다."라고요. 그리고 보면, 상실과 비탄, 애도는 우리 인간이 더 인간답게 진화해나갈 수 있는 동력이 되는지도 모릅니다.

3. 죽음교육 도구로서의 '시 감상 활용법' 소개

문학작품을 통해 학생들에게 죽음에 대한 교육을 시도하고자 할 때 주목할 점은 크게 보아 두 가지입니다. 첫째는 문학 작품 자체에 대한 해석과 감상 차원이며, 둘째로는 죽음교육 차원에서 문학작품을 어떻게 받아들일 것인가에 대한 안내가 반드시 따라줘야 한다는 점입니다. 죽음교육에서 문학작품을 활용하는 것이 좋은 이유는 일반적인 이론이나 담론과는 달리 문학 속에서는 죽음에 대한 경험이나 정서, 감정 등이 매우 다양하고, 구체적으로 드러나고 있기 때문입니다. 이 시간에 살펴볼 수 있는 문학작품의 활용법으로는 먼저 죽음에 대한 접근을 세 가지 카테고리로 범주화하여(① 죽음은 과연 부정적인 것일까? ② 죽음으로 인한 상실과 비탄은 어떤 양상으로 나타나며, 어떻게 받아들여야 할까? ③ 애도란 무엇이며 애도과업은 어떻게 이루어지는 것일까?) 각각의 범주에 적용할만한 문학작품을 소개하고, 그에 대한 감상과 토론을 진행하는 것을 그 골자로 할 수 있을 것입니다.

아래는 앞에서 소개한 문학작품을 세 개의 카테고리로 나눈 후, 각각에 해당하는 감상 포인트 및 토론 주제를 예시한 내용입니다.

1) 죽음은 과연 부정적인 것인가? : 죽음을 부정하고 회피하여야 할 것으로 여기는 게 일반 사람들이 갖는 공통적인 생각이지만, 우리는 앞서 박영근, 황인숙, 신동집 시인의 시를 통해 죽음의 긍정적인 면도 살펴보았습니다. 죽음은 우리 인간의 '본디 자리로의 회귀'이며, 자신의 실존과 대면할 수 있는 중요한 계기임을 생각해보며 아래의 문제에 대한 자신의 생각을 정리해보고 서로의 생각을 나누어 봅시다.

(1) 박영근의 시「물의 자리」를 읽고 떠오르는 이미지를 하나의 색채로 표현한다면 어떤 색이 떠오르나? 그 이유는?

(2) 이 시에 나타난 꽃, 물, 뿌리는 각각 무엇을 의미할지 자신의 생각을 말해보고, 이것이 '본디 자리'라는 시구(詩句)와 어떤 관련이 있을지 얘기해보자.

(3) 황인숙의 「병든 사람」이라는 시에서는 병든 사람의 상태를 '혼자서 굉장히 어려운 방정식을 푸는 것'으로 표현한다. 이 표현이 어떤 의미로 다가오는지 각자의 생각을 말해보자.

(4) 신동집의 시, 「날이 지기 위해서는」에서는 '갓 뜬 저 별'을 맞기 위해서는 '한 삶의 가장 귀한 무엇'을 잃어야 한다고 했다. 자신이 생각하는 '한 삶의 가장 귀한 것'은 무엇인지 각자의 생각을 말해보자. 그리고 이 구절에서 찾아볼 수 있는 생명의 원리란 무엇일지 생각해보자.

2) 죽음으로 인한 상실과 비탄: 죽음으로 인한 상실과 비탄의 양상은 다른 무엇으로도 대체할 수 없는 '나만의 고유한 슬픔'이라고 롤랑 바르트는 말했습니다. 앞서 살펴본 박완서, 고정희, 김춘수의 작품은 이 대체 불가능한 개인의 슬픔을 그리고 있다고 볼 수 있습니다. 상실과 비탄의 고유성과 절대성을 생각해보면서 다음의 문제에 대한 자신의 생각을 발표하고, 다른 사람의 의견을 들어보도록 합시다.

(1) 박완서의 「한 말씀만 하소서」는 죽은 아들에 대한 어머니의 비탄 감정

을 여과 없이 보여주고 있는 산문이다. 이 산문에서 가장 슬프게 다가오는 구절들을 찾아서 각자 발표해보자.

(2) 고정희의 「넋이여, 망월동에 잠든 넋이여」는 5.18 항쟁 당시 죽은 아들에 대한 어머니의 애끓는 심정을 그리고 있다. 이 시는 개인적 차원의 비탄에서 그치지 않고, 사회적 차원에서의 비탄도 보여준다. 이러한 사회적 비탄을 다룬 시나 기타 문학작품을 알고 있다면 소개해보자. 그리고 이러한 사회적 비탄을 다룬 작품이 왜 필요한가에 대한 각자의 의견을 말해보자.

(3) 비탄의 과정은 감정적인 것뿐만 아니라, 인지적인, 행위적인 것도 포함한다고 하였다. 김춘수의 「제28번 비가(悲歌)」에서 이러한 인지적, 혹은 행위적 비탄에 해당하는 부분이 있다면 찾아보자. 주변에서 이러한 비탄의 경우를 경험한 적이 있는가? 그럴 때, 우리는 어떤 반응을 보여야 할까?

  3) 애도와 애도 과업: 애도는 상실과 비탄에 처한 사람들에게 중요한 과정이라고 할 수 있습니다. 예수는 '애도하는 자(슬퍼하는 자에게)에게 축복이 있을지니' 라는 산상수훈도 남기셨지만, 이때의 축복이란 아마도 우리 인간이 상실과 애도를 통해서 성숙해가는 능력을 뜻하는 것으로 보입니다. 성숙을 향한 이 능력은 상실을 당한 사람이 주체적이고 능동적이며, 자율적으로 애도 과업(work)을 만들어가는 과정에서 형성되는 것이라 할 수 있을 것입니다. 그래서 죽음학에서는 애도 작업(labor)이라는 용어보다는 애도 과업(work)이라는 용어를 사용합니다. 예를 들어, 롤랑 바르트가 어머니의 죽음에 대한 여러 감정과 생각들을 일기로 정리하고자 했던 것이나, 김태준의 「사모곡」에서 나타난 '고인과의 지속적인 유대관계' 등은 모두 애도 과업(work) - 스스로 자신의 슬픔을 인정하면서 고통의 경험 방식을 받아들이는 가운데 상실의 고통과 함께 살아가는 방법을 배우게 되는 성숙의 과정 - 에 해당한다고 볼 수 있습니다. 그렇다면, 이를 바탕으로 아래의 문제에 대한 자신의 생각을 정리해보고, 다른 사람의 의견에도 귀를 기울여봅시다.

(1) 애도란 무엇이며 애도 작업(labor)과 애도 과업(work)은 어떻게 다른 것인지 알아보자. 이는 롤랑 바르트(Roland Barthes)가 『애도일기』에서 언급한 '나만의 고유한 슬픔'과는 어떤 관계가 있을까?

(2) 슈나이드만(Shneidman)은 "애도는 인간이 가질 수 있는 가장 심오한 것이다. 사랑하는 사람의 상실을 슬퍼하고, 그 사람의 기억을 계속해서 소중히 여기는 심오한 능력은 고귀한 인간의 특징 중의 하나이다."라고 말한 바 있다. 우리 인간은 누구나 슬픔이나 고통보다는 기쁨이나 즐거움을 추구하는데, 과연 맞는 말일까? 자신의 생각을 말해보자. 그리고 고통이나 슬픔을 통해 자신의 심오한 능력을 느낀 경험이 있는지 얘기해보자.

(3) 김태준의 시「사모곡」은 애도의 과업과 관련하여 볼 때, '새로운 삶에 착수하는 과정에서 고인과의 지속적인 유대를 발견하는' 과업으로도 읽을 수 있다. 어느 부분에서 그러한 애도 과업을 읽어낼 수 있는지, 자신의 의견을 말해보자. 이 시와 같이 적절한 애도과업을 보여주는 시나 기타 문학작품이 있다면 추천해보자. 그 추천 이유에 대해서도 설명해보자.

삶의 소중함을 묻는 생명과 죽음교육

1. 죽음의 자리에서 삶을 보다

죽음에 대한 묘사도 웃음에 대한 묘사 못지않게 참으로 다양합니다. '돌아가셨다' '천국 가셨다' '멀리 떠났다' '떼 이불 덮었다' '밥 수저 놨다' '구들장 졌다' '망천 길 떠났다' '갔다' '세상 등졌다' '저승으로 가다' '황천(黃泉)길 떠났다' 관(棺)의 옛말인 골을 따라 '골로 가다' 고 하고 '북망산(北邙山)가다' 도 있지요.

좀 더 해 볼게요. 세상을 하직했다는 의미의 '別世(별세)' 에서부터 시작해 棄世(기세), 永眠(영면), 作故(작고), 他界(타계)의 한자식 표현이 있지요. 신분에 따라 임금이 죽으면 昇遐(승하)했다 하고 死去(사거)의 높임말로 逝去(서거)가 있지요. 천자(天子)는 붕(崩)으로 태산이 무너짐을 나타내지요. 제후(諸侯)는 훙(薨)이라 해서 감독 기관이 닫힌다는 의미이고 3~5품(品)은 졸(卒)을 써서 맡은 바 임무가 끝났다고 알리지요. 사(死)는 6품(品)에서 서(庶)까지의 일반백성의 죽음을 표현하지요.

심지어 종교에 따라 涅槃(열반), 김天(소천), 善終(선종) 이 있지요. 불교는 寂滅(적멸), 入寂(입적), 歸寂(귀적). 入滅(입멸). 滅度(멸도)등 기독교, 가톨릭과 달리 죽음이 더 다양하게 묘사되지요.

이처럼 다양하고 풍성하다는 것은 무엇을 의미할까요? 그만큼 죽음에 대한 생각이 깊고 가까이 했다는 증거죠. 하지만 그렇게 다양한 웃음에 대한 표현을 가지고도 일상의 웃음이 적듯이 죽음에도 기현상이 하나 있어요. 서울대학의 명예교수인 정진홍교수는 이렇게 말해요. "죽음은 일상이지만, 죽음이라는 언어가 서서히 사라지면서 대신 건강, 치유, 평균수명, 노년, 복지라는 언어가 그 자리에 등장하고 죽음을 주변화하고 있다. (심지어) 죽음담론을 전유했던 종교들도 서둘러 죽음담론을 폐기하고 있다."

저는 죽음을 드러내는 말 가운데 '죽살이'란 말을 제일 좋아해요. '살림살이' '처가살이' '시집살이' 하듯이 '죽살이'란 삶과 죽음을 한 묶음으로 보았던 거죠. 그런데도 죽음을 삶의 자리에서 밀쳐낸 이유는 무엇일까요?

삶의 자리에서 죽음을 보면 비참해지고 슬프지만 죽음의 자리에서 삶을 들여다보면 삶은 참 아름답고 고귀한 것이 되고야 말죠. 역설적이게도 삶의 소중함을 알기 위해 우린 죽음교육을 서둘러야 하죠.

지난 2010년 영국 이코노미스트연구소(EIU)가 경제협력개발기구 OECD의 40개 나라를 대상으로 '죽음의 질 지수(Quality of Death Index)'를 조사했지요. 여러분, 우리나라는 몇 위를 했을까요? 한국은 32위로 최하위권으로 평가됐습니다. 평소 우리가 '죽음'을 어떻게 인식하는지 생각해보면, 그렇게 의아한 수치도 아닙니다. 우리는 대부분 죽음에 무관심하거나, 회피하거나 혐오하기 때문이지요.

'죽음의 질 지수' 1위를 차지한 나라는 영국이었어요. 영국에서는 매년 5월 정부가 주관하는 '죽음 주간'까지 있어요. '죽음 주간' 동안 영국 사람들은 노후 요양계획을 세우고 장기 기증과 관련된 계획서를 작성하지요. 자녀들과도 죽음에 관해 이야기를 나누는 것은 기본이고요.

저는 이런 국가적 노력이 아니라도 개인적으로 카푸치노 커피 한 잔을 권하고 싶어요. 카푸치노(Capuccino)는 '자신의 죽음을 묵상하는 커피'여서 그래요. 그 어원이 후드(Hood-모자, 두건, 가운 휘장)란 뜻을 지닌 이탈리아어 'cappucio'에서 비롯됐지요. 카푸친 수도회라고 있어요. 이들은 청빈의 상징으로 두건이 달린 원피스 모양의 옷을 입었어요. 그런데 진한 갈색의 커피위에 우유거품을 얹은 모습이 카푸친 수도사들의 두건 모습과 비슷한데서 카푸치노라는 이름을 얻게 되었고요. 그 수도원 지하에는 유골 4천여구로 만들어진 공간이 있어요. 십자가도 전등도 테이블도 죄다 해골로 만들어졌어요. 그 해골들이 무엇을 말하는지 아세요? "우리도 당신과 같았다. 머지않아 당신도 우리와 같아질 것이다." 그리고 그들은 만나면 '메멘토 모리'(Memento Mori)라고 인사를 해요. '죽음을 기억하라'는 거죠. 그러니 삶이 올곧지 않을 수 없죠. 야무지기도 할테고요.

2. 죽음이 가져다 준 선물

미, 미주리대의 심리학자인 케네스 베일, '죽음이 삶에 유익할 때(When Death is Good for Life)'라는 논문을 통해 이렇게 말하죠.

"죽음에 대해 숙고하면 오히려 공격적인 행동을 삼가게 되고, 운동을 열심히 하는 등 건강을 더 돌보게 되며, 남을 돕고 싶은 마음이 생길 뿐만 아니라 흡연율과 이혼율도 감소하는 것으로 나타났다"

실례로 미국의 초. 중등교육에는 죽음의 준비교육이 있죠. 1979년에 발간된 안드레 골든의 저서, '어린이들에게 죽음에 대해 가르치는 법'을 활용하는 이 교육은 5˜6세 이하의 어린이들에게는 생명의 태어남, 성장, 죽음에 대해서 설명해 주지요. 교실에 식물의 씨앗, 낙엽 등을 갖다 놓고 자연의 싸이클을 관찰을 통해 배우며 무생물과 비교해 보는 시간을 갖는가 하면 가정에서 기르는 애완동물의 죽음도 얘기하고 때로는 묘지를 방문하여 비석의 의미, 성묘의 의미, 꽃으로 장식하는 의미 등 어린이들의 자유스런 감상을 서로 나누게 해요. 그 뿐이 아니죠. 소설, 동화책 등을 읽게 하고 주인공이 나 자신이라면 어떨까 등을 토의하게 하기도 하고요. 잡지나 앨범에서 여러 시대에 살던 분들의 사진을 보여주고, 성장, 노화의 과정에 대해 얘기하기도 하죠.

이렇듯 죽음 교육은 교과과정을 통해서만이 아닌 일상 속에 스며있지요. 예를 들면 무덤도 외딴곳에 두지 않아요. 교회와 성당 그리고 마을의 한 가운데 있어요. 굳이 죽음을 기피할 일이 아닌 거예요. 그곳이 곧 산책로가 되고 정원이 되기도 하죠.

미네소타 대학의 경우 매 학기에 죽음의 준비교육과목(Death Education)이 반드시 커리큘럼 속에 포함되어 있어요. 풀톤 교수가 담당한 〈죽음의 사회학〉을 예로 들어보면 90분 수업이 주 3회로 1학기 강의가 짜여지지요. 맨 첫 시간에 나는 누구이며, 나는 무엇을 하고 있는가 등을 각자가 기술하게 되지요. '왜 이 죽음에 관한 수업에 등록했는가?' '죽음에 관한 분야(자살, 안락사)중에서 어떤 분야에 흥미를 갖고 있는가' 등에 대해서도 묻고 답하죠.

이런 과정은 결과적으로 3인칭 죽음을 1인칭 죽음으로 바꾸어주지요. 우리는 모든 사건을 3인칭으로 보지요. '(하나의)사건' 정도일 뿐이에요. 지나치고 말지요. 2인칭은 '(내가 아는 지인들이 당한)사고' 일 뿐이에요. 1인칭은 '(나의 깊은)상처' 로 다가오죠. 마찬가지로 죽음에도 1인칭, 2인칭, 3인칭이 있어요. 자신의 죽음을 1인칭 죽음이라 하지요. 가까운 이들 일테면 친구나 가족의 죽음은 2인칭 죽음이고요. 타인의 죽음은 3인칭 죽음이라 불리죠. 삶이 하염없이 가벼운 것은 죽음을 타인의 것으로 취급하며 마주하기를 미루는 3인칭 죽음 때문이에요.

3인칭을 1인칭으로 바꾸게 되면 삶이 바뀌죠. 세계관이 달라지고요. 일상에 변화가 일어나요. 이를 두고 죽음교육이 가져다 준 가장 아름다운 선물이라 할 수 있죠.

제가 인사동을 찾아갔다가 아주 놀란 일이 있었어요. 방과 후 학교였는데 뜻밖에도 상여놀이였어요. 그 결과물이 놀라웠어요. '친구 왕따 시키지 않겠다' '엄마, 아빠에게 잘해드려야 겠다' '내 인생계획을 다시 세우겠다.' 등등. 〈관상〉이란 영화에서 남의 관상을 보고 운명을 점치면서 정작 자신의 자식이 죽어가는 대목에서 울부짖는 처절한 대사가 있죠. "파도가 아니라 파도를 일으키는 바람을 봤어야 했어" 이렇듯 죽음교육은 인생의 뿌리와 나무를 바라보게 해주죠.

이런 아포리즘이 있어요. '죽어야 할 때 죽음으로서 생명은 유지된다. 죽어야 할 것이 죽지 않으면 죽음이 그 자리를 차지하고 만다.'

무슨 말일까요? 〈시골빵집에서 자본론을 굽다〉라는 책에서 와타나베 이타루가 하는 재미난 이야기가 있어요.

"자연계에 존재하는 모든 물질은 시간과 함께 모습을 바꾸고, 언젠가는 흙으로 돌아간다. '발효'와 '부패'를 통해서다. 그리고 이 두 가지 현상은 균의 작용에 의해 일어난다.

재료가 사람의 생명을 키우는 힘을 갖추고 있으면, 균은 빵이나 와인처럼 인간을 즐겁게 하는 음식으로 그것을 변화시킨다. 이런 재료에 균의 작용이 일어나면 음식은 더 맛있어지고 영양가와 보존성이 높아진다. 술처럼 사람을 취하게도 한다. 이것이 발효작용이다.

한편 생명을 키우는 힘이 없는 재료라면, 균은 그것을 안 먹는 게 좋다는 신호를 사람에게 보낸다. 말하자면 재료를 무참한 모습으로 변화시키는 것이다. 이때는 사람이 먹으면 해가 되는데 '부패' 작용이 바로 그것이다."

결국 죽었기(부패) 때문에 생명을 보존하게 만들어준다는 이야기잖아요. 그런데 죽을 것이 죽지 않으면 죽음이 그 자리를 대신하게 되지요.

때문에 우리는 '종활'을 일상으로 끌어들일 필요가 있지요. 종활이란 농촌활동을 '농활'이라고 하듯이 임종활동(臨終活動)을 일컫는 말이지요. 가까운 일본은 정착되어가는 분위기에요. 대표적인 것이 '종활(終活) 버스투어'죠. 카운슬러도 동행해 종활과 관련한 조언을 해주고 종활 시설을 돌아보는 것을 말하지요. 보도에 의하면 종활카운슬러협회가 주관한 도쿄 하마 마쓰초의 '종활 페스티벌'은 첫 해의 2100명에 불과했던 숫자가 4~5배로 불고 부스도 이내 45개로 늘어났다고 하죠. 수의 대신 입는 '엔딩 드레스'를 판매하는 회사, 전문 헤어와 메이크업 아티스트를 대동해 영정 사진을 찍어주는 시니어 전문 사진관, 유품정리 전문 회사 등 다양한 업체가 있었다고 하죠.

이런 시설을 돌아보는 일 외에도 실제적인 죽음교육 컨텐츠는 얼마든지 개발할 수 있지요.

'인간은 일생동안에 1,700명의 친구를 사귀고, 7,163회의 목욕을 하고, 533권의 책을 읽고, 59번 여행을 즐기며, 15,464km를 걷는다.'(영국의 한 민영방송)고 하잖아요. 이런 가정아래 "내가 눈 감을 때, 나의 죽음을 가장 슬퍼하고 아쉬워할 사람을 10명을 떠올려 보고 그 이유를 적어보라"고 할 수 있죠. 그 뿐이 아니잖아요. 500여권의 책 가운데 '내가 밑줄을 그어 평생의 지침으로 삼았던' 구절을 다섯 문장만 소개해 보라고 할 수 있죠. 그리고 그런 이야기들을 놓고 피드백만 나누어도 멋진 종활 프로그램이 될 수 있지요.

시인 이응준은 이런 시를 썼어요.

아무리 궁리해 본다 한들
타인보다 낯선 것이 내 뒷모습이다.
묘비명은 단 두 줄.

하루는 지나갔다.
인생은 지루했다.

그렇다면 '나의 두 줄 묘비명은 무엇이라 새겨놓고 싶은가?' 따위가 우리에게 인문학적 성찰을 가져다주죠. 묘비명을 뛰어넘어 묘지명을 써보는 것도 매우 좋죠. 묘지명(墓誌銘)은 한 인물이 숨진 뒤 망자의 이름과 나이, 가계와 행적, 가족 및 장지(葬地) 등을 돌에 새겨 무덤 속에 시신과 함께 매장하는 것을 말해요. 묘지명은 망자(亡者)의 시신과 함께 지하에 매장됐다는 점에서 무덤 앞 지상에 세운 묘비명(墓碑銘)과 다르죠. 묘지명(墓誌銘)의 '지(誌)'는 기록한다는 뜻이고 '명(銘)'은 이름(名)이라는 뜻으로 '덕(德)과 공(功)이 있어 세상에 이름을 남길 만한 사람이 숨지면 후손들이 그의 기록을 후대에 전하기 위해 만든 것'을 묘지명이라고 해요.

무엇보다 '고종명'(考終命ㆍ제명대로 살다가 편안히 죽음)을 맞이하기 위한 십계작성도 시도해 볼만 하겠죠. 종활은 나이 든 어른세대만을 위한 것이 아니라 전 세대에 걸쳐 확산되어야만 하죠. 그게 진정한 복지국가로 가는 길이고요.

3. 자신의 핵심가치와 운전자로 살기

〈농부 철학자 피에르 라비〉라는 책에 이런 이야기가 하나 등장해요.

"화학제품을 만드는 회사가 아프리카 어느 부족의 농부들에게 비료를 주었습니다. 아프리카의 농부들은 이 화학 비료를 밭에 뿌렸습니다. 그 해 매우 많은 수확을 거두게 되었습니다.

흥겨운 농부들은 그 부족에서 가장 지혜로우나 눈이 먼 나이 많은 추장을 찾아가 보고 했습니다.

'우리는 작년보다 두 배나 많은 양을 생산했어요.'

추장은 잠시 생각에 잠기더니 이렇게 말했습니다.

'나의 아이들아, 매우 좋은 일이다. 내년에는 절반 크기의 밭에만 농사를 지어라.'"

얼마나 멋있나요? 이런 추장이야말로 정말 '개념 있는' 추장이 아닐까요.

의 철학(醫 哲學)에서는 감기 '걸렸다' 고 하지 않지요. 병이 '들었다' 고도 하지 않고요. 딱 한마디. 병을 '앓았다' (알았다)고 하죠. 병을 앓게 되면서 비로소 내가 내 몸을 알게 되는 거 아닌 가요? 뭐든지 정확하게 알게 되고, 알면 다스릴 수 있게 되죠. 아픈 순간, 아픈 부위가 말하죠. '나를 사랑해 달라' 고. 그 때 우리는 〈명랑투병〉을 할 수 있게 되지요.

"아임(암) 파인 땡큐"

이렇듯 삶의 질을 바꾸는 개념을 일러 삶의 '핵심가치' 라 부르게 되죠.

"심각한 인간은 끝내 벌을 받으리라." 이는 픽사의 핵심가치 중 하나예요.

픽사의 브래드 버드 감독이 뭐라고 한 줄 아세요?"영화 예산서에 따로 항목은 없지만, 예산에 가장 큰 영향을 미치는 것이 바로 사기다.

사기가 낮으면 1 달러를 써도 25센트의 가치밖에 얻을 수 없다. 반대로 사기가 높으면 1달러로 3달러의 가치를 얻을 수 있다."

삶을 의미 있게 만들어 내기 위해 자신만의 핵심가치를 만들어 보는 것도 흥미 있는 일이지요. 예를 들어 볼까요? 소득 3만 불을 넘어서게 되면 사람들의 관심사는 의식주를 넘어서 건미락종으로 넘어가죠. 새 시대를 살아낼 삶의 핵심가치들을 이렇게 정리해 보았어요.

(1) 의(衣)- 배냇저고리와 수의에는 주머니가 없다.

벽장에 옷이 너무 많으면 무엇을 입을지 망설이게 된다. 옷은 그 자체가 비움과 채움의 삶에 대한 실천이다. 명품을 걸친다고 명품인생이 되는 것이 아니다. 내가 명품의 삶을 사는데 답이 있다.

(2) 식(食)- 잘 먹고 잘 살아라.

밖에서는 사람이 음식을 다스리지만 몸속에서는 음식이 사람을 다스린다. 암(癌)이란 병든 역(疒) 음식을 산(山)더미처럼 먹어(口) 생긴 병이라 한다. 가려먹고 가급적 소식을 해라. 레스토랑(Restaurant)이란 말은 원래 프랑스어 'De restaurer'(회복)으로부터 비롯되었다. 음식이 치료가 되게 하라.

(3) 주(住)- 소행주(소통이 있어 행복한 주택)를 꿈꿔라.

House는 있는데 Home이 없다고 한다. 다투는 여인과 궁궐에 사는 것보다 혼자 움막에 사는 것이 낫다. 무엇보다 집은 '사는 것'(buy)이 아니라 '사는 곳'(live)이다. '저녁이 있는 삶, 삶이 있는 저녁'을 꿈꾸어라.

(4) 건(健)- 변화(change)는 '體‧仁‧智'로 온다.

재물을 잃는 것은 조금 잃는 것이고 명예를 잃으면 많이 잃는 것이고 건강을 잃으면 다 잃는 것이다. 명심하라. 운동이 하루 해를 짧게 한다. 하지만 인생은 길게 한다. 건강 프로젝트를 갖고 살아라.

(5) 미(美)- 꽃에 분칠하지 마라. 꽃은 꽃으로 이미 아름답다.

내가 꽃인데 뭣 때문에 또 꽃단장을 하나? 조화에는 똥파리가 날아들고 생화에는 나비와 벌이 날아든다. 내면의 멋을 가꾸어 향기로운 인생을 꾸며라. 하루에 한 번 마음의 거울을 들여다보고 자신을 성찰하는 시간을 가져 보라.

(6) 락(樂)-'희희樂樂'으로 살아라.

고대 이집트인들은 죽어서 하늘로 가면 신(神)으로부터 받는 두 가지 질문이 있다고 여겼다. '네 인생에서 넌 환희를 맛본 적 있느냐?' '네 삶이 다른 사람에게 그런 환희를 가져다 준 적이 있느냐?' 죽는 날까지 즐길 수 있는 것을 찾아라. 그게 행복한 인생이다.

(7) 종(終)- 아름다운 사람은 머물다 간 자리도 아름답다.

어디 화장실만일까? 가장 멋진 인생이란 '시작보다 끝이 아름다운 인생'이다. 끝내기를 잘해야 한다. 인생의 끝자락에서 꼭 만나야 할 3F가 있습니다. Family- Friend-Faith. 그 때 우리는 Happiness를 넘어선 Bliss(더 없는 행복, 천국의 기쁨, 至福, 天福)를 맛볼 수 있게 된다.

이를 실천해 살기 위해 할 수 있는 일이 하나 있죠. 랩 무어가 제안한 방법이에요.

"잠자리에 들기 전과 하루를 시작하기 전에 목표를 소리 내어 읽어라. 무의식은 당신이 잠들었을 때나 일에 몰입할 때도 끊임없이 목표를 되새기고 그 목표가 이루어지도록 뇌에 명령한다. 이전에는 생각하지 못했던 아이디어나 기회를 포착하게 한다."

– '레버리지'에서

그렇게 해서 이젠 내 인생의 '운전자'로 살아보세요. 왜요? '운전자는 절대 멀미하는 법이 없으니까' 요.

4. 장래희망, 자아실현을 위한 준비, 버킷 리스트

암 환자 선배인 카터 체임버스(모건 프리먼), 초보 암 환자이면서 아무도 찾아오지 않는 에드워드 콜(잭 니콜슨), '병원은 스파가 아니기 때문에 예외 없이 2인 1실'이라는 철칙 때문에 에드워드와 카터가 같은 병실을 쓰게 되면서 이야기는 시작되죠. 두 사람의 삶은 판이하게 달라요. 병원을 운영하며 평생 일에 쫓겨 정신없이 살았다는 고집불통 재벌 사업가 에드워드와 자동차정비사이며 사랑하는 사람들이 지천에 깔려있는 지극히 평범한 삶을 살았다고 하는 카터.

그 무렵 에드워드는 병상에서 낙서를 하다가 버린 모건 카터의 종이를 주워 보게 되지요.

"지금 이 순간, 당신이 가장 하고 싶은 일은 무엇입니까?"

대학 신입생이던 시절 철학교수가 죽기 전에 꼭 하고 싶은 일, 보고 싶은 것들을 적어 보라던 '버킷 리스트', 46년이 지나 모든 꿈을 접고 자동차 정비사가 되어있는 그에게 '버킷 리스트'는 이제 잃어버린 꿈의 쓸쓸한 추억이자 가끔씩 떠올리고 지워보는 놀이에 불과하죠.

　모르는 사람 도와주기, 눈물 날 때까지 웃어보기, 정신병자가 되지 말기, 장엄한 것을 직접보기(히말라야 같은 곳)....

　에드워드는 카터가 버린 버킷리스트에 갑자기 펜을 꺼내어 장난스럽게 추가를 하기 시작하죠. 돈 안 되는 '리스트'에는 관심이 없었고 오로지 돈과 관련된 인수합병이나 고급 커피 외에 자신이 무엇을 원하는지 조차 생각할 겨를이 없었던 그는 무엇을 적을까요?

　'총도 쏴보고, 칼도 휘둘러보고, 춤도 춰보고....스카이다이빙 같은 것도... 문신하기도...'

　카터는 에드워드가 '가장 아름다운 소녀와 키스하기'라고 적은 대목에서 폭소하죠.

　극중 60대 후반의 두 노인은 의기투합하고 이 장난 같은 버킷리스트 모두를 실행에 옮기로 하게 되지요. 타지 마할에서 세렝게티까지, 최고급 레스토랑에서 허름한 문신 집까지, 구형 스포츠카에서 프로펠러 비행기까지, 함께 만든 리스트를 들고 열정적인 모험을 시작하게 돼요. 광대하고 아름다운 세상 속에서... 그들은 목록을 지워나가기도 하고 더해 가기도 하면서 어느 누구나 풀어가야 하는 어려운 문제들과 씨름하게 되지요.

　나는 어떤 버킷 리스트를 가지고 있나요?

　대학교 졸업장을 갖고 싶어 87세의 나이에 대학생이 된 로즈 할머니가 있어요. 그녀가 어느 날 손자뻘의 대학 동료들로부터 풋볼 경기 파티에서 연설을 해 달라는 부탁을 받고 이런 이야기를 하지요.

"우리는 늙었다고 해서 놀기를 멈추게 되지는 않습니다. 오히려 우리는 놀기를 멈추기 때문에 늙게 됩니다. 이 세상에서 언제나 젊게 살고, 행복하며, 성공하는 비밀은 단 4가지입니다. 언제나 웃고, 매일같이 세상을 재미있게 사세요. 그리고 자신만의 꿈을 가져야 합니다. 꿈을 잃는다면, 그건 죽은 거나 마찬가지입니다. 우리 주변에는 너무나도 많은 사람들이 그렇게 죽은 채로 살아가고 있지만 그들은 그런 사실조차 모르지요!"

로즈 할머니는 꿈에 관한 이야기만이 아니라 늙어감에 대해서 이런 소견도 피력해요.

"나이를 먹는다는 것과, 성숙한다는 것에는 정말로 큰 차이가 있답니다. 가령 당신이 지금 19살인데 아무런 생산적인 활동도 안하고 가만히 침대에 일 년간 누워있으면 당신은 20살이 되지요. 똑같이 내가 87살이고 역시 아무것도 안하고 가만히 일 년간 누워만 있어도 88살이 됩니다. 내가 말하고자 하는 건, 나이를 먹는 건 우리의 선택이 아니란 겁니다. 모든 사람이 나이를 들 수는 있지만 그건 아무런 노력이나 능력이 필요하지 않습니다. 여기서 비밀은, 언제나 변화 속에서 기회를 찾음으로서 성숙해져야 한다는 것이지요.
후회를 남기지 마세요. 우리와 같은 늙은 사람들은 언제나 우리가 '저지른' 것들에 대한 후회보다는 '안 해본 것'들에 대한 후회가 남는답니다. 죽음을 두려워하는 유일한 사람들은 후회를 가진 사람들입니다."

그리고 이렇게 덧붙이지요.
"나이를 먹는 것은 무조건적이지만, 성숙한다는 것은 선택적입니다."

로즈는 그녀가 그렇게 오랜 세월동안 갈망했던 대학 졸업장을 땄어요. 그리고 졸업 후 일주일 뒤, 평화롭게 자는 모습으로 생을 마감했지요. 너무 아름답지 않나요?

사우스웨스트 항공사의 직원들은 한결 같이 꿈꾸는 사람들이죠. 그들, 〈꿈꾸는 사람들〉에게 바쳐진 시(詩)가 하나 있어요.

어떤 사람은 흐릿한 눈으로 인생을 바라볼 뿐이지만
어떤 사람은 꿈을 따라가며 오늘 저 너머를 바라본다.
꿈꾸는 사람은 옆에서 아무리 조롱해도 흔들리지 않는다.
그들은 자신의 길이 특별하다는 것을 안다.
하지만 꿈은 쉽사리 이룰 수는 없는 것.
그 꿈을 이루기 위해서는 많은 시련을 거쳐야 한다.
당신의 시간과 노력을 바쳐야 한다.
그러면 불가능한 것이 현실로 나타난다.
꿈은 나누는 사람이 많을수록 강력해진다.
공동의 목표를 위해 노력할 때
그 노력하는 사람의 공로로 불가능한 것이 이루어진다.
꿈이 현실로 이루어지면 그것은 다른 꿈의 시작.
놀랍게도 꿈은 또 다른 꿈을 데리고 온다.
그리하여 걷기가 달리기가 된다.
물론 성장의 과정에 장애물도 있고
장애물 때문에 두려움을 느끼기도 한다.
그러나 꿈꿀만한 꿈은 결국 자기의 목적지로
나아가는 길을 발견하고야만다.
그리하여 꿈은 전에는 올려다보지도 못했던 아득한 높이를 성취한다.
그렇게 된 것은 꿈꾸는 사람의 용기와 아름다운 꿈 덕분이다.
　　－존 터닙시스(직원 서비스 담당 이사)

〈라만차의 사내〉에 등장하는 이런 고백이 있어요.

이룰 수 없는 꿈을 꾸고
사랑할 수 없는 사람을 사랑하며
이길 수 없는 적과 맞서며
견딜 수 없는 고통을 감내하며

딸 수 없는 밤하늘의 별을 따기 위해 노력하는 삶

이를 이렇게 덧 입혀 보았어요.

이룰 수 없는 꿈을 꾸고
(쉽게 이룰 수 있는 것이라면 이미 꿈이 아니기에)
견딜 수 없는 고통을 감내하며
('장미꽃의 가시'가 아니라 '가시위에 피어난 장미 꽃'이 있기에)

딸 수 없는 밤하늘의 별을 따기 위해
(딸 수 없는 별이라면 내가 별이 되면 될 것이므로)

사랑할 수 없는 사람을 사랑하며
(사랑받을 자격이 없는 사람이 가장 사랑을 필요로 하기에)

그 때 우린, 이길 수 없는 적과 맞서 싸워 이길 수 있으리라.
(동굴도 언젠가 터널로 뚫리기에)

버킷 리스트는 '양동이' '물통' '두레'의 의미만이 아닌 '죽다', '해고하다'는 뜻의 속어로 쓰이기도 하죠. 당장 나를 해고시켜야 한다면 어떤 부분을 해고시켜야 하나요? 꿈꾸어야 할 때 꿈꾸지 않는 자신이겠죠. 아니 실패를 두려워하며 미리 포기하는 자신이겠지요.
네 살 아들이 스마트 폰으로 게임을 하다가 'fail'이 뜨자 너무너무 좋아했어요.
의아해진 아버지가 물어요.

'fail이 무슨 뜻인지 아니?'
'응, 아빠, 실패라는 뜻이잖아.'

'그러면 실패가 무슨 뜻인지는 아니?'
'그럼, 아빠. 다시 하라는 거잖아'
　　-김연수 '소설가의 일'에서

이번엔 이 글을 같이 읽어볼까요?

표는 '마감 기한이 있는 꿈'이라고도 한다.
목표를 더 많이 생각할수록 더 많은 아이디어를 얻게 될 것이다.
강렬한 목표지향성이 무의식을 자극해 목표 달성을 향해 나아가게 한다.
목표에 관해 더 많이 계획하고 노력한다면,
더 빨리 목표에 다가가고, 목표도 나를 향해 움직인다.
　　- 브라이언 트레이시, '겟 스마트'에서

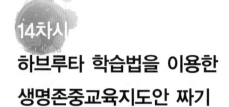

하브루타 학습법을 이용한
생명존중교육지도안 짜기

1. 21세기 학습자의 글로벌 역량

먼저 21세기를 살아가야 하는 오늘날의 학생들은 어떤 목표를 추구하고 무슨 스킬(skill)을 익히며 어떤 역량을 키워가야 하는지 살펴보겠습니다. 오늘날 우리의 교육은 학생들이 이러한 역량과 기술을 갖출 수 있도록 준비시켜 주는 것을 목표로 해야 하기 때문입니다.

1) 21세기 학습자란

21세기 학습자로 키우는 핵심 요소는 교육이 학생들이 목표를 달성할 수 있고, 지역 사회에 기여하며, 평생 학습을 계속할 수 있는 능력을 갖춘, 개인 및 사회 구성원으로서의 삶을 위해 충분히 준비시켜 줘야한다는 것입니다. 우리가 추구해야하는 학습자 역량은 모든 학생들이 더 심화된 학습에 참여하기 위해 발달시켜야하는 지적, 개인적, 사회적 기술의 집합입니다. 여기서 심화된 학습이란 학생들이 다른 관점에서 사물을 바라보도록 유도하고, 특정과목의 학습이 다른 과목들과 어떤 관계가 있는지를 접목시킬 수 있어야 하며, 이전 학습과 자신의 경험을 연결시킬 수 있음을 뜻합니다

(Applied Educational System). 따라서, 유치원 어린이부터 고등학교 학생까지 성장의 연속체라는 관점으로 지적, 개인적, 사회적으로 필요한 기술을 발달시키고. 각 역량을 탐구하는 데 기여한다는 신념으로 이 수업을 기획합니다. 특히 〈삶과 죽음에 대한 도덕적 성찰〉 단원을 통하여 학생들이 생명의 소중함에 대한 관점을 새롭게 하고 생명 경시 풍조에 대한 문제점을 탐구하며 다른 과목들과의 연계성을 모색하고 그것을 실생활에 접목시킬 수 있게 하기 위한 목표로 이 학습지도안을 구상해 보았습니다.

[그림1] 21세기 학습자 역량

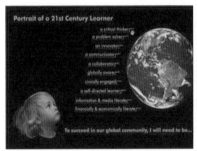 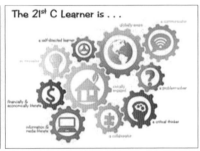

http://thompson.rockyview.ab.ca/our-school/21st-century-learning/portrait-of-a-21c-learner

http://chestermd.rockyview.ab.ca/our-school/clms-the-21st-century-learner

2) 글로벌 역량(Global Competence)

글로벌 역량이란 오늘날 상호 연결된 세계를, 탐색하고 연계하는데 필요한 지식, 기술, 성품을 의미합니다. 글로벌 역량을 갖춘 사람이란 평생학습자이며 문화적 차이와 다양한 관점을 이해하고 존중하는 능력, 비판적이고 비교 가능한 사고 능력, 문제해결능력, 모호함과 변화에도 동요되지 않는 능력, 세계적으로 중요한 문제를 이해하는 능력을 갖춘 학습자를 일컫는 용

어입니다. 좀 더 구체적으로 살펴보면 [그림2]에서 보는바와 같이 4가지의
역량을 포함합니다.

(1) 세계 탐색하기

세계적으로 관련된 중요한 현상과 사건을 다루는 '연구 가능한' 질문을
하고 세계를 탐구할 수 있는 능력을 의미합니다. 이는 지리적, 문화적, 경제
적, 정치적 및 기타 문맥적 요소를 포함한 관점을 숙지하고 방어할 수 있는
강력하고 근거 중심의 논증을 제공하기 위해 다양한 증거들을 평가하고 통
합할 수 있는 능력을 갖추는 것입니다. 예를 들어, '기후 변화가 한반도나
멕시코만, 아프리카에 미치는 영향은 무엇인가?' '우리의 지역사회는 세계
의 변화에 적응할 준비가 되었는가?' '미국의 유머와 한국의 유머가 어떻게
다른가?' '다양한 종교적 성향을 지닌 이민자 성인들이 우리나라에 온다면
이들이 한국인이 되는 과정을 어떻게 경험하게 될 것인가?' 등에 관한 질문
들은 전 세계적으로 중요합니다. 왜냐하면 이 질문들은 전 세계의 수많은
사람들에게 영향을 미치는 현상을 다루기 때문이지요. 글로벌 역량을 갖춘
학생들은 질문의 세계적인 중요성을 분명히 밝힐 수 있으며 왜 이러한 질문
에 대한 연구가 도움이 되는지 설명할 수 있습니다. 미리 정해진 "정답"을
추구하지 않고 정보에 입각한 답을 찾기 위해 모국어가 아닌 다른 언어로
된 출처를 찾고 다양한 지역, 국가 및 국제적인 출처에서 신뢰할 수 있는 정
보를 확인, 수집, 분석합니다. 또한 이들은 그러한 증거들을 평가하고 통합
하여 일관된 응답을 작성하고 논쟁(debate)에서 다른 사람들의 질문에 방
어할 수 있습니다.

(2) 관점 인식하기

관점인식하기의 의미는 누구나 다른 사람들이 공유할 수도, 공유하지 않
을 수도 있는 자신만의 특정한 관점을 가지고 있음을 인식하는 것입니다.
세계의 문제들에 대해 완전하게 이해하려면, 다른 사람들, 그룹 또는 학계
의 관점을 분명히 이해하고 설명할 수 있어야 합니다. 경제와 개인의 삶에

대한 기대, 종교와 사람들의 책임의식과의 관계, 지식과 기술에의 접근이 전 세계에 고르지 않게 분산되어 있어 사람들의 견해와 삶의 질에 영향을 미치고 있음을 이해할 수 있습니다. 글로벌 역량을 갖춘 학생들은 역사, 문화, 시사 문제에 대한 지식을 바탕으로 자신의 관점을 다른 사람의 관점과 비교하면서 통합하여 포괄적인 새로운 개념을 형성할 수 있습니다.

(3) 아이디어 소통하기

내 말을 듣는 청중이나 나와 공동으로 작업하는 사람은 문화, 지리, 종교, 이데올로기, 부유함, 기타 요인들에서 다를 수 있습니다. 그러한 다양성을 인식하고 사람들마다 다른 의미를 갖는다는 것을 인지할 수 있는 능력이 소통 능력입니다. 관객을 신중하게 차별화하고 그에 따라 행동을 조정할 수 있어야 하며 다양한 팀에서 공동의 목표를 향해 함께 노력해야 합니다. 또한 다양한 청중과 효과적으로 의사소통 할 수 있는 능력을 위해 하나 이상의 언어를 사용할 수 있어야 하고, 적절한 신기술과 미디어를 선택하고 효과적으로 사용하는 방법을 아는 숙련도는 21세기 전 세계적으로 아이디어를 전달하는 또 다른 필수 요소입니다.

(4) 행동으로 옮기기

학습으로만 그치는 것이 아니라 세상을 변화시키기 위해 필요한 기술과 지식을 의미하는 것으로 먼저, 자기 자신을 그 변화를 이끌 수 있는 존재로 보는 것입니다. 방관자가 아니라 발로 뛰는 사람으로 생각하는 것입니다. 증거나 통찰력을 토대로 행동의 대안을 독창적으로 구성할 수 있는 능력, 자신의 행동에 대한 잠재적 결과를 고려할 수 있는 능력 등을 바탕으로 합니다.

이상과 같이 글로벌 역량은 변화무쌍한 세계에서 우리의 교육의 목적이 무엇이 되어야 하는지를 인지시켜주는 중요한 요소입니다. 학생들은 글로벌 역량을 키우기 위해 필요한 지식과 기술을 익히는 것이 매우 중요합니다. 이 수업을 통하여 문화마다 개인마다 죽음에 대한 다양한 관점이 있다는 것을 이해하고, 자신의 관점이나 의견을 효과적으로 소통하며, 생명의 소중함을 인식하는 것에서만 그치는 것이 아니라 널리 다른 청소년들에게도 알리고 생명존중과 보호를 위해 행동을 취할 수 있는 능력을 갖게 될 수 있길 기대합니다.

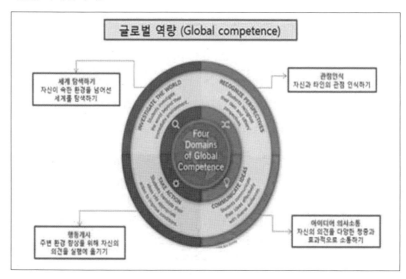

[그림2] 글로벌역량(Four Domains of Global Competence)
[원 이미지 출처] https://asiasociety.org/education/what-global-competence

2. 하브루타 학습법과 죽음교육

선생님들께서 아시다시피 배움중심교육을 향한 하브루타 수업법은 질문형, 토의 토론형 교수법입니다. 죽음교육을 위한 교수법으로 하브루타 학습법을 소개해드리는 이유는 청소년기의 죽음교육은 가르침보다는 배움이 중심이 되어야 하기 때문입니다. 즉 죽음교육을 통하여 청소년들은 삶과 죽음을 생각하면서 개개인이 누구와도 바꿀 수 없는 소중한 인생을 살고 있음을 인식하고 인간다운 삶에 대한 의미를 깨닫게 되는데 이는 생명의 소중함, 타인의 소중함, 살아가는 고통과 기쁨, 보다 잘 사는 것의 의미, 삶과 죽음의 의미, 인간의 태어남과 사라짐 등 여러 과제들을 교사가 가르치는 것이 아니라 학생들이 함께 생각하는 기회를 제공할 수 있기 때문입니다. 하브루타 학습법은 두 사람, 많게는 서너 사람이 서로 질문하고 대화해 나가는 과정이 핵심입니다. 정답을 찾기보다는 다양한 생각이나 질문을 서로 이어나가고, 그에 대해 서로 또 대답하고 질문하면서 생각을 발전시켜 나가는 과정입니다. [질문하고 생각하고 토론하고 실천하라]라는 과정으로 진행되는 이 학습법으로 청소년들은 삶과 죽음에 대해 질문하고 그 질문에 대한 답을 학습자가 주체적으로 짝과 함께 찾아 나가면서, 자신의 생각과 타인의 생각을 비판적으로 숙고하는 기회가 될 것입니다. 따라서 하브루타 수업은 모든 학생이 한 사람도 빠짐없이 수업 내용에 대해 주체적으로 사고하고 참여하도록 하므로 생명의 소중함과 생의 의미를 재고하면서 궁극적으로 자기존중감과 자기 효능감을 높이는데 기여하게 됩니다. 이제부터는 이러한 것들을 염두에 두고 단계별로 지도안을 작성해 보겠습니다.

3. 단계별 지도안 작성하기

단원명	〈도덕1〉 IV. 자연 • 초월적 존재와의 관계 (Mirae N 출판사 기준)	02. 자연 · 초월적 존재와의 관계
소단원	1. 삶과 죽음에 대한 도덕적 성찰 　(생명경시풍조의 사례와 문제점)	
수업시간	45분	
학습목표	1. 생명의 소중함을 인식할 수 있다. 2. 생명 경시 풍조의 문제점을 알고, 　생명 존중의 자세를 갖는다. 3. 생명 존중을 위한 노력을 실천할 수 있다.	

지도안 작성의 예시는 중학교 〈도덕1〉의 4단원. 자연. 초월적 존재와의 관계 중 〈삶과 죽음에 대한 도덕적 성찰〉 단원으로 구성해 보았습니다. 이 단원의 학습목표는 〈1. 생명의 소중함을 인식할 수 있다 2. 생명 경시 풍조의 문제점을 알고, 생명 존중의 자세를 갖는다. 3. 생명 존중을 위한 노력을 실천할 수 있다〉 입니다. 전체적인 학습플로우는 [그림3]과 같습니다.

[그림3] 학습플로우

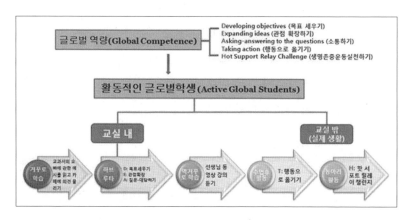

이번 지도안에서 학생들이 도달할 최종 목표를 글로벌 역량을 갖춘 학습자에 두었습니다. 앞에서 살펴보았듯이 21세기에 필요한 글로벌 역량을 갖춘 학습자는 자신의 학습에 대한 뚜렷한 목표를 세우고(Developing objectives), 자신의 관점의 폭을 넓히며(Expanding ideas), 주변 사람들과 소통(Asking-answering to the questions)을 잘할 수 있도록 훈련되어야 하고 이렇게 학습한 것을 교실 내에서 익히는 것만으로 그치는 것이 아니라 행동으로 옮겨(Taking action) 교실 밖의 실생활에서 실천(Hot support relay challenge)할 수 있는 능력을 갖추어야 합니다. 이를 아래와 같이 DEATH의 첫 글자를 따라 개념화했습니다.

D	**eveloping objectives (목표 세우기)**
E	**xpanding ideas (관점 확장하기)**
A	**sking-answering to the questions (소통하기)**
T	**aking action (행동으로 옮기기)**
H	**ot Support Relay Challenge (생명존중운동실천하기)**

이러한 목표를 실천하기 위해 거꾸로 학습(Flipped Learning)-하브루타 (Havruta) 학습-역거꾸로 학습(Re-flipped Learning)-수업후 활동(Post Activity)-동아리활동(Club Activity) 으로 전체 수업의 흐름을 구성하였습니다. 각 단계별로 살펴보겠습니다.

1) 거꾸로 학습 (Flipped Learning)

기존의 거꾸로 학습은 학생들이 교실 내 강의와 별 차이가 없다고 느끼고 있을 뿐만 아니라 더 이상 신선하지도, 의미(meaningful)가 있지도 않다고 생각합니다.

> **거꾸로 교실(flipped-learning) :** 온라인 선행학습 후 오프라인에선 토론식 강의 등을 하는 '역진행 수업 ' 방식. 전통적 수업 방식과는 반대로 학생들이 미리 내용을 학습한 뒤 실제 강의에서 교수와 토론이나 과제풀이 등을 하는 혁신적 수업방식을 말한다.
>
> **역거꾸로 교실:** 거꾸로 교실에 대한 기대가 컸지만 학생들은 교실 내 강의와 별차이가 없다고 느낀다는 것을 알게 되면서 역거꾸로 교실로 변형된 방식을 말한다. 즉 온라인 선행학습을 한 후에 교실수업을 실시하는 대신 교실수업을 먼저 하면서 교사는 학생들이 어려워하는 부분이나 더 토론하고 싶어하는 주제, 질문등에 대해 오프라인 수업 후에 온라인 후행학습을 제공하는 방식이다.

따라서 거꾸로 학습을 약간 변형하여 다음과 같이 진행합니다.

(1) 수업 전 활동

학생들은 다음의 예시를 읽고 아래 질문에 대한 답을 수업전날 오후 10시까지 학급에서 운영하는 카페에 자신의 생각과 의견을 100자의 글로 올려야 합니다. 뿐만 아니라 다른 친구들의 글도 읽어보고 맘에 드는 글에 '좋아요'도 달아봅니다. ('좋아요'를 많이 받은 학생에게 작은 선물을 주는 것도 동기부여에 도움이 될 것입니다)

〈교과서에 나온 다음의 예시를 읽고 만약 내가 스스로 목숨을 끊는다면 부모님과 친구들은 어떤 고통을 받게 될까?〉

> 오빠는 친구와의 갈등으로 인한 심리적 압박감을 견디지 못하고 돌이킬 수 없는 선택을 했습니다. 우리 가족은 정말로 큰 충격과 혼란에 빠졌습니다. 부모님께서는 오빠를 그렇게 만든 사람이 당신들이라며 무척 괴로워하셨습니다. 저 역시 오빠가 그렇게 힘들어하는데 그것을 모른 채 오빠를 위해 아무것도 하지 못했다는 사실에 절망감을 느꼈습니다. 오빠는 사랑하는 가족을 두고 왜 그렇게 떠나야만 했을까요?

(2) 수업 중 활동

본 수업에 들어가기 전에 교사는 카페를 열어 학생들의 글 중 '좋아요'가 많이 달린 글이나 반 전체 학생들과 공유하고 싶은 글을 한두 개 읽어보며 오늘의 학습주제를 소개합니다.

2) 하브루타(Havruta) 학습

다음으로 본격적인 교실 수업은 하브루타 학습법을 이용하여 진행하게 됩니다. 이 단계에서는 DEATH 중 앞의 세 단계인 D-E-A까지를 진행하게 됩니다.

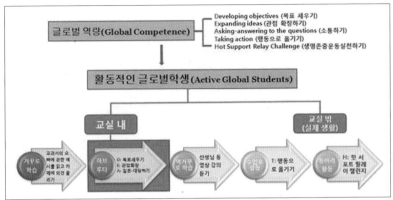

[그림6] 하브루타(Havruta) 학습법

● 하브루타:

나이, 계급, 성별에 관계없이 두 명이 짝을 지어 서로 논쟁을 통해 진리를 찾는 것을 의미한다. 탈무드를 공부할 때 사용하는 방법이지만 이스라엘의 모든 교육과정에 적용된다. 학생이 궁금증을 느낄 때 부담 없이 질문할 수 있는 환경을 조성하고 함께 토론을 이어가지만 답은 가르쳐 주지 않는다. 스스로 답을 찾을 수 있도록 유도만 한다. 답을 찾는 과정을 통해 지식을 완벽하게 체득할 수 있고 새로운 해결법을 찾아낼 수 있다.

(1) 도입단계

전시학습 확인단계	①학생들이 스스로 기억을 더듬어 나가도록 유도 ②단어수준의 키워드를 떠오르는 대로 말하도록 이끌기 ③그 단어를 기본으로 두고 "우리는 왜 죽음을 생각하면서 살아야 한다고 했지요?" 와 같이 퀴즈형식으로 구체화
전시학습 의 효과	– 스키마 활성화 – 기억 속에서 옅어진 사항 보완하여 기억에 남도록 해줌

전시학습 확인단계 라고도 할 수 있는 도입단계에서부터 '질문' 으로 시작합니다. 그런데 "여러분, 지난 시간에 죽음을 생각하면서 살아야 하는 이유가 뭐라고 했지요?"라는 방식의 지식 확인형 질문이 아니라 학생들이 지난 시간에 배운 내용에 대해 스스로 기억을 더듬어 나가도록 유도하고, 단

어 수준의 키워드라도 말할 수 있도록 합니다. 이때 발표할 학생을 3–5명 정도 지정하는 방법도 유용한데요 순서대로 지난 시간 배운 내용의 키워드를 떠오르는 대로 말하도록 이끄는 방식을 사용할 수 있습니다. '죽음' '사망' 이렇게 하나의 단어를 말하기 시작하게 되겠지요. 그러면 교사는 그 단어를 기본으로 두고, "우리는 왜 죽음을 생각해야 한다고 했지요?"와 같이 퀴즈형식으로 질문을 구체화해서 다시 던지면 점차 그 단어에 살을 붙여 완결된 긴 문장으로 전시학습 내용을 말하게 됩니다.

⇒ 이러한 전시학습 확인의 효과는 스키마, 즉 기억 속에 저장된 지식을 활성화 시켜주는 효과가 있습니다. 이런 식의 질문방식은 학생들의 뇌 속에 전시학습 내용 중 어떤 내용이 선택적으로 강렬하게 인식되었는지, 그리고 그것들은 어떤 구조로 머릿속에 자리잡아있는지 교사가 짐작할 수 있게 해준다는 것입니다. 이것을 파악한 교사는 전시학습 내용 중 중요한 부분인데 학생들의 머릿속에 옅어진 사항들을 보완해 줄 수 있게 되어 학습내용이 기억에 남을 가능성이 높아지게 됩니다.

(2) 동기유발단계 (Developing objectives)

동기유발	– 미치 앨봄의 〈모리와 함께한 화요일〉 중 "어떻게 죽어야 할지 알게 되면 어떻게 살아야 할지도 배울 수 있다"라는 문장 보여줌 – 이 문장을 읽고 죽음을 어떻게 받아들이고 우리의 삶이 왜 소중한지에 대해 생각해 보게 함
학습목표 활동	① ㅅㅁ 의 ㅅㅈㅎ을 인식할 수 있다. ② ㅅㅁ ㄱㅅ 풍조의 문제점을 알고, ㅅㅁㅈㅈ의 자세를 갖는다. ③ ㅅㅁㅈㅈ을 위한 노력을 ㅅㅊ 할 수 있다.
학습목표관련 질문 만들기	– 초성으로 제시된 글자 알아맞히기 – 각 학습목표와 관련된 질문을 3가지씩 쓰기 – 3명의 학생 정해 중복되지 않도록 차례로 말하게 하기

동기유발을 위한 활동으로는 사진자료나 동영상으로 가볍게 들어가는 게 좋겠습니다. 특히나 주제가 무거울 때는 더욱 가벼운 것들로 살짝만 맛보기 해주는 방식이 바람직해보입니다. 여기에서는 〈모리와 함께 한 화요일〉 중 "어떻게 죽어야 할지 알게 되면 어떻게 살아야 할지도 배울 수 있다"라는 문장을 보여줍니다. 한글로 만들어 보여주셔도 되고 영어로 보여주시면서 옆에 한글로 써주셔도 되겠습니다.

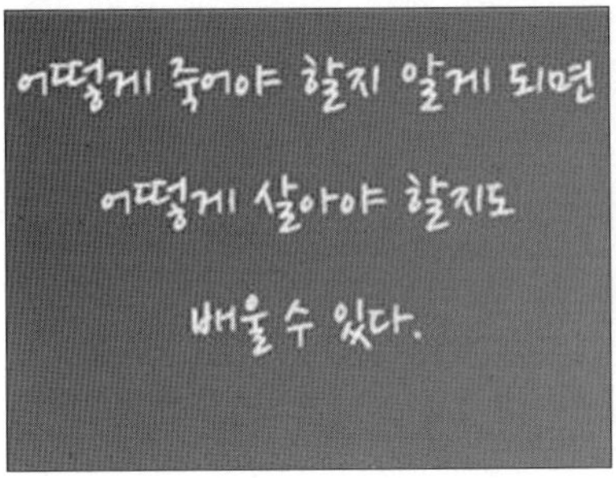

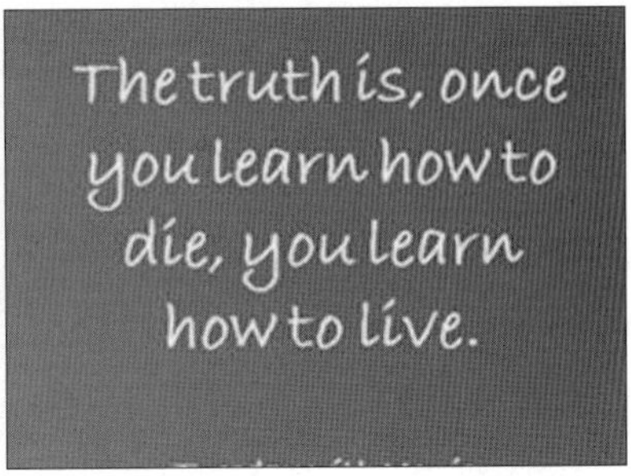

어떻게 죽어야 할지 알게 되면 어떻게 살아야 할지도 배울 수 있다.

The truth is, once you learn how to die, you learn how to live.

[그림7] 모리와 함께 한 화요일

그런 후 학습목표를 제시할 때는 하브루타 방식으로 학생들이 참여하여 직접 확인하고 인지하도록 이끌어줍니다. "오늘의 수업목표는 생명의 소중함을 인식하는 것입니다."라고 일방적으로 제시하는 것이 아니라 직접 교과서를 찾아보면서 학습목표를 찾은 뒤에 그것과 관련된 질문을 만들어 보게 하는 방법입니다. 프린트 학습지를 나누어주고 기록하게 합니다.

1. 생명의 소중함을 이해할 수 있다.
2. 생명경시 풍조의 문제점을 알고 생명존중의 자세를 갖는다.
3. 생명 존중을 위한 노력을 실천할 수 있다.

위의 학습목표를 ①ㅅㅁ 의 ㅅㅈㅎ을 알 수 있다 ②ㅅㅁ ㄱㅅ 풍조의 문제점을 알고, ㅅㅁㅈㅈ의 자세를 갖는다. ③ㅅㅁㅈㅈ을 위한 노력을 ㅅㅊ할 수 있다' 와 같은 식으로 문제를 내면 이 문제를 풀려고 책을 찾아보면서 노력하고 활발하게 참여하게 됩니다.

그 다음은 위의 학습목표와 관련된 질문을 각자 세 가지씩 만들어보게 하고 2~3명 정도의 학생에게 차례로 내용이 중복되지 않게 말하게 합니다. 이렇게 이번 시간에 배우고 싶은 내용을 질문형태로 3가지씩 적기 위해서는 역시 직접 교과서를 찾아보면서 하게 됩니다.

(3) 본수업 (Expanding Ideas)

내용(사실)파악	– 동기유발단계에서 만든 질문 짝에게 묻고 답하기 활동 – 가장 좋은 질문 선정하기
심화(상상)과정	– 만약 ~~라면, ~했다면, ~한다면 등의 상상 – 의인화과정 – 학습내용의 확장과 내재화를 위한 활동
리뷰와 요약하기(쉬우르)	– 모둠판에 학습내용, 질문거리 적기 – 학급 전체가 모둠판을 통해 전체 토의하고 리뷰하기 – 문제 풀기

먼저 자신이 적은 학습목표와 관련된 문제를 옆 짝에게 질문 합니다. 교과서를 가지고 짝과 함께 공부하면서 답을 찾아가는 것입니다. 그 다음에는 교사가 미리 준비한 학습지에 적혀 있는 질문에 대한 답을 찾아 적습니다. 이 때 초반부는 학생들이 서로 대화하며 학습내용을 파악하고 이해를 깊이 할 수 있도록 구성하는 것이 핵심입니다. 프린트 학습지를 바탕으로 교과서를 가지고 짝과 함께 공부하고 이야기를 나누면서 해당 학습목표를 충분히 달성할 수 있도록, 프린트물의 구성을 꼼꼼히 해야 합니다. A가 먼저 학습지에 있는 질문을 던지면 B가 답하고, 또 B가 물으면 A가 답하는 방식으로 5~7문제 정도를 짝과 함께 해결합니다. 프린트물 안에는 학생들이 자신의

생각만 적는 게 아니라, 함께 학습한 짝의 생각도 적을 수 있도록 공간을 분별해 넣어주어야 합니다.

　심화과정은 어떤 사건이 만일 나에게 일어난다면... 혹은 그 때 이랬었더라면... 하는 식의 상상이나 의인화과정으로 지식의 확장과 내재화를 위한 활동입니다. 오빠의 자살로 온가족이 아파하는 예를 만약 내가 혹은 나의 형제나 자매가 그랬을 경우에 우리 가족들은 어떨까 등의 상상을 해보면서 남에게만 일어날 것 같은, 나와는 전혀 상관없는 일처럼 여겨졌던 일이 나에게도 우리 가족에게도 일어날 수 있으며 그럴 경우 얼마나 큰 고통을 겪게 될지 상상해 보면서 생각을 확장해 나갈 수 있습니다.

　교사가 수업 과정을 학생들 자율에 맡기더라도 학생들이 얼마나 제대로 학습했느냐 하는 부분을 관리하고 피드백 해야 하는 책임은 분명히 존재하기 때문에, 이 부분만큼은 교사로서 피치 못할 일이자 사실은 필수적인 일입니다. 교사는 학생들의 짝학습, 소그룹학습을 기존의 모둠활동 관리보다 훨씬 유심히 관찰해야 합니다. 아이들의 소통을 잘 듣고 막혀있는 부분이 있다면 즉시 해결해 줄 수 있어야 하지요. 특히 생명의 소중함과 같은 주제에 대해서는 학생들의 질문이 많을 것 같습니다. 이럴 때는 교사가 확실하고 자세히 짚어줄 필요가 있는 경우이므로 강의식 수업을 섞어서 진행합니다. 교사가 배경이나 핵심 내용, 개념 등을 설명하면서 교과서 외 다른 자료들도 보여준 뒤에 하브루타 프린트물 활동을 이어나가게 하면 됩니다.

　그리고 학생들이 짝지어 공부하다가 서로 생각이 다르거나, 사실 판별을 해 주어야 할 때가 있는데 그럴 때도 주저 없이 선생님을 찾도록 하고 응해 주는 데에 집중하면 됩니다. 수업을 진행하다보면 반복되는 질문이 계속 나올 때가 있는데 이럴 때는 각 모둠에서 대화를 통해 학습한 내용, 혹은 질문 거리를 학급 모두가 볼 수 있는 '모둠판' 이라는 곳에 적게 합니다. 그런 뒤 그 모둠판의 질문들을 학급 전체가 같이 보면서 해당 질문에 대해 생각해

보거나 서로 토의해보는 시간을 잠시 가지게 되면, 중요한 학습내용을 리뷰할 수 있게 됩니다. 또 모둠에서 선정한 좋은 질문을 게시하여 학생이 게시한 질문 중심으로 전체 토의를 해보는 쉬우르 단계를 거칠 수 있습니다.

학습지 후반부에는 마치 문제집처럼 학습내용 확인 문항들도 배치합니다. 객관식, 단답식, 서술식 등 다양한 방식의 문항을 넣는데요, 모둠판 리뷰를 다 한 후에 활동지 뒷면에 제시된 문항들-선택형, 서술형, 논술형-을 각자 풀어 보게 합니다. 수업이 마무리될 때 교사가 학습지를 모두 걷어서 전체를 채점하고 의견을 적어 돌려줍니다. 이렇게 해야 학생들이 그날 배운 내용을 제대로 이해했는지 틀리게 알고 있는 건 아닌지 확인할 수 있습니다. 또, 이 점수를 수행 평가에 포함시키면 진정한 '과정 중심의 평가'를 실천하게 되는 것입니다. 활동지를 보면 이 학생이 수업 시간에 얼마나 참여했는지 알 수 있기 때문입니다.

(4) 마무리 (Asking-Answering to the Questions)

마무리	- 인터뷰카드 활용 - 생명존중을 위한 지속가능한 실천방안 세우기
과제공지(Re-Flipped Learning)	- 카페에 올린 교사의 동영상파일 보기
다음차시 과제	- 교과서의 예시를 읽고 의견 올리기

수업 마무리는 인터뷰카드를 이용하여 오늘 배운 생명 존중을 위한 노력의 일환으로 어떤 실천을 할 수 있는지, 특히 학교에서 할 수 있는 실천 방안에 대해 짝에게 인터뷰해보기를 합니다. 인터뷰를 통해 여러 의견을 도출해 낼 때 주의해야 할 것은 학생들이 실생활에서 가장 원활하게 실천할 수 있는 방안을 고안해 내도록 해야 합니다. 이 과정은 글로벌 역량을 기를 수

있는 활동 중 하나로서 배움이나 학습이 교실에서만 끝나는 것이 아니라 실생활에 옮길 수 있는 방안을 찾아보는 과정입니다. 교사가 이 과정에서 더욱 신경 써야 할 부분은 여기서 나온 인터뷰 내용 중에서 특히 일회성이 아닌 지속가능한 실천 방안에 대한 아이디어를 도출해야 한다는 것입니다. 이 실천방안을 찾기 위해서는 학생들의 진지한 의견 나눔과 실천 가능한 방안을 토의하는 것이 매우 중요합니다. 학생들의 의견이 너무 이상적이거나 학생신분으로는 실천이 불가능한 아이디어로 의결하지 않도록 교사가 도움을 주어야 합니다. 여기에서 의결한 실천방안은 동아리 활동으로 이어져야 합니다.

3) 역거꾸로 학습 (Re-flipped Learning)

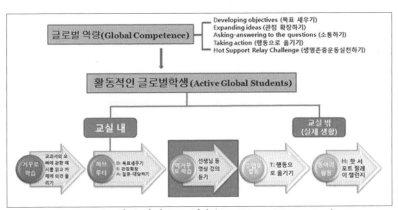

[그림8] 역거꾸로 학습(Re-flipped Learning)

교과서 내용에 대한 전반적인 설명과 리뷰는 교사의 강의형태의 동영상 파일을 이용한 복습형태로 진행됩니다. 즉 Reverse-Flipped Learning 형태로서 역거꾸로 학습이 되겠지요. 수업 중에 학생들의 이해를 돕기 위해 강의를 섞어가면서 하브루타를 진행할 수도 있지만 그 내용도 포함하여 전반적인 이해를 돕기 위한 일환으로 진행되어야 합니다. 이렇게 역거꾸로 학습을 진행하는 장점 중 하나는 교실 내 활동 중 학생들이 어려워하는 부분,

이해하기 힘들어 하는 부분, 논쟁의 여지가 있었던 부분을 교사가 명확히 짚어줄 수 있다는 점일 것입니다. 거꾸로 학습만을 진행할 경우는 이런 모습을 보기 전에 강의파일을 올려놓으니 학습자 중심의 강의가 되지 못한다는 한계가 있을 수 있겠습니다. 교사의 관점에서 중요하다고 생각하거나 교과서의 내용에만 치중된 설명으로 진행될 우려가 있습니다. 그러나 수업을 진행해보면서 학생들의 이해 현황을 살펴보고 그들의 니즈가 무엇인지 파악한 후 그 니즈와 필요를 충족시켜줄 수 있는 동영상 강의를 제공해준다면 학생들의 이해도가 한결 높아질 것입니다. 따라서 거꾸로 교실은 교수자 중심이 될 수도 있다는 문제도 있고 학생들이 신선해하지도 않는다는 점으로 볼 때 이러한 역거꾸로 학습법이 대안이 될 수 있을 것입니다.

4) 수업 후 활동 (Post Activity-Taking Action)

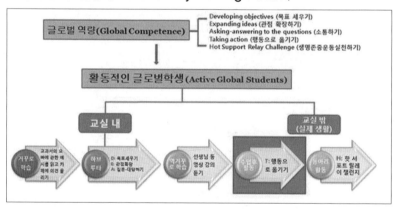

[그림9] 수업 후 활동(Taking Action)

우리가 생명존중을 위해 할 수 있는 실천 방안에는 무엇이 있을까요? 앞서 인터뷰한 내용을 바탕으로 가장 지속가능하고 실천력 있는 생명존중운동이 무엇인지 토의를 거쳐 결정하도록 합니다. 일회성이 아닌 지속가능해야 한다는 점과 교내 혹은 교외에서도 실천할 수 있어야 한다는 전제하에 학생들이 진지한 의견 나눔 과정을 통해 결정하도록 합니다. '자살, 낙태 예방캠페인, 생명존중 사상고취, 모든 사람이 행복해질 수 있는 세상을 위한 외침 ' 이라는 구호아래 결정해보도록 합니다. 이 과정에서도 교사의 개입은 필수적입니다. 간혹 학생들이 지속적으로 실천하기 어려운 의견에 장난처럼 몰아주는 경향이 있을 수 있으므로 교사가 결정과정을 자연스럽게 유도해가면서 가장 지속적으로 실천 가능한 의견으로 결정하도록 도와줍니다.

5) 적용(실천)—동아리 활동 (HOT SUPPORT RELAY CHALLENGE)

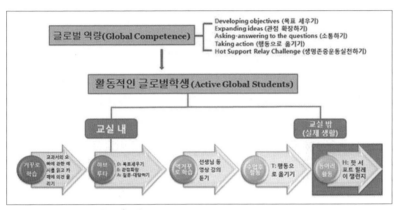

[그림10] Hot Support Relay Challenge

지금까지 우리 사회에서는 누군가 생명을 포기하는 사례가 주변에서 생겨도 그것을 지극히 개인적인 일로 치부하면서 관심을 가져본 적이 없습니다. 청소년들의 자살 소식을 심심찮게 들어도 그저 학생주도가 아닌 외부인이 방문하여 자살예방 교육만 하고 마치게 되는 경향이 있습니다. 우리나라에서는 학생들이 주도한 생명경시풍조에 대한 반성이나 생명존중을 위한 자살, 낙태 반대운동 등이 왜 활발하게 이루어지지 않고 있을까요? 이제는 우리 청소년들이 스스로 주체가 되어 발 벗고 나설 때입니다. 학생들이 직접 힘들어하는 친구들을 위해 스스로 목소리를 내고 직접 생명존중의 외침을 퍼뜨릴 때 스스로에게도 강한 자각이 될 뿐만 아니라 힘들어하는 친구들에게도 큰 반향이 생길 것입니다.

한 때 루게릭병 환자들을 위한 기부 확산 운동으로 '아이스버킷챌린지(ICE Bucket Challenge)'가 전 세계적으로 활발하게 릴레이로 전파된 적이 있었습니다. 여기에서 아이디어를 얻어 이와 유사한 '핫서포트릴레이챌린지(HOT Support Relay Challenge)'를 제안합니다. 처음 한명의 학생에서 시작하여 릴레이방식으로 점점 퍼져 나가게 되고 이를 SNS상에 공유하면서 진행해나간다면 수많은 학생들에게 전파되면서 이는 곧 그들 스스로 개개인이 얼마나 소중한 존재인지 깨우치게 되고 나쁜 생각을 했던 학생들도 인식을 새롭게 할 수 있는 계기가 될 수 있을 것입니다. 학교의 동아리 활동으로 시작하여도 되지만 각 반별로 릴레이를 시켜서 다른 학교에 다니고 있는 친구들에게까지 동참할 수 있게 하여 일정기간 후 얼마나 많은 학생들이 동참했는지 확인 후 가장 많은 반에게 포상을 주는 것도 훌륭한 동기부여가 될 수 있을 것입니다.

청소년기에 이러한 활동을 해보고 '생명 지키기 선언문' 등을 작성해 둔다면 앞으로 살아가면서 아무리 힘든 상황에 부딪치더라도 자신의 생명을 최우선의 가치로 존중하면서 살게 될 것이라 믿어 의심치 않습니다.

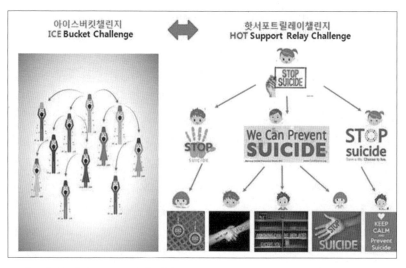

[그림11] 생명존중 동아리 활동(Hot Support Relay Challenge)

[Ice bucket challenge 이미지출처:
https://bigthink.com/ideafeed/what-the-als-ice-bucket-challenge-tells-us-about-successful-viral-marketing]

유치원생을 위한 그림책 활용 수업 사례

1. 유아기 죽음 개념

유아들의 죽음 이해를 연구한 Nagy는 유아들은 세 개의 주요한 발전 단계를 거치고 있다고 보았습니다.

⑴ "5세 이하의 어린이는 죽음이 되돌릴 수 없는 사실이란 것을 인식하지 못한다"

⑵ "5세에서 9세 사이의 아이들에게는 죽음은 의인화되며, 우연적인 것으로 간주된다."

⑶ "일반적으로 9세 이후에야 죽음이 어떤 법칙에 따라 우리 안에서 일어나는 과정이라는 것을 인지하게 된다."

이를 연령별로 세분화 해 볼 수 있습니다.

1) 3세 이전 / 죽음인식 전단계

3세 이전의 유아의 경우 비록 죽음을 인지할 수 없다고 볼 수 있지만 죽음을 이해하는 방식은 가지고 있습니다. Maurer에 따르면 이 시기 유아는 "까꿍놀이" 같은 것을 통해 죽음을 이해합니다. 즉 눈앞에 있는 인지하는 대상이 사라지게 되는 경우 존재하지 않는다고 생각하며 다시 나타나면 존재한다고 보는 것입니다. 매우 낮은 단계의 존재에 대한 인식이지만 이것을 통해 눈에 보이지 않는 존재는 없는 것이라고 하는 의미를 경험을 합니다. 존재의 단절 혹은 존재의 부재는 바로 죽음을 인식하는 전단계라고 할 수 있습니다.

2) 3세-5세 / 죽음의 가역성

죽음의 가역성이란 죽음이 현실과 대비해서 절대적으로 돌이킬 수 없는 것이 아니라 죽음도 삶의 연장선상에 있는 것으로 보는 태도입니다. 이 시기의 유아들의 경우는 죽음의 가역성을 신뢰하기 때문에 사람이 죽은 후에도 살아있을 때처럼 계속 성장하고, 먹고, 움직이는 것처럼 생각한다고 봅니다. 죽음을 생의 계속된 가정으로 인지하고 죽음을 움직일 수 없는 것으로 보거나, 일시적인 이별, 잠자는 상태, 하늘로 올라갔거나, 여행을 갔다가 돌아오는 것과 같은 일시적인 것으로 보기에 죽음의 비가역성을 이해하기가 힘듭니다. 그러므로 아이에게 죽음이란 단어 대신에 잠잔다, 하늘로 갔다고 이야기 하는 것은 죽음에 대한 이해를 더욱더 어렵게 할 수 있습니다.

3) 5세에서 9세 / 죽음의 최종성, 비가역성을 이해하나 보편성은 없음

이 시기의 유아들은 죽음의 최종성을 받아들이며 죽음이 다시는 돌이킬 수 없는 비가역성을 가진다는 사실은 이해하지만 죽음이 모든 사람에게 온다고 하는 보편성에 대해서는 이해할 수 없습니다. 5세에서 9세를 세분화해보면 죽음 개념의 발달의 추이를 발견하게 됩니다.

5세에서는 죽음이 마지막이라는 것과 보편적이며 불가피한 것임을 인식하지만 노인들에게 해당되는 것으로 봅니다. 자신들에게 죽음이 올 수 있다는 것이나 엄마나 아빠가 죽음에 이를 수 있다는 사실을 알 수 없습니다.

6세에서는 죽음에 대해 감정적인 반응을 보이기 시작하며 두려움을 표현합니다. 두려움의 문제를 긍정적인 방향으로 처리하지 못하면 죽음에 대한 막연한 공포에 사로잡힐 수 있습니다.

7세에서는 죽음의 원인으로서 늙음, 폭력, 질병 등에 관심을 가지게 됩니다. 주변에서 이뤄지고 있는 죽음의 다양한 원인에 대해 생각하게 됩니다.

8세에서는 죽음이후에 일어날 일에 관심을 가집니다. 육체의 생명이 끝나게 될 때 일어날 일들에 대해 인지하게 되고 여러 가지 결과를 생각하게 됩니다.

9세 이후에는 죽음이 최종단계이고 원상회복이 불가능함을 발견하고 모든 사람이 죽는다는 보편성까지 인식하게 됩니다.

이상에서 살펴본 것처럼 유아의 죽음 개념은 어느 한 시점에 고정되어 있지 않습니다. 연령이 증가하고 인지능력이 상승함에 따라 그 개념이 달라지고 발달하고 있습니다. 그러므로 유아 교육과 발달을 책임지고 있는 교사나 기관은 그들에게 적합한 죽음교육이 필요함을 인식하고 이를 제공해야 하는 의무가 있음을 알 수 있습니다.

2. 유아 죽음교육 방법

성장하고 있는 유아의 죽음 개념 발달에 적합하고 효과적인 죽음교육이 실시되어야 하지만 현실에는 많은 어려움이 있습니다. 대부분의 많은 나라들에서는 유아기 교육에 있어서 죽음 교육 이란 개념조차 미비한 상태이며 그 필요성 조차 제기되지 않고 있는 경우가 많다. 이러한 현상은 죽음교육이 발달한 나라들에 있어도 비슷한데 유아들의 정신적인 건강을 해치지 않으면서도 효과를 낼 수 있는 교재를 찾는 것이 어렵기 때문입니다. 설령 교재를 찾아서 실시했다고 해도 이를 통해 죽음에 대한 공포를 가중 시키거나 유아에 맞지 않는 지나치게 잔인한 자료들을 사용했을 경우 의도하지 않았던 부정적인 결과들이 나타나게 되면 그것을 해결하는데 또 다른 노력이 필요하기 때문입니다. 그래서 그런 나라들에서 조차도 공식적인 죽음교육은 청소년기에 가서야 실시되고 있는 형편입니다. 인지발달이 왕성해서 추상적인 사고가 가능한 시기에 죽음교육을 실시하는 것입니다.

이런 이유에 근거해서 Noppe는 유아기에 있어서 가장 유능한 죽음교육자 중의 하나는 경험이라고했습니다. 매우 적절한 언급이라고 생각이 됩니다. 유아가 성장하면서 맞이하게 되는 다양한 경험 중에서 죽음과 연관성이 있는 일들이 유아의 죽음에 대한 개념을 발달 시킬 수 있기 때문입니다. 실제로 연구 결과에 따르면 사랑하는 사람을 잃는 경험을 하거나 생명의 위협이 되는 질병을 겪거나 죽음과 폭력과 연관된 환경을 경험한 유아들이 죽음에 대한 좀더 성숙된 인식을 습득하는 것으로 밝혀졌습니다. 삶의 과정에서 필연적으로 만나게되는 여러 가지 죽음과 관련된 사건이나 일들이 죽음개념을 발달시키는 촉매이자 교육자가 되는 것이라고 할 수 있습니다. 이론적으로 맞는 이야기지만 모든 것을 경험에 맡기고 유아의 자율적인 수용에 발달을 맡긴다는 것은 교육자로서의 직무 유기에 해당할 수도 있습니다. 그렇기 때문에 유아 죽음 교육을 위한 교재와 방법을 찾아야 합니다.

1) 그림책을 통한 교육

유아 죽음교육의 도구로서 그림책은 매우 유용하고 가치있게 사용되어 왔습니다. 그림책이 가지는 장점은 세가지로 요약될 수 있습니다.

그림책은 유아기에 처음으로 접하는 책으로 그 자체로 즐거움을 주는 책. 그림책이 유아에게 주는 흥미와 효과는 다른 어떤 것과 비교할 수 없으며 강력한 영향을 미치는 교육도구입니다.

그림책은 글과 그림이 조화롭게 이루어져 있으며 문자와 언어를 통해 내용을 이해하고 느끼도록 할 뿐 아니라 시각적으로 이미지화된 그림 언어를 통해 유아에게 느끼고 생각할 수 있는 기회를 주는 책. 그림책은 유아에게 익숙한 그림을 통해 상징적인 의미를 전달하며 글자를 통해 정보를 전달하게 해 줍니다.

성인이 읽어서 들려주는 이야기를 귀로 들어서 언어의 소리 부분에 의지하고 그림을 보면서 언어의 이미지화에 의존하면서 언어의 세계에 들어가

인간체험의 교류를 경험하게 하는 독특한 매체, 시각과 청각을 동시에 사용하기 때문에 그 의미가 강화되는 효과를 가져오게 됩니다.

그림책은 유아죽음 개념에 있어서 필수적인 다섯 가지 개념(인과성, 노화성, 비가역성, 비기능성(종말성), 필연성)을 효과적으로 전해 줄 수 있습니다. 임경미(2016)의 연구는 시중에 출판 된 그림책을 분석하여 이 5가지 요소를 반영하고 있는 책들을 소개하고 있습니다.

2002년도 출판된 "백구"란 책은 1-8세까지의 아이들에게 친숙한 대상인 애완동물인 개를 소재로 해서 죽음의 인과성에 대해서 잘 보여주었고 "개들도 하늘나라에 가요"라는 프랑스작가의 번역본은 죽음의 노화성에 대한 개념을 잘 보여줍니다. 또한 "내가 함께 있을게"라는 책은 영국 작가의 글을 번역한 것으로 죽음의 필연성을 오리를 소재로 해서 설명했습니다. 이 밖에도 같은 장례식이란 소재를 통해 "맑은 날"은 죽음의 필연성, "나도 다 알아요: 아무도 가르쳐 주지 않는 할머니의 죽음"은 죽음의 비가역성을, "세상에서 가장 멋진 장례식"에서는 죽음의 필연성을 강조하고 있습니다. 자세한 내용은 표 1을 참조해주시길 바랍니다.

그림책이 유아 죽음 교육에 있어서 강력한 도구임에도 불구하고 그 선택에 있어서 고려해야 할 사항은 그들의 죽음 개념 이해도에 맞게 택해야 한다는 것입니다. 죽음의 개념조차 형성되지 않은 유아에게 죽음의 필연성이나 비가역성을 지도한다는 것은 서로에게 힘든 시간이 될 수 밖에 없기 때문입니다. 그러므로 교육 대상의 발달 상태를 정확히 고려하여 그림책을 택할 때 성과를 극대화 할 수 있을 것입니다.

번호	서명	작가	출판년도	국적	장르	개념	제재	주제 유형	적용 연령
1	백구	김민기, 글 권문희 그림	2002	한국	사실	인과성	개	애완동물	1~8
2	내가 함께 있을게	존버닝햄, 글 존버닝햄, 그림 박상희 옮김	2005	영국	환상	필연성	오리	철학적	6~8
3	맑은 날	김용택, 시 전갑배 그림	2006	한국	사실	필연성	조부모	장례식	1~8
4	개들도 하늘나라에 가요.	신시아라 일런트, 글 신시아라 일런트, 그림 신형건,옮김	2007	프랑스	환상	노화성	개	애완동물	1~4
5	빵아	현정철, 시 이광익 그림	2008	한국	사실	비기능성 필연성	고추 잠자리	철학적	1~8
6	나도 다 알아요: 아무도 가르쳐 주지 않는 할머니의 죽음	멜라니 플로리안, 글 멜라니 플로리안, 그림 이희정, 옮김	2008	프랑스	사실	비가역성	조부모	사랑하는 사람	7
7	세상에서 가장 멋진 장례식	울프닐슨, 글 에바 에릭, 그림 임정희 옮김	2008	스웨덴	사실	필연성	별	장례식	3~8
8	우리 할머니는 향기 나는 마을에 산다	팡수전, 글 스나다 노프 스키, 그림 심봉희, 옮김	2015	중국	사실	인과성 노화성	조부모	사랑하는 사람	1~8

〈표1 그림책에 나타난 죽음개념 분류〉

3. 창선어린이집 죽음교육 사례

1) 개요

① 교회 부설 창선 꿈 작은 도서관이 2017 책친구 사업(문화체육관광부 주관) 공모에 신청을 하면서 죽음교육을 주제로한 계획서를 제출하였고 선정되게 되어 2017년 7월부터 12월까지 창선 어린이집 7세 아동 10명을 대상으로 매주 2시간 30분씩 매월 10시간 수업을 진행하였습니다.

② 교육 목적을 성취하기 위해 시중에 판매되고 있는 죽음 관련 책을 다뤘고 해당 유아들의 죽음 개념 발달에 적합한 6권의 그림책을 선정하여 사용하였습니다.

- 잘가 개구쟁이 스턴(미셸에드워즈 글 그림, 장미란 역, 2014, 시공주니어)
- 미이라가 된 고양이(재클린 윌슨 글, 닉 사랫 그림, 햇살과 나무꾼 역, 2016, 시공주니어)
- 할아버지는 어디 있어요(콜레트엘링스 글, 마리알린바뱅 그림, 이정주 역, 2013, 시공주니어)
- 윗층 할머니 아래층 할머니(토미 드 파올라 글 그림, 이미영 역, 2014, 비룡소)
- 할머니가 남긴 선물(마거릿와일들 글, 톤 브룩스 그림, 최순희 역, 2016, 시공주니어)
- 살아있는 모든 것은(브라이언 멜로니 글, 로버트 잉펜 그림, 이명희 역, 2016, 마루)

③ 보육교사인 동시에 어린이 독서 지도사인 자원봉사자를 통해 교육이 진행되었습니다.

④ 단순한 책 읽기가 아닌 유아가 쉽게 참여할 수 있는 각종 활동이나 체험의 가능성을 열어 놓음으로써 교육의 효과의 제고를 꾀했습니다.

- 7월의 책 "잘가 개구쟁이 스턴"(미셸에드워즈 글 그림, 장미란 역, 2014, 시공주니어)의 진행목표는 죽은 사람에 대한 좋은 모습 기억하기였으며 가까운 친구의 죽음을 받아들이는 가장 좋은 방법은 아름답게 기억하는 것이며 그런 이별을 통해 남은 아이들의 삶이 성장한다는 것을 배웠습니다.
- 8월의 책 "미이라가 된 고양이"(재클린 윌슨 글, 닉 사랫 그림, 햇살과 나무꾼 역, 2016, 시공주니어)의 목표는 슬픔을 이겨내기였으며 가장 좋아하는 것과 그 이유를 알아보고 그것을 잃었을 때 대처하는 방법에 대해 토론하고 상처를 극복하는 여러 가지 대안을 배웠습니다.
- 9월의 책 "할아버지는 어디 있어요?"(콜레트엘링스 글, 마리알린바뱅 그림, 이정주 역, 2013, 시공주니어)의 진행목표는 어떻게 위로할까?였으며 가족의 죽음과 장례식, 그리고 그 절차를 단순한 의전을 넘어서서 아이들이 정서적으로 공감할 수 있도록 일상 가운데서 함께 했던 따뜻한 추억들과 가족애로 순화시켜 슬픔을 위로하고 극복할 수 있도록 하는 것이었습니다.
- 10월의 책 "윗층 할머니 아래층 할머니"(토미 드 파올라 글 그림, 이미영 역, 2014, 비룡소)의 진행목표는 가장 예쁜 할머니였으며 가족, 친척

관계 속에서 초 고령 노인들의 위태로운 모습이나 아름답다고만은 할 수 없는 외모, 치매나 마비 등의 질병에 대해서도 열린 마음을 가지고 대할 수 있도록 했습니다.

- 11월의 책 "할머니가 남긴 선물"(마거릿와일즈 글, 톤 브룩스 그림, 최순희 역, 2016, 시공주니어)의 진행목표는 무엇을 남길 것인가?였고 유산이라 하면 돈이나 집 등 물질적인 유산을 생각할 수 있지만 함께 했던 일상과 숨 쉬는 오늘 하루가 얼마나 소중하고 아름다운 것인지, 그리고 그 속에서 돌아가신 분을 떠올릴 수 있다는 것이 얼마나 큰 선물인지, 또 그 분들의 마지막을 품어드리는 일이 얼마나 의미 있는 일인지 깨달을 수 있도록 하였습니다.

- 12월의 책 "살아있는 모든 것은?"(브라이언 멜로니 글, 로버트 잉펜 그림, 이명희 역, 2016, 마루)의 진행목표는 수명과 시작과 끝에 대한 이해였으며 각 생명체는 탄생에서 죽음으로 이어지는 고유한 수명이 있음을 알고 그 안에서 이루어지는 삶의 가치를 이해했습니다.

⑤ 특히 유아의 애도 과업과 관련해서 9월과 10월 11월 세 달에 걸쳐 교육을 실시하였는데 단순한 책 읽기가 아닌 유아가 쉽게 참여할 수 있는 각종 활동이나 체험의 가능성을 열어 놓음으로써 교육의 효과의 제고를 꾀했습니다.

⑥ 7월부터 12월까지 6개월간의 교육 계획은 표 2에 잘 나타나 있습니다.

〈표2 연간계획서〉

2017년 창선꿈 작은도서관 죽음교육 연간 계획서

강좌명		꿈꾸는 고사리		
간단한 활동내용		죽음에 익숙하지 않은 어린 아이들에게 죽음도 삶의 한 과정이며 슬프고 당혹스러운 일이 아님을 죽음 관련된 책들과 다양한 활동들을 통해 구체화시키고 느껴볼 수 있도록 한다		
대상	노년층/ 초등학생/ 6,7세	활동시간	수요일 14:30~17:00	
		활동 인원수	10명 전후	

일정	목표(주제)(대상)	선정도서	강의및 활동 계획	준비물
6월	죽음 바라보기 (초등,청소년, 성인)	죽음준비학교 -유경 / 인생수업 -엘리자베스 퀴블러 로스	평상시 생각하지 못했던 인생의 마지막 순간에 대해서 소개함으로써 자신의 삶을 객관적으로 바라보며 현재 삶의 소중함과 생의 남은 과업에 집중할 수 있도록 한다. 활동 : 사망기록지, 남은 생의 버킷 리스트 만들기	사망기록지 양식 초, 빈 유리병
7월	좋은 모습 기억하기 (초등,성인)	갈 가, 개구쟁이스탄 -미셸 에드워즈	가까운 친구의 죽음을 받아들이는 가장 좋은 방법은 아름답게 기억하는 것이며 그런 이별을 통해 남은 아이들의 삶이 성장한다는 것을 배운다. 활동 : 칭찬 릴레이	스케치북 연필
8월	슬픔을 이겨내기 (초등,성인)	대리가 된 고양이 -재클린 윌슨	가장 좋아하는 것과 그 이유를 알아보고 그것을 잃었을 때 대처하는 방법에 대해 토론하고 상처를 극복하는 여러 가지 대안을 배운다. 활동 : 나무판에 애완동물 그리기	나무판 색연필 매직 연필
9월	어떻게 위로할까? (6,7세)	할아버지는 어디 있어요? -콜레트 넬딩스	가족의 죽음과 장례식, 그리고 그 절차를 단순한 의견을 넘어서서 아이들이 정서적으로 공감할 수 있도록 일상 가운데서 함께 했던 따뜻한 추억들과 가족애로 순화시켜 슬픔을 위로하고 극복할 수 있도록 한다. 활동 : 장례식 모래놀이	면손수건 파브릭마커 커팅티
10월	가장 예쁜 할머니 (6,7세)	위층 할머니 아래층 할머니 -토미 드 파올라	가족, 친척 관계 속에서 초 고령 노인의 위태로운 모습이나 아름답게만 볼 수 없는 외모, 치매나 마비 등의 질병에 대해서도 열린 마음을 가지고 대함 수 있도록 한다. 활동 : 풍선에 할머니 얼굴 그리기	풍선 테이프 매직 박하사탕 투명컵 리본
11월	무엇을 남길까? (6,7세)	할머니가 남긴 선물 -마거릿 와일드	유산이라 하면 돈이나 집 등 물질적인 유산을 생각할 수 있지만 함께 했던 일상과 숨 쉬는 오늘 하루가 얼마나 소중하고 아름다운 것인지, 그리고 그 속에서 좋아가신 분을 떠올릴 수 있다는 것이 얼마나 큰 선물인지, 또 그 분의 마지막을 풀어드리는 일이 얼마나 의미 있는 일인지 배울 수 있도록 한다. 활동 : 할머니의 선물 그림 퍼즐 만들기	전지 매직 크레용 선물그림 퍼즐판 풀, 가위
12월	수명- 시작과 끝 (6,7세)	살아있는 모든 것은 -브라이언 멜로니	각 생명체는 탄생에서 죽음으로 이어지는 고유한 수명이 있음을 알고 그 안에서 이루어지는 삶의 가치를 이해한다. 활동 : 나이테 그리기	스케치북 연필 나무판
기대효과		1. 전 생애 발달과정에 따라 죽음의 개념을 이해하게 된다. 2. 나이 듦과 죽음에 대한 바른 인식과 태도를 개발한다. 3. 죽음을 삶의 관점에서 바라보고 삶에 대해 긍정적 태도를 갖게 한다. 4. 대량복 죽음(사고 천재지변)에 대한 대응력을 기른다.		
평가방법		활동 결과물, 설문지		

2) 프로그램 실제(9월/할아버지 죽음애도)

9월 한 달 동안은 '할아버지는 어디 있어요' 란 책을 사용해서 할아버지의 죽음을 이해하고 그에 따른 적절한 애도과업이 무엇인지를 교육했습니다.
9월8일 첫 수업은 할아버지의 죽음으로 인해 엄마 아빠가 우는 내용입니다. 이 수업은 슬프거나 아파서 울었던 때, 엄마 아빠가 우는 모습을 보았을 때에 대해 이야기를 나누는 것으로 시작했습니다. 그림 표현에 집중하며 동화책 8페이지를 읽었습니다. 주인공과 동생 '이네스'가 엄마 아빠를 어떻게 위로했는지, 그리고 내가 주인공이라면 어떻게 위로 할지를 이야기를 나눴습니다. 눈물을 닦아주는 손수건을 만들었습니다.

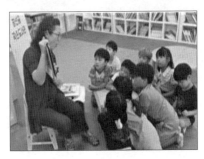

동화 구연에 초집중하고 있는 아이들의 모습입니다.

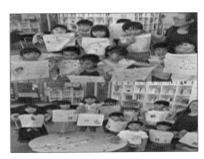

책 속의 슬픈 엄마 아빠 토끼가 포옹하는 모습과 위로하는 아이들의 모습을 '눈물을 닦아주는 손수건'에 담아 정성껏 그렸습니다.

9월13일 수업은 할아버지의 죽음 때문에 친척들이 모인 내용입니다. 지난주에 이어 그림 동화를 읽어 주었습니다. 친척들이 모두 모이는 날과 할아버지와 함께했던 재밌었던 일에 대해 이야기를 나누었습니다. 주인공이 할아버지와 가졌던 추억의 활동들(빵에 잼 발라먹기, 뒤뜰의 낙엽을 한 움큼씩 집어와 바구니에 채우기)을 하며 주인공이 느꼈을 기분을 느껴보았습

니다. 할아버지와의 추억을 그림으로 그리고 나뭇잎으로 꾸민 후 발표 해
보았습니다.

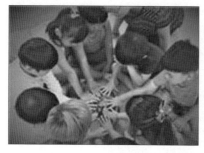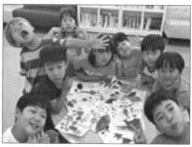

할아버지와의 추억을 뒤뜰의 낙엽을 한 움큼씩 모아서 바구니에 가득 채
우며 주인공의 마음을 느껴보았습니다. 할아버지와의 추억을 그리고 주워
온 나뭇잎으로 멋지게 꾸며보았습니다. 아이들의 다양한 추억이 생생하게
표현되어 있습니다.

9월20일 수업은 할아버지의 장례식을 다뤘습니다. 잠과 죽음의 차이에
대해 이야기를 나누었습니다. 그림 동화를 읽어 주었습니다. 장례식 전 과
정을 그림으로 설명하고 도서관 앞 모래 놀이터에서 땅을 파고 나무상자를
내려놓은 후 꽃을 뿌리고 예를 갖춰 직접 모래를 한 움큼씩 뿌려보았습니
다. 장례식 그림으로 꾸며진 종이에 동화 내용을 생각하며 색칠하였습니다.

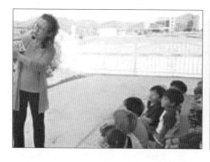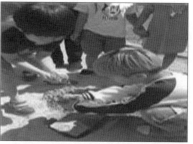

장례식의 과정을 그림으로 설명하고 있는 모습입니다. 도서관 앞 모래 놀

이터에서 '관'을 땅에 묻고 꽃을 뿌린 후 아이들이 돌아가며 '취토'를 하고 있는 모습입니다. 장례식 과정을 경험하지 못했던 아이들이 장례 과정의 의미를 구체적으로 이해하고 고인에 대한 예의를 지키는 것을 놀이를 통해 배울 수 있는 시간이었습니다.

9월27일 수업은 할아버지 보러가는 날이며 할아버지의 기일에 묘를 방문하는 것을 다뤘습니다. 가족의 구성과 확장, 그리고 친척 관계에 대해서 이야기를 나누었습니다. 할아버지 기일에 할아버지를 보러 가는 동화의 마지막 장면을 읽어주었습니다. 가족의 뿌리를 생각하며 꼴라쥬 기법으로 가족 나무를 꾸미고 발표하는 시간을 가졌습니다.

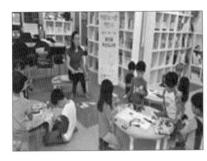
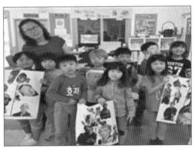

각자의 가족 구성원들을 생각하며 세 팀으로 나누어 가족 나무를 꾸며보는 모습과 완성된 가족 나무를 들어 보이고 있는 모습입니다. 아이들의 개성이 돋보입니다.
자세한 내용은 〈표 3〉에 잘 나타나 있습니다.

<표3 9월보고서>

독서문화프로그램 9월 보고서

도서관	창선꿈 작은도서관	년월	2017년 9월
참여대상 연령/인원	6,7세 15명 내외	운영강사	정활란

회차	일시	도서명	프로그램 활동 내용(독후활동 포함)
1	9월 8일 13:00 ~ 15:30	"할아버지는 어디 있어요" 주제- 엄마와 아빠가 울어요	1. 슬프거나 아파서 울었던 때, 엄마나 아빠가 우는 모습을 보았던 때에 대해 이야기를 나누었다. 2. 그림의 표현에 집중하며 동화책 8페이지를 읽었다. 3. 주인공과 동생'이네스'가 엄마 아빠를 어떻게 위로했는지, 그리고 내가 주인공이라면 어떻게 위로할지 이야기를 나누었다. 4. 눈물을 닦아주는 손수건 만들기 활동 : 손수건 만들기 -참가인원(20명)
2	9월 13일 13:30 ~16:00	"할아버지는 어디 있어요" 주제- 친척들이 모였어요	1. 지난주에 이어 그림 동화를 읽어 주었다. 2. 친척들이 모두 모이는 날과 할아버지와 함께했던 재밌었던 일에 대해 이야기를 나누었다. 3. 주인공이 할아버지와 가졌던 추억의 활동들(빵에 잼 발라먹기, 뒤뜰의 낙엽을 한 움큼씩 집어와 바구니에 채우기)을 하며 주인공이 느꼈을 기분을 느껴보았다. 4. 할아버지와의 추억을 그리고 나뭇잎으로 꾸민 후 발표해 보았다. 활동 : 추억 그림 그리고 꾸미기 -참가인원(9명)
3	9월 20일 13:30 ~16:00	"할아버지는 어디 있어요" 주제- 할아버지의 장례식	1. 잠과 죽음의 차이에 대해 이야기를 나누었다. 2. 그림 동화를 읽어 주었다. 3. 장례식 전 과정을 그림으로 설명하고 도서관 앞 모래놀이터에서 땅을 파고 나무상자를 내려놓은 후 꽃을 뿌리고 예를 갖춰 직접 모래흙 한 움큼씩 뿌려보았다. 4. 장례식 그림으로 꾸며진 종이에 동화 내용을 생각하며 색칠하였다. 활동 : 장례식 모래놀이, 색칠하기 -참가인원(13명)
4	9월 27일 13:30 ~16:00	"할아버지는 어디 있어요" 주제- 할아버지를 보러 가는 날	1. 가족의 구성과 확장, 그리고 친척 관계에 대해서 이야기를 나누었다. 2. 할아버지 기일에 할아버지를 보러 가는 동화의 마지막 장면을 읽어주었다. 3. 가족의 뿌리를 생각하며 콜라주 기법으로 가족 나무를 꾸미고 발표하는 시간을 가졌다. 활동 : 가족 나무 콜라주 -참가인원(10명)

위의 계획에 따른 활동 현황 내용은 <표4>에 잘 요약되어 있습니다.

참여활동사항(사진포함) - 회당 1장			
회차	일시	사진	사진설명
1	9월 8일 13:00 ~ 15:30		동화 구연에 초집중하고 있는 아이들의 모습입니다. 책 속의 슬픈 엄마 아빠 토끼가 포옹하는 모습과 위로하는 아이들의 모습을 '눈물을 닦아주는 손수건'에 담아 정성껏 그렸습니다.
2	9월 13일 13:30 ~ 16:00		할아버지와의 추억을 뒤들의 낙엽을 한 움큼씩 모아서 바구니에 가득 채우며 주인공의 마음을 느껴보았습니다. 할아버지와의 추억을 그리고 주워 온 나뭇잎으로 멋지게 꾸며보았습니다. 아이들의 다양한 추억이 생생하게 표현되어 있습니다.
3	9월 20일 13:30 ~ 16:00		장례식의 과정을 그림으로 설명하고 있는 모습입니다. 도서관 앞 오태 놀이터에서 '관'을 땅에 묻고 꽃을 뿌린 후 아이들이 돌아가며 '쉬토'을 하고 있는 모습입니다. 장례식 과정을 경험하지 못했던 아이들이 장례 과정의 의미를 구체적으로 이해하고 고인에 대한 예의를 지키는 것을 놀이를 통해 배울 수 있는 시간이었습니다.
4	9월 27일 13:30 ~ 16:00		각자의 가족 구성원들을 생각하며 세 팀으로 나누어 가족 나무를 꾸며보는 모습과 완성된 가족 나무를 즐어보이고 있는 모습입니다. 아이들의 개성이 돋보입니다.
5			

〈표4 참여활동상황〉

4. 유아 죽음교육의 결과

6개월간의 그림책을 통한 죽음교육을 실시한 후 몇 가지 뚜렷한 결과가 나타났습니다.

1) 죽음 개념 이해 증진

(1) 죽음 개념 이해

6개월 간의 죽음교육에 대한 평가를 위해 아동 죽음 개념 검사를 실시하였는데 10명의 유아 중 대부분이 죽음에 대한 분명한 이해를 가진 것으로 나타났습니다. 결과는 〈표5〉에 잘 나타나 있습니다. 이러한 결과는 그림책을 읽어 주기만 해도 그렇지 않은 집단과의 죽음 개념에 있어서 유의미한 차이를 보인다는 연구 결과들과 일치하고 있습니다. 책 읽기와 다양한 교육활동과 체험은 죽음에 대해 보다 사실적인 개념을 가지게 한 것으로 보입니다. 일례로 〈표5〉에 나타난 것처럼 1번 질문; 모든 동물들과 식물들은 죽게 될까? 왜 죽을까?란 질문에 대해 10명의 아이들은 예 – 나이가 많아지니까 –5명, 음식을 못 먹으니까 –3명, 생명이 있으니까 –1명 이라고 답하면서 죽음에 대한 확실한 개념을 보여주었습니다. 1명의 아이 만이 먹으면 살 수 있다고 답했습니다.

동식물의 죽음의 불가역성에 관한 2번 질문인 죽은 동식물을 버리면 다시 살아날까? 관에 넣어 땅에 묻으면 다시 나올 수 있을까? 왜 그렇게 생각하니? 에 대해서는 1명도 다시 살아난다고 한 아이가 없었습니다. 이유에 대해서는 움직일 수도 볼 수도 없으니까 – 5명, 죽었으니까 –4명, 생명을 잃어버렸으니까 –1명 이었습니다. 자세한 내용은 〈표 5〉에 있습니다.

죽음 개념 검사 (10명)	
1. 모든 동물들과 식물들은 죽게 될까? 왜 죽을까?	예 – 나이가 많아지니까 –5명 음식을 못 먹으니까 –3명 생명이 있으니까 –1명
	아니오 – 먹으면 살 수 있으니까 – 1명
2. 죽은 동식물을 버리면 다시 살아날까? 관에 넣어 땅에 묻으면 다시 나올 수 있을까? 왜 그렇게 생각하니?	예 – 0명
	아니오 – 움직일 수도 볼 수도 없으니까 – 5명 죽었으니까 – 4명 생명을 잃어버렸으니까 – 1명

3. 사람이 나이가 많아지면 어떻게 될까? 너는 어떻게 되고 엄마나 아빠는 어떻게 될까? 왜 그렇게 생각하니?	10명 - 나이가 많아지고 늙으면 힘이 없어지고 쭈그러지고 먹지 못하게 되고 죽어요.
4. 사람이 죽은 후에 다시 살아날 수도 있을까? 왜 그렇게 생각하니?	예 - 천국에 가면 살아날 수 있으니까 - 1명
	아니오 - 숨을 쉬지 못하니까 -3명 한 번 죽으면 끝이니까 -2명 움직이지 못하니까 -2명 잘 모르지만 살아날 수 없을 것 같으니까 -2명
5. 죽은 사람을 땅에 묻지 않으면 다시 살아날 수 있을까? 왜 그렇게 생각하니?	예 - 흙으로 덮지 않았으니까 - 1명 도와주는 사람이 있으면 - 1명 아니오 - 죽으면 못 살아나니까 -8명

〈표5 죽음 개념 검사 결과〉

(2) 애도 과업에 대한 이해및 학습

유아에게 애도 과업에 대해 교육을 하는 것은 매우 어려운 일처럼 보일 수 있으나 그림책에 나온 내용을 기반으로 죽음에 대해 이해하게 하고 그 뒤에 오는 상실과 비탄의 과정을 지혜롭게 마무리할 수 있는 의례를 체험하게 함으로써 애도 과업에 대한 바른 이해를 하게 해 주었습니다. 특히 고인이 된 할아버지나 할머니에 대한 추억을 되살리게 해주는 시간을 통해 비록 이곳에 같이 살고 있지는 않지만 새로운 관계를 재구성함으로써 현재 정신 속에 살아있는 고인들을 설정할 수 있게 되었습니다.

(3) 죽음을 논할 기회 획득

죽음교육의 가장 커다란 가치 중의 하나는 사회나 가정에서 금기시 되어오는 주제인 죽음을 공적으로 다룰 수 있는 기회를 가질 수 있다는 것입니다. 이것은 단순히 가르치는 사람에게만 의미가 있는 것이 아니라 유아들에게도

초등학생을 위한 그림책 활용 수업 사례

1. 죽음 교육의 필요성

오래 전에 4학년을 맡았을 때의 일입니다. 방학을 앞둔 어느 날 소진이 어머니가 학교로 찾아와서는 어렵게 말을 꺼냈는데요. 소진이가 난소암으로 투병 중이라는 것입니다. 학기 초에 몸이 약해서 종종 장기 결석을 할 수도 있다는 말을 들은 터라 선천적으로 몸이 약한가 보다 했는데 그런 줄은 생각도 못 했습니다. 그런데, 겨울방학을 앞둔 어느 날 소진이가 숨을 거뒀다는 소식을 들었습니다. 소진이의 부모님으로부터 소진이 마지막 가는 길에 교실을 둘러보게 하고 싶다는 연락이 왔습니다.

그렇게, 소진이의 영정 사진이 교실로 들어오는데, 저는 아이들과 같이 눈물만 흘렸습니다. 소진이에게도 아이들에게도 아무 말도 해 주지 못한 것입니다. 잘 가라며 보내기에는 너무나도 이른 죽음이었으니까요. 무엇보다 무슨 말로 아이들에게 친구의 죽음을 설명해야 할지 몰랐습니다. 친구의 죽음을 겪어야 하는 아이들의 마음을 제때 어루만져 주지 못한 것입니다.

뒤늦게나마 수잔 발리의 그림책 〈오소리의 이별 선물〉을 읽어 주었습니다. 죽음을 소재로 한 그림책들이 점점 다양한 관점으로 선을 보이고 있습니다. 그 중에 대표적으로 학교 현장에 활용할만한 책을 소개해 볼까 하는데요. 먼저, 수잔 발리의 그림책 〈오소리의 이별 선물〉을 보겠습니다.

1) 죽음과 관련된 그림책 소개

주인공 오소리는 '죽음이란 예전만큼 몸이 잘 움직여지지 않아서 몸을 두고 떠나는 것일 뿐'이라고 생각합니다. 친구들에게 자신은 이제 긴 터널을 지나갈 텐데 슬퍼하지 말고 마음의 준비를 잘 해달라는 부탁과 함께 "긴 터널을 달려가고 있어. 모두들 안녕."이라는 마지막 편지를 남기고 죽습니다.

그리고, 오소리가 죽자 슬픔을 견디지 못한 친구들은 모두 모여 오소리와 함께 했던 따뜻한 기억을 떠올립니다. 친구들은 추억이야말로 오소리가 남기고 간 '이별 선물'이라는 걸 깨닫게 된 것입니다.

참고로, '오소리'와 관련하여 이시영의 시 '오소리'를 보면, "오소리는 긴 동면에 들어가기 전 배불리 먹고 나서 나무에서 툭 떨어져 본다고 한다. 그리하여 이 다리 짧고 뭉툭한 짐승은 몸의 어디가 안 아프면 곰처럼 씩 웃으며 그때부터 큰 발톱을 삽날처럼 들어 땅굴을 깊이 파고 들어가기 시작한다고 한다."라고 했습니다. 아이들뿐만 아니라 어른들도 죽음을 다룬 그림책을 통해 오소리처럼 단단히 마음의 준비를 해 둘 필요가 있습니다. 그래야 생각지도 못한 죽음을 만났을 때 주저앉지 않고 힘을 내서 씩 웃고 살아갈 수 있기 때문입니다.

그럼, '오소리의 이별 선물'에 대한 감상평을 한번 볼까요? 이 책을 읽은 한 아이는 그림책을 읽기 전에는 죽음이 정말 두려웠는데 이제는 죽음이 덜 무서워서 그림책에게 고맙다고 합니다. 또 다른 아이는 죽음은 일상 속에 있기도 하고 일상 끝에 있기도 한 것 같다는 말도 했습니다. 특히, 오소리가 죽음의 터널을 향해 달려가는 장면이 인상적이었다는 이야기도 합니다. 즉 이 책은 아이들이 죽음을 정면으로 맞서서 바라보게 해 준 책이라 할 수 있습니다.

그리고 아이들에게 죽음을 다룬 그림책을 읽어 주다 보면 교사 역시도 죽음을 달리 생각하게 됩니다.

〈내가 함께 있을게〉에서는 죽음이 늘 내 곁에 있는 친구라는 걸 인정하게 해 줍니다. 이 밖에도 죽음교육에 활용할 수 있는 좋은 그림책이 많은데요.

다운로드 버튼을 클릭하여 죽음교육에 활용할 수 있는 그림책을 확인해 보세요. 죽음을 다루는 그림책들은 죽음이 삶을 사랑하기 위해 존재함을 깨닫게 합니다.

2) 애도를 돕기 위한 그림책 읽어주기

이처럼 죽음과 관련된 그림책은 죽음을 겪으며 상실감에 주저앉은 아이들에게 따뜻한 말을 건네고, 세상에 존재하는 다양한 죽음을 간접적으로 만나볼 수 있게 해줍니다. 좋은 죽음을 생각해 보는 것은 곧 좋은 삶을 생각하게 합니다.

하지만 무엇보다 초등학생들에게 죽음교육을 하는 이유는 죽음은 어리다고 피해 갈 수 없으며, 죽음을 능동적으로 받아들이고 상실의 아픔을 잘 극복하기 위해, 그리고 죽음에 대해 어떻게 반응하는지 간접 경험의 기회를 제공하기 위해서라고 할 수 있습니다.

2. 그림책을 활용한 죽음 교육의 실제

그림책을 활용한 죽음교육 수업 방법은 그림책을 읽어주는 수업과 유사합니다. 다만 주제가 죽음이라는 것뿐입니다. 읽어주고 나서 어떤 활동을 하느냐에 따라 다양한 수업을 해볼 수 있습니다.

1) 다양한 수업 활동

그럼, 죽음교육은 어떻게 시작을 할 수 있을까요? 얼 그롤만(Earl A. Grollman)은 그의 저서 〈아이와 함께 나누는 죽음에 관한 이야기〉에서 죽음에 관한 대화는 간접적으로 조용히, 온화하고 사랑스러운 분위기에서 접근해야 한다고 조언하고 있습니다. 예를 들면, 식물이나 곤충, 반려동물이나 가족의 죽음에 대한 경험을 이야기해 보거나, 죽음과 관련된 퀴즈를 내보는 것도 좋습니다.

미국 일간 신문 유에스에이 투데이 에서 본 기사인데요. 미국 캘리포니아 오클랜드에 있는 한 초등학교 교사가 1학년 아이들에게 퀴즈를 냈습니다.

나는 모든 것의 시작입니다. 시간과 공간의 끝이고 모든 끝의 시작입니다. 그리고 모든 장소의 끝입니다. 나는 누구일까요?

그때 한 아이가 이에 대한 답을 '죽음' 이라고 말해서 교사는 무척이나 놀랐습니다.

교사는 자신의 SNS에 다음과 같은 글을 올렸다고 합니다.

학생들은 경외감과 함께 진지하고 사색적이 되어 갑자기 조용해졌다. 나는 정답이 글자 'e'라고 그들에게 말할 수 없었다. 그 순간에 어울리지 않는 너무나 시시한 답인 것 같아서 말이다.

어른들은 아이들이 죽음이 뭔지 잘 모른다고 생각하지만 그렇지 않습니다.

다양한 수업을 위해 첫 번째는 소감을 나누는 것이 좋습니다. 어떤 것이든 제한을 두지 않고 자유롭게 생각을 나누도록 도와주는데요. 이때 반려동물이나 조부모의 죽음을 겪은 경험을 나누면서 이야기를 끌어갑니다.

두 번째 방법은 아이들 스스로 함께 이야기 나눠 볼 질문을 만들고 토론하고 활동하는 것입니다. 세 번째는 '글쓰기' 입니다. 그리고 마인드맵으로 자신의 생각을 표현하고 함께 이야기를 나눠보는 활동도 추천합니다.

2) 그림책 활용 죽음교육 사례 1 〈살아 있는 모든 것은〉

먼저, 브라이언 멜로니가 쓰고, 로버트 잉펜이 그린 〈살아있는 모든 것은 〉이라는 그림책입니다. 죽음과 수명에 대해 이야기를 나눠보기에 좋은 그림책으로 생명의 시작과 끝에 대한 이야기를 다루고 있습니다.

이 책은 이 세상은 살아 있는 것들로 가득 차 있고 그들이 얼마나 오래 사는가는 저마다 다르다는 이야기를 들려줍니다. 생명을 가진 모든 것들에게 수명이 있다는 이야기를 시적인 글과 사실적인 그림으로 보여줍니다.

마지막에 가서는 독자에게 '그럼 사람은?' 이라는 질문을 던집니다. 그림책의 마지막 장면을 같이 읽어볼까요?

"수명이 아무리 길어도, 수명이 아무리 짧아도, 시작이 있고 끝이 있는 것은 모두 마찬가지란다. 그 사이에만 있는 거지. 이 세상 모든 것이 다 그렇지. 풀도, 사람도, 새도, 물고기도, 토끼도, 아주 작은 벌레까지도. 이 세상 어디에서나!"

아이들이 스스로 만든 질문으로 마인드 맵을 작성해서 함께 이야기를 나누어 봤는데요. 어떤 생각들을 하고 있는지 한번 질문을 해볼까요?

Q. 먼저, 이 책을 누구에게 권하고 싶나요?

어린이1 : 활기차게 인생을 시작하고 있는 어린이와 인생이 얼마 안 남은 할머니, 할아버지께 권하고 싶어요.

어린이2 : 가족이나, 친구, 반려동물을 잃은 아이들에게 권하고 싶어요. 왜냐하면 죽음을 쉽게 설명하고 받아들이게 해주니까요.

Q. 이 책을 한 마디로 소개한다면 어떻게 소개하고 싶은가요?

어린이1 : 이 책은 한 마디로 '삶의 사전이다' 라고 말하고 싶어요. 생명이 태어나서 삶을 살고 죽는데 이것을 알기 쉽게 설명했기 때문이에요.

어린이2 : 이 책은 한 마디로 '인생' 입니다. 우리가 살아가야 할 인생의 진리에 대해 깨닫게 해주기 때문이죠.

Q. 이 책을 읽고 죽음에 대해 달라진 생각이 있나요?

어린이1 : 이 그림책을 읽기 전에는 죽음이 무조건 나쁘고 무섭다고 생각했어요.

어린이2 : 죽음은 자연스러운 것이며 생명체가 수명을 다 하는 것임을 알게 됐어요.

Q. 만일 인간의 수명이 무한하다면 어떨까요?

어린이1 : 인간은 지금 이 순간에 최선을 다하지 않고 보람도 느끼지 않을 겁니다. 죽음은 인간에게 좀 더 잘 살아보라고 보채주는 좋은 친구입니다

어린이2 : 열심히 살지 않을 것입니다. 사람들은 성실하지 않을 것이고 세상은 불공정 하고 불신과 욕으로 가득 찰 것입니다.

Q. 마지막으로 이 그림책을 읽고 죽음에게 하고 싶은 말이 있다면 무엇인가요?

어린이1 : 죽음아, 나는 네가 무서웠어. 두렵고 불신을 가졌지. 이제는 아니야. 나는 너에 대해 당당해졌어. 우리의 활기찬 인생이 끝나면 우리에게 꽃을 줘.

어린이2 : 죽음아, 너는 항상 끝을 맞이하는 생명들을 보게 되겠구나. 하지만 시작도 그렇듯 끝도 아름다운 거야, 그렇지?

이 작은 그림책 하나가 아이들의 생각을 바꾸고 삶의 결을 단단하게 해주는 것을 볼 수 있습니다.

3) 그림책 활용 죽음교육 사례 2 〈무릎 딱지〉

다음, 두 번 째 책은 샤를로트 문드리크가 글을 쓰고, 올리비에 탈레크가 그림을 그린 〈무릎 딱지〉입니다. 아이들이 맞닥뜨리는 죽음은 대부분 교통

사고나 병으로 조부모나 부모를 잃는 경우로, 가족의 죽음으로 큰 충격을 받은 아이들을 위로해야 할 때 〈무릎 딱지〉를 읽어줍니다.

갑자기 엄마의 죽음을 겪게 된 어린 아이가 부정과 분노, 타협과 우울, 그리고 수용의 과정을 통해 상실의 아픔을 딛고 일어서는 과정을 담은 그림책입니다.

첫 문장은 이렇게 시작됩니다. "엄마가 오늘 아침에 죽었다."입니다. 주인공은 병으로 엄마가 죽자 엄마의 냄새가 집에서 빠져나갈까 봐 한 여름에도 창문을 꼭 닫고 지냅니다. 그러던 어느 날 넘어져 무릎을 다치자 "괜찮아 우리 아들, 누가 우리 착한 아들을 아프게 해?" 엄마의 목소리를 듣습니다. 무릎에 난 상처에 딱지가 앉고 그 딱지가 떨어져 나가면 새살이 돋을 텐데 주인공은 엄마 목소리를 다시 듣고 싶어 일부러 딱지를 뜯어 피를 봅니다.

할머니가 오셨습니다. 아이에게 다가오며, 주인공에게 가슴 위에 손을 얹어 보라며 "여기 쏙 들어간 데 있지? 엄마는 바로 여기에 있어, 엄마는 절대로 여길 떠나지 않아"라고 말해 줍니다. 그 후 주인공은 다시는 무릎 딱지를 뜯지 않고 홀로서기를 하게 됩니다.

이 그림책을 읽어준 후 아이들이 쓴 글의 일부를 보면 다음과 같습니다.

남학생: 죽는다는 건 누구든 알지 못한다. 언제 어디서 죽을지도 모른다. 그런데 왜 학교에서는 죽음이라는 것에 대해 배우지 않을까? 죽음은 마지막이 아니다. 왜냐하면 아무도 죽고 나서를 모르기 때문이다.

여학생: 살아갈 인생을 보면 왠지 벅차다. 한 살부터 지금의 12살, 100살까지를 생각해보니 살아온 인생과 살아갈 인생이 상상된다. '무릎딱지'를 읽은 시간 내내 생각과 질문이 많았다. 인생은 드라마다. 어떻게 반전을 일으킬지 모르는 드라마처럼 우리의 인생도 어떻게 될지 모른다. 나도 이 그림책의 주인공과 같은 일을 겪지 말라는 법이 없다.

남학생 : 죽음도 좋은 점이 있다. 내가 사는 이유를 알려주고 삶의 행복을 알려준다. 우리가 영원히 살 수 있다면 삶은 행복을 느끼지 못할 것이다. 죽음이 나에게 행복을 느끼게 해주고 나를 생각하며 살게 해준다. 죽음이 없으면 내 존재의 의미도 달라질 것 같다.

여학생 : 이 그림책을 읽고 아, 나의 지금 행동 하나하나가 나의 삶을 이루는 추억이 될 것들이구나. 그럼 매일 반복되는 생활이라도 의미 있게 살자는 생각이 들었다. 죽음이라는 단어는 결코 두려운 존재가 아니다. 죽음은 이승에서 처음이자 마지막 작별이다. 명예로운 작별.…"

4) 그림책 활용 죽음교육 사례 3 〈바니가 우리에게 해 준 열 가지 좋은 일〉

그 다음 책으로, 지금은 절판이 되었지만, 아이들의 공감을 불러 일으키기에 좋은 주디스 바이어스트의 〈바니가 우리에게 해 준 열 가지 좋은 일〉이 있습니다. 도서관에서 빌리거나 온라인 중고 도서에서 구입할 수 있는 이 책은 애완동물의 죽음을 경험한 아이들에게 공감을 불러 일으키고, 상실 극복을 돕는 데 도움을 줄 수 있는 좋은 그림책이라 소개합니다.

주인공은 가족 같던 고양이 바니가 죽자 방에 틀어박혀 울기만 합니다. 그런 주인공에게 엄마가 다가와 바니의 좋은 점 열 가지를 잘 생각해 두었다가 바니를 묻을 때 말해 보라고 합니다.

그리고 그 다음날 바니를 나무에 묻으면서 말하기 시작합니다. 주인공은 용감하고, 영리하고, 재미있고, 깨끗했던 바니, 꼭 안아 주고 싶을 만큼 귀여웠고 잘 생겼고 새를 딱 한 번밖에 안 잡아먹었던 바니, 귀에 대고 기분 좋은 소리로 '야옹' 했던 바니, 배 위에서 잠이 들면 배가 따뜻했던 바니, 이렇게 아홉 가지를 말합니다. 그런데 나머지 하나가 생각나지 않았습니다.

그때, 아빠가 씨앗 몇 알을 땅에 심으며 흙이 씨앗을 먹이고 키울 거라고 주인공을 달랩니다. 곧 줄기가 자라고 잎이 나고 꽃이 필 거라고 말입니다.

그제야 주인공은 바니가 죽어서 흙이 된다는 것, 꽃을 피우는 그 멋진 일을 바니가 한다는 것을 깨닫게 됩니다.

그래서 주인공은 엄마에게 바니가 우리에게 해 준 열 가지 좋은 일 중 마지막 일을 말합니다. "엄마, 바니는 땅에 묻혀 있어요. 하지만 바니는 꽃을 키울 거예요."

아이들은 이 그림책을 읽으면서 내내 주인공의 이야기가 마치 자신의 이야기인 듯 슬픈 표정을 지었습니다. 그렇다면 이처럼 누군가를 잃은 아이들을 위해 우리는 어떤 행동을 해야 할까요?

5) 그림책을 활용한 죽음교육 후 변화

죽음교육 전문가인 얼 그롤만은 〈사랑하는 사람을 죽음으로 잃은 아이를 돕는 길 10계명〉을 제시했습니다. 첫째, 죽음이라는 단어를 금기시 하지 않기, 둘째, 어떤 연령이든 죽음을 애도하거나 슬퍼할 수 있다는 걸 이해하기, 셋째, 자신의 감정을 드러내는 것을 허락하기, 넷째, 학교에 누군가를 잃었다는 것을 알리기, 다섯째, 자녀의 위기를 다루기 어렵다면 주위에 도움을 요청하기

그리고, 여섯째, 네가 이 집의 어른이 되는거야."라는 식의 대용물처럼 다루지 않기, 일곱째, 현실과 너무 동떨어지거나 건전하지 못한 이야기의 힘을 빌리지 않기, 여덟째, 어른이 최종 답안을 갖고 있다고 믿게 해서는 안되며, 아홉째, 슬픈 감정을 드러내는 것을 두려워 하지 않기, 열 번째, 어른에게 끊임없는 사랑과 지지를 받고 있다는 확신을 갖게 하는 것입니다.

표 1 〈죽음을 소재로 한 그림책 자료〉

번호	그림책 제목(원제)	저자	죽음교육에 주는 도움	책 표지
1	내가 함께 있을게 (Ente, Tod und Tulpe)	볼프 예를브루흐 지음	죽음에 대한 보편적 개념 정립	
2	유령이 된 할아버지 (Sa Blev Farfar et Spogelse)	킴 푸브 오케손 글 에바 에릭손 그림	할아버지의 죽음 의식적 전환	
3	커다란 질문 (La Grande Question)	볼프 예를브루흐 지음	죽음에 대한 태도 변화	
4	나비 엄마의 손길	크리스티앙 볼츠 지음	엄마의 죽음 의식적 전환	
5	할머니가 남긴 선물 (Old Pig)	마거릿 와일드 글 론 브룩스 그림	죽음의 준비 의식적 전환	
6	세상에서 가장 멋진 장례식 (All the Dear Little Animals)	울프 닐손 글 에바 에릭손 그림	죽음에 대한 태도 변화	
7	무릎 딱지 (The scar)	샤를로트 문드리크 글 올리비에 탈레크 그림	죽음에 대한 보편적 개념정립	
8	고마워, 죽어 줘서	다니카와 슌타로 지음 쓰카모토 야스시 그림	죽음에 대한 보편적 개념정립	
9	오소리의 이별 선물 (Badger's Parting Gifts)	수잔 발리 지음	죽음 준비 죽음에 대한 태도 변화	
10	내 작은 친구 머핀! (Adjo, herr Muffin)	울프 닐손 글 안나 클라라 티돌름그림	죽음의 이해 죽음에 대한 보편적 개념정립	
11	보고싶은 엄마 (missing mummy)	레베카 콥 지음	상실의 극복 죽음에 대한 태도 변화	
12	내 친구 네이션 (If Nathan Were Here)	메리 바 글 케런 A. 제롬 그림	친구의 죽음 죽음에 대한 태도 변화	
13	나는 죽음이에요. (Jeg er Doden)	엘리자베스 헬란 라슨 글 마린 슈나이더 그림	죽음의 이해 죽음에 대한 태도 변화	
14	돼지 이야기	유리	동물의 죽음	

			죽음에 대한 태도 변화	
15	쨍아	천정철 글, 이광익 그림	생태계의 죽음 의식적 전환	
16	할아버지의 천사 (Opas Engel)	유타 바우어 지음	할아버지의 죽음	
17	오늘은 5월 18일	서진선 지음	사회적 죽음 의식적 전환	
18	할머니는 어디로 갔을까 (La Ou Mamie Est Partie)	아르노 알메라 글 로뱅 그림	사후 세계 의식적 전환	
19	이젠 안녕 (Harry and Hopper)	마거릿 와일드 글 프레야 블랙우드 그림	반려동물의 죽음	
20	죽음은 돌아가는 것	다니카와 슌타로	죽음의 이해 보편적 개념 정립	
21	사과나무 위의 죽음	카트린 셰러 지음	죽음의 이해 보편적 개념 정립	
22	내 친구 브로디 (Brodie)	조이 카울리 글 크리스 무스데일 그림	친구의 죽음 죽음에 대한 태도 변화	

3. 그림책을 활용한 죽음 교육 후 변화

그림책을 활용한 죽음 교육후 다양한 측면에서 변화를 가져옵니다. 죽음의 특성을 생각해보고 이해하게 되며 무조건적인 부정과 두려움으로 대하던 죽음을 수긍하게 됩니다. 무엇보다도 죽음에 대한 가치관(인생관)이 달라지고 죽음개념의 보편성에 대해 인식하게 되고 되돌아 올 수 없는 불환원성, 누구에게나 오는 보편성도 깨닫게 됩니다. 그림책의 이야기와 그림의 힘입니다.

1) 죽음교육을 받은 후 죽음에 대한 인식 변화

죽음 교육을 받기 전에는 죽음이란 죽은 사람들을 다시는 볼 수 없고, 인생의 끝이라고만 보았습니다. 한 사람의 인생이 없어져 다시는 만나지 못하기 때문이라는 겁니다. 그런데 그림책으로 죽음 교육을 받은 아이들은 자신만의 관점으로 죽음을 보게 되더군요. 예를 들면 죽음은 누군가를 따라다니기 때문에 그림자라고 생각합니다. 죽음을 삶이라고 생각하기도 하는데요. 삶이 없으면 죽음도 없고 죽음이 없으면 삶도 없기 때문이라는 겁니다. 죽음은 따로 있지 않고 삶의 마지막에 있는 일부분이라고 말하는 아이도 있었습니다. 죽음은 삶을 잘 끝내는 마지막 단계라는 얘기도 했습니다.

한 아이는 죽음은 삶의 주인공이라고 했는데요. 삶의 마지막에 나타나 인생의 스토리를 마무리한다는 것입니다. 그러면서도 인생의 마지막이자 처음으로 느낄 수 있는 두려움의 존재라고도 보더군요. 죽음을 생명의 시작이라고도 보는 아이도 있었는데요, 왜냐하면 생명이 있는 것은 다 죽고 새로운 생명이 태어나기 위해서는 누군가는 희생해야 한다는 것입니다.

죽음은 엔딩을 장식하는 장식품이라고 보는 아이도 있습니다. 죽음은 장식이 화려하지 않아도 삶의 마지막을 멋지게 마무리한다는 것입니다. 인생의 마지막 단계라고도 표현했는데요. 모든 사람은 언젠가 그 마지막 계단에 오르게 되기 때문이라는 것입니다. 한편으로는 죽음을 삶의 보호자로 보는 경우도 있습니다. 죽음이 없다면 우리는 계속 살아야 하고 그러면 사람 수도 늘어나 문제가 많이 생길 거라고 보는 견해죠. 그러니 적당할 때 우리를 데리러 오는 죽음을 우리의 보호자라고 본다는 것입니다.

삶이 엉켜 있는 실타래라면, 죽음은 그 실타래를 다 풀고 떠나는 것이라는 의견도 있습니다. 죽음은 삶의 버튼이라고도 말하는 아이도 있었는데요. 어떤 것이 꼭 죽어야만 새것이 태어나기 때문이라는 입장이더군요. 한편 죽음은 생명을 가진 것이 누릴 수 있는 혜택이라는 말을 해서 내심 놀랐습니다.

2) 죽음교육의 필요성 인식

그럼 죽음교육의 필요성에 대해서는 어떤 반응을 보였을까요? 죽음 교육 이전에는 87%가 죽음 교육을 할 필요가 없다고 했는데요. 죽음 교육 이후에는 96%가 죽음 교육이 필요하다고 응답했습니다. 누구나 겪어야 하는 죽음이고 죽음에 대한 두려움을 줄일 수 있으며 삶을 더 충실하게 살 수 있다는 것입니다. 이들의 구체적인 답변을 들어볼까요?

학생 1: 초등학생이 벌써부터 죽음을 알게 되면 자꾸 생각하게 되고 두려워지기 때문에 하지 않는 게 좋다고 생각합니다. 하지만 그림책으로 하는 죽음 교육은 좋습니다.

학생 2: 처음에는 좀 꺼림칙했습니다. 아직 어린 초등학생에게 충격을 줄 수도 있기 때문이지요. 하지만 그림책으로 죽음 교육을 받은 후에는 죽음에 대한 생각의 길이 열렸고 마음이 편해졌습니다. 그래서 저는 괜찮다고 봅니다.

학생 3: 저는 좋다고 생각합니다. 물론 마음이 약하거나 두려움을 많이 타는 학생들에게는 조금 두려울지 몰라도 우리도 언젠가는 죽을 것인데 생명의 소중함을 알게 해주면 좋을 것 같습니다. 다른 사람들도 생명이 보물 같다는 건 알지만 평소에는 별로 관심이 없기 때문입니다.

학생 4: 나는 죽음 교육을 하는 것이 옳다고 봅니다. 왜냐하면 죽음도 우리 삶의 일부여서 학교에서는 죽음도 가르쳐야 한다고 생각합니다.

학생 5: 사람과 생명이 있는 것들은 뭐든지 죽게 됩니다. 이런 미래나 현재를 가지고 있는 우리는 오직 우리가 죽지 않는 좋은 때를 생각해서 현재나 미래의 준비를 해야 합니다. 죽을 때 후회하지 않도록 죽음 교육을 해야 합니다. 미리 죽음에 대해 생각하고 준비해야 올바른 죽음에 대한 가치관을 가질 수 있기 때문입니다.

학생 6: 알면 좋을 것 같습니다. 어린 나이에 죽음이라는 것에 대해 자기 생각을 가지고 두려움을 없애는 것이 좋습니다. 받아들여야만 하는 것이니까요...

학생 7: 초등학생들에게 죽음 교육을 하면 충격을 주거나 두려워지는 아이들이 생길 수도 있습니다. 하지만 그렇다고 모든 초등학생이 그렇지는 않습니다. 오히려 더 죽음이 두렵지 않고 그것에 대해 충격을 줄일 수 있을 것입니다.

학생 8: 일반 사람들은 죽음에 대한 경계선을 가지고 있습니다. 그런데 죽음이 나쁘다고만 생각한다면 그것은 자신도 죽을 거라는 생각을 안 하기 때문입니다. 죽음에 대해 경계선을 가지고 있는 초등학생에게 죽음 교육을 한다면 초등학생의 생각은 이렇게 바뀔 것입니다. 처음에는 필요 없다고 대충 듣다가 점점 죽음에 대한 경계선을 끊고 뭔가 죽음의 깊은 의미를 알게 될 것입니다. 죽음 교육은 이렇게 사람의 생각을 바꿔놓기 때문에 필요하다고 봅니다.

3) 죽음교육에 대한 평가

그림책을 활용한 죽음교육에 대한 평가도 매우 긍정적이었습니다. 10점 만점에 6점부터 10점에 이르기까지 다양한 점수를 주었는데요. 평균은 9점 이상으로 매우 긍정적으로 평가하고 있음을 알 수 있었지요. 부정적인 평가로는 그림책을 이용하면 더욱 공감이 가지만 그림책 속에서만 이야기를 하게 되고 그림책을 벗어나지는 못할 것 같다는 의견이 있었습니다. 또 아직 다 배우지 못한 게 있으니 6학년이 된다면 10점 만점이 될 것이라고 하더군요. 너무 슬퍼서, 항상 재미있는 것을 하면서 문득 죽음이 생각날 수도 있어서, 다양한 그림책이 없어서, 다른 방법이 있을 수도 있어서 점수를 뺐다고 합니다. 사람이 영원히 살 수 있다는 환상이 없어지면서 동심이 없어진 것 같아서 아쉽다는 등 다양한 의견을 스스럼없이 표현했습니다.

긍정적인 평가의 근거는 그림책의 내용에 공감이 많이 가서, 실제로 일어난 일처럼 간접 체험을 할 수 있어서, 죽음과 더욱 친해질 수 있어서, 재미도 있고 감동적이며 비슷한 실제 상황에서의 대처법도 배울 수 있어서, 이야기가 있어서 흥미롭고 쉽게 죽음과 관련된 것을 이해할 수 있어서, 이야기들이 죽음에 다가가는 길을 열어주니까, 죽음 교육을 짧으면서도 빨리할 수 있어서, 영화 같은 것으로 하면 너무 실제적이어서 무서울 수도 있는데 그림책은 슬퍼도 감동을 줘서, 보다 쉽게 배울 수 있고 다양하고 친근하고 멋진 그림과 함께 자세히 알 수 있어서 친근하고 거부감이 없다, 선생님이 읽어주실 때 그림을 보며 다양한 생각과 경험이 떠오르고 무수히 질문을 만들 수 있기 때문에 내용에만 갇혀있지 않게 된다는 의견을 자유롭게 나타냈습니다.

이러한 결과들은 아동들이 죽음을 다루는 그림책을 읽고 죽음에 대한 두려움이 줄었다는 것을 뜻하는데요. 죽음을 긍정적으로 바라보며 자신의 삶도 최선을 다해 살아가려는 의지를 반영한 것이라고 이해됩니다. 이들의 이러한 태도 변화는 소감을 나누는 말이나 토론, 글에서 다양하게 나타났는데요. 그림책 읽기 활동을 통해 획득된 죽음에 대한 긍정적 문장과 장면의 활용, 죽음 이후의 삶에 대한 궁금증, 삶과 죽음 전반에 대해 개인적 이해가 반영되었다고 봅니다. 아이들과의 인터뷰 결과에는 삶과 죽음에 대한 긍정적인 이해가 함축되어 있는데요. 그림책 읽기와 토론 과정을 통해 그 정서적 영역에서 죽음의 의미와 그 이후의 행보에 대하여 신중하게 탐구하는 모습을 드러냈습니다. 무엇보다 삶의 소중함을 인식하는 태도가 돋보였습니다.

아이들은 그림책의 내용을 통해 죽음 관련 기억들을 상기하고 자신의 상실 경험과 사회적 죽음을 언급할 때 그림책의 이야기를 적용하였는데요. 이러한 과정 중에 자신의 부정적 감정이 드러나고 자신의 감정을 자유롭게 표현할 수 있었습니다. 나아가 아이들은 죽음을 다루는 그림책을 읽고 난 후 죽음 자체에 몰입하기보다 오히려 삶의 중요성을 인식했지요. 이는 죽음을 다루는 그림책이 죽음을 인식하도록 돕는 과정을 통해 자신의 삶에 최선을 다하도록 독려한다는 것을 의미합니다. 특히 글쓰기 활동 결과물에는 죽음에 대한 긍정적인 이해가 세부적으로 반영되었습니다. 이러한 결과를 토대로 다음과 같은 교육적 제안을 하고자 합니다.

첫째, 죽음을 다루는 그림책을 활용한 죽음 교육은 죽음의 인식을 도우며 삶을 보다 충실하게 살아가도록 돕는다는 점에서 죽음 교육에 적극 활용돼야 합니다. 죽음이라는 주제는 아동의 교육 영역에서 피해야 할 주제가 아니라 삶의 일부분으로써 반드시 가르쳐야 할 필요가 있지요.

둘째, 죽음을 다루는 그림책을 활용한 죽음 교육은 이야기와 그림이 잘 어우러져 죽음과 관련된 간접 체험을 돕는데요. 아동의 상실 경험을 자연스럽게 표현하는 과정을 통해 치유를 돕는다는 점에서도 유익합니다. 상실 경험은 자칫하면 아동들에게 큰 상처를 남기게 되는데요. 그림책을 통한 간접 체험을 통해 상실의 감정이 자연스럽게 표출되도록 돕고 죽음의 본래성을 이해할 수 있도록 학교와 사회가 도와야 합니다.

중학생을 위한 생명존중 수업 들여다보기

1. 생명의 소중함과 생명존중의 범위

1) 생명의 소중함

우리는 대개 소중한 걸 잃어버렸을 때, 그 소중함을 새삼 깨닫곤 합니다. 우리 삶의 소중함 역시 그걸 잃어버리는 순간이 올 때, 가장 절실히 깨닫게 되는 것입니다. 따라서 그걸 잃게 되는 순간을 이제부터 어떻게 준비할까를 생각해 보려고 합니다.

지금 우리의 상태는 '살아있다' 입니다. 각자에게 그 살아있는 상태 즉 '삶' 이 주어진 것이지요. 우리에게 삶이 가능한 것은 '생명' 이 활동하고 있기 때문입니다. 생명활동의 징후는 심장박동, 영양소의 공급, 잠 등입니다.

그렇다면 생명은 왜 소중할까요? 생명은 그 자체로 소중합니다. 그리고 모든 생명은 고귀하고 존중받아야 합니다. 왜냐하면 생명은 세상 어느 것과도 바꿀 수 없는 것으로, 한번 잃어버리면 다시 찾을 수 없기 때문입니다. 돈도 명예도 다시 회복할 수 있는 것들이지만 생명은 불가능합니다. 누구나 딱 한 개를 가졌기 때문에 되돌릴 수도 다른 것으로 대신할 수도 없습니다.

결과적으로 그것을 빼앗는 것은 그의 전부를 빼앗게 되는 것입니다. 생명을 잃으면 하고 싶은 일을 할 수 없고, 사랑하는 사람과 헤어져야 하며, 행복한 삶을 누릴 수 없게 됩니다. 또한 생명을 잃음으로써 자신의 모든 가능성을 함께 잃게 됩니다.

이러한 생명의 소중함은 동서고금을 통해 생명존중사상으로 이어져 왔습니다. 불교에서는 모든 존재가 서로 연결되어 있으며, 인간도 다른 생명과의 관계 속에서 살아가므로 모든 생명을 아끼고 보살펴야 한다고 말합니다. 불교에서 행하는 방생은 이러한 생명존중사상을 토대로 한 것입니다. 그리스도교에서도 모든 생명은 하느님이 창조한 귀한 존재로서 인간은 생명을 보존해야 할 책임이 있다고 하였습니다. 또한 단군의 홍익인간, 동학의 인내천 사상에서는 모두 인간을 그 자체로 존중해야 한다고 강조하면서 인간의 생명을 소중히 여기라고 말하고 있습니다.

2) 생명존중의 범위

그러나 슈바이처의 생명외경사상을 보면 생명을 유지하고 고양하는 것은 선이고 생명을 파괴하고 억압하는 것은 악임을 강조합니다. 모든 생명은 소중하기 때문에 동등하게 존중하지만(동등성의 원칙) 우린 불가피하게 살생을 하며 살고 있기 때문에(차등성의 원칙) 모든 생명에게 미안한 마음을 가져야 한다(사랑의 원리)고 했습니다. 따라서 우리는 생명을 존중하지만, 우선순위를 가리곤 합니다. 그러면 생명은 어디부터 어디까지 존중해야할까요? 말벌에 쏘이면서도 제거작업을 하지 않겠다고 한다든가 암세포도 생명이라면서 치료하지 않겠다는 것은 어불성설이겠지요.
생명을 가진 존재에 대해서 나는 어디부터 어디까지 어떻게 존중해야할까요? '나의 생명존중원칙'을 세워봅시다. 생명을 존중한다는 것에 대해 막연하게 생각하지 않고 생각을 구체화하기 위함입니다.

2. 인간 생명의 시작점

1) 생명의 시작점

만 나이는 서양문화권에서의 일반적인 통용기준입니다. 하지만 유교권 문화에서는 태어나자마자 1살을 부여하는데 이는 태내에서 수정이 된 이후부터 나이를 부여하는 것으로 인간생명의 출발점에 대한 관점을 엿볼 수 있습니다. 이러한 "인간은 어느 때부터 인간인가?" 라는 관점은 매우 중요합니다. 인간생명의 시작점을 정하는 것은 곧 태내에서의 생명에 대한 보호권과 밀접하게 관련이 있기 때문입니다.

• 거꾸로 학습(Flipped learning)의 일환으로 수업 전에 학생들에게 다음과 같은 카페활동을 제시하였습니다. 낙태에 대한 학생들의 생각은 어떤지 카페 글을 통하여 살펴보겠습니다.

〈카페활동〉
2014년 제2회 인간생명존중문화를 위한 UCC공모전에서 금상을 수상한 양업고등학교 M&M팀의 낙태에 관한 영상을 보고 〈생각해볼 문제〉에 대한 각자의 의견과 다른 사람의 의견에 대한 댓글을 올리도록 하였습니다.

〈생각해볼 문제〉 아기의 입장에서 어쩌면 자신이 당하게 될지 모를 그 일은, 과연 무엇일까요? 부모의 입장에서 자신이 결정한 그 일은, 과연 무엇이었을까요?

인간 생명의 시작점을 정하는 것에 대한 논란은 계속되어 왔으며 이는 결국 낙태법을 결정하는데 중요한 역할을 해왔습니다. 미국 내에서도 이는 뜨거운 논란거리가 되어왔는데 여성의 '자기 신체 결정권'을 옹호하는 진영, 즉 낙태는 법이 결정할 수 없는 여성의 선택이라는 주장과 낙태는 생명을 죽이는 행위라는 주장이 맞서고 있는 겁니다. 특히 대통령 선거와 같은 중요한 선거가 있을 때면 늘 주요 쟁점으로 떠오르고 대통령의 성향에 따라서도 큰 영향을 받고 있습니다. 그러면 미국 내에서도 가장 강력한 낙태금지법이라고 할 수 있는 아이오와주의 '태아심장박동법'에 대해 알아볼까요?

2) 아이오와주 낙태법

미국의 아이오와주에서는 태아에게서 심장박동이 감지되는 임신 6주 이후에는 원칙적으로 임신중절(낙태)을 할 수 없도록 하는, 미국 내에서 가장 강력한 임신중절 금지법을 시행키로 하였습니다(2018. 5.5. 연합뉴스). 킴 레이놀즈 아이오와 주지사는 현지시간으로 2018년 5월 4일 집무실에서 어린이들이 지켜보는 가운데 '태아 심장박동법'으로 불리는 임신중절 규제 법안에 서명을 하였습니다. 주지사는 "이 법이 법원에서 도전받게 될 것이라는 점을 알고 있지만, 이것은 단지 법을 넘어서는 중요한 문제"라며 "이것은 생명에 관한 것"이라고 강조했습니다. 이 법은 2018년 7월 1일부터 시행했으며, 임신중절을 하려는 여성은 반드시 복부 초음파 검사를 받아야 하며, 만일 태아 심장박동이 감지되면 의료기관은 임신중절 수술을 할 수 없게 됩니다. 단 여성의 생명이 위태롭다거나 성폭행을 당했을 때, 근친상간에 의한 임신일 때 등 일부에만 예외가 인정됩니다.

미 대법원은 1973년 기념비적인 '로 대 웨이드(Roe vs. Wade) 사건 판결을 통해 임신 후 6개월까지 낙태를 최초로 합법화했었습니다. 이후 일부 주들이 연방 기준보다 더 엄격한 낙태금지법을 제정, 시행하기도 했지만 대법원에서 모두 위헌 결정이 나면서 낙태를 더욱 엄격히 제한하려는 시도가 무위에 그쳤었습니다. 그러나 낙태 반대 의견을 가진 도널드 트럼프 대통령 취임 이후 대법관 구도가 바뀜에 따라 보수 진영은 '로 대 웨이드' 판례 변경 가능성이 커지고 있다고 기대합니다.

3) 로 대 웨이드(Roe vs. Wade) 판결

미국에서는 1970년대 초까지 대부분 주에서 임신부의 생명이 위험한 경우를 제외하고는 낙태가 불법이었습니다. 하지만 '로 대 웨이드' 판결은 여성의 낙태권을 사생활에 대한 기본권의 일종으로 인정하면서 낙태를 최초로 합법화한 판결이라고 할 수 있습니다. 1969년 텍사스 주 댈러스에서 노마 맥코비(Norma McCorvey)라는 여성이 강간을 당해서 임신했다고 주장하면서 낙태수술을 요청했습니다. 하지만 임신부의 생명이 위독한 상황이 아니고 또 성폭행 사건에 대한 경찰 보고서가 없다는 이유로 낙태수술을 거부당했죠. 그러자 맥코비는 1970년 새라 웨딩턴과 린다 커피라는 두 여성 변호사를 찾아 텍사스 주를 상대로 위헌소송을 제기하게 됩니다. 원고는 맥코비였지만 신변보호를 위해 가명인 제인 로(Jane Roe)를 사용했고 소송의 피고인은 댈러스카운티 지방 검사인 헨리 웨이드(Henry Wade)였는데, 그래서 소송의 명칭이 '로 대 웨이드(Roe vs. Wade)'가 된 것입니다.

이 소송은 결국 연방대법원까지 올라가게 되었고 1973년 1월 대법원은 7대2로 낙태 금지가 위헌이라는 결정을 내리게 됩니다. 여성은 임신 후 6개월까지 임신중절을 선택할 헌법상의 권리를 가진다고 판결하였습니다. 출산 전 3개월 동안은 낙태가 금지될 수 있다고 판결한 이유는 의학전문가들이 이 3개월 동안은 태아가 자궁 밖에서도 생명체로서 존중될 수 있는 기간이라고 인정한 것입니다.

그러나 노마 맥코비는 아이러니하게도 낙태하기 원했던 아이를 낳았고 판결이 내려질 때 2년 6개월 된 맥코비의 아기는 이미 입양되었습니다. 나중에 맥코비는 당시 자신은 변호사인 사라 웨딩턴에게 속아 임신중절 권리를 얻어내려는 미끼로 이용됐다고 주장하였고 임신중절에 대한 완강한 반대자로 전향하였습니다. 1998년 AP와의 회견에서 "나는 100% 생명옹호쪽"이라며 "극단적인 상황에서도 임신중절을 지지하지 않는다. 강간범에

의해 임신이 되더라도, 아기인 것은 분명하며 우리가 신처럼 행동해선 안된
다"고 말했습니다.

4) 교황 요한 바오로 2세의 회칙서

낙태에 대해 가장 보수적인 입장인 카톨릭의 회칙서에서는 어떻게 규정
되어 있는지 살펴보겠습니다.

'고의적 낙태는 어떤 수단에 의해서 이루어지든지, 수태에서 출생에 이르
는 인간 존재의 출발 단계에서 의도적이고 직접적으로 죽이는 행위입니다.
낙태로 제거되는 것은 초기 단계의 인간입니다. 그는 약하며 방어능력이 없
고, 최소 형태의 방어수단도 가지고 있지 못합니다...

난자가 수정되는 그 순간부터 아버지의 생명도 아니고 어머니의 생명도
아닌 한 생명이 시작되는 것입니다... 현대 유전학은 첫 순간부터 이 살아있
는 존재가 무엇이 될 것인지에 관한 프로그램이 정해져 있음을 보여주었습
니다. 그것은 한 인격체가 될 것이며, 자신의 특징적인 모습들을 갖춘 이 인
격체는 이미 확실하게 결정되어 있는 것입니다. 수정이 되는 바로 그 순간
부터 인간의 생명을 지닌 존재의 모험이 시작되는 것입니다.'

이 회칙서에서는 생명의 시작을 난자의 수정순간으로 정하고 있습니다.
그렇기 때문에 카톨릭에서는 모든 종류의 고의적 낙태는 허용하지 않고 있
는 것입니다.

여기까지의 이야기를 듣고 학생들은 아이오와주의 낙태법에 대해 어떻게
생각하는지 자신의 의견을 정리해보도록 했습니다.

〈활동2: 학습지 질문〉 인간은 어느 때부터 인간인가? 아이오와주의 낙태
법에 대한 자신의 의견을 정리해보자.

3 인간 생명의 종결선택권

이제 처음 질문으로 다시 돌아가서 생각해봅시다. 가장 소중하게 생각하는 그 대상이 만약 스스로 목숨을 끊는다면 어떨 것 같을까요? 살면서 우리가 하는 무수한 선택이 있으나, 그 선택들과 자살이 다른 종류의 선택인 것은 왜일까요?

1) 활동1: 자살을 해서는 안되는 이유

• 거꾸로 학습(Flipped learning)의 일환으로 수업 전에 학생들에게 다음과 같은 카페활동을 제시하였습니다. 자살에 대한 학생들의 생각은 어떤지 카페 글을 통하여 살펴보겠습니다.

〈교과서 사례를 기반으로 재구성하였음〉
다음 글을 읽고 자살의 문제점에 대해 생각해봅시다.

"저의 오빠는 얼마 전 친구와의 갈등으로 인한 심리적 압박감을 견디지 못하고 돌이킬 수 없는 극단적인 선택을 했습니다. 학교생활에 잘 적응하지 못하여 또래들에게 왕따를 당하였다 합니다. 우리 가족은 정말로 큰 충격과 혼란에 빠졌습니다. 부모님께서는 오빠를 그렇게 만든 사람이 당신들이라며 무척 괴로워하셨습니다. 살기 바빠 오빠의 학교생활을 점검해주지 못했고 그렇게 감당하기 힘든 일을 혼자서 겪고 있는 줄을 모르셨기 때문입니다. 학교생활이 어떠냐고, 학교에서 별 문제 없냐고 한번이라도 물어봤어야 했는데 그러지 못하셔서 이런 일이 생겼노라고 너무나 괴로워하십니다. 자식이 떠났는데 더 살아 뭐 하냐 시며 식음을 전폐하셨습니다. 저 역시 오빠가 그렇게 힘들어하는데 그것을 모른 채 오빠를 위해 아무것도 하지 못했다는 사실에 죄책감과 절망감을 동시에 느꼈습니다. 오빠는 사랑하는 가족을 두고 왜 그렇게 떠나야만 했을까요?"

〈생각해볼 문제〉

만약 내가 스스로 목숨을 끊는다면 부모님과 친구들은 어떤 고통을 받게 될까?

〈활동3: 학습지 활동 질문〉 자신의 신체에 관한 자신의 선택임에도 불구하고, 자살을 해서는 안되는 이유를 생각해보자.

2) 불교의 세계관

우리가 살고 있는 세계를 표현하는 불교 용어 중에 '인드라 망'이라는 것이 있습니다. '인드라'라는 그물은 한없이 넓은데, 그 그물의 모든 매듭에는 구슬이 달려 있습니다. 그 구슬은 서로 연결되어 있으면서 서로를 비추고 있습니다. 마치 인간의 삶이 서로 연결되어 있으면서 서로를 비추듯이 말입니다.

'인드라 망'은 인간과 인간의 관계가 서로 얽히고설키어 있음을 말해줍니다. 뿐만 아니라 인간과 세상의 관계도 이러함을 말해줍니다. 인간은 홀로 살아갈 수 없는 의존적인 존재이며 서로 연결되어 있는 존재이듯이 모든 존재가 하나의 그물로서 끝없이 서로서로 얽혀있는 세계를 비유한 것입니다. 따라서 자신의 괴로움을 견디지 못한 채 나 하나만 없어지면 된다고 생각하는 것은 옳지 않은 생각입니다. 단순히 그 행위 자체로 끝나는 것이 아니라 인트라 망처럼 연결되어 있는 수많은 사람들에게 커다란 영향을 미치기 때문입니다.

이것을 우리 일상으로 가져와 생각해봅시다.

우리 몸의 전체는 어떤 영향을 받게 되면 정상적인 세포가 이상해지면서 암세포가 됩니다. 암세포는 자신의 생체현상이나 주위의 조직상태 등에 관계없이 급속한 발육을 계속합니다. 암세포의 무제한 증식은 마침내는 몸이라는 전체를 파멸시킵니다. 전체인 몸은 세포에 영향을 주고 일부인 세포는 전체에 영향을 주게 됩니다.

더 나아가, 일부인 한 사람은 전체인 사회에 영향을 주고, 전체인 사회는 일부인 한 사람에게 영향을 줍니다. 위대하고 큰일은 사소하고 작은 일에 영향을 주고, 사소하고 작은 일은 위대하고 큰일에 영향을 줍니다. 내가 하는 하나의 행위는 위대할 수도 사소할 수도 있지만 그것이 전체에 영향을 미치는 것에는 변함이 없습니다. 전체에 영향을 미치는 일이 사소한 일이 될 수는 없습니다. 그러니 아무리 작고 사소한 일일지라도 그 일은 모두 위대한 일입니다. 그러니 자신이 어떠한 일을 하든 그 일을 소중히 대해야 합니다. 왜냐하면 나의 작고 사소한 행동, 일 하나가 전체인 세상에, 우주에 영향을 미치기 때문입니다.

3) 활동2: 브릿지 더 갭

〈카페활동〉
〈생각해볼 문제〉: 우리나라에도 아래와 같은 사례가 있습니다. 만약 여러분이 브릿지더갭 캠페인에 참여한다면, 다리 위에 어떤 메시지를 남기겠습니까?

브릿지 더 갭(Bridge the Gap): 다리 위 희망 메시지로 3개월간 14명 자살 막은 여성
영국의 맨체스터주 테임사이드에 살고 있는 리사 반즈(46)라는 여성은 한 때 자살 충동을 느껴 철교 위에서 투신자살을 하려했습니다. 리사에게는 아이가 둘이 있는데 자식들이 엄마없이 혼자 남겨진다고 생각하니 도저히 죽을 용기가 나지 않았습니다. 리사는 곧 아이들을 생각하며 마음을 고쳐먹었습니다. '내일은 오늘과 그리고 지난날들과 완전히 다를 수 있다' 는 희망을 갖고 집으로 돌아왔습니다. 이후 리사는 남편에게 위로를 받으면서 자신

처럼 자살 충동을 느끼는 사람들을 도와야겠다고 결심했습니다.

그때부터 리사는 사람들이 생명을 거는 장소인 다리에 자살을 예방하는 짧은 글을 써서 붙이기 시작했습니다. 자신의 경험을 바탕으로 몸을 던지려는 그 순간 마음을 돌릴 수 있는 메시지를 붙여놓은 것입니다. 그녀의 '브릿지 더 갭'(Bridge the Gap) 캠페인은 그렇게 시작된 것입니다. 지난 6월 캠페인을 시작한 이래 자원 봉사자와 지역경찰들의 도움으로 그녀의 자살 예방 메시지는 현재 22개의 다리에 부착되어 있습니다.

리사는 "마름모꼴의 노트에는 '자선단체나 상담 전화 서비스에 전화를 걸어라'와 같은 실질적인 메시지와 '고생 끝에 낙이 온다,' '정말 오늘이 나쁜 것처럼 생각되더라도 내일은 끔찍하지 않을 것,' '당신은 사랑받고 있다'와 같이 사람들을 안심시키고 다시 용기를 내게 하는 메시지가 담겨있다"고 설명했습니다. 이어 "실제 이 조그만 노트가 3개월 동안 14명의 목숨을 구했다"면서 "여전히 살아남아 나의 이야기로 사람들을 도울 수 있어 다행"이라고 덧붙였습니다.

자신의 노트가 긍정적인 반응을 얻자, 리사는 국민의료보험(NHS)에 영구적인 버전의 '희망 노트'를 설치할 수 있도록 요구하고 있습니다. 그리고 더 많은 다리 위에 자신의 메시지를 내걸기 위해 필요한 자금을 마련하고자 크라우드 펀딩도 시작했습니다. 끝으로 그녀는 "희망의 노트는 긍정적인 신호를 찾고 있는 사람들을 위해 존재합니다. 내가 말하고자 하는 바가 사람들에게 진심으로 전해져서 잠재적으로는 더 많은 생명을 구하는 길이 되길 바랍니다"라고 말했습니다. (2018년 8월 22일(현지시간) 영국 판 허핑턴 포스트와의 인터뷰)

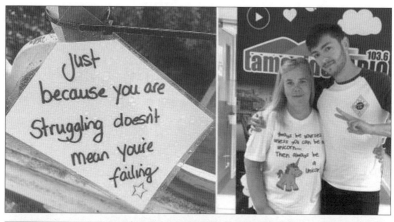

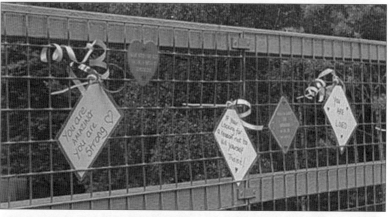

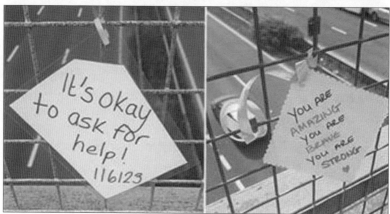

4) 정리 및 차시예고

　교사는 톨스토이의 단편소설 '세 가지의 의문'에서 왕이 던진 질문에 대한 스승의 답을 소개하며 수업을 마무리하였습니다. '인생에서 가장 중요한 시기는 바로 지금 이순간이며 인생에서 가장 중요한 사람은 지금 내 곁에 있는 사람이고 인생에서 가장 중요한 일은 지금 이 순간, 내 곁에 있는 그 사람에게 선을 베푸는 일'이라고 하였습니다.

　생명존중은 지금 내 옆에 있는 그 사람을 선하게 대하고, 친절하게 굴며, 그 사람의 행복을 기꺼이 도와주는 일입니다. 내가 지금 당장, 내 곁에 있는 사람에게 베풀 수 있는 선행이 곧 생명존중이며 그 구체적인 실천을 독려합니다.

〈차시예고〉
　오늘 수업 중에 다루지는 못했지만 더 토론해보고 싶은 주제를 포스트잇에 적어 칠판에 붙이도록 하였습니다. 역거꾸로 수업방식의 일환으로 오늘 수업내용 중 학생들이 어려워했거나 혼란스러워 하는 부분에 대해 교사의 동영상파일을 카페에 올린다고 공지하며 수업을 마칩니다.

고등학생을 위한 죽음교육 수업 들여다보기

1. 어떻게 죽음을 이해할까?

'죽음'이라는 단어가 갖는 어둡고 무거운 이미지 때문인지, 많은 선생님과 학생들이 '죽음 교육'에 대해 부정적인 반응을 보였습니다. 죽음교육이 학생들에게 부정적 영향을 주지는 않을까 걱정하는 목소리도 있었습니다. 하지만 고등학교에서 학생들이 '죽음 교육'을 접하면서 학생들과 선생님들이 죽음에 대하여 조금씩 긍정적으로 생각이 바뀌게 됩니다.

죽음 교육을 마친 후, 학생들은 활동 후기에서 "죽음의 의미에 관하여 새롭게 생각해보게 되었어요.", "죽음에 대하여 깊게 생각해 보는 기회를 가졌어요.", "오늘의 소중함을 느끼고 앞으로 어떻게 살아야 할지 자신을 돌아볼 수 있어 감사했습니다." 같은 긍정적인 반응들을 많이 보입니다. 죽음교육을 통하여 학생들은 가족의 소중함을 느끼고 오늘 살아있음에 감사하며 정말 잘 살아야겠다는 마음의 다짐을 하면서 긍정적으로 변화하는 모습을 보여줍니다.

'죽음 교육'은 고등학생들이 삶과 죽음에 대한 바른 가치관을 형성하고 삶의 소중한 가치를 인식해서 전인적으로 성숙하게 하는 '삶의 교육'이 될 수 있습니다. 이제부터 학생들과 함께 했던 '죽음 교육' 수업 사례를 통해서 고등학교 학생들에게 왜 '죽음 교육'이 필요하며 어떤 의미가 있는지 살펴보겠습니다.

그럼 지금부터 죽음에 대한 막연한 두려움과 공포를 줄이고 죽음에 대한 부정적 인식을 긍정적으로 바꾸는 '죽음이해' 수업사례를 알아보도록 하겠습니다.

1) 도입 - '죽음'이라는 단어로 자유연상하기

도입부에 '죽음'이라는 단어를 칠판에 쓰고 학생들에게 떠오르는 생각을 자유롭게 이야기하게 합니다. '암울해요', '생각하기 싫어요.' '죽고 싶지 않아요.' '언젠가 나에게도 오겠지요.' '인생의 끝이요.' 등 다양한 이야기를 합니다. 어떤 이야기든 상관없습니다. 나오는 이야기를 통해서 대부분의 학생들이 어둡게 생각하고 있는 것을 알 수 있습니다. 이 때 학생들은 친구들의 이야기를 들으면서 "죽음에 대하여 나만 이상하게 생각하는 것이 아니구나!"라는 생각을 하면서 '죽음'에 대해서 조금 편안하게 여기며 관심을 갖기 시작합니다.

2) 활동 1 - 비주얼 씽킹(Visual Thinking)

다음에는 학생들과 함께 비주얼씽킹(Visual Thinking) 활동을 합니다. '비주얼씽킹'이란 자신의 생각을 글과 이미지 등을 통해 체계화하고 기억력과 이해력을 키우는 시각적 사고 방법인데요. 학생들이 '죽음'에 대해 어떤 생각을 하고 있는지 어떤 경험이 있는지 좀 더 깊게 이해하기 위한 활동입니다. '죽음'이라는 단어에서 떠오르는 것을 잠시 생각하게 하고 원하는 색깔, 생각나는 단어, 그림 등으로 종이에 표현하게 합니다.

■ 학생들의 활동 사례

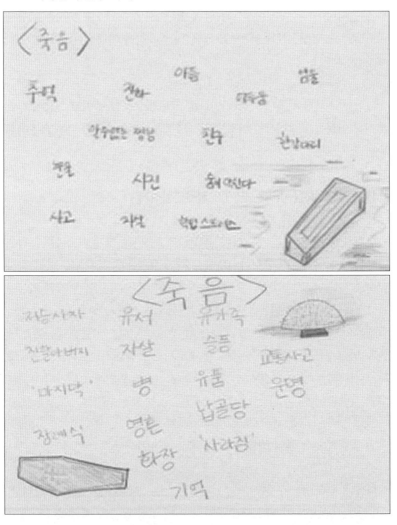

　지금 보신 그림은 학생들이 비주얼싱킹의 방법으로 '죽음'에 대한 생각을 시각화한 사례인데요. 어떤 단어나 이미지가 눈에 띄시나요? '어두움, 마지막, 후회, 사고, 숨막힘, 자살, 눈물...' 등 대체로 긍정적인 단어보다는 부정적인 단어가 보입니다. 학생들이 어떤 생각을 하고 있는지, 조금 걱정

스러우시지요? 종이에 표현한 후 자신이 그린 그림을 친구들에게 보여주면
서 왜 그런 단어를 쓰고, 그런 그림을 그렸는지 이야기 하게 합니다.

'학업스트레스', '한강' 등 눈에 띄는 단어도 있는데요. 왜 그런 단어를
썼는지 학생들에게 질문을 합니다. 그러면, 학생들은 자신의 이야기 혹은
친구의 이야기를 합니다.

이런 대화를 통해서 학생들이 죽음에 관하여 어떻게 이해하고 있는지, 어
떤 경험들이 있는지 조금 더 깊게 알 수 있습니다. 또 학생들은 지금까지 회
피하거나 금기시했던 '죽음'에 조금 더 가까이 다가가게 됩니다.

3) 활동 2 – '작은 죽음' 경험 나누기

두 번째 활동은 '일상에서 만났던 죽음'을 소재로 자유롭게 이야기하는
활동입니다.

학생들의 활동지에서 '할아버지', '외할머니' 등 소중한 사람과 관련된
단어나 그림이 등장합니다. 이 때 자연스럽게 자신이 만났던 죽음과 관련된
경험(작은 죽음)을 물어보고 함께 이야기하는 시간을 갖습니다. 가족, 친구,
반려동물 등 다양한 소재로 죽음과 관련된 경험을 나눌 수 있습니다.

두 번째 활동의 목적은, 일상의 경험을 함께 이야기하는 과정에서 학생
들이 죽음을 자신과 전혀 상관없거나 멀리 있는 것이 아니라 주변에서 일어
나고 경험할 수 있는 자연스러운 현상임을 이해하는 것입니다. 이 활동을
통해 죽음에 대한 막연한 거부감을 줄이고, 죽음을 새롭게 인식할 수 있는
준비를 할 수 있습니다.

4) 활동 3 – 강제결합법으로 죽음을 새롭게 정의하기

다음 활동은 '강제 결합법'을 통해 '죽음'에 대한 부정적 인식을 긍정적
으로 전환하는 것입니다. 강제 결합법(Forced Relationships)이란 겉으로
보기에는 전혀 상관이 없어 보이는 두 개 이상의 개념을 강제로 연관시켜

발상의 전환을 유도하는 방법입니다. 먼저 '죽음'을 긍정적으로 정의한 다양한 명언들을 제시하고, 학생들에게 명언이 갖는 메시지가 무엇인지 생각하고 이야기 해 보도록 합니다.

(명언 예시)

"죽음의 목적은 후회 없는 삶을 사는 것입니다." – 로먼 크르즈 나릭 –

"삶은 죽음에 의하여 완성된다." – B. 브라우닝 –

"죽음은 진정한 행복의 문을 열어주는 열쇠다." –볼프강 아마데우스 모차르트 –

"죽음은 인간이 받을 수 있는 최고의 축복이다." – 소크라테스 –

"삶을 깊이 이해하면 할수록 죽음으로 인한 슬픔은 그만큼 줄어든다." –톨스토이 –

죽음에 관한 명언에서 나타나는 역설이 있습니다. 겉으로 보기엔 죽음과 어울리지 않는 문장 같지만 그 속에 숨겨진 진실이 있습니다. 왜, 죽음이 행복의 열쇠가 되고 축복이 될 수 있을까? 어떤 면에서 그럴 수 있을까? 위 명언 중 하나를 선택하여 어떤 의미가 숨겨져 있는지 이야기하게 합니다. 학생들이 자신의 일상적 경험과 관련지어 설명할 수 있다면 더욱 좋습니다. 이러한 활동은 학생들이 '죽음'을 보다 긍정적으로 인식하게 해 줄 수 있습니다.

5) 정리 – 죽음을 주제로 한 나만의 명언 만들기

마지막으로 학생들이 자신이 직접 만든 명언을 쓰고 발표하는 시간을 갖습니다. '죽음에 관한 명언 만들기 활동지'를 나누어주고,

---

"죽음은 _____ 이다. "

"왜냐하면, _____ 이기 때문이다."

의 형식으로 만들도록 합니다.

이때 강제결합법에 따라 첫 번째 빈칸에 긍정적 의미를 갖는 단어를 쓰도록 안내합니다. 예를 들면 죽음을 친구, 동반자, 스승, 축제, 열매, 아이스크림 등으로 연결할 수도 있다고 설명합니다. 쓴 후에는 돌아가며 친구들에게 자신의 명언을 발표하고 그렇게 생각하는 이유를 같이 이야기하는 시간을 갖습니다. 정리 활동을 하면서 죽음에 대한 학생들의 긍정적 인식 변화의 출발을 기대할 수 있구요. 또한 발표 내용을 보면서 죽음에 대한 학생들의 인식이 어떻게 변화되었는지 확인할 수 있습니다.

2. 어떻게 위로할 것인가?

지금부터 죽음을 가까이 둔 사람의 심리 변화 단계를 이해하고 상실의 아픔을 겪는 사람들을 어떻게 위로할지, '애도상담 수업사례'를 알아보도록 하겠습니다.

1) 도입

수업 도입 부분에 죽음을 앞둔 말기 암 환자의 인터뷰 내용을 함께 나눕니다.

> ■ 환자의 대사
> "할 게 너무 많아서 하느님한테 그랬어요. 지금 데리고 가지 말고 모든 것 다 포기하고 봉사하면서 살 테니까 얘네들이 사람구실 할 수 있을 때까지만 그 때까지만 --- 그 때까지만 ----- 아이들 옆에 있게 해달라고 --"
>
> (말기암 환자의 인터뷰)

환자의 심리가 신과 거래하는 '타협'처럼 들리시지 않나요? 죽음을 앞둔 사람들이 보이는 5가지 심리 단계 중 '타협'이라는 하나의 단계임을 설명합니다.

2) 학습 목표 제시

■ 학습 목표
1. 죽음을 앞둔 사람의 심리를 이해한다.
2. 큰 상실의 아픔을 겪는 사람을 적절히 위로하는 방법을 배울 수 있다.

학생들에게 학습 목표를 제시할 때 첫 번째 학습 목표는 두 번째 학습 목표를 위한 이론적 배경이 됨을 알려줍니다. 또한 죽음을 앞둔 사람들의 심리 단계를 체험하고 이해하는 활동을 하면서 언젠가는 필연적으로 찾아올 죽음을 깨닫고 직시할 수 있음을 말해줍니다.

3) 활동 1 = 죽음을 앞둔 사람의 심리변화 5단계 이해하기

죽음에 대한 연구에 일생을 바친 '퀴블로 로스의 심리적 5단계'를 활용하여, 죽음을 앞둔 사람의 심리 변화 단계를 살펴봅니다.

〈엘리자베스 퀴블로 로스의 심리적 5단계〉

1	부정(Denial)	설마, 그럴리가! 오진일거야ㅠ
2	분노(Anger)	왜 나에게 이런 일이! 그동안 열심히 살아왔는데!!
3	타협(Bargaining)	이번에만 살려주시면 더 열심히 살겠습니다.
4	우울(Depression)	누구와도 만나고 싶지 않고 혼자 있고 싶어
5	순응(Acceptance)	자신의 죽음에 대하여 인정하고 받아들인다.

⑴ 부정 (Denial)
처음 말기암 진단을 받았을 때 사람들은 믿지 않습니다. '설마, 그럴 리

가!' 하면서 다른 병원을 찾아가 다시 진단을 받기도 합니다. 부정이라는 것은 일종의 충격을 완화시키기 위한 자기방어라 할 수 있어요.

(2) 분노(Anger)

그리고 나서 분노의 마음이 생깁니다. '왜 나에게 이런 일이! 나는 그동안 열심히 살았는데!' 하면서 하나님과 세상에 대한 분노의 마음을 가지게 됩니다. 때로는 의료진에게 분노하기도 하고 가족에게 분노하기도 합니다.

(3) 타협(Bargaining)

어느 정도 마음의 안정을 찾아가면서 타협을 시도합니다. '이번에만 살려주시면 더 열심히 살겠습니다!' 라고 하면서 하나님과 타협하려 하고, 딸이 초등학교 입학하는 것만 볼 수 있게 해달라고 하면서 생명연장을 타협해 보기도 합니다.

(4) 우울(Depression)

이러한 타협이 소용없다는 것을 깨닫게 될 때 절망감을 느끼고 우울에 빠지게 됩니다. 어느 누구와도 만나고 싶지 않으며, 아무 말도 하고 싶지 않은 채 혼자 있고 싶어 하는 시간을 겪게 됩니다.

(5) 순응(Acceptance)

우울의 시간이 지나고 나면 비로소 자신의 죽음에 대해서 인정하고 받아들이게 됩니다.

이와 같이 간단히 설명하면 학생들은 쉽게 공감하며 이해합니다. 다섯 단계를 순서대로 겪는 사람도 있지만 그렇지 않은 사람도 있고, 또 마지막 5단계인 수용에 도달하지 못하고 죽는 사람도 있다는 것을 설명합니다. 평소 죽음에 대해 얼마나 생각하고 어떤 마음을 갖는가에 따라 맞이하는 죽음이 다를 수 있다는 것도 함께 설명합니다.

4) 활동 2 = 라디오 드라마 만들기

두 번째 활동으로 죽음이 자신에게 임박했다고 가정하고 자신의 심리 상태를 표현하는 활동입니다. 학생들에게 자신에게 주어진 시간이 한 달 밖에 없다고 가정하고, 자신의 심정이 어떨지 생각하게 합니다. 조금 전 배운 5단계에 맞추어 자신이라면 어떻게 반응할 것인지 상상해 활동지에 적습니다.

■ 학생들의 활동지 (예시 자료)

죽음의 5단계

	시한부 인생	위로하는 친구
부정	*(handwritten, illegible)*	*(handwritten, illegible)*
분노	*(handwritten, illegible)*	*(handwritten, illegible)*
타협	*(handwritten, illegible)*	*(handwritten, illegible)*
우울	*(handwritten, illegible)*	*(handwritten, illegible)*
수용	*(handwritten, illegible)*	*(handwritten, illegible)*

다음으로 각자 쓴 활동지를 가지고 3-4명씩 그룹을 만들어 '아름다운 마무리'란 제목으로 라디오 드라마 대본을 작성하는 활동을 합니다. 드라마 속 상황과 인물을 설정하고 대본을 작성한 뒤 시한부 환자, 부모, 의사, 친구 등의 역할을 맡아서 라디오 드라마 녹음을 합니다.

■ 학생들이 녹음한 음성파일 일부 삽입

친구들이 녹음한 것을 들으면서 죽음을 앞둔 다섯 가지 심리 과정을 더잘 이해할 수 있고, 언젠가 찾아올 죽음을 진지하게 생각할 수 있습니다.

5) 활동3 = 위로의 상황극 연기

장례식장에서 유가족들을 어떤 말로 위로할지 참 난감해 하신 적이 많이 있으시죠? 세 번째 활동은 상황극 연기를 하면서 상실의 아픔을 겪는 주변 사람들을 어떻게 위로할지 배우는 시간입니다. 부모, 친구, 혹은 정말 소중하게 생각하는 애완동물을 잃은 친구에게 그 사람의 처지에 맞게 위로해 줄수 있는 말을 적게 합니다. 죽음을 앞둔 사람의 심리 변화 5단계를 고려하여 위로의 말을 하면 더 적절하게 위로할 수 있다고 설명합니다. 가령, 부정과 분노의 상태에 있는 사람에게, "빠른 회복을 기원할게."라는 말은 효과적이지 않음을 알려 줍니다.

적은 다음에는 학생이 둘 씩 나와서 친구에게 위로의 말을 건네는 상황극을 합니다. 상황극을 마친 후에는 피드백을 하면서 어떤 말이 위로가 되었는지, 그리고 어떤 말이 위로가 되지 않았는지 함께 생각하는 시간을 갖습니다. 활동을 통해 상실의 아픔을 겪는 이들을 위로하는 구체적인 방법을 배울 수 있습니다.

6) 정리활동 = 말기암 진단을 받은 친구와 가족을 돕는 방법

정리 활동으로 〈말기암 진단을 받은 친구와 가족을 돕는 방법〉이라는 자료를 보여줍니다.

'진심에서 우러난 격려의 메시지'
· '어려운 시련을 이겨내기 위한 메시지가 담긴 카드'
· 좋은 성경구절이 담긴 카드
· 웃음을 자아내게 하는 카드' (겨울철이 아닌 때에 보내는 크리스마스 카드)

공감의 표현 "마음이 많이 힘들겠구나."
마음을 열고 대화할 수 있는 질문
· "요즘 어떻게 지내세요?"
· "마음은 좀 어떠신가요?"

전화를 가능한 한 짧게 하라.
· 진심어린 마음이 아니면 전화를 하지 마라.

감정을 억누르는 말을 하지 마라.
· 울고 있을 때, 울지 마 '혹은' 힘 내 '도 어울리지 않는다.
· 우는 사람에게 다가서서 등을 쓰다듬어 주거나, 손을 잡아 주는 행위도 눈물로 표현하고자 하는 '감정의 과정'을 멈추게 할 수 있다.

말기암 환자에게 필요한 것은 진심에서 우러나오는 격려 메시지입니다. 우편함에 들어있는 격려카드는 마치 마라톤 선수에게 필요한 산소와 물과 같습니다. 어려운 시련을 이겨내기 위한 메시지가 담긴 카드, 믿음과 확신을 심어주는 카드, 가끔은 웃음을 자아내게 하는 카드도 좋습니다. 겨울철이 아닌 때에 크리스마스 카드를 보내면서 이렇게 글을 써 보내는 것입니다. '아무래도 매번 똑같은 카드를 받는 것이 좀 지루할 것 같아 성탄카드를 보낸다.' 이러한 카드는 받는 사람과 가족 모두에게 웃음과 활기를 더해 줄 수 있습니다. 또 진심어린 마음이 아니라면 전화하지 말아야 합니다. 이는 마치 차를 운전하다가 사고가 난 광경을 구경하기 위해 서행 운전하는 것과 같습니다. 어떤 사람은 이러한 이유에서 전화를 하기도 하는데, 이런 종류의 전화를 받게 되면 금방 왜 전화했는지 알아차리게 되어서 뭔가 이용당한 기분이 들게 됩니다.

이와 같은 내용을 나누면서 학생들은 구체적으로 위로하는 방법을 배울 수 있습니다. 그리고 많은 말 보다 '진심에서 우러나오는 말 한마디', '한 방울의 눈물'이 큰 위로가 될 수 있음을 깨달을 수 있습니다.

3. 어떻게 살 것인가?

지금부터 학생들이 죽음은 자신과 관련이 있는 것으로 인식하고 자신의 유한성을 깨달아서 "오늘 어떻게 살 것인가?를 고민하는 '삶의 교육' 수업 사례를 알아보도록 하겠습니다.

1) 도입

도입부에는 가족을 남겨두고 삶을 정리하는 엄마가 생전에 남편과 어린 아들에게 쓴 편지를 같이 살펴봅니다.

■ 생전에 쓴 편지

서준(가명)아! 엄마는 서준이가 태어났을 째 너무 기뻤고 행복했어. 서준이를 낳은 것이 엄마가 세상에서 제일 잘한 일이고 값진 일이야. 함께 놀아주지 못해서 미안해.
서준아! 엄마는 좀 많이 아파서 서준이보다 하늘나라로 먼저 가 있을게. 우리는 떨어져 있지만 늘 서준이 곁에서 함께 있을 것이고 마음속에서, 몸속에서 함께 있을 것이다.
나중에 다시 만날 때까지 늘 응원하고 함께할 거야. 사랑해 서준아!

잠시 전 보았던 편지에 관한 느낌을 학생들과 이야기 합니다. 만약 자신이 그런 상황이라면 가족에게 어떤 마지막 인사를 할 것인지 나눕니다.

2) 수업목표 제시

■ 학습 목표 : 유언장 쓰기를 통해 삶의 유한성을 인식하고 '어떻게 살 것인가?' 에 대해 생각해 본다.

오늘은 죽음을 앞두고 유언장을 쓰는 활동을 하겠다고 안내합니다. 이러한 활동을 통해 우리에게도 언젠가 죽음이 찾아올 수 있음을 깨닫고 더 가치 있는 삶을 살기 위한 물음, 즉 '어떻게 살 것인가?' 에 대해 생각해 볼 수 있음을 이야기 해 줍니다.

3) 활동1. 유언장 작성하기

선생님들이 경험하셨던 인상적인 장례식 혹은 '장례체험' 등을 이야기하면서 진지한 분위기를 만들어 줍니다. "선생님도 장례체험을 해보았어요. 영정사진을 옆에 놓고 유언장을 작성했어요. 죽음 앞에서 숙연해질 수밖에 없었어요. 지금까지 살면서 가장 소중한 사람이 떠올랐고 앞으로 어떻게 살아야할 지 진지하게 생각했어요.
자, 이제 여러분도 소중한 사람들과 이별해야 할 시간이에요. 아마 '미안해.' '고마워.' '사랑해.' 등의 단어가 생각나겠지요. 올라오는 대로 솔직하게 쓰면 됩니다. 혹시 평소 장기기증과 자기만의 장례식에 관하여 생각했던 것이 있으면 함께 적어도 좋습니다. "

학생들에게 우리도 이제 삶을 정리해야 한다고 생각하고 진지하게 유언장을 작성해 보자고 합니다. 장례식장에 어울리는 음악을 틀어주면 모든 학생이 엄숙한 분위기 속에서 유언장을 작성하게 됩니다.

■ 학생 유언장 작성 사례

유언장 1

사랑하는 엄마, 아빠, 동생!

지금까지 함께해주어서 고마워. 하지만 그동안 고맙다고 미안하다고 사랑한다고 표현하지 못해서 미안해. 엄마! 내가 학교생활이나 친구관계로 힘들 때마다 든든한 버팀목이 되어주어서 너무 고맙고 고마워. 근데 엄마! 엄마가 힘들 때 내가 잘 헤아려주지 못해서 미안해. 아빠! 항상 나에게 괜찮다고 잘했다고 수고했다고 내 편이 되어준 아빠! 너무 고마워. 아빠에게 표현을 많이 못해서 미안해. 지금까지 나와 같이 살아주고 힘이 되어준 식구들! 너무 고맙고 사랑해요. (OO고 사례)

유언장 2

내가 먼저 떠나 슬프겠지만, 그냥 잘 살았고 고생 많았고 고맙고 사랑한다는 말만 해줘. 그리고 울음으로 보내는 것보다 웃으면서 행복한 얼굴 모습으로 보내 줘. 그래야 마음이 덜 아플 것 같아. 이제 영영 못 보는게 아니라 잠시 떨어져 있는거야. 그 곳에 내가 먼저 가 있는 것뿐이고 거기서도 열심히 살아서 나중에 만났을 때 부끄럽지 않은 내가 될거야. 행복했으면 좋겠어. 그 누구보다 미안하고 사랑해. (OO고 사례)

유언장을 작성한 후에는 본인이 작성한 유언장을 낭독하는 시간을 갖습니다. 읽기 어려운 부분은 읽지 않아도 된다고 말을 합니다. 학생들은 유언장을 읽을 때 사랑하는 가족들에 대한 미안함과 고마움, 지금 살아있음에 감사함 등을 표현하면서 지금까지 살아온 삶을 진지하게 되돌아보게 됩니

다. 또한 삶의 유한성을 깊이 자각하게 됩니다.

4) 활동 2. 오늘 나의 하루 삶의 의미는?, '오늘 어떻게 살 것인가?'

두 번째 활동을 시작하기 전에 선생님이 언젠가 본 '호스피스 병동의 하루' 이야기를 해주면서 오늘 하루의 소중함을 깨닫는 시간을 갖습니다.

■ '호스피스병동의 하루'
영상물안에서 기자가 묻는 질문에 말기암 환자가 담담하게 대답합니다.
기자 : 아침에 눈 뜨면 뭐가 제일 좋으세요?
환자 : 내가 살아있다는 거
기자 : 뭐 할 때가 가장 행복하세요?
환자 : 내가 뭐 할 수 있다는 거

이어서 장면이 바뀌어 기자는 호스피스 병동에서 일하는 간호사에게 질문합니다.
"간호사님께 오늘 하루의 의미는 무엇인가요?"
"같은 24시간을 가진 사람들에게도 삶에 따라서 그 하루가 얼마나 다르게 사용될 수 있는 지를 여기서 근무하면서 느끼거든요. 24시간이라는 게 이렇게 소중할 수가 없다는 것 여기서 느껴요. 평상시에 느끼던 하루는 그냥 내 얼마만큼 남아 있는지 모르는 무한한 날들 속의 하루였는데 여기에서의 하루는 내가 언젠가 맞이할 마지막 안에 있는 아주 소중한 하루가 되어버렸어요."
이런 이야기를 한 후 학생들에게 어떤 느낌이 들었는지 물어봅니다. 분위기가 무거워지기는 하는데요. 그래도 학생들이 한 마디씩 툭툭 던집니다. "잘 살아야겠네요.", "오늘 최선을 다해야겠어요.", "나에게는 평범한 하루지만 누구에게는 아주 특별한 날이 되겠네요." 등 오늘 하루의 소중함을 느꼈다는 반응이 자연스럽게 나옵니다. 학생들에게 '오늘이 언젠가 맞이할 마지막 순간에 떠올리게 될 소중한 하루란다' 라는 말로 오늘 하루의 의미를 일깨워주실 수 있습니다. 오늘의 소중함을 깨달은 학생들과 함께 '그렇다면 오늘 우리는 어떻게 살 것인지' 생각해 보는 시간을 갖습니다.

지금 당장 〈Right now〉
지나가면 다시 돌아올 수 없는 소중한 오늘을 후회 없이 살기 위해 살아 있는 지금 무엇을 할지를 생각하고 〈Right now〉 활동지에 적도록 이야기 합니다. 그동안 무관심하게 지나쳤던 자기 자신과 주변의 가족, 친구, 선생님들에게 하고 싶은 말과 행동 등을 구체적으로 적은 뒤 함께 나누면서 자연스럽게 '오늘의 삶의 교육' 으로 이끌 수 있습니다.

5) 정리활동

암투병 중인 이해인 수녀가 쓰신 '어떤 결심' 이란 시를 나누면서 활동을 마무리합니다.

■ 시 내용

어떤 결심
맘이 많이 아플 때, 꼭 하루씩만 살기로 했다. 몸이 많이 아플 때, 꼭 한 순간씩만 살기로 했다. 고마운 것만 기억하고 사랑한 일만 떠올리며 어떤 경우에도 남의 탓을 안 하기로 했다. 고요히 나 자신만 들여다보기로 했다. 내게 주어진 하루만이 전 생애라고 생각하니 저만치서 행복이 웃으며 걸어왔다.

시인은, 죽음에 직면했을 때, 삶에 대한 감사가 더 깊어지고, 주변 사람에 대한 사랑이 더 애틋해지는 것 같습니다. 그리고 오늘 하루의 소중함과 행복을 더 느끼는 것 같습니다.

"우리가 어떤 모습으로 태어날지는 결정할 수 없지만, 어떻게 죽을 것인지는 결정할 수 있다. "오늘 내가 어떻게 살고 있는가?", '오늘 내 삶의 모습'에 따라 맞이하는 죽음의 모습과 의미가 달라질 수 있다."고 설명 합니다.

학생들에게 다음과 같은 말로 수업을 마무리합니다.

'What do you want to be remembered for?"

"애들아! 죽음 이후, 사람들에게 어떻게 기억되고 싶니?"

"그 기억은 오늘 나의 삶의 모습이란다."

올바른 죽음교육을 위한 교사의 역할

1. 왜 죽음교육인가?

오늘날 전 세계적으로 죽음학과 죽음교육의 열풍이 일고 있습니다. 과거 죽음과 사후 세계에 대한 본격적인 논의를 터부시하거나 다만 종교적 관점에서 해명하던 소극적 추세를 감안하면 격세지감이 느껴집니다. 그 이유가 무엇이든 간에 그만큼 현대인들이 삶의 구체적인 문제들을 넘어서 이젠 질적인 삶과 관련하여 죽음의 문제를 그만큼 더 친숙하게 고민하게 되었다는 반증입니다. 그러나 문제는 현대의 죽음학(생사학)의 연구와 교육의 경향이 대체로 의료 중심의 죽음 예비 교육에 치중되어있다는 점입니다. 다시 말하면, 의료와 임상 체계를 중심으로 한 죽음관을 중시한 것이었습니다.

그런데 죽음의 질은 삶의 질의 정도에 따라 다르게 이해되고, 이때 '질 (quality)'도 반드시 문명과 물질적 요소를 넘어서 인생관이라는 가치관에도 크게 영향을 받습니다. 따라서 죽음의 문제를 보다 심층적으로 연구하고, 죽음의 질을 제고하는 교육을 보다 효과적으로 실행하려면 먼저 삶의 본질과 특징, 그리고 가치와 의의에 대한 연구와 교육이 선행되어야 합니다. 다만 이러한 계획을 지속적으로 추구하는 데에는 적지 않은 어려움이 도사리고 있는 것이 사실입니다. 왜냐하면 기존의 죽음학과 달리, 삶을 중심으로 삼는 죽음교육의 경우 기존의 것보다 훨씬 광범위한 영역을 고려하고 포괄해야하기 때문입니다. 하지만 기존의 죽음학과 달리, 일단 삶의 가치와 의의를 좀 더 포괄하는 죽음학의 경우 기존의 학문 영역 가운데 철학, 윤리학, 교육학 분야의 요소와 내용이 강화되어야 하는 것은 분명합니다. 그리고 적어도 죽음학이 인문적 요소를 갖추려면 또한 이러한 영역들의 보완이 요구되는 것도 부정할 수 없습니다.

이제는 죽음을 부정하고 금기시하는 풍토에서 사회 안으로 복귀시켜 상실과 죽음의 아픔을 당한 자의 고통을 인정하며 받아들일 때, 우리사회는 더욱 따뜻해 질 수 있습니다. 죽음학은 죽음을 삶의 일부로 복원시키고자 하는 학문입니다. 근대이전의 사회에서는 종교가 바로 이러한 역할을 담당했지만, 오늘날 한국사회에서 종교의 이러한 전통적 역할은 급속한 산업화의 과정에서 바람같이 사라졌습니다. 오늘날 한국의 성당, 교회, 사찰 어디에도 '죽음'을 위한 공간은 없습니다. 모두가 살고자 하는 욕망만 있을 뿐입니다. 어느덧 종교에서의 죽음이란 그저 살아있는 자의 명예와 더 많은 복을 비는 비즈니스의 현장으로 바뀌었습니다. 종교가 오로지 '살아있는 자의 욕망'으로서만 존재하는 오늘날 한국사회에서 죽음을 삶의 일부로 복원시키고자 실천하는 것이 죽음교육전문가의 역할입니다.

2. 죽음교육은 우리 사회에 무엇을 제공하는가?

죽음학의 핵심명제는 "오늘이 내 생애 마지막 날이라면 나는 오늘 누구와 무엇을 할 것인가?"에 있습니다. 죽음교육의 핵심은 다른 사람의 죽음이 아니라, 자신의 죽음에 대해 질문을 던지는 것입니다. 그것도 미래의 사건이 아니라, 바로 오늘이 마지막이라면 나는 무엇을 할 것인가, 나는 누구와 함께 할 것인가, 그리고 나는 이들에게 어떤 말로 인사를 하며 어떻게 마무리하는 것이 가장 소중한 삶인가를 죽음에게 물어보는 것입니다. 인간은 상실을 예감한다면 그 때 비로소 소중한 것이 무엇인지 자각하게 됩니다. 상실을 통해 그동안 친숙하게 느껴졌던 일상의 모든 것들이 낯설게 느껴지게 되지요. 이 낯설음은 평범하게 보이던 일상이 전혀 다른 차원으로 보이게 만듭니다. 그래서 그동안 망각했던 사물의 본질을 올바르게 자각하게 하는 계기가 되는 것입니다.

스티브 잡스의 일화를 예로 들어볼까요? 그는 췌장암 말기선고를 받았습니다. 3개월밖에 못 산다고 의사가 진단을 내렸습니다. 이후 스티브 잡스의 삶은 완전히 바뀌었습니다. 그동안 애플사를 위해서 자신의 모든 것을 헌신한 그의 삶은 이제 3개월 밖에 살지 못한다는 선고 앞에서 과연 무엇이 소중한 삶인지를 스스로에게 물어보게 됩니다. 3개월밖에 못 산다고 했을 때 스티브 잡스의 뇌리에는 무슨 생각이 들었을까요? 그는 드디어 삶의 우선순위를 정하기 시작했습니다. 가장 우선순위는 가족이었습니다. 사랑하는 가족과 보낼 수 있는 최대한의 시간을 최우선순위에 두었던 것이지요. 두 번째는 시리아태생의 아랍인 아버지와 미국인 미혼모 사이에서 태어나 바로 입양된 자신의 정체성에대해 깊은 성찰의 시간을 갖는 것이었습니다. 나는 누구인가, 나는 무엇 때문에 살아왔는가, 나는 무엇을 하고자 하는가, 나는 무엇 때문에 죽어가고 있는가 하는 근원적 본래성을 깨닫는 것이었습니다. 3개월밖에 못 산다는 진단에, 스티브 잡스의 삶은 그 이전의 삶과는 완전히 달라집니다. 잡스는 아침에 일어나 면도를 할 때마다 앞에 달력을 두고서 카운트다운을 했습니다. 하루, 또 하루…… 금을 그어가면서 "오늘 내가 하고자 한 일이 과연 나의 삶에 가장 소중한 일인가"라는 성찰을 통해 가장 의미 있고 가치 있는 삶의 우선순위를 정해서 살았습니다. 분명히 3개월의 암 선고는 스티브잡스에게는 방해가 되는 사건이었지만 오히려 스티브잡스에게는 자신의 본래적인 삶의 소중함을 깨닫는 계기가 되었던 것이었지요. 그럼 스티브잡스의 일기를 통해서 스티브잡스가 건강을 상실한 이후의 심리내면의 과정이 어떤 의미로 변환되었는지 살펴볼까요?

"어둠 속, 병상에 누워 내가 볼 수 있는 것은 생명유지 장치의 초록색 광선뿐이었다. 정막 속, 내 삶의 유일한 소리, 위윙거리는 기계소리를 들으며 나는 절망했다. 처음에는 거슬렸던 그 소리가 내 고막에 무뎌졌을 무렵, 나는 내게 엄습해오는 죽음의 신의 숨소리를 느낄 수 있었다. 지금 이 순간, 나는 병석에 누워 내가 살아온 삶을 회고한다. 떠오르는 것은 친구 가족뿐... 다신 떠오르기 싫었던, 나를 버렸던 말라깽이 미혼모까지 떠오른다. 떠나가는 그 뒷모습까지도... 내가 지금 깨닫는 것은 그토록 얻으려 열망했던 명상과 재산은 막 닥쳐올 죽음 앞에서는 아무 의미가 없다는 사실이다. 죽음 앞에서는 부와 명예 따위는 희미해진다. 이제야 나는 깨닫는다. 인생에서 재물을 쌓은 후엔 부와 무관한 것을 추구해야한다는 것을. 보다 중요한 것은 그 무엇이어야 한다. 어쩌면 사랑과 우정, 문학이나 예술, 또는 젊었을 시절에 가졌던 꿈... 쉬지 않고 재물을 추구하는 것은 인생의 끝자락에서야 비로소 나처럼 후회하게 될 것이다. 신은 우리 가슴 안에 사랑을 느낄 수 있는 감각을 주셨다. 그것은 재물이 가져다주는 환상 같은 것이 아니다. 그것은 바로 사랑이다. 내가 개미처럼 일해서 모았던 재산은 죽은 후에는 가지고 갈 수 없다. 내가 가지고 갈 수 있는 유일한 것은 사랑에 빠졌던 기억들뿐이다. 그 기억들이야말로 내 삶의 진짜 보물이다. 그리고 그 보물들이야말로 내게 참된 삶의 의미와 빛을 줄 것이다. 사랑은 돈으로 환산할 수 없다. 이 세상에서 가장 비싼 침대가 무엇인지 아는가? 다름 아닌 병상이다. 당신은 당신을 위해 운전해줄 사람을 고용할 수도 있고, 돈을 벌어줄 사람을 구할 수도 있지만, 당신 대신 아파 줄 수 있는 사람을 구할 수는 없다. 우리는 잃어버린 것들을 다시 찾을 수 있다. 길을 돌아가 볼 수도 있고, 상점에 들러 새로운 상품을 살 수도 있다. 하지만 잃은 후에 절대로 되찾을 수 없는 것이 하나 있으니 그것이 바로 '삶'이다. 수술실에 들어가면 읽을 수 있는 유일한 책은 바로 '건강한 삶'에 관한 책이다. 책을 펼치면, 우리는 가슴에 꽁꽁 숨겨 놓고 차마 잊고 살았던 보물을 찾을 수 있다. '가족들을 위한 사랑을 귀하게 여겨라' '동반자를 사랑하라' '친구를 사랑하라' 무엇보다, '자신을 사랑하라' '타인을 소중히 여겨라'"(글의 내용은 스티

브잡스가 남긴 마지막 말에서 인용함)

인간은 삶과 죽음을 초월하여 그 너머의 미지의 존재에 대해 질문을 던지는 존재입니다. 따라서 인간은 죽음의 한계상황 속에서 인간이 인간일 수 있는 가능성을 제고하게 합니다. 죽음교육은 "오늘이 내 생애 마지막이라면 나는 무엇을 할 것인가"라는 한계상황을 부여함으로써 인간의 훌륭함의 가치를 실현할 수 있도록 안내합니다.

3. 죽음교육은 한 개인의 가치관과 주체성을 정립시킬 수 있는가?

죽음(death)은 육신생명의 소멸을 가리키지만, '죽음에 다가서는 일'(dying)은 아직 생명활동의 한 부분에 해당합니다. 죽음은 모든 생명을 가진 존재가 자연의 섭리 앞에서 무릎을 꿇게 되는 불가항력적이고 수동적인 사건이지만, '죽음에 잘 다가서는 일'(well-dying)은 의미를 추구하는 존재의 '의지'에 의한 능동적 사건입니다.

그러나 정작 한국 교육에서 죽음교육은 전무합니다. 특히 죽음교육과 관련해서 초･중･고등학교의 교과서를 분석해보면, 중학교 2학년 도덕교과서와 고등학교 2학년 윤리와 사상 교과서에 '생명존중'의 제목으로 각각 6시간씩 배우는 것으로 편재되어 있습니다. 그리고 그 내용을 보면 대체로 '생명존중'에 초점이 맞추어져 있습니다. 따라서 죽음교육을 통한 한 인간의 전인적인 인성과 품성을 함양하고 주체성 강화를 위한 세계관과 가치관을 형성하기에는 너무도 부족한 구성이라고 할 수 있습니다. 죽음교육은 의미 추구적 존재인 사람이 품위 있게 '자기 완결'을 이룰 수 있도록 안내하고 보조하는 통섭학문입니다. 질병치료 및 통증완화와 관련된 자연과학, 인간됨의 의미와 자기완성을 다루는 인문과학, 그리고 인간과 사회의 관계를 다루는 사회과학, 이 세 분야가 통섭적으로 협동하여 '개별생명'의 차원을 넘어 '사회적 차원'에서 인륜성의 성숙을 도모하고자 하는 것이 이 학문의 최종적 지향점입니다.

죽음교육은 전 생애발달단계의 문제입니다. 죽는 자는 누구나 평등하고 존엄하게 다루어져야 하고, 남는 가까운 자(유가족)는 위로를 받아야 합니다. 이 일을 누가 해 줄까요? 한국의 자살률은 경제협력개발기구(OECD) 35개 회원국 가운데 1위입니다. 한국의 중고등학교 청소년 사망자의 1위 원인도 자살이 차지하고 있습니다(통계청, 2017). 더불어 30대 및 60대 이혼율이 세계 1위입니다. 그 밖의 교통사고, 위증죄, 낙태 등도 세계 1위입니다. 이는 한국 사회의 문화적 외상이 지닌 전형적인 모습입니다. 이런 문화적 외상의 치료 없이는 문화적 외상은 다시 발생하고, 끊임없이 지속되게 됩니다. 그러나 정작 한국에는 문화적 외상(트라우마)을 체계적으로 치료할 수 있는 전문가가 없습니다. 또한 이를 담당할 행정가와 교육자를 양성할 교육기관도 없는 것이 현실입니다. 우리나라는 다른 나라에 비해 교통사고 사망율, 산재 사망율 그리고 청소년 자살율과 40대 남성 사망률 등이 높은 점을 고려해 볼 때, 죽음이 특별한 어느 발달단계의 과업이라고는 볼 수 없습니다. 특히 '세월호 사건' 같은 집단죽음의 발생은 죽음을 쉽게 발생시키는 구조적 결함에 대한 대책과 함께 가족의 죽음으로 인한 남은 가족(유족, 생존자 등)들의 심리 사회 문화적 상실을 담당할 기관의 필요와 전문가 양성의 긴박함을 알려주고 있습니다. 동시에 죽음을 다루는 경찰, 소방관, 구조대원, 간호사, 의사, 장례지도사에 대해서도 '죽음의 특성, 유가족 이해 등과 같은' 죽음에 대한 정보 제공과 교육 '이 필요합니다. 그리고 다양한 발달단계에 맞는 죽음준비교육 프로그램이 개발되어야 합니다. 죽음 문화라는 측면에서 보면 우리는 지금 과도기를 거치고 있는 것 같습니다. 특히 아동과 청소년 대상의 죽음교육에 대해서는 여전히 찬반 심리가 있을 수 있을 것입니다. 그러나 죽음에 관한 교육의 가치를 인정하는 이들은 삶의 준비과정으로서의 죽음에 대한 교육의 중요성을 조명할 수 있는 기회를 제공하고 있으며, 죽음을 통해 현재 삶의 중요성을 조망해 주기 때문에 '죽음교육' 은 곧 '삶과 죽음에 대한 교육' 이라고 볼 수 있습니다.

죽음교육은 객관적인 사실에서부터 주관적인 관심사 모두를 다루어야 하기에 다양한 내용과 형식으로 제공되는 교육과정을 지녀야 하며, 교육내용은 죽음을 맞이하고 대처하는 수많은 방식에 관한 자세한 설명을 통해 죽음에 대한 정확한 이해를 제공하는 것을 목표로 하고 있습니다. 바스(Wass)는 죽음과 임종에 관한 연구는 각 개인과 사회로 하여금 편협한 시각을 넘어서 공동체 의식을 고양하는, 즉 자신의 이해를 넘어 타인을 배려하는 사회 분위기를 조성하는 역할도 할 수 있을 것이라고 하였습니다. 그리고 죽음을 다루는 궁극적 의의는 곧 '사랑과 관심 그리고 공동체적 공감, 상호 협력과 치유에 대한 이해를 고양' 하는 것이라고 강조했습니다. 거기에 역사적인 요청으로서 여러분의 역할이 있어야 하겠습니다.

4. 누구에게 무엇을 어떻게 가르칠 것인가?

1) 죽음교육현장

그 동안 국내에서도 죽음을 주요 의제로 삼아 활동한 분들과 기관들이 있었습니다. 대한민국은 70-90년대 성장발전기를 지나, 97년 외환위기를 경험하면서 다양한 상실과 가족해체 현상이 급증하였습니다. 소위 피로사회(한병철의 저서 '피로사회' 인용)화 되어 갔던 것입니다. 동시에 해방이후 출생 세대들이 노년기에 들어서면서 (교육수준과 안정된 생활 덕분에) 길어진 노년기로 인해 삶과 죽음에 대한 본질적 고민들을 하게 되었습니다. 즉 좋은 죽음이란 어떤 죽음인가에 대한 각성과 갑작스런 죽음, 부모님들의 가슴 아픈 죽음을 중심으로 한 논의 등이 등장하면서, 일부 기관에서는 죽음(웰다잉)을 공부하고, 또 이를 나눌려는 평생교육 차원에서의 교육과 강사양성에 노력해 왔습니다.

먼저 교육영역에서 노력한 곳이 서울에 소재한 SDL의료재단의 한국싸나톨로지협회입니다. 이 단체는 WHO가 인증한 죽음교육 국제본부 ADEC과 미연방호스피스협회(HFA)와 자매기관을 맺어, 국제죽음교육자 격증시험을 국내에서 진행하고 있으며, 국내 여러 대학(고려대, 서울대, 부산대, 대구대 등)에서 죽음교육전문가 특별과정이 개설되어 운영 중에 있습니다. 그리고 주목할 일은 2018년도에 고려대학교 교육문제연구소는 죽음교육연구센터를 설립하여 죽음학에 대한 개념정립과 한국사회의 총체적인 병리적 문제를 진단하고 해결하고자 다양한 프로그램을 개발하여 우리 사회에 적용, 실천하고 있습니다.

그렇다면 죽음교육전문가가 공교육 현장에서 활동할 때 어떤 자세와 태도로 죽음교육에 임해야 할까요?

2) 죽음교육전문가의 기본지침

① 죽음교육은 고정관념이나 검증되지 않은 가설이 아닌, 유용한 죽음관련 자료, 방법론, 이론적 지식에 기초하고 있습니다. 따라서 죽음교육은 최신의 업데이트된 싸나톨로지 이론 지식을 요구합니다.

② 죽음교육전문가는 사람들이 죽음과 관련하여 느끼는 감정과 경험들을 이해하며 그러한 느낌과 경험들이 그들이 생각하고 일하는 데 있어 어떤 방식으로 영향을 주고 있는지 이해하려고 노력해야 합니다.

③ 죽음교육전문가는 학생이나 의뢰인에 대해 알기 위해 주의를 기울입니다. 좋은 교육과 상담은 학생 혹은 의뢰인의 다양한 문화적 배경, 성장발달 단계, 성격, 그리고 다른 여러 개인적 차이들과 욕구에 대한 이해와 존중에 기초해야 합니다.

④ 죽음교육전문가는 다른 이들을 이용하거나 속이지 않으며, 개인과 사회의 건강과 행복을 증진시키기 위해 노력합니다.

⑤ 죽음교육전문가는 죽음 관련된 문제에 대처하는 개인이나 사회를 돕기 위해 그들을 지지하는 입장을 취합니다. 죽음교육전문가는 학생이나 의뢰인이 부당하게 이용당하지 않도록 개입할 의무가 있습니다. a) 학생이나 의뢰인에게 유용해야 한다. b) 그들의 권리, 책임, 그리고 얻을 수 있는 가능한 결과들에 대해 교육하거나 상담할 수 있어야 합니다.

⑥ 죽음교육전문가는 죽음 관련된 문제들에 대해 다양한 관점을 제시할

수 있도록 노력해야 하며, 적절하다면 죽음교육전문가 자신의 가치 기준을
제시할 수 있지만 학생이나 의뢰인이 다른 선택을 한다면 그에 대해 존중
해주어야 합니다.

⑦ 다른 사람, 가족, 단체, 모임 혹은 사회에서 요구하는 사항들과 충돌
이 일어날 수도 있다는 것을 알고, 죽음교육전문가는 그(그녀)와 지속적으
로 관계를 유지하며 개인, 가족, 단체, 모임, 사회에 대한 비밀 유지와 우선
적 책임에 대한 토의를 적절할 때 갖도록 합니다.

⑧ 죽음교육전문가는 자신의 능력, 영역의 한계에 대해 알고 있으며 그
에 따른 적절한 상담과 위임 체계를 알고 있어야 합니다. 그리고 위임자,
위임체계, 그리고 관련지식이 있는 상담자로부터 피드백을 받아 그 위임이
효과적인지를 파악하도록 합니다.

⑨ 죽음교육전문가는 각각의 사회 구성원들이 보다 더 만족스러운 삶을
얻고 죽음에 대한 수용을 성취할 수 있도록, 죽음과 죽어감의 전문가들과
일반 개인들 사이의 이해를 보다 더 높이기 위해 일해야 합니다.

3) 죽음교육전문가의 다른 이들에 대한 책임

① 프로그램을 관리하는 죽음교육전문가는 학문적 이론과 실습이 조화
롭게 통합될 수 있도록 학습 프로그램을 만들고 그러한 프로그램은 학생들
의 기술, 지식, 그리고 자기이해를 발달시켜야 합니다.

② 학생들을 프로그램이나 학습 목표, 기본적인 기술 향상, 그리고 적당
한 시기의 적용 가능성에 대해 적응시켜야 합니다.

③ 프로그램이나 학습 과정이 자기 공개나 자기이해 혹은 성장과정에 초
점을 맞추고 있다면 프로그램에 참여하거나 학습을 시작하기 전에 학생들
이 그러한 사실을 분명히 알고 있어야 합니다.

④ 참가자들의 생각, 감정, 기억들을 끌어내는 훈련 및 모의 학습을 관리
하는 죽음교육전문가는 참가자들에게 해당 학습 과정동안 그리고 그 이후
에도 유용한 적절한 전문적 도움을 보장해주어야 한다.

⑤ 학습 과정의 일환으로서 학생들이 자신에 대한 비교적 은밀하거나 개인적인 정보를 공개하는 것이 예상되어질 때, 교육자들과 관리자들은 그러한 자기 공개에 기반 해서 그 학생에 대한 평가를 내려서는 안 됩니다. 자기 공개의 정도는 강압이나 징벌의 수단 없이 존중되어야 합니다.

⑥ 프로그램이나 학습 과정이 자기 공개, 자기이해 혹은 성장과정에 초점을 맞추고 있다면 이러한 상황에서 공유되는 정보의 기밀유지와 사생활 보호에 대해 보장되어야 합니다.

⑦ 학생들이 전문적, 윤리적 책임과 기준에 대해 잘 알도록 해야 합니다. 교육자로서의 역할을 수행할 때, 학문과 객관성에 대한 높은 기준을 유지하도록 노력합니다. 충분하고 정확한 정보를 제공하여야 하며 대안적 관점들에 대해 적절하게 인정하도록 한다.

4) 죽음교육 담당교사로서의 전문역량 강화에 대한 의무

① 죽음교육전문가는 보다 높은 수준의 능력을 갖추기 위해 지속적으로 노력해야 합니다. 가능한 모든 적절한 방법을 통하여 지속적인 배움과 전문적인 성장을 추구할 의무가 있습니다. 이에는 협회의 활동과 일에 참여하며, 전문적인 자격증과 인증을 취득할 수 있는 활동들을 배우고 익히는 것이 포함됩니다.

② 업무적 임무를 수행할 것을 요청 받았을 때는 전문적으로 그에 맞는 적합한 능력을 갖추었을 때 그 임무를 받아들이도록 해야 합니다.

③ 죽음교육전문가는 자신의 업무상 역량의 한계와 경계에 대해 알고 있어야 하며, 그 역량을 넘어서는 권한을 행사하지 않도록 조심해야 합니다. 다른 이들의 업무적 역량에 대한 잘못된 행위에 대해서는 그것을 바로잡고 수정할 책임이 있습니다.

④ 죽음교육전문가는 훈련과 경험을 통해 검증된 서비스와 기술만을 제공해야 합니다.

⑤ 개인적 문제나 해로움이 업무를 효율적으로 수행하는데 있어 방해 할

수 있는 상황이라면 직업적 업무를 진행하지 않도록 해야 합니다. 그럴 경우, 상황을 해결하기 위해 적절한 전문 상담과 도움을 받도록 합니다. 죽음교육전문가가 의뢰인에게 해를 끼칠 수 있는 그의 개인적 상태를 바로잡을 생각이 없거나 할 수 없는 상황이라면 다른 죽음교육전문가나 전문가가 개입하여 그 상황을 바로잡도록 도와주어야 합니다.

그렇다면 이제 공교육에서 죽음교육이 어떻게 적용되고 실천되는지를 현장의 교과과정을 통해 살펴보고자합니다. 이는 여러분이 학교의 현장에서 어떻게 접목할지는 다양한 상황에서 변용 가능할 것입니다. 다음에 제시하는 사례는 고려대학교 핵심교양으로 이루어지는 죽음교육과 고려대평생교육원을 비롯한 전국 10여개 대학의 평생교육원에서 진행되는 죽음교육 과정입니다. 그리고 죽음교육 과정의 특정주제에 대해서 구체적으로 어떻게 진행하는지 교안작성의 한 사례를 예시하고자 합니다. 이 예시의 목적은 공교육에서의 죽음교육이 어떻게 진행되는지를 살펴봄으로써, 좀 더 진보된 교육과정과 새로운 대안을 수립하고자함에 있습니다.

〈예시 1 : 고려대학교 핵심교양/ 죽음교육 – "삶의 훌륭함, 죽음에게 물어보다."〉

가. 교과목 개설목적1

우리는 타인의 죽음을 TV뉴스나 미디어 또는 문학작품에서 간접적으로 경험할 뿐, 정작 자신의 죽음은 경험하지 못한다. 만약 오늘이 자신의 삶에 있어서 마지막 삶이라고 가정한다면, 과연 우리는 여전히 범범하게 일상을 살아갈 수 있을까? 죽음교육의 핵심은 "오늘이 내 삶의 마지막 날이라면 나는 무엇을 할 것인가"를 물어보는 데 있다. 오늘이 내 생애 마지막 날이라면 무엇을 선택할 것인지, 그리고 누구와 함께 있을 것인지, 또 삶의 최우선 순위가 무엇인지가 저절로 떠오르게 된다. 따라서 자신의 죽음을 미래적 삶으로 연기하는 것이 아니라, 오늘의 사태로 가지고 온다면 우리는 자신에게 주어진 '오늘'의 삶에 최선을 다하게 된다. 본 교과목에서는 15가지의 질문을 죽음에게 물어봄으로써 보다 깊이 있는 삶을 살아갈 수 있도록 안내 해준다.

나. 교과목 목표

- 능동적인 죽음맞이와 수동적인 죽음맞이의 차이를 이해한다.
- 타인의 죽음과 자신의 죽음의 차이를 알아본다.
- 삶과 죽음의 다양한 태도와 관점을 알아봄으로써, 삶과 죽음에 대한 자신의 관점과 태도를 확립한다.
- 우리 사회의 다양한 죽음의 양상을 알아봄으로써, 더불어 살아갈 수 있는 지혜와 공감능력을 확장시켜본다.
- 삶의 지혜를 죽음에게 물어봄으로써 가치 있고 소중한 삶을 살아갈 수 있도록 한다.

다. 교과과정

〈표 1〉 교과과정

주차	주제	내용
1주차	임종과 죽음	'죽어감(제 3자가 관찰하는 객관적인 상태에서의 기술어)'과 '임종(죽음을 맞이함)'에 대한 차이와 다름의 구분을 통해, 현장에서 일어나는 죽음의 모습을 조명한다.
2주차	서양에서의 삶과 죽음의 관점	서양의 문화 사회 종교에서 나타난 삶과 죽음의 관점과 특징을 살펴본다.
3주차	동양에서의 삶과 죽음의 관점	동양의 문화 사회 종교에서 나타난 삶과 죽음의 관점과 특징을 살펴본다.

3주차	동양에서의 삶과 죽음의 관점	동양의 문화 사회 종교에서 나타난 삶과 죽음의 관점과 특징을 살펴본다.
4주차	몇 개의 영화로 살펴본 삶과 죽음의 이야기	최근 상영된 엔딩노트 및 버킷리스트를 중심으로 삶과 죽음의 의미를 들추어본다.
5주차	몇 편의 문학작품을 통해서 본 삶과 죽음의 이야기	톨스토이의 『이반 일리치의 죽음』과 『안나 카레니나』, 사르트르의 『구토』 등에 나타난 삶과 죽음의 의미를 살펴봄으로써 죽음이 현재를 살아가는 주체에 어떤 실존적인 의미를 주는지 고찰해본다.
6주차	'준비된 죽음'과 '준비되지 않은 죽음'의 차이는 무엇일까	'준비된 죽음'과 '준비되지 않은 죽음'의 차이가 무엇인지 살펴본다. '준비된 죽음'은 주체가 죽음을 인식함으로써 죽음을 '맞이'하는데 있으며, '준비되지 않은 죽음'은 인간이 수동적(객체)적 존재로 죽음에 '당하는' 데 있다. 이 차이가 무엇을 의미하는지 살펴본다.
7주차	사회적 죽음 – 함께 나누는 삶과 죽음	최근 한국사회에서 나타난 고독사(고립사), 또는 무연고사의 발생과 원인을 짚어보며 함께 해결해나갈 수 있는 방법들을 고찰해본다.
8주차	나를 전제로 하지 않은	현대사회는 경쟁사회이다. 경쟁은 '나'를 세우고 '너'를 무너트리는데 있다. 함께 더불어 살아가는
9주차	반려동물의 죽음과 사별	한국사회의 반려동물 인구가 1000만 명에 이른다. 반려동물도 가족이다. 반려동물을 통한 생명존중과 사별의 아픔을 애도하는 방법을 고찰해 본다.
10주차	개인의 자율성과 존엄성을 지키다 – 안락사와 자살	최근 발효된 존엄사법의 발생과 의미가 어디에 있는지 고찰해보고, 더 나아가 안락사와 자살의 차이를 살펴본다.
11주차	살아간다는 것은 상실의 연속이다	살아간다는 것은 상실의 연속이다. 그러나 인간은 상실을 인정하지 않으려고 한다. 거기에서 우울증이 생긴다. 살아간다는 것이 상실의 연속임을 인정한다면 비로소 보여지는 것이 무엇인지 알아본다.
12주차	상실에 의한 슬픔과 외로움의 감정 – 자신의 영혼을 지켜주는 범퍼	슬픔과 외로움은 인간만이 지닌 고유한 정서이며 감정이다. 이것은 궁극적으로 인간의 영혼을 감싸주는 보호막이다. 각자 슬픔과 외로움을 온전히 표출시킴으로써 나타나는 느낌이 무엇인지 함께 나누어본다.

13주차	애도 : 슬픔의 감정을 내면화하는 과정	인간은 상실로 인한 슬픔과 비탄을 억지로 감추고 회피하려고 한다. 거기에서 외상이 생긴다. 각자 슬픔과 비탄의 감정을 표출시켜 봄으로써 신체에 나타나는 후련함과 그 때 보여지는 삶의 의미가 무엇인지 나누어본다.
14주차	품위 있는 삶과 마무리	죽음교육의 핵심은 삶의 지혜와 훌륭함을 '죽음'에게 물어보는데 있다. 즉 '오늘이 마지막이라면' 우리는 지금 당장 누구와 무엇을 할지가 저절로 떠오른다. 품위 있는 삶은 더 이상 죽음을 미래로 연기하지 않고, 죽음을 현재 오늘의 시점으로 가지고 옴으로써 치열하게 살아가는 데 있다. 거기에 품위 있는 마무리도
15주차	우리가 죽음과 함께 산다는 것은	우리가 살아간다는 것은 곧 죽어간다는 의미이기도 하다. 죽어간다는 것은 모든 것을 내려놓는 과정이다. "나는 매일 죽노라"고 말한 바울이나 "군자는 매일 기일(忌日)과 상(喪)이 있다"는 증자의 우환의식은 죽음을 통해 삶의 훌륭함을 복권하는 데 있다. 죽음교육을 통해서 얻은 바를 함께 나누어 본다.

〈예시 2 : 국내 10개 대학 평생교육원에서의 죽음교육〉

국내 평생교육원에서 진행하는 죽음교육전문가 과정의 경우 평생교육원 측의 여러 요청으로 인해 순수교양교육으로 기획하기 어렵고, 현장에서 활동할 수 있는 죽음교육전문가, 죽음상담전문가 등과 같은 각종 전문가 양성 과정으로 진행하는 경우가 많습니다. 전문가 양성 과정은 에덱(ADEC)이 제공하는 표준 자료 중 주요 주제를 중심으로, 각 과정별 특성에 따라 필요한 주제를 함께 중점 교육하고 있습니다. 예를 들면 죽음교육전문가 과정의 경우 기본 주제와 더불어 죽음교육(Death Education) 파트를 비중 있게 교육한다든가, 죽음상담전문가과정은 내담자의 평가와 개입 (Assessment and Intervention)파트를 집중적으로 교육하는 등의 방법으로 진행합니다. 아래 제시한 표는 표준 교육 안이며, 강의에 임하는 모든 죽음교육전문가는 자신이 맡은 각 주제에 따라 교안을 작성하며, 협회 윤리위원회가 주최하는 시연테스트 과정과 보완을 거쳐 통과한 사람에게만 강의가 주어집니다.

〈표 2〉 죽음교육전문가 표준 교육안

날짜	주제	내용
3월 3일	Part 1. 죽어감과 죽음	죽음교육전문가 과정 첫 강의로서 앞으로의 교육 진행에 대한 오리엔테이션을 진행하고, 현대사회에 있어 죽어감과 죽음이 갖는 의미에 대해 고찰하는 시간을 갖는다.
3월 10일	Part 2. 상실, 비탄, 애도	인간의 뜻과 무관하게 찾아오게 되는 필연적인 상실, 그로 인해 겪게 되는 비탄과 이를 극복하기 위한 애도의 여정에 대해 전반적으로 살펴본다.
3월 17일	Part 3. 유년기/청소년기와 죽음	자신과 타인의 죽어감과 죽음에 대한 인식 및 문제 제기는, 각 개인의 심리-사회적 발달 단계에 따라 서로 다르다. 생애 주기와 죽음에 대한 첫 번째 고찰, 유년기와 청소년기.
3월 24일	Part 4. 청년기/중년기와 죽음	초기 성인기, 중기 성인기의 심리사회적 발달과정 상의 과업, 그리고 자신과 타인의 죽어감이 이에 미치는 영향에 대해 살펴본다.
3월 31일	Part 5. 노년기와 죽음	후기 성인기를 겪는 노인들이 죽어감과 죽음 앞에 겪게 되는 여러 심리적 변화를 살펴보고, 삶의 통합 및 완성을 위해 어떻게 노력해야 할지에 대해 알아본다.
4월 7일	Part 6. 자살 및 재해로 인한 죽음	우리의 의지나 계획과 무관하게 찾아오는 갑작스러운 죽음. 사고 또는 살인, 재해 및 재난, 그리고 자살로 인해 발생하는 트라우마 등 여러 문제들에 대해 다룬다.
4월 14일	Part 7. 철학으로 본 죽음관	인간은 누구나 죽음을 맞이하지만, 죽음을 바라보는 시선은 각 개인과 문화, 종교 등에 따라 판이하게 갈린다. 죽음에 대한 여러 관점을 철학적 관점에서 재조명한다.
4월 21일	Part 8. 인간 사후에 관한 고찰	존재자는 죽음 이후 어떻게 되는가? 소멸하는가, 아니면 다른 삶을 이어가는가? 전통적인 철학적, 신학적 고찰은 물론 종교학의 관점에서 인간 사후에 대해 살펴본다.
4월 28일	Part 9. 반려동물 상실 및 애도	국내 반려동물 인구 1천만 명 시대. 반려동물 사별로 인한 비탄 문제에 대해 알아보고, 사회적으로 공감 받지 못하는 반려동물 죽음 문제를 다룬다.
5월 12일	Part 10. 의료 윤리	의료적 관점에서 보는 죽음의 정의 및 종류에 대해 알아본다. 더불어 윤리적으로 민감한 사안인 안락사 및 존엄사에 대해 고찰하고 그 사례를 분석한다.

5월 19일	Part 11. 완화의료	선진 의료 체계는 우리의 건강을 유지하기 위해 중요한 요소지만, 경제논리 위주의 의료 현장은 품위 있는 죽음을 어렵게 만든다. 호스피스와 완화의료에 대해 살펴본다.
5월 26일	Part 12. 죽음 교육 1 (이론)	죽음을 금기시하는 현대의 문화 속에서 죽어감과 죽음에 대해 어떻게 교육하고 접근해야 할지 공부한다.
6월 2일	Part 13. 죽음 교육 2 (체험)	실제 죽음교육의 대상으로서 참여하고 이에 대해 분석함으로써 죽음교육이 나아가야 할 방향에 대해 살펴본다.
6월 9일	Part 14. 죽음 교육 3 (실습)	조별로 직접 죽음교육을 기획, 발표함을 통해 실질적인 죽음교육 체험의 기회를 갖는다.
6월 16일	Part 15. 종합정리 및 수료	과정 전체를 총정리하며 15주 교육과정을 마치고 수료한다. 향후 추가 교육 및 활동에 대해 공지한다.

〈예시 3 : 죽음교육 강의 계획서의 예시〉

죽음교육전문가는 교육대상자의 환경(나이, 성별, 학력, 인지상태, 과거 경험 등)을 분석하고 그에 맞추어 교안을 작성한다. 아래 예시는 죽음과 상실을 경험한 일반 성인(50세~65세 사이)을 대상으로, 억압되고 지연된 애도의 문제점을 인식하고 상실비탄과 애도과업을 통해 새로운 삶의 가치를 자각하도록 안내하는 과정이다.

〈표 3〉 죽음교육 강의 계획서의 예시

'애도과업의 이론과 실제 - 상실과 더불어 살아가기'		
목표	1. 상실에 대한 애도의 의미와 필요성을 이해한다. 2. 억압되고 지연된 애도과정의 문제점에 대해 인식한다. 3. 상실비탄과 애도과업을 통해 새로운 삶의 가치를 자각한다. 4. 애도가 병리적인 현상이 아님을 이해하고 함께 애도하기를 배운다.	
시간	150분	
도입 (20분)	1. 강사소개 및 라포형성 - 아이스브레이크 2. 강의주제 이해-무엇을 이야기 할 것인가? 3. 이전 강의내용 상기, 본 강의 안내 - 어떻게 진행할 것인가?	
	1. 동영상1 (10분) : 사랑하는 사람의 죽음에서 겪는 죽음 2. 활동1 (20분) : 나에게 있어 상실은 ( )이다 - 본인의 경험을 통해 상실과 상실의 슬픔을 표현해 본다	

	3. 강의 (30분) : 상실과 애도에 대한 이론적 이해	
	- 애도작업이란?	
	- 억압되고 지연된 애도과정의 문제	
	- 상실한 사람들을 위한 애도심리학	강의안 1
	4. 동영상2 (10분) : 세월호 유족들의 슬픔 돌아보기	
	- 갑작스런 이별은 나에게도 찾아올 수 있음을 자각한다	동영상 2
	- 자녀를 잃은 부모의 슬픔에 대해 생각해 본다	
전개	5. 활동2 (10분) : 자녀를 잃은 부모의 슬픔에 대해 생각해	활동지 2
(130분)	보기	
	- 세월호 참사를 지켜보면서 무엇을 느꼈는가	
	6. 강의 (20분): 가족중심의 애도과업	
	- 사별을 준비하는 가족을 위한 애도치료 모델	
	- 자녀를 잃은 가족의 애도과업	
	- 부모를 잃은 가족의 애도과업	
	7. 강의 (20분) : 다양한 애도과업	
	- 사례를 통한 다양한 애도상담의 실제	
	- 예술치료를 통한 애도과업	
	8. 활동3 (10분) : 내가 생각하는 애도과업 생각해 보기	
	- 나의 슬픔을 어떻게 치유할 것인가?	
정리	1. 본 수업 정리 및 느낌 나누기	
(10분)	2. 다음 수업 안내	

5. 왜 교사가 죽음교육전문가가 되어야 하나?

현재 한국 공교육에서의 죽음교육은 극히 제한적입니다. 따라서 현재 중
고등학교 교과서의 특정과목의 특정 단원에서만 생명교육을 한정적으로
다루어지고 있다는 것은 결국 제대로 된 죽음교육을 하고 있다고 보기 어
렵습니다. 또 죽음교육은 전 생애발달단계에서 평생학습 관점으로 다루어
져야 할 문제입니다. 인간의 생사에 대해 생각하는 사고방식은 인생의 어
느 일정한 시기에만 국한되는 것이 아니라 인생이 존속하는 한 함께 존재
하는 것이기 때문입니다.

그러나 산업화. 핵가족화 사회에서는 일상 속 자연스러운 죽음교육은 더
이상 존재할 수 없습니다. 누군가를 잃었거나 우리 자신이 죽음에 직면했
을 때 어떻게 해야 하는지에 대해서 가르쳐야 할 뿐만 아니라 가정에서 부

모가 할 일이라고 미루어서는 안 된다는 겁니다. 삶의 준비과정으로서의 죽음에 대한 교육은 지속적이고 정기적으로 모든 연령에서 평생에 걸쳐 이루어져야 하며 특히 청소년의 경우 학교 정규 교과 과정의 일환으로 이루어져야 할 것입니다. 이는 국가정책의 일환으로 시행되어야 합니다.

다행히 최근 전 세계적으로 죽음학(싸나톨로지)열풍이 일고 있습니다. 과거 죽음과 사후 세계에 대한 본격적인 논의를 터부시하거나 다만 종교적 관점에서 해명하던 소극적 추세를 감안하면 격세지감이 느껴집니다. 그 이유가 무엇이든 간에 그만큼 현대인들이 삶의 구체적인 문제들을 넘어서 이젠 '삶의 질' 과 관련하여, 죽음의 문제를 그만큼 더 친숙하게 고민하게 되었다는 반증입니다. 문제는 현대의 죽음학의 연구와 교육의 경향이 대체로 의료 중심의 죽음 준비 교육에 치중해있다는 점입니다. 따라서 죽음의 문제를 보다 심층적으로 연구하고 죽음의 질을 보다 제고하는 교육을 보다 효과적으로 실행하려면 먼저 삶의 본질과 특징, 그리고 가치와 의의에 대한 연구와 교육현장에서의 실천이 선행되어야 한다고 봅니다.

셸리 케이건(S. Kagan)은 죽음학을 순수한 철학적 논리와 사유에 입각해 다루면서, 죽음에 대한 형이상학은 필연적으로 가치론으로 이어지고 죽음에 대한 다양한 탐구 결과는 반드시 삶의 가치와 의의에 대한 물음으로 연결된다고 지적했습니다. 또한 토드 메이는 삶과 죽음이 하나라는 사실은, 결국 삶의 취약성을 단적으로 보여주지만 소중함과 긴장감을 부여하는 동시에 삶의 가치의 경중에 대한 선택과 결단이 이루어지는 원인이 된다고 하였습니다. 최근에 인문 분야에서도 의료 윤리 분야와 삶의 가치 이론을 결합하여 현대인들의 정신 건강을 치유의 관점에서 모색하고 그 대안으로 바람직한 삶과 가치관의 방향을 제시하는 성과들이 죽음교육에서 가시화되기 시작하였습니다.

죽음교육은 기존의 사망학과 달리, 삶의 가치와 의의를 좀 더 포괄하는 가운데 철학, 윤리학, 교육학 분야의 요소와 내용이 더 강화되어야 하는 것은 분명합니다. 그리고 적어도 죽음교육이 인문적 요소를 갖추려면 또한 이러한 영역들의 보완이 요구되는 것도 부정할 수 없습니다. 이러한 목적이 성취될 경우 현대의 죽음학은 일종의 '죽음 대비 교육'으로 거듭 탈바꿈될 뿐만 아니라, 학생과 교사의 관계가 회복되고 교실이 살아남으로써 교육이 지향하는 '인간본성'이 회복되리라 봅니다. 이런 이유로 죽음교육의 공교육화 작업은 우리 모두가 실천해야할 의무이자 숭고한 사명이라고 봅니다.

삶에서 만나는 상실과 슬픔, 감정해결

1. 애도교육의 필요성

우리는 살면서 누구나 상실을 경험하게 됩니다. 가까운 가족 중 돌아가시는 경우도 있고 친구나 지인 중 돌아가시는 경우도 있습니다. 때로는 사랑하는 배우자나 자녀와도 이별을 경험할 수도 있겠지요. 그 대상이 누구든 상실은 우리 인간에게 피할 수 없는 일이라는 것입니다. 특히 예상치 못한 사별을 겪는 경우에는 그 충격이 너무 심해 일상생활을 지탱하기 어려운 경우도 많지요.

이 과정에서 중요한 것은 이렇게 피할 수 없이 누구나 겪게 되는 상실을 어떻게 겪어낼 것인가 하는 것입니다. 인간이 죽음을 피할 수 없듯이 주변에 사랑하는 사람을 잃는 일도 피할 수 없는 삶의 불가피한 속성입니다. 상실의 고통을 잘 극복하지 못한다면 크나큰 심신의 어려움을 겪을 수 있습니다. 바울비는 '이르던 늦던 간에, 사별로 인한 슬픔을 회피하는 사람들 중 일부는 우울증 등의 어려움을 겪게 될 것이다. 평생 동안 고통을 지고 살아가지 않게 하는 것이 중요하며, 적절하게 치료하지 않으면 나중에 오히려 힘겹게 치료를 받아야 한다.' 라고 말하고 있습니다. 상실을 잘 겪어내는 것은 잘 살아가기 위해 노력하는 것만큼 중요한 일이 됩니다.

우리나라 2017년도 전체 사망자 통계를 보면, 1년에 285,600명이 사망하고 있으며, 이 수치를 1일로 환산하면 하루 평균 782명이 사망하고 있습니다. 1명이 죽으면 최소 6명의 사람들이 사별로 인한 영향을 받는다고 본다면 하루 평균 4,695명의 사람들이 사별의 고통을 겪는다고 할 수 있습니다. 그렇다면 이 많은 사별자들은 어떻게 상실의 고통을 겪어내고 있을까요? 아쉽게도 우리사회는 상실에 대한 이해가 부족하며, 애도의 필요성과 애도교육의 중요성에 대한 인식이 부족합니다.

　이제는 상실과 그로인한 아픔을 잘 겪어낼 수 있도록 돕는 애도교육이 필요합니다. 애도교육의 핵심 주제는 상실과 비탄, 그리고 애도입니다. 상실(Loss)은 내게 소중한 무언가를 잃어버리는 경험이며, 비탄(Grief)은 상실에 대한 반응으로 나타나는 슬픔, 아픔, 고통을 의미하며, 애도(Mourning)는 상실로 인한 비탄감정을 해결하며 상실과 더불어 살아가는 과정을 의미합니다. 애도교육은 이러한 '상실과 비탄, 애도'에 대해 배움으로써 사별자 스스로 슬픔을 딛고 일어설 힘을 기르고, 슬픔에 빠진 이웃에게 진정하고 적절한 위로와 도움의 손길을 내밀어 슬픔으로부터 회생할 수 있도록 도울 수 있습니다.

　이러한 애도교육은 어린아이로부터 노인에 이르기까지 전세대가 배워야 합니다. 생애주기에 따른 죽음교육이 필요하듯, 생애주기에 따른 애도교육도 필요합니다. 특히 학교에서의 애도교육은 더욱 중요합니다. 학생들도 반려견의 죽음, 조부모의 죽음 등 다양한 상실을 경험합니다. 그러한 상실경험을 잘 극복할 수 있도록 배우고 도움을 받는다면, 학생들이 성장하고 살아가면서 겪게 될 보다 큰 상실의 아픔들을 이겨낼 큰 힘과 자원을 얻게 될 것입니다.

2. 상실의 다양성에 대한 이해

상실(喪失, Loss)은 내게 소중한 무언가를 잃어버리거나 잊어버리는 것, 빼앗기거나 박탈당하는 것, 즉 죽음이든 혹은 다른 방식으로든 내게 가치 있는 사람, 대상, 지위 혹은 관계로부터 분리되거나 박탈되는 것을 의미합니다.

1) 상실의 다양성

지금 여러분은 어떤 상실을 경험하고 계십니까? 우리는 살면서 매우 다양한 상실들을 경험합니다. 미셀과 엔더슨은 우리가 경험할 수 있는 모든 상실을 다음 6가지로 분류합니다.

첫째는 우리에게 소중한 재산이나 수입 등의 물질적인 상실이 있습니다. 핸드폰을 잃어버려 당황했던 경험이 있지요. 사기를 당해 퇴직금을 몽땅 날렸다는 신문기사를 보기도 합니다.

둘째로는 이혼하거나 이별하거나 배신을 당하거나 왕따를 당하거나, 사별을 겪는 등 관계적인 상실이 있습니다.

셋째로는 평생 지녀왔던 꿈과 희망을 잃어버리는 등의 정신적인 상실이 있습니다. 치매로 인지기능을 상실하는 것도 포함됩니다.

넷째로 기능적인 상실이 있습니다. 나이가 들면서 노안이 오거나 치아가 약해지거나, 머리카락을 상실하거나, 또는 신체 일부를 상실하거나 말기 질병을 앓기도 하지요.

다섯째로 실직하거나 이직하거나 은퇴하는 등의 역할의 상실이 있습니다.

마지막으로 이산, 전학, 이민 등으로 인한 공동체의 상실이 있습니다.

린더만은 상실 이후 이차적 상실이 뒤따라온다고 말합니다. 가령 배우자와의 사별은 사별의 슬픔과 더불어 공동양육책임자의 상실, 경제력의 상실, 대화 상대의 상실 등을 경험한다는 것이지요. 이와 동시에 자녀들은 한 부모의 돌봄을 상실하고, 이사나 전학을 가게 되는 등의 이차적 상실을 경험하게 됩니다. 이와 같이 상실과 더불어 따라오는 이차적 상실까지 포괄적으로 이해할 수 있어야, 상실자를 보다 더 잘 이해하고 적절한 도움을 줄 수 있습니다.

상실예감이라는 표현도 있습니다. 상실이 일어난 것은 아니지만 상실이 일어날 것을 예감하며 겪는 고통을 의미합니다. 중증질환을 앓고 있는 환자의 가족들이 겪는 아픔이기도 하지요. 사랑하는 이가 상태가 호전되지도 않고 죽지도 않으며 단지 형편없는 삶의 질 속에서 생명을 유지하고 있을 때 우리 자신도 상실의 예감 속에서 다음 순간에 무슨 일이 일어날지 모르는 매우 불확실한 중간 상태를 경험하게 됩니다. 엘리자베스 퀴블러 로스는 이런 중간 상태는 죽음처럼 치명적이지는 않지만 죽음보다 더 지독한 상태이며, 불확실한 일종의 고문과도 같다고 말합니다. 이러한 상실예감으로 인한 고통은 죽음 이후 겪게 되는 슬픔과는 별개이지만 간과해서는 안 되는 중요한 상실경험입니다.

이처럼 상실은 매우 다양하게 일어나며, 이러한 상실의 다양성을 인지하는 것은 매우 중요합니다. 왜냐하면 우리가 상실을 상실로서 인지하지 못한다면 상실로 인해 고통을 겪는 이들의 아픔을 간과해버릴 수 있기 때문입니다. 상실의 다양성에 대한 이해를 통해서 상실에 대한 민감성을 가져야겠습니다.

2) 상실 중 가장 큰 상실, 사별

우리가 경험하는 상실 중 가장 큰 상실은 사별(bereavement)입니다. 베레나카스트는 '사랑하는 사람이 죽으면 우리는 그의 죽음에서 우리 자신의 죽음을 미리 경험할 뿐 아니라, 어떤 방식으로든 그와 함께 죽는다'고 말합니다. 그만큼 사별은 죽음의 극적인 체험이며, 그와 함께 나의 자아의 일부가 죽는 체험이라 할 수 있을 만큼 크나 큰 사건입니다. 정도의 차이는 있겠지만 배우자 뿐 만이 아니라 부모, 자녀 등 우리에게 소중한 이와의 사별은 우리에게 큰 슬픔과 고통을 남겨줍니다.

상실(사별)의 경험은 사람마다 다 다르게 경험되어집니다. 상실의 경험은 누구에게도 동일하지 않습니다. 똑같은 사건임에도 불구하고 누구에게는 상실이 되기고 하고 또 다른 누구에게는 대수롭지 않은 일이 되기도 합니다. 왜 그럴까요? 동일한 상실이라 할지라도 그 상실을 경험하고 슬픔과 비탄을 느끼고 표현하는 방식은 사람마다 모두 다르기 때문입니다.

윌리엄 워든은 사별경험에 영향을 주는 주요요인 7가지를 제시합니다. 고인이 누구인가, 고인과의 애착정도는 어떠하였는가, 어떻게 죽음이 일어났는가, 과거의 상실경험을 어떻게 대처했는가, 사별자의 성별, 나이, 성격, 성향은 어떠한가, 사별자를 지지해 줄 지인이나 공동체가 있는가, 사별

당시 어떤 스트레스 상황에 있었는가 등입니다. 가령 젊은 부모의 죽음이냐, 나이든 부모의 죽음이냐, 어린 자녀의 죽음이냐, 성인 자녀의 죽음이냐에 따라 비탄반응은 다를 수 있습니다. 생전에 고인과 갈등이 있었는지 여부도 중요한 요소입니다. 또한 고인이 어떻게 돌아가셨는가, 갑자기 돌아가셨는가, 만성질환을 앓다가 돌아가셨는가 등에 따라 슬픔의 양상은 다를 수 있습니다. 성별에 따른 사별경험의 차이에 대해서 흔히 하는 표현들이 있습니다. 이러한 7가지 요소는 복합적으로 작용합니다.

우리는 종종 '나도 경험해봐서 아는데..' 라며 자신의 상실경험을 통해 사별자를 위로하거나 충고를 하는 경향이 있습니다. 물론 상실경험의 유사한 부분도 있습니다만, 온전히 동일한 경험이란 있을 수 없습니다. 이러한 동일시, 일반화는 사별자의 아픔을 이해하는데 오히려 방해가 될 수 있습니다. 우리는 각자의 고유한 방식대로 상실을 경험하고 상실을 겪어나간다는 사실을 기억해야 합니다.

3. 비탄 반응의 다양성에 대한 이해

우리가 어떤 대상과 어떤 방식으로 헤어지든 간에 상실은 우리에게 비탄이라는 해결해야 할 심리적인 문제를 남깁니다. 비탄(悲嘆. Grief)은 상실에 대한 반응으로 정서적, 인지적, 행동적, 신체적 그리고 영적 반응으로 나타나며, 슬픔, 아픔, 고통, 비탄반응 등으로 표현됩니다. 비탄은 상실에 의해 자연스럽게 유발되는 반응이기에 자연스럽게 받아들이는 것이 필요합니다. 비탄반응에는 좋고 나쁜 것이 없으며, 다만 비탄을 잘 풀어내느냐, 역기능적으로 풀어내느냐가 있을 뿐입니다.

1) 비탄반응의 다양성

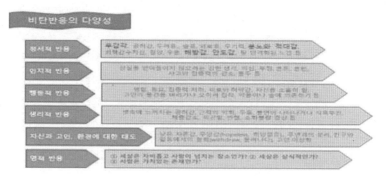

상실로 인한 비탄은 매우 다양하게 그리고 총체적으로 경험되어 집니다. 비탄반응의 다양성은 사별자의 고통이 얼마나 다양하게 경험될 수 있는지를 이해하는데 도움이 될 것입니다. 사별자는 온 몸과 온 마음으로, 삶 전체로 비탄을 겪는다고 할 수 있겠지요.

(1) 정서적 반응

비탄 반응으로 가장 먼저 찾아오는 것이 정서적 반응이며, 여기에는 무감각, 공허감, 두려움, 죄책감, 슬픔, 외로움, 무기력, 분노와 적대감, 수치심, 절망, 우울, 해방감, 안도감, 탈인격화된 느낌 등의 감정들이 나타납니다.

① 무감각

〈밀양(이창동 감독)〉이라는 영화의 한 장면이 떠오릅니다. 어린 아들을 살해라는 끔찍한 사건으로 사별한 신애(전도연)는 장례식 도중 토할 것 같은 심정으로 식장 밖으로 나와 멍한 상태로 쭈그리고 앉아 있었습니다. 장례식이 끝난 후 시어머니가 자녀들의 부축을 받으며 식장 밖으로 나옵니다. 시어머니는 신애 곁을 지나다 갑자기 돌아서서 다가오며 외칩니다. "내 아들을 ○○○○ ○○, 이제는 내 손자까지 ○○○○, 이 피도 눈물도 없는 ○○"

이 장면을 기억하시는 분 있으신가요? 어떻게 느끼셨습니까? 신애가 보여준 무감각, 멍함은 슬픔이 없는 것이 아니라 너무나 큰 충격으로부터 자신을 보호하고자 하는 일종의 자기방어기제입니다. 눈물을 흘리지 않는 것을 슬퍼하지 않는 것으로 단정한다면 큰 오해가 생기겠지요.

② 분노와 적대감

분노와 적대감을 강하게 느끼기도 합니다. "너 때문에", '그것 때문에'라는 식으로 의료진이나, 가족, 또는 그 누군가에게 사별의 책임을 돌립니다. 분노는 사별이라는 납득하기 어려운 현실을 어떻게라도 이해하고자 하는 반응으로, 외부로 향하기도 하지만 자신에게로 향하기도 합니다. 이러한 분노는 결코 현실적이지도 합리적이지도 않습니다. 그러나 이러한 분노는 너무나 격렬해서 주변사람들에게 상처를 주거나 사별자 곁을 떠나게 만들기도 합니다. 이러한 격렬한 분노 또한 자연스러운 비탄 반응이라는 사실을 이해하는 것이 중요합니다.

③ 죄책감

죄책감은 분노가 자기를 향하는 감정입니다. '좀 더 잘했더라면', '그것을 하지 않았더라면', '좀 더 살펴드렸더라면' 상실이 일어나지 않았을 것이라며 상실의 원인을 자신에게로 돌리는 자기비난의 감정입니다. 이러한 사별자의 죄책감은 실재일수도, 실재가 아닐 수도 있습니다. 그러나 실재가 아닌 죄책감(Unrealistic guilty)은 어떤 역할을 할 수도 하지 않을 수도 있었다고 생각하는 것에서 나옵니다만, 사별한 사람이 죽음을 막기 위해 할 수 있는 어떠한 일도 없었다는 것을 알아가는 과정이라 할 수 있습니다.

④ 해방감, 안도감

때로는 해방감, 안도감의 감정을 느끼기도 합니다. 상실을 겪는데 어떻게 해방감, 안도감을 느낄 수 있을까요? 그러나 이 또한 자연스러운 비탄 반응입니다. 평생 폭력을 행사하던 배우자와의 사별은 이제는 그 폭력에서 벗어났다는 해방감을 줄 수 있겠지요. 심한 질병으로 고통을 겪던 부모님이 돌아가셨다면, 이제는 더 이상 그 고통을 받지 않아도 된다는 안도감을 느낄 수도 있겠지요. 만약에 해방감과 안도감을 느끼는 것이 자연스러운 비탄 감정임을 알지 못한다면, 사별자는 그러한 감정을 느끼는 자신에 대해 실망감이나 죄책감을 갖게 될 것입니다.

(2) 인지적 반응

인지적 반응으로는 상실을 받아들이지 않으려는 강한 생각, 의심, 부정, 혼돈, 혼란, 사고와 집중력의 감소, 몰두 등의 감정들이 나타납니다. 상실에 대한 부정의 감정은 사별이 일어난 사실에 대한 부정이 아니라 사별로 인해 그리운 누군가를 더 이상 볼 수 없다는 현실에 대한 부정입니다. 현관문을 열면 언제나처럼 웃으며 반겨줄 부인이 더 이상 없다는 현실이 믿어지지 않고 상상할 수 없기 때문이지요. 이러한 부정은 슬픔의 감정이 몰아쳐오는 속도를 더디게 해주고 무의식적으로 감정을 다스릴 수 있게 도와줍니다.

(3) 행동적 반응

행동적 반응으로는 멍함, 동요, 집중력 저하, 피로와 허약감, 자신을 소홀히 함, 고인의 물건을 버리거나 오히려 집착, 약물이나 술에 의존하기 등의 감정적 반응이 나타납니다. 사별자는 고인을 생각나게 하는 물건을 치우거나, 반대로 고인이 살아있을 때 쓰던 물건을 그대로 두어 오래 유지하려 합니다. 죽은 사람을 떠올리게 하는 장소나 병원, 무덤을 찾아다니거나, 고인을 생각나게 하는 물건을 지니고 다니며, 약물에 대한 의존성이 증가되기도 하며, 외부와의 접촉을 끊고 홀로 있으려 하는 등의 행동을 보이기도 합니다.

(4) 생리적 반응

생리적 반응으로는 뱃속에 느껴지는 공허감, 근력의 약화, 두통, 불면이 나타나거나 식욕부진, 체중감소, 피곤함, 빈혈, 소화불량 증상을 보이기도 합니다. 소음에 대한 과민반응, 방향감각의 결여, 심지어 '내가 거리를 걸어갈 때 나를 포함해 아무것도 진짜 같지 않게 느껴지는' 비자아감 등이 경험됩니다. 목이 메이거나 일시적인 호흡곤란을 느끼기도 합니다. 때로는 '가슴이 메어진다' 라는 표현이 있듯이, 사별의 아픔은 남겨진 사람의 생명력을 저하시키고, 심장병, 뇌졸중, 암 등 죽음에 이르게 할 만큼의 큰 중병으로 전환되기도 합니다.

(5) 자신과 고인 및 환경에 대한 태도의 변화

자신과 고인 및 환경에 대한 태도의 변화가 일어납니다. 낮은 자존감, 무망감(hopeless, 희망없음), 주변과의 분리, 친구와 활동에서의 철회(withdraw, 물러나다)로 나타나기도 하고, 고인을 이상화하기도 합니다. 이상화는 고인을 있는 그대로 바라보지 못하고 좋은 점만을 부각시켜 매우 좋고 훌륭한 사람으로만 바라보는 것을 의미합니다.

(6) 비탄의 영적 반응

영적으로도 사별자는 그동안 믿고 의지했던 가치관과 세계관이 혼동되고 무너지는 경험을 하게 됩니다.

쟈노프와 불만은 사랑하는 사람의 죽음으로 인해서 도전받는 세 가지를 다음과 같이 말합니다.

① 세상은 자비롭고 사랑이 넘치는 장소인가?
② 세상은 상식적인가?
③ 사람은 가치있는 존재인가? 라는 것입니다.

특별히 갑작스런 죽음이나 어린 아이를 잃은 어머니들은 왜 하나님이 이러한 일이 벌어지게 놔두었냐며 원망과 탄식을 하게 됩니다. 마치 신이 자신만을 비탄의 늪에 빠트렸다고 생각하기 쉽습니다. 세상 사람들과 신마저 자신을 버린 것 같이 느낍니다. 그리고 세상이 돌아가는 것이 정상이 아니라고 봅니다. 세상이 돌아가는 이치는 마치 자연의 섭리처럼 봄-여름-가을-겨울, 탄생-성장-결혼-늙어감-죽음의 순서를 겪는 것이 순서일진대 어째서 아들의 죽음이 자신보다 먼저 일어나고, 이제 막 결혼해서 행복을 찾으려고 하는데 갑자기 신부가 암에 걸려 죽어가는 상황이라면, 과연 이 세상은 상식적인 세상일까요? 이렇게 신과 세상 사람으로부터 버림을 받고 세상이 마치 거꾸로 돌아가는 것 같은데, 거기에 내가 존재해야할 이유가 있을까요? 그동안 자신을 지켜왔던 끈을 놓고 싶을 때가 있지요. 수많은 질문들이 꼬리를 물고 이어집니다. 이러한 질문들은 서로 연관되어 있어서 하나가 바뀌게 되면 모든 다른 것들도 역시 변하게 됩니다.

이처럼 비탄 반응들은 매우 다양하게 나타나며, 그 모든 반응들은 상실로 인한 자연스러운 반응들입니다. 이러한 사실을 아는 것은 사별자 스스로에게 또한 지켜보는 이들에게 큰 위로가 될 것입니다.

2) 비탄은 병리적인가?

그렇다면 비탄반응은 병리적인 증상과 어떻게 다를까요? 비탄의 소용돌이 안에 있을 때, 사별자는 '내가 미쳐가는 게 아닐까' 하는 혼란과 두려움을 갖기도 합니다. 격렬한 비탄 반응들은 병으로 전환되는 것이 아닌지 두려움을 갖게 되기도 합니다.

비탄의 반응들은 질병과 유사해 보일 수 있습니다. 심각한 상실은 최소한 일시적으로라도 사별한 사람의 건강에 영향을 미칠 수 있습니다. 그러나 비탄과 질병은 분명히 다르며 중요한 차이가 있는데, 즉 비탄은 일종의 불편(dis-ease)함, 즉 일상적인 삶에 대한 불편함이지만 질병(disease)은 아니라는 것입니다.

또한 비탄반응으로서의 우울과 임상적 우울을 구분할 필요가 있습니다. 비탄은 상실에 대한 건강한 반응이지만, 임상적 우울은 정신적 질환입니다. 비탄과 임상적 우울 둘 다 심리적으로 깊게 침잠하고 세상으로부터 후퇴하는 양상이 유사하나, 비탄 반응에는 대부분 우울에서 발견되는 자존감의 상실이 나타나지 않습니다. 즉 비탄으로 인해 세상이 공허하게 느낄 수는 있지만, 우울증에서처럼 그 사람 자신의 궁핍함과 공허감을 느끼지는 않습니다.

그러나 상실에 대한 자연스러운 비탄반응을 어떤 이유로든지 회피하거나 억압하거나 금기시한다면, 그래서 애도하지 않거나 부적절하게 애도를 한다면 역기능이 나타납니다. 윌리엄 워든은 정상적인 비탄과 구분하여 일상적이지 않거나 일탈적이고 비정상적인 병리적 비탄을 '복합적 비탄'이라 부릅니다. 정상과 비정상을 구분하는 가장 중요한 근거는 슬픔의 강도와 기간이지요. 이러한 경우 전문가의 개입 내지는 관심 있게 살펴볼 필요가 있습니다.

4. 감정해결의 단계와 과업에 대한 이해

애도(哀悼, Mourning)는 상실로 인한 비탄의 감정들을 해결해 가는 과정이며, 재적응을 통해 상실과 더불어 새로운 삶을 살아가는 과정을 의미합니다. 애도는 비탄과정, 애도과정, 애도상태, 애도과업 등으로 혼용하여 표현됩니다.

1) 애도의 단계

바울비는 비탄반응을 해결해 가는 애도의 과정을 다음 4단계로 설명합니다. 단계별로 찾아오는 비탄의 격렬한 감정들을 억압하거나 회피하지만

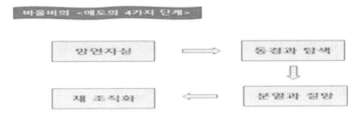

않는다면, 애도의 과정을 거치는 동안 점차 안정을 되찾게 되고, 상실의 현실을 수용하는 방향으로 나아가게 될 것입니다.

(1) 망연자실함(numbing)

상실에 대한 초기 반응으로 '충격과 무감각'을 경험합니다. 마치 삶의 익숙한 균형이 깨지고, 죽음의 소식에 짓눌려 어떤 것에도 집중할 수 없이 멍해지고 세상 속에서 분리되어진 느낌을 갖게 됩니다. 충격을 받아서 멍해진 사람은 영양, 수분, 혹은 의사결정과 같은 기본적인 필요를 살피기가 어렵습니다. 이와 같은 것들은 나쁜 소식이나 원하지 않는 고통에 대한 자연스러운 반응입니다. 이러한 반응은 때때로 반복되어 나타나기도 하지만, 지나가는 일시적인 현상입니다.

(2) 동경과 탐색(yearning and searching)

동경과 탐색의 과정은 예전의 상태로 사태를 되돌리고자 하는 노력을 의미합니다. 테이블에 언제나처럼 떠나간 이의 자리를 마련한다거나, 오후 6시가 되면 언제나처럼 길목 어귀에서 떠난 사람이 나타나기를 바라며 기다리거나, 길을 걷다 그 사람이 쓰던 향수 냄새를 맡게 되면 혹시나 하며 찾아다니기도 합니다. 그러나 이러한 사후의 동경과 탐색은 실패로 끝납니다. 과거는, 있던 그대로가 더는 가능하지 않기 때문이지요. 이러한 사실을 자각하면서 사별한 사람은 상실의 깊이와 정도, 그 끝을 깨닫게 됩니다.

(3) 분열(disorganization)과 절망(despair)

분열과 절망의 단계를 경험하게 됩니다. 과거를 되살릴 수 없다는 것에 대한 반응이지요. 만약에 과거가 진정으로 지나간 것이라면, 나는 지금 누구인가? 나는 여전히 아내 혹은 부모인가? 누가 저녁을 만들며, 아이들을 돌보고, 월급봉투를 집으로 들고 올 것인가? 집을 팔아 버리고 다른 가족들이 사는 도시로 이사해야 하는가? 등 자기-동일성에 대한 질문과 더불어 일상의 삶에서 겪는 실질적인 질문들이 제기됩니다. 이전에는 당연시했던 많은 것들이 의문시되고, 상실로 인해 하루하루를 견디는 일들이 매우 힘들어집니다. 이렇게 분열되고 방향을 잃은 사람은 앞으로 나갈 길을 찾기 위해 고군분투합니다.

(4) 재 조직화(reorganization)

이제 새롭게 재조직를 통해 점차 안정화의 단계로 진입하게 됩니다. 흩어졌던 삶의 조각들을 모으기 시작하여, 그것들을 새로운 질서로 만들어내기 시작합니다. 삶은 심각한 상실이 일어나기 전과 같은 삶으로 돌아가지 않습니다. 예전과 같은 방식으로는 더는 살아갈 수 없기에 삶의 새로운 길을 발견해야만 하는 것입니다.

2) 애도의 과업

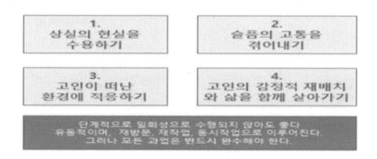

윌리엄 워든은 사별자가 반드시 거쳐야 할 애도과업이 있다고 합니다. 이러한 애도과업들은 순서대로 일회성으로 진행되지 않습니다. 유동적이며, 여러 번에 걸쳐 재방문되고 재작업되거나 동시에 작업될 수도 있습니다. 그러나 모든 과업을 반드시 완수해야 합니다.

(1) 상실의 현실을 수용하기

애도의 첫 번째 과업은 상실의 현실을 수용하는 것입니다. '그 사람이 죽었다'는 것, '그 사람은 가버렸고, 다시는 돌아오지 못한다'라는 현실을 완전히 직면하고 수용하는 것입니다. 상실이 일어난 현실을 수용한다는 것은 인지적 수용만이 아니라 정서적 수용을 포함하는 것입니다. "매일 아침 잠에서 깨어나면 죽은 남편이 혹시 옆에 있지 않나 하는 생각으로 남편이 있던 잠자리에 손을 뻗어보곤 합니다." 인지적으로는 상실의 현실을 알지만 정서적으로는 아직 수용하지 못하고 있는 것이지요. 정서적으로 수용되기까지는 시간이 필요합니다.

(2) 슬픔의 고통을 겪어내기

두 번째 과업은 상실로 인한 슬픔의 고통을 겪어내는 것입니다. 슬픔은 겪어내는 것이기 때문에 억압하거나 회피해서는 "안된다"는 것입니다. 사랑했던 사람을 사별했는데 아프지 않을 수가 있을까요? 고통을 경험하지 않고 애도를 한다는 것은 불가능합니다. 사랑한 만큼 아프고, 그 아픔은 겪어야 하는 것입니다.

이러한 애도과업을 어렵게 하는 것은 ①주변 사람들과 사회의 반응입니다. '당신은 아직 젊어, 애는 또 가질 수 있잖아', '산 사람은 살아야지' 이런 말들은 사별자로 하여금 슬퍼하는 것이 병적이며 오히려 건강하지 못하다는 메시지를 갖게 하며, 사별자를 오히려 혼란스럽게 할 수 있습니다. 또한 ②사별자 스스로 과업을 부정하기도 합니다. 감정을 차단하고 실존하는 고통을 부인하고, 고인과의 즐거운 생각만 하려하거나, 고인을 이상화하거나, 고인을 생각나게 하는 것을 회피하거나, 알코올이나 약물을 사용합니다. 어떤 이들은 고통을 경험하는 대신에 여기저기로 여행을 떠나거나 다른 일들에 몰두하면서 감정으로부터 적당한 피난처를 찾으려고 합니다.

(3) 고인이 떠난 환경에 적응하기

세 번째 과업은 고인은 떠난 환경에 적응하는 것입니다. 고인이 죽기 전에 수행했던 역할을 인지하고 받아들이는 것입니다. 남편의 빈자리에 대한 현실 자각은 상실 후 3~4개월이 지나서야 불거지기 시작하며, 혼자 살기, 홀로 아이 양육하기, 빈집 대면하기, 살림 홀로 꾸려가기 같은 일들이 현실로 다가옵니다. 또한 사별은 고인과의 관계를 통해 유지되었던 자기에 대한 정체성에 큰 혼란을 야기합니다. 특히 남편의 사회적인 역할이나 사회적인 정체성에 의존했던 부인들의 경우는 더욱 그러합니다. 이 과업의 최종목표는 '누구누구의 아내, 누구누구의 엄마'와 같이 자기 자신을 쌍으로 이루어진 것 중 하나가 아닌 하나의 '온전한 자신'으로 느끼게 하는 것입니다. 이와 더불어 상실이 주는 의미를 찾고, 자신의 삶을 정상화하고 생에 대한 어느 정도의 통제력을 회복해야 합니다.

(4) 고인의 감정적 재배치와 삶을 함께 살아가기

네 번째 과업은 사별자들이 고인과의 관계를 단절하도록 도와주는 것이 아니라, 사별자가 정서적인 삶을 살아나가는 데 고인을 위한 마땅한 공간을 배정하도록 도와주는 일입니다. 즉 삶을 살아가면서 정서적으로 고인을 그리워할 수 있도록 마음의 공간, 추모의 공간을 두는 것입니다. 고인이 의미있게 생각하던 장소에 방문하거나, 고인이 의미있게 생각했던 일에 동참하거나, 무덤을 방문하거나 함께 공유했던 물건이나 사진들을 보는 것을 통해 함께 살아가기를 할 수 있습니다.

지금까지 상실과 비탄 그리고 애도에 대해 학습했습니다. 다음 시간에는 상실의 아픔과 더불어 잘 살아가는 법, 즉 좋은 애도(Good Mourning)에 대해 학습하도록 하겠습니다.

상실과 함께 살아가기(좋은 애도법)

1. 좋은 애도를 막는 사회적 통념들

여러분은 사별의 슬픔을 겪고 있는 사람을 만나면 어떤 위로의 말을 건네십니까? 혹시 내가 건네 그 말이 위로가 되지 않고 오히려 상처를 준다면, 그리고 애도를 방해한다면 어떻게 될까요?

〈어느 70대 어르신의 이야기입니다. 40대 초반의 아들을 갑작스러운 질병으로 잃었습니다. 슬픔에 빠져있는 어르신은 울먹이며 말씀하십니다. "주변에서 사람들이 자꾸 잊으라 잊으라 하는데 잘 안됩니다. 나도 잊어야 한다고 생각하는데, 아무리 노력해도 도저히 잊을 수 없으니 어떡합니까?"〉

종종 슬픔에 빠져있는 이들에게 주어지는 충고 중 하나가 '잊어라' 입니다. '산 사람은 살아야지, 언제까지 슬퍼만 할 순 없지 않느냐, 이제 툴툴 털고 일어나라.' 너무 고통스러워하면 힘이 들까봐 염려해서 건네는 위로의 말입니다만, 사별자는 혼란스러워합니다. 〈"사랑하는 내 아들이 아직도 내 가슴에 생생히 기억되고 있는데 어떻게 잊을 수 있을까요, 잊지 못하고 있는 나는 병이 들어가는 것일까요?"〉

사별자에게 건네는 말이 위로가 되기도 하고 혹은 상처를 주기도 합니다. 우리가 일상적으로 흔히 사용하는 말이지만 찬찬히 들여다보면 사별자의 애도에 도움이 되지 않는 말들이 있지요. 상투적인 말 또는 사회적 통념을 살펴보겠습니다.

1) 슬퍼하지 마라

우리는 종종 슬퍼하는 이를 위로하고자 다음과 같은 말을 건네곤 합니다. "이제는 더 이상 안 아플꺼야. 그러니 그만 슬퍼해". "이제 천국에 갔을 거야. 그러니 슬퍼하지 마라.", 좋은 곳에 갔으니 더 이상 슬퍼할 필요가 없다고 말합니다. 정말 그렇습니까? 천국에 갔기 때문에 슬퍼할 필요가 없는 걸까요? 슬퍼한다는 것은 안 아픈 곳에 갔다는 믿음이 부족해서 일까요? 그렇지 않습니다. 비록 고인이 죽어서 편해지고 좋은 곳에 갔다 할지라도, 나와 헤어졌다는 사실, 다시는 볼 수도 만질 수도 없다는 사실은 슬픈 일입니다. 상실은 그 자체로 슬픈 것입니다. 서둘러 슬픔을 멈추지 말아야 합니다. 충분히 슬퍼할 수 있도록 도와야 합니다.

2) 상실감을 다른 것으로 대체하라

어린아이를 사별한 부모에게 "아이는 언제라도 가질 수 있잖아" 혹은 "다른 자식들도 있으니까"라고 말한다면 어떨까요? 키우던 반려견이 죽었어요. 슬퍼하는 아이에게 '울지마라. 다른 강아지 사면되지' 라고 대답한다면 어떨까요? 정말 그럴까요? 잃어버린 그 아이가 그 무엇으로 대체될 수 있을까요? 아꼈던 강아지가 다른 강아지로 대체될 수 있을까요?

이러한 위로의 말들은 상실의 아픔을 축소시키며, 이로 인해 온전한 애도를 어렵게 할 수 있습니다. 지금의 상실을 온전히 애도할 수 있도록 도와야 합니다.

3) 잊어라

'힘드니 잊어라, 산 사람은 살아야지, 언제까지 힘들어 할꺼니'라고 말하기도 합니다. 잊으라는 충고는 사별자의 건강을 걱정하는 위로의 말이기도 하고, 힘들어하는 사별자를 감당하기 어려워 슬픔이 어서 속히 멈추길 원하는 마음도 있을 수 있습니다. 프로이드는 건강한 애도는 고인으로부터 정서적 에너지를 철회하는 것이며, 병리적 애도는 고인을 정신적으로 '가도록 내버려 두는(let go) 것'에 실패한 것이라고 보았습니다. 즉 고인으로부터 분리되는 것, 즉 잊는 것이 건강한 애도라는 견해이지요. 이에 반해 클라스(1996)는 "지속적인 유대이론-그리움"을 통해서 애도는 단순히 감정적인 결속을 끊는 것이 아니라 사랑하는 이의 죽음과 그 의미를 이해하고 현재의 삶 속에서 지속적인 연결점을 가지는 것이며, 치유에 더 도움이 된다고 보았습니다. 즉 잊는 것이 아니라 그리움으로 함께 살아간다는 것이지요.

이러한 애도의 관점은 자녀를 잃은 사별자에게 더 위안과 평안을 제공합니다. 어느 사별자는 "우리 아이는 내게 신과 같은 존재에요. 내 삶을 이끌어 주고 있지요"라고 고백하기도 합니다. 그렇다면 잊지 말아야 할까요? 그래도 잊어야 할까요? 이것은 선택의 문제가 아니라 사별자의 고유의 영역이며, 애도자 스스로 애도과정 속에서 자연스럽게 이루어져야 합니다

4) 시간이 약이다.

'시간이 약이다'라는 말이 있습니다. 상실로 인한 비탄을 참고 견디며 시간이 흘러가면 다 잊혀지게 된다는 것입니다. 시간이 다 해결해 줄 거야,

바쁘게 지내다 보면 다 잊혀지게 되어 있어 등의 말들을 사용합니다. 정말로 시간이 지나면 잊혀질까요? 그렇지 않습니다. 바울비의 앞서 ㅅㅏㅍ펴본 말처럼 상실로 인한 비탄, 즉 마음의 상처는 잘 치유하면 건강한 상태로의 회복이 가능하지만, 어떠한 이유로든지 애도하지 않거나 부적절하게 애도를 한다면 역기능을 초래하고 의학적 문제를 일으키게 됩니다. 상실의 아픔을 더 이상 회피하거나 억압하지 않고 있는 그대로 바라볼 용기가 필요합니다.

5) 강해져라

"강해져라" 이 짧은 문구는 종종 슬픔에 잠긴 남자들에게, 자식을 잃은 부모에게, 아버지를 잃은 어린 남자아이에게 위로의 말로 건네집니다. "남은 자식들 생각해서라도 강해지세요" "이제는 네가 이 집의 가장이야, 강해져야 해", "힘내라 어여 자리 털고 일어나라" 그러나 이 말은 결코 위로의 말이 되지 않습니다. 왜냐하면 이 말은 강해지기 위해서는 감정의 문을 닫아야 한다는 의미를 내포하고 있기 때문입니다. 그러나 감정을 위장한다면 감정이 사라질까요? 오히려 여러 형태로 곪아 터질 것입니다. 왜 사람들은 강해지라 말할까요? 아마도 사별자의 슬픔을 감당하기 어렵기 때문일 것입니다. 약해서 우는 것이 아니라 사랑하기 때문에 우는 것입니다. 강한 사람도 사랑한 이가 죽을 때는 울 수 있다는 것을, 그리고 그것은 삶을 계속 살아나갈 힘에 어떤 장애도 되지 않는다는 사실을 기억해야 합니다.

이러한 말들은 상실의 아픔을 최소화하거나, 사별자의 비탄반응에 대해 그렇게 느끼지 말라고 조언하거나 최소한 공공연하게 표현하지 말라는 메시지를 담고 있습니다. 사별자의 비탄이 다른 사람들을 불편하게 만들고 있으며, 그것은 부적절하니 '이제 좀 그만해라' 라는 메시지를 주는 것이지요. 비록 사별자의 슬픔에 도움을 주고자 한 말이라 할지라도, 결과적으로 사별자로 하여금 제대로 애도하지 못하게 하고 오히려 그들에게 큰 상처를 줄 수 있음을 기억해야 합니다.

6) 애도를 막는 사회적 편견

사별자를 지칭하는 말과 표현들을 살펴보면 애도를 방해하는 사회적 편견들이 담겨 있습니다. 남성 사별자는 홀아비, 홀애비, 광부(曠夫), 환부(鰥夫) 등으로 표현되며, 여성 사별자는 홀어미, 과부(寡婦), 미망인(未亡人) 등으로 표현됩니다. 여기에 여성에게만 특별하게 의미부여된 말과 표현들이 있습니다. '미망인'이라는 표현은 과부가 스스로를 겸손하게 일컫는 말로서, 상대에 대한 존칭의 의도를 가지고 사용하기는 합니다만, 사전적 의미로는 〈남편(男便)과 함께 죽어야 할 것을, 아직 죽지 못하고 있는 사람〉이란 뜻을 갖고 있습니다. 즉 미망인은 남편을 따르지 못하고 있는 죄인이라는 의미를 담고 있는 거지요. 그 외에도 남편 잡아먹는 사주 내지는 자식 앞세운 죄인이라는 표현도 있습니다. 이러한 언어표현이 사용된 배경이 무엇이든지간에 이러한 의식들은 사별자의 건강한 애도를 심각하게 방해합니다. 사별한 것이 죄일까요? 사별자는 위로의 대상이지 비난의 대상이 결코 아니지요. 사별 자체도 힘겹고 고통스러운 경험인데, 죄인이라는 사회적 편견과 스스로 내면화된 의식은 여성 사별자들에게 애도는 커녕 심각한 정신적인 문제를 만들 수도 있습니다.

2. 자신의 슬픔을 치유하는 방법

1) 감정조절 및 대처기술을 익혀두세요.

부정적인 감정이나 비탄에 압도될 때, 그 감정으로부터 벗어날 수 있도록 감정을 조절하고 대처하는 '감정조절 및 대처기술'을 익혀두는 것이 필요합니다. 중요한 것은 감정에 압도될 때, 나의 생각이 아닌 현재 느껴지는 호흡과 몸의 감각에 주의를 집중하는 것입니다.

먼저 들숨과 날숨에 집중해봅니다. 숨을 내쉬고 들이쉬는 순간순간에 집중하다보면, 현재 일어나는 내면의 감정에 자연스럽게 주의가 기울여지고, 마음이 명료해지며 호흡이 느려지다가 정상적인 호흡으로 되돌아오게 됩니다. 호흡에는 강력한 자기진정효과가 있습니다.

다음에는 신체 부위 부위에 긴장을 주고 이완하기를 반복하며 근육이 긴장되고 이완되는 과정에 주의를 기울여 봅니다. 이러한 호흡이나 근육을 통한 이완요법은 자율신경계의 안정을 이끌어 평상심을 찾는데 도움을 줍니다. 특히 불안하거나 긴장되거나 불안을 일으키는 상황에 도움이 됩니다.

자기양육을 통한 자기진정기술을 사용하세요. 자기에 대한 공감과 연민을 발전시키는 것입니다. 사별자는 어찌할 바를 몰라 울고 있는 어린아이와 같습니다. 때로는 죄책감으로 때로는 외로움으로 내 내면 속에 울고 있는 어린아이를 긍휼한 마음으로 바라봐주세요. 그리고 자신의 아픔을 있는 그대로 바라보고 수용하고 받아주는 것입니다.

2) 사별 후 겪는 모든 감정은 자연스럽고 받아들일 만한 것임을 기억하세요.

눈물의 샘이 마를 때까지 울라
쏟아내어야 할 눈물이 충분히 빠져나오기 전에
울음을 억지로 멈춰버리지 말라.
30분 동안 울어야 할 울음을 20분 만에 그치지 말라.
눈물이 전부 빠져나오게 두라. 그러면 스스로 멈출 것이다.

– 엘리자베스 퀴블로 로스, 『상실수업』–

당신이 경험하는 모든 감정들은 자연스럽고 받아들일 만한 것이라는 것을 상기하십시오. 흐르는 눈물을 억지로 멈추려하지 마시고, 그러나 울고 싶지 않다면 안 울어도 좋습니다. '이런 감정들을 느껴서는 안돼', '애들처럼 이렇게 화내는 행동을 하다니, 이건 너무 내 중심적이야'라고 생각하며 감정을 제어하지 마십시오. 어떠한 감정이든 느낄 수 있고, 그래도 괜찮다는 것을 받아들이십시오, 그래야 비로소 건설적이고 긍정적인 방향으로 우리의 감정을 다룰 수 있게 됩니다. 또한 상실 이후에 겪게 되는 수많은 감정들이 자연스러운 반응임을 인식하는 것은 사별자에게 그리고 지켜보는 이들에게 상당한 안도감을 줄 수 있습니다.

3) 자신의 감정을 충분히 표현하세요.

Emotion(감정) = E(밖으로) + motion(움직임)

임병식(한국싸나톨로지협회 회장)은 슬픔은 표현함으로 치유가 시작된다고 말합니다. 모든 치유의 첫 출발은 "감정의 표현"에 있습니다. 감정은 Emotion=e(밖으로)+motion(움직임), 즉 외부로 표출되어지는 속성을 가지고 있습니다. 이는 감정을 참거나 누르면 사라지는 것이 아니라 잠재되어 있다가 다른 형태로 언젠가는 표출되어진다는 말입니다. 따라서 상실에 의한 비탄감정은 건강하고 자연스러운 반응으로 충분히 표현되어야 합니다. 울결(鬱結)이라는 표현이 있습니다. 울결은 회한과 참담함으로 발생한 애통한 감정으로, 한 차례 대성통곡을 하고나면, 그 반대급부로 '후련하고 시원한 감정'을 얻을 수 있습니다. 충분히 애통하는 마음을 풀어낸 후에야 비로소 그 효과로 마음의 후련함, 즐거움이 찾아온다는 것입니다. 응어리진 자신의 감정을 솔직하게 마주하고, 그 감정을 신체감각인 생리적 감각으로 표현하고 나면, 신체적인 후련감과 더불어 저절로 스며드는 생리적 현상으로 안정감이 찾아옵니다. 후련감과 안정감이 자연스레 찾아오면 비로소 보이는 것들이 있습니다. 인식차원의 질적 변화가 일어납니다. 감정에 몰입되었던 의식이 서서히 제자리를 찾게 될 것입니다. 감정에서 분리되어 자신의 감정 상태를 객관화시켜 바라볼 수 있게 될 때 치료는 시작되는 것입니다.

4) 도움이 필요할 때 언제든지 도움을 청하세요.

주변을 둘러보면 나를 이해하고 격려해 줄 누군가가 있습니다. 친구나 친척이나 종교인도 있으며, 필요하면 상담자를 찾아가도 좋습니다. 당신이 겪은 일들을 말하셔도 좋습니다. 고인에 대한 감정과 경험을 나누시고, 상실에 대한 감정을 이야기하고, 그 상실이 내 삶에 어떤 영향을 주었는지를 이야기하세요. 신뢰하고 편안한 이들과 이야기를 나눌 때 진정 위로가 되고 힘이 되실 것입니다.

5) 적당한 운동, 신체적 활동으로 몸을 돌보세요.

매일 15-30분간 걷는 것이나 가벼운 스트레칭을 시도해 보고, 가능한 규칙적으로 조금씩 운동의 양을 늘려 가십시오. 그리고 가능한 운동파트너를 찾아 함께 운동을 해보세요. 비록 피곤함을 느낀다할지라도 신체적 활동은 더 많은 에너지를 가질 수 있도록 도와줍니다. 적당한 운동과 신체적 활동은 신체적으로 유익하고 감정에 긍정적인 효과를 주고 맑은 생각을 하도록 도와줄 것입니다.

6) 당분간 중요한 결정을 내리지 마세요.

사별 후 1년간은 중대한 결정을 하지 않는 것이 좋습니다. 비탄의 과정 속에서는 합리적인 판단을 내리기 어렵기 때문입니다. 사별 후 슬픔을 극복하기 위해 서둘러 고인과의 추억이 있는 집을 떠나거나 재혼을 하거나 고인의 유품을 버리기도 합니다. 그러나 어느 때가 되어 고인이 그리워질 때, 그리워할 아무것도 남아있지 않다는 사실이 더 큰 상실로 다가오기도 합니다.

7) 자신을 이롭게 하는 일들을 하세요.

여러분은 무엇을 할 때 가장 평안함을 느끼시나요? 자신에게 위로가 되고, 평안과 쉼과 회복에 도움이 되는 일들을 해보세요. 다음은 자신을 돌보는 여러 방법들을 제시한 것입니다.

* 자신을 돌보는 여러 가지 방법

- 뜨거운 물로 목욕하기
- 홀쩍 여행 떠나기
- 산책하기
- 평소 좋아하는 음식을 먹어보기
- 나만의 공간에서 조용히 음악을 들으며 글을 써보기
- 무조건 걷기
- 재미있는 영화 보기
- 좋은 책 읽기
- 자신에게 선물하기
- 자신을 위해 꽃다발 사기
- 변덕스러운 마음 내버려두기
- 감사일기 쓰기
- 고인을 기리는 편지 또는 글을 쓰기
- _____

뜨거운 물로 목욕하기, 홀쩍 여행 떠나기, 산책하기, 평소 좋아하는 음식을 먹어보기, 나만의 공간에서 조용히 음악을 들으며 글을 써보기, 무조건 걷기, 재미있는 영화 보기, 좋은 책 읽기, 자신에게 선물하기, 자신을 위해 꽃다발 사기, 변덕스러운 마음 내버려두기, 감사일기 쓰기, 고인을 기리는 편지 또는 글을 쓰기

그리고 또 뭐가 있을까요? 공란에 여러분이 원하는 것을 적어보세요. 무엇이든 좋습니다. 하나씩 실천해 보시길 바랍니다.

다음은 〈글쓰기〉를 통해 사별의 아픔을 치유해 가는 사례를 소개하겠습니다.

〈2001년, 세상을 떠들썩하게 했던 '3인조 강도살인사건'이 있었지요. 갑작스럽게 그것도 충격적인 살인사건으로 남편을 잃은 사별자는 어린 자녀들에게 아빠를 잊지 않도록 남편의 지인들에게 고인을 추모하는 글을 부탁합니다. 그리고 흩어진 사진들과 기억들과 추억을 모으고 모아 책을 냅니다. 그 책이 [애들아, 너희 아빠는](2002.11, 윤왕희)입니다.〉

〈글을 마치며〉의 내용에 이런 내용이 있습니다. 그 사람의 기일이 두 날 남짓 남았다. 이제는 원고를 정리해서 넘겨야 제때 책이 나올게다. … 난, 위로를 건네는 이를 위로할 만큼 초보과부 딱지를 떼가고 있다. 10여년의 일기를 뒤적이고 상자 속에 넣

어뒀던 편지를 꺼내 읽으며, 죽음으로 미화되었던 그이를 제대로 볼 수 있었다. 이 작업이 무엇보다 나를 위한 일이었음을 이제는 알겠다.

얼마나 힘겨운 비탄의 시간을 보냈을까요? 얼마나 치열하게 애도의 시간을 보냈을까요? 사별자는 흩어진 기록들을 모으고 글을 쓰는 작업을 통해서 애도의 과정을 건강하게 겪어나가고 있음을 보여줍니다. 이것이 글쓰기의 위력이라 할 수 있겠지요.

3. 이웃의 슬픔을 돕는 방법

1) 다가가 안부를 물어주고 도움의 손길을 내밀어 주세요.

사람들은 심각한 상실로 비탄을 겪는 이들에게 다가가는 것을 주저하거나 부적절하다고 느끼는 경향이 있습니다. 다가가는 것을 주저하는 것은 어떤 말을 해야 할지 적당한 말을 찾지 못했거나 어떻게 도와야 할지 모르기 때문입니다. 하지만 여러 말이 필요한 건 아닙니다. "요즘, 어떻게 지내세요?", "마음은 좀 어떤가요?", "아이들은 잘 지내나요?" 진실을 담은 안부를 묻는 그 한마디 말로도 슬픔을 당한 사람이 마음을 표현하도록 도울 수 있습니다. 그리고 준비되지 않은 상투적인 말과 진부한 이야기를 늘어놓는 대신에, "당신에게 무슨 이야기를 해야 할지 모르겠어요" 혹은 "어떻게 도와줘야 할지 모르겠어요", 혹은 "제가 지금 무엇을 해야 할까요?" 라고 솔직하게 표현하는 것이 좋습니다.

2) 기본적인 생활이 유지되도록 구체적인 도움을 주세요.

사별자는 스스로 음식을 먹는 것이 힘들 수 있습니다. 어떤 이들은 담배나 술을 너무 많이 마시기도 하지요. 이로 인해 영양과 수분이 결핍되어질 수 있어요. 때로는 불면증이나 수면장애를 겪기도 하지요. 마음을 살피는 것과 몸의 건강을 살피는 것은 매우 중요합니다. 몸과 마음은 서로 연결되어 있어서 마음이 힘들면 몸이 아파지고, 몸이 아프면 마음도 아파지는 것입니다. 건강을 유지해야 힘겨운 비탄의 시간을 견딜 수 있습니다. 건강을 해치지 않도록 사별자로 하여금 적절한 영양과 수분을 섭취할 수 있도록, 그리고 운동과 휴식을 취할 수 있도록 도와주세요.

3) 사별자의 말과 마음에 온전히 귀를 기울여 주세요.

사별자의 곁에서 사별자의 말에 온전히 귀기울여주는 것이 필요합니다. '공감'이라는 표현이 있지요. 사별자의 그 어떤 말도, 그 어떤 표현도 판단하지 않고 있는 그대로 들어주는 것입니다. 와시다 키요카즈는' 듣기는 아무것도 하지 않고 귀를 기울이는 단순한 행위가 아니며, 말하는 사람의 입장에서 '듣기'를 본다면, 다른 사람이 자신의 말을 받아들였다는 확실한 사건이다.'라고 말합니다. 자신의 말과 마음이 상대에 의해 온전히 받아들여진다고 느낄 때, 비로소 마음이 열립니다. 매우 귀한 경험이지요. 그래서 듣기는 그 자체로 힘이 있고, 치유적인 것입니다. 임병식은 청(聽)과 문(聞)이라는 한자로 온전한 듣기에 대해 설명합니다. 청(聽)과 문(聞), 둘 다 듣는 행위입니다만, 청(聽)은 청자가 목적을 가지고 화자의 말을 듣는 것이라 한다면, 문(聞)은 화자의 말을 있는 그대로 들려지는 대로 듣는 것을 의미합니다, 사별자에게는 청이 아닌 문의 자세로 온전히 들어주는 것이 필요합니다.

4) 고인의 이름을 부르거나 언급하는 일을 주저하지 마세요.

우리는 종종 '고인의 얘기를 꺼내면 힘들어할까봐 고인의 이름을 언급하기를 꺼려합니다. 슬픈 기억을 꺼내서 더 힘들게 하면 안된다는 배려의 마음으로 서로 각자 아픔을 감내하며 고인에 대한 얘기를 꺼내지 않습니다. 그러나 상실의 현실을 수용하기 위해서는 고인에 대한 얘기를 꺼내는 것이 중요합니다. 왜 죽었는지, 어떻게 죽었는지, 상황을 자세히 거듭 말하는 것은 상실에 대한 현실감을 갖게 하는데 도움이 됩니다. 그러나 사별자가 언급하길 원하지 않는다면 그 또한 존중해 주세요.

5) 든든한 지원자, 격려자로서 곁에 있어 주세요.

사별자에게 필요한 건, 사별자 곁에 든든한 지원자, 격려자로 함께 있어주는 것입니다. 사별의 아픔을 이해하고 진심으로 위로와 도움을 주는 한 사람만 있어도 상실의 아픔은 견딜 수 있습니다. 고인의 생일이나 기일 등 중요한 날을 기억하고 함께 참여해 주세요. 생일이나 기일은 고인에 부재를 가장 깊게 느낄 때이지요. 사별자가 많이 힘들어 할 수 있습니다. 누군가가 잊지 않고 함께 슬퍼하고 기억해 준다면 힘이 되겠지요.

4. 애도의 종결과 기간

1) 좋은 애도 (Good Mourning)

상실과 함께 살아간다는 것은 어떤 의미일까요? 우리가 아무리 간절히 원하다 해도 찾아오는 상실을 막거나 일어난 상실을 되돌릴 수는 없습니다. 상실이 일어난 현실 속에서 우리는 살아가야 하고, 상실로 인한 아픔을 겪으며 살아갈 수밖에 없다는 것이지요. 그러나 그럼에도 불구하고 우리는 잘 살아야 합니다. 상실과 더불어 잘 살아가야 한다는 말입니다. 어떻게 가능할까요? 좋은 애도(Good Mourning)를 하면 됩니다.

좋은 애도란 무엇일까요?

임병식은 '건강이란 살아가는 데 불편함을 느끼지 않고 사회생활을 할 수 있는 상태이며, 어떤 의미에서는 질병을 받아들이는 법을 배우고 그 질병이 허용하는 한 그 질병과 더불어 사는 방법을 터득하는 것'이라고 말합니다. 애도 또한 그러합니다. 좋은 애도란 상실의 아픔을 완전히 잊거나 해결하는 것이 아니라 상실의 아픔과 더불어 살아갈 힘을 얻는 것이라 할 수 있습니다.

2) 애도가 끝났다는 것의 의미

애도가 끝났다는 것을 어떻게 알 수 있을까요? 애도가 끝났다는 것의 의미는 무엇일까요? 애도의 종결이 있기는 할까요? 물론 애도는 평생 끝나지 않는 작업입니다. 다만, 비탄 감정에 압도되어 살아가는 것이 아니라 상실과 더불어 일상을 살아갈 수 있을 때, 애도가 끝났다고 볼 수 있습니다.

볼칸은 '사별자가 매일 일상생활의 과정에서 과장된 강도로 고인에 대한 표현을 재현할 필요를 더는 느끼지 않게 됐을 때 비로소 애도가 끝난다' 고 말합니다. 고인을 고통스러운 마음으로 떠올리는 것이 아니라 '그리움' 으로 떠올린다면 애도가 끝난 것이겠지요.

코어(Corr)는 애도가 끝났다는 것은 '첫째 평정을 되찾거나 혹은 건강한 방식으로 삶 속에서 기능할 수 있는 능력을 갖게 되는 것이며, 둘째 세상에 대한 재학습이며, 셋째로 새로운 일상성의 발전이며, 끝으로 삶의 의미 재구축을 의미한다' 고 말합니다.

고인이 떠나버린 세상에서 고인과 함께 했던 일상으로부터 이제는 새롭게 살아갈 방법을 배우고 새로운 일상을 찾아내며, 새롭게 살아가야 할 의미를 찾아가야 합니다.

상실 속에서 삶의 의미를 재구축하는 사례는 우리 주변에서 흔히 볼 수 있습니다. 중증질환으로 어머니를 잃은 한 사별자는 어머니에 대한 그리움을 가지고 중증질환을 앓는 어르신들을 기쁜 마음으로 돌봐드리고 있습니다. 학교폭력으로 자식을 잃은 한 아버지는 학교폭력으로 일어나는 비극을 막고자 학교폭력 근절 사업에 참여하기도 합니다. 이처럼 상실의 아픔은 역설적이게도 우리에게 살아가야 할 이유와 삶의 또 따른 의미를 발견하게 해줍니다. 누구나 겪는 상실이지만 상실의 아픔을 잘 치유해 나간다면, 즉 애도를 잘 한다면 우리는 건강한 상태로 회복되는 것뿐만이 아니라 인격적인 성장을 이루게 됩니다, 이것이 상실이 주는 역설이고 신비입니다.

3) 애도의 기간

애도의 기간은 얼마나 걸릴까요?

일반적으로 상실 초기 1~2주, 또는 2~3주 사이에 격렬한 비탄의 시간을 보내며, 사별 후 2-3 개월쯤 지나야 혼란에서 벗어나 현실을 자각하게 되고, 8~10개월이면 정상적 삶으로 돌아옵니다. (중간 내용 아래로 이동, '그러나 이러한 애도의 기간은~') 배우자 사별은 2,3년, 부모 사별은 수개월에서 수년, 자녀 사별은 자식이 죽으면 가슴에 묻는다는 말이 있듯이 완전한 회복이란 불가능하다고 합니다. 다만, 그래도 어느 정도 정상적인 삶의 자리로 돌아오는 데에는 4~5년에서 혹은 평생 걸린다고 합니다.

시묘(侍墓)살이라는 말이 있지요. 효를 중시하던 유교사회에서 널리 이루어지던 풍습인데요, 부모님이 돌아가셨을 때 자식이 탈상을 할 때까지 3년 동안 묘소 근처에 움집을 짓고 산소를 돌보고 공양을 드리는 일이지요. 3년이라는 기간은 혼자 먹고 활동할 수 없는 유아기 동안 길러주신 부모님의 은혜에 보답하는 기간이랍니다. 그 기간은 부모님을 향한 그리움과 슬픔을 온전히 표현하고 부모를 떠나보내고 새로운 삶의 재적응으로 돌아오기까지의 온전한 애도를 할 수 있는 기간으로 본 것이지요. 우리 조상들의 지혜라 할 수 있습니다.

그러나 이러한 애도의 기간은 평균적인 기간일 뿐임을 기억해야 합니다. 사람에 따라, 죽음 형태에 따라, 죽은 사람과의 관계성에 따라서 그 길이는 길어질 수도 있고, 더 짧아질 수도 있습니다.

4) 좋은 애도를 위한 교육

애도를 잘 하기 위해서 무엇이 필요할까요? 상담일까요? 전문치료일까요? 아니면 교육일까요? 상담도 전문치료도 교육도 다 중요합니다. 그러나 대다수의 사람들이 상담과 전문치료를 요하지는 않습니다.
스티브는 상실을 겪는 성인들 중 다수는 원기를 회복하고 쾌활하게 살아가며, 대다수의 사람들은 힘들지만 그래도 회복되어가며, 소수의 사람들만이 애도를 위해 조정이나 개입을 필요로 한다고 말합니다.

대다수의 사람들은 힘들지만 스스로의 힘으로 애도의 과정을 겪고 있다는 것이지요.

　스스로 애도의 과정을 겪는 성인에게 무엇이 필요할까요? 상실, 비탄, 그리고 감정해결로서의 애도에 대한 교육을 통해서 스스로의 건강한 애도가 가능합니다.

　빅터 프랭클은 '자유란 무엇으로부터의 자유가 아니라 어찌할 수 없는 한계 상황 속에서 무엇을 할 것인가를 선택할 수 있는 자유' 라고 말합니다. 인간이 인간일 수 있는 가능성은 상실의 현실 속에서 상실의 아픔과 더불어 삶을 잘 살아가는 길을 찾는 것입니다.

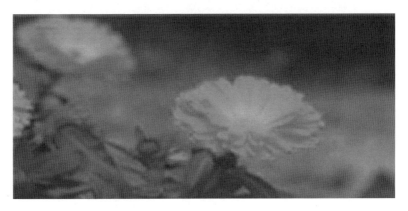

　이 꽃의 이름이 무엇일까요? 〈금잔화〉라는 꽃입니다. 꽃말은 〈이별의 슬픔, 꼭 오고야 말 행복〉입니다. 슬픔과 행복은 따로 있지 않습니다. 온전히 슬퍼해야만 진정한 행복을 맞을 수 있습니다. 슬픔을 슬픔으로 알아차리고 표현하며 충분히 아파한다면, 이별의 슬픔 뒤에 꼭 오고야 말 행복을 얻을 수 있습니다.

22차시

반려동물의 상실과
반려동물 사별증후군 극복하기

1. 인간과 동물

1) 인간과 동물, 다른 듯 같은 존재

인간과 동물은 어떻게 다를까요? 먼저 인간은 현실에 발을 담그고 있으면서 동시에 현실 너머를 초월하려는 존재입니다.

그럼 동물은 어떤 존재일까요? 동물은 인간에 비해 주어진 현실을 있는 그대로 받아들이며 현실세계에 온전히 적응해서 살아갑니다. 그러나 그들도 감정이 있고 체온이 있으며 인간의 성별, 외모, 장애의 유무에 관계없이 수용하는 존재입니다.

이렇게 다른 인간과 동물에 대해서 이화여대 에코과학부 최재천 교수는 다음과 같이 말했습니다.

"기가 막히게 우수한 두뇌를 지녀 만물의 영장이 된 인간이지만 우리 인간의 역사는 다른 동물들에 비해 일천하기 짝이 없습니다. 우리는 기껏해야 20여만년 전에 지구촌의 가장 막둥이로 태어난 동물입니다. 그러니 우리보다 수천만 년 또는 수억 년 먼저 태어나 살면서 온갖 문제들에 부딪쳐온 다른 선배 동물들의 답안지를 훔쳐보는 일은 매우 가치 있는 일일 겁니다."

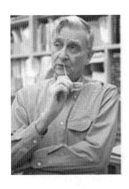

BioPhilia

"인간의 DNA에는 생명을 사랑하는 마음, 자연
사랑이 녹아 있다. 수렵 채집 문화로부터 비롯된
동물에 대한 인상은 우리의 유전자에 영구적인
표식을 남겼다."

　하버드 대학의 저명한 생물학자인 E.O Wilson은 일찍이 Biophilia라는
개념을 제시하였습니다. 이 용어는 생명을 존중하고 자연을 사랑한다는 의
미로서 인간의 DNA에는 선천적으로 Biophilia의 성향이 내재되어 있다는
것입니다. 다시 말하면, 수렵과 채집의 문화로부터 비롯된 동물에 대한 인
상은 우리의 유전자에 영구적인 표식, 즉 Biophilia를 남겼다는 것입니다.
인간은 상대적으로 약한 기질의 집합체이기에 혼자만의 힘으로 살아갈 수
없는 존재이고 그렇기에 자연과 동물에 대해서 필연적으로 관심을 가지게
된다는 것입니다.

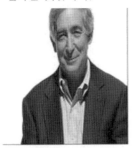

사람들이 주변 풍경에 이끌리는 이유?

"현대에 우리의 행동은 일정 부분 선사시대 초기
인류가 생존을 위해 취했던 행동에 기인한다",

동물에 대한 관심도 마찬가지

Stephen R. Kellert
Yale school of forestry &
environmental studies

2) 공포와 호기심- 동물을 대면하는 인간의 상반된 태도

　환경임업학자 Stephen R. Kellert가 지적한 것처럼 동물에 대한 우리의
관심은 선사시대부터 전해져 내려오는, 생존을 위한 본능적 요소에 기인하
는 것입니다.

인간이 동물에게 느끼는 감정에는 양면성이 있습니다. 이종 간의 차이가 불러일으키는 미지의 존재에 대한 공포와, 동물에 대한 애착, 야생동물에게 다가가고 싶은 인간의 본성에서 비롯된 호기심입니다. 인간이 동물을 대하는 태도는 선천적으로 타고나기도 하지만 배우는 것이기도 합니다.

긍정적인 본성이 많이 내재되어 있지만 역사적으로 볼 때 동물에 대한 인류의 태도는 박애와 폭력이 양립해왔고 이 두 가지 태도는 문화에 의해 억제되거나 증폭됩니다.

예를 들어, 소는 힌두 문화에서 숭배의 대상이지만, 다른 문화에서는 농업수단이면서 식량 자원이기도 하고, 또한 인간들이 즐기기 위한 경기에서 죽음을 맞이하기도 합니다. 그러나 선천적이든 후천적인 학습의 결과이든 인간이 동물에게 매료되는 현상은 모든 사회에서 공통적으로 나타납니다.

3) 동물들의 역할

동물들이 인간 사회에서 수행하는 역할에는 무엇들이 있을까요?

동물들은 인간 사회에서 식량자원에서부터 교통수단으로 말, 낙타, 타조가 있고, 농업수단으로 소, 돼지, 오리 등이 있고, 신앙의 대상으로 힌두교의 소, 토테미즘 등 매우 다양한 역할을 해 왔습니다.

그 중에 가장 주목할 만한 것은 바로 오늘 우리가 다루게 될 대상과 역할은 긴밀한 애착과 유대를 토대로 이루어진 관계, 곧 반려동물입니다.

군용견/ 경찰견	군용 또는 경찰지원
구조견(산악견)	각종 인명 구조
탐지견	마약, 폭발물 테러탐지, 시체, 실종자 탐색등
안내견	맹인을 안전하게 인도
실험동물	의학, 약학, 수의학, 축산학등 생물학 연구 및 교육의 목적
치료도우미	AAT(Animal Assisted Therapy) 동물 매개치료
반려동물	가족과 같은 역할

4) 본격적인 유대의 시작, 가축화

인간과 동물이 최초로 면대면으로 교류하기 시작한 것은 동물들이 가축의 형태로 인간의 생활권에 들어오면서입니다. 간혹 가축화를 사람이 동물에게 군림하는 새로운 형태의 위계 관계로 이해하는 관점들이 있는데, 이것은 지나치게 피상적인 것입니다. 인간은 동식물을 관리하고 재배하면서 다른 존재와 친밀한 관계를 맺는 법을 발전시켰기 때문입니다. 예를 들면, 역사학자 Lewis Mumford는 동물을 유지 및 관리하고 생산하는 과정에 인간이 포함됨으로써 유기체 간의 새로운 상호 의존성을 만들어 냈다고 주장했습니다.

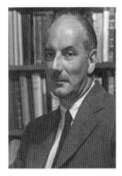

"동물을 유지 및 관리하고 생산하는 과정에 인간이 포함됨으로써 유기체 간의 새로운 상호 의존성을 만들어 냈다."

역사학자, Lewis Mumford

5) Anthrozoology: 인간과 동물의 유대관계

인간과 동물의 유대 관계에 대해서 연구하는 학문인 Anthrozoology는 생물 간의 상호작용에 관한 학문으로 인류학, 의학, 심리학, 수의학, 동물학을 통섭하는 새로운 학문 분야입니다. 이 학문을 통해 오늘날의 인간이 동물을 대하는 동물보호와 동물학대로 양분되는 모순적인 모습의 뿌리를 탐구할 수 있습니다.

2. 반려인과 반려동물, 그 유대의 역사

1) 산업화로 인한 반려동물의 본격적 등장

반려동물이 본격적으로 확산되기 시작한 것은 산업사회가 고도로 성장한 90년대입니다. 이 시기에는 대부분의 가정에서 기르던 가축들은, 축산업에 종사하는 사람들을 제외하고는 동물과 직접적 관계를 맺는 유일한 길은 반려동물을 키우는 것이었습니다. 도시에서의 반려동물 키우기는 다른 생명과 교류하고자 하는 인간의 기본적인 본능을 충족시켜주었습니다. 이로써 인간은 일종의 자연결핍장애를 치유한 것입니다. 반려동물과 함께 하는 것은 단순히 동물을 소유하는 것이 아니라 복잡한 상호작용을 만드는 일이었습니다. 또한 종전의 가축 기르기와 달리 반려동물과 함께 하는 것은 그 대가가 반려동물과의 관계 자체에서 발생하는 특별한 유대에 있습니다.

2) 반려동물이란?

①반려동물의 뜻은(伴侶動物, Companion Animal)
사람과 더불어 살아가는 동물로서 종래의 애완동물과 같은 애완 또는 유희의 대상이 아닙니다. 반려동물을 기르는 가장 큰 이유는 반려인과 반려동물이라는 대등한 관계에서 서로 애정을 주고받기 위함입니다. 그러므로 반려동물을 기를 때 인간에게 주는 여러 혜택에 주목해야 합니다. 반려동물은 본래 애완동물에서 비롯된 개념으로 물질적 풍요, 경쟁 심화, 전통 가족 제도 변화로 인한 1인 가구 증가, 물질 만능주의 도래, 인간관계 단절 등과 같은 산업화 시대의 급격한 변화 속에서 결핍되어 가는 인간의 감정을 충족시키기 위한 목적으로 반려하는 동물을 뜻합니다. 물질문명과 인간소외에 지친 현대인은 동물들에게 마음을 열고 다가가게 되었고 반려동물은 정서적, 정신적 위로와 안정을 주는 대상으로 그 역할이 변화되었습니다.

사육이 아니라 가족의 개념으로 격상된 것입니다.

우리는 의사소통과 감각체계에 있어 고등 척추동물과 더욱 크게 상호 영향을 주므로 물고기나 파충류보다 개나 고양이에게 더욱 친근감을 느낍니다. 반려 동물의 종류로는 개, 고양이 등을 포함하여 각종 포유류, 설치류, 어류, 곤충류에 이르기까지 다양합니다.

②특별한 반려동물들

SBS ' 세상에 이런 일이 ' 해외편' 등 세계를 돌아다니며 TV쇼에 출연하는 북경 메뚜기 할아버지는 중국내 '메뚜기 체급별 싸움 전국대회'에서 수상하여 부상으로 아파트 2채 승용차 1대를 받았다고 합니다. 메뚜기의 집, 메뚜기 원형경기장, 메뚜기체급 측정용 저울뿐만 아니라 여치도 키우고 있어 여치집과 여치의 각종 살림살이도 소유하고 있습니다.

③반려동물의 용어제정

1983년 오스트리아 빈에서 노벨상 수상자인 동물 행동학자 K.로렌스의 80세 탄생을 기념하기 위해서 '인간과 애완동물의 관계' 라는 주제로 과학 아카데미가 주최한 국제 심포지엄에서 애완동물의 종래의 가치를 재인식하게 되어 애완동물(Pet)이 아닌 '반려동물(Companion Animal)' 이라는 용어를 창안하였습니다.

3) 반려인과 반려동물, 관계의 시작

① 인간과 가축이 아닌 반려인과 반려동물로서 관계는 언제부터 시작되었을까요? 그리고 그 특별한 관계는 오늘날 어떤 형태로 발전되었을까요? 기존의 연구에 따르면, 대표적인 반려동물인 개는 약 15,000년 전부터, 고양이는 약 4,000년 전부터 인류와 친구가 되었다고 합니다.

② 반려인과 반려동물의 흥미로운 이야기는 고대 왕실에서도 찾아볼 수

있습니다. 고대중국의 왕실에서 키운 페키니즈(Pekingese)의 조상 격인 개가 특권적 지위를 누려 왕자나 공주의 직위를 주고, 급여도 지급했다는 기록이 있습니다. 또한 조선 19대 임금 숙종은 '금손'이라는 이름의 고양이를 정사를 볼 때도 곁에 두고 쓰다듬었을 정도로 아꼈다고 합니다. 이후 숙종이 승하하자 '금손'이도 식음을 전폐하였고 곧 숙종의 뒤를 따라 생을 마감하였다고 합니다.

③ 반려인과 반려동물의 이야기(그 외 사례) 뉴욕 타임즈 기사에서 '미국 유권자들에 대한 핸드북이 있다면 대선후보는 반드시 개를 사랑해야 한다.'고 언급했다고 합니다. 링컨, 클링턴, 부시, 오바마 등등 미국 대통령들은 반려견을 키웠고, 루즈벨트 대통령은 반려견 팔라를 위한 동상을 만들었으며, 가족은 욕해도 팔라를 욕하지 말라고 말할 정도로 아꼈다고 합니다. 동물을 사랑하는 명사들에게는 공통점이 있습니다. 바로 생명을 존중하는 마음입니다. 동물을 학대하거나 하찮게 여기는 이들에게 사람에 대한 배려를 기대하기 어려울 것입니다.

이 밖에 반려동물을 기르는 행위는 개인적 표현의 창구이기도 합니다. 예를 들면, 사나운 개를 키우는 행위는 사회에 대한 반려인의 적대감을 표시하기도 하고, 희귀한 동물을 기르는 것은 반려인의 지위를 암묵적으로 시사하기도 합니다. 예를 들면 마이클 잭슨의 개인 소유 동물원인 '네버랜드'가 좋은 예입니다.

3. 반려동물의 기능과 역할

반려동물과 함께 하면 얻을 수 있는 이익은 무엇이 있을까요?

1) 반려동물과의 관계가 주는 신체적 이익

반려동물과의 관계가 주는 신체적 이익은 무엇일까요? 반려동물과 함께 하는 것은 우리의 신체건강에 도움을 줍니다. 예를 들면 상호 활동인 산책 15분 후에 정서에 유익한 옥시토신, 도파민, 프로락틴, 페닐틸라민, 베타엔 돌핀등 신경전달 물질 분비가 증가한다고 합니다. 또한 혈압저하, 심박수 감소, 이완 반응의 효과가 있습니다.

사랑의 호르몬이라고 불리는 옥시토신에 대해 알아볼까요? 옥시토신은 반려동물과 애착관계가 형성되는 과정에서 발생하는 호르몬입니다. 모성 촉진, 사회적 인식의 호르몬이라고도 불리며, 스트레스와 혈압 불안감 감소 효과가 있고, 기부 시에도 분비됩니다. 2015년 4월16일 과학저널 온라인판 기사에 따르면 일본 가나가와 아자부 대학 동물. 생명공학과 나가사와 미호 교수 연구팀의 연구결과 애견과 주인이 눈맞춤 시에 분비되는 사실을 확인했다고 합니다.

2) 반려동물과의 관계가 주는 정신적 이익

반려동물과의 관계가 정신 건강에 미치는 영향을 보면 다양한 연령 그룹에서의 연구에서 반려동물과 함께 한 실험자들의 스트레스가 경감되고 항상성과 안정감 증가되는 결과가 있었다고 합니다.
예를들면 쓰다듬기는 제2의 뇌라 불리는 피부를 자극합니다. Harry Halow의 갓 태어난 붉은 원숭이 실험 등, 신체접촉이 분노, 적대감, 긴장, 근심 등의 부정적 감정을 감소시킨다는 연구가 있습니다. 한 마이애미 신체접촉 연구소의 연구에 의하면 엄마의 애정 어린 매일 마사지가 체중증가, 면역력증가, 정서안정, 숙면, 호르몬(인슐린)증가, 소화력 증진, 스트레스 호르몬인 코르티졸 감소의 효과가 있다고 합니다.

세월호 참사 1년 후 단원고등학교에 인근 애견 ㅅㅑㅍ에서 단이와 원이라는 강아지 두 마리를 증정했는데. 학교에 오자마자 장염, 폐렴에 걸린 강아지들을 아이들이 돌봄으로서 한달 만에 완쾌시켰다고 합니다. 그로 인해 친구를 구하지 못한 자책감에 시달리던 학생들이 강아지 생명을 구함에 보람과 위안을 찾았다고 합니다.

3) 동물을 매개로 하는 활동과 치료

①동물을 매개로 하는 활동 (AAA, Animal Assisted Activities)은 미국 600개 병원에서 인간의 삶에 동기, 교육, 휴양의 기회 제공하는 활동을 하고 있습니다. 동물을 매개로 하는 치료 (AAT, Animal Assisted Therapy)는 특정 기준을 충족하는 동물들이 사람의 치료과정에 참여하여 약물 처치 없이 환자의 질병을 개선 보완 대체 효과를 주고, 신체 및 심리, 사회적 관계 치유효과와 자폐증 등의 정신병 회복 보조수단으로 선진국에서의 연구가 활발합니다. 예를 들면 개, 고양이. 말의 승마치료, 관상어. 거머리 치료 등이 있습니다.

②동물매개치료의 효과

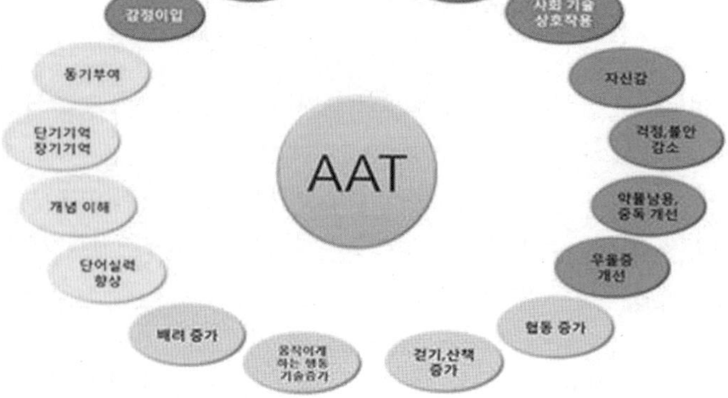

위 도표에서 보듯 심리, 인지, 사회, 정서, 교육, 신체 능력의 발달과 적응력 향상이 되어 육체적 재활과 정신적 회복이 이루어지고 자아존중감과 자기효능감이 향상되고 카타르시스를 느낄 수 있습니다.

4) 의생학 (Bio Mimicry and Ecologic)

의생학은 인문과 자연과학의 통섭 학문으로서 자연을 모방하는 학문 생물체의 특성, 구조 및 원리를 산업전반에 적용시키는 방식으로 실제 생활에서 활용하는 분야입니다. 예를 들면 벨크로 찍찍이 테이프는 밤송이 껍질의 작은 가시 돌기에서 착안했는가 하면 고양이 혀를 모방한 쓰레기 압축 기술등이 개발되었습니다.

반려인은 반려동물과 삶을 함께 하며 가까운 거리에서 그들을 관찰하고 소통함으로써 자연의 지혜를 얻을 수 있는 예비 '의생학자' 로서의 특권을 누린다고 볼 수 있습니다.

4. 펫로스(Pet Loss)

1) 펫로스란?

"언젠가 동물을 죽이는 것을 사람을 죽이는 것과 마찬가지로 생각하는 날이 올 것이다." 라고 레오나르도 다빈치(1452~1519) 는 말했습니다.
반려동물의 상실 (Pet Loss) 즉, 펫로스는 반려동물의 상실을 뜻하며 펫로스 증후군은 반려동물을 잃었을 때 반려인이 느끼는 상실감, 우울감 등의 정신적 고통을 겪는 현상을 뜻합니다. 유의해야 할 점은 펫로스 증후군의 당사자는 동물이 아닌 인간이라는 점입니다.

2) 반려동물의 상실 원인과 그에 따른 비탄의 형태

그렇다면 반려동물의 상실 원인과 그에 따른 비탄의 형태에는 어떤 종류가 있을까요?

비탄(Grief)이란 상실한 대상에 대해 겪게 되는 심리적, 생리적 반응을 말합니다. 외부세계에 대한 관심의 감소, 추억에 대한 집착, 슬픔과, 회한에 젖는 행동 그리고 장애 등의 증상을 겪을 수 있게 됩니다. (이전 차시에서 학습)

① 먼저 질병으로 인한 상실은 연구 및 단체들의 조사에 따르면 종별 선천적 취약성에서 비롯된 질환으로 인한 사망이 가장 지배적인 원인입니다. 반려동물의 질병 치료는 별도 보험, 예산지원이 없어 충분한 돌봄을 받지 못한 채 죽음에 이르게 됩니다.

② 사고 및 재난으로 인한 상실은 격렬한 비탄 반응을 야기할 수 있습니다. 왜냐하면 교통사고가 대부분을 차지하며 이는 동반한 보호자의 부주의함을 배제하기 어렵기 때문에 큰 죄책감을 유발하기 때문입니다.

③ 실종으로 인한 상실의 경우, 반려견은 중성화 미시행시, 또는 문이나 창문을 통해 호기심으로 가출하거나 새집 이사시에 목줄 없이 산책을 하다가 잃어버리는 경우가 많습니다. 반려묘나 실외묘는 영역 본능 때문에 이사 시 복귀를 시도하다가, 실내묘는 우연히 호기심으로 탈출하여 잃어버리는 경우가 많습니다.

3) 반려동물 상실의 특징

반려동물 상실의 특징은 무엇일까요?
① 전 연령에 걸친 상실이 이루어질 수 있습니다. 아이 키우는 가정, 독신남녀, 독거노인 등 다양한 환경에서 반려동물의 상실이 이루어질 수 있습니다. 그래서 생애주기와 발달 과정에 따라 다양한 비탄 반응이 발생합

니다. 특히 유아와 청소년인 경우 처음으로 겪는 소중한 존재와의 사별일 가능성이 높아 이는 유아와 청소년의 죽음관 형성에 기여하게 됩니다.

② 반려동물의 상실은 공개적으로 인정되지 않고, 공적인 애도가 불허되며(장례에 따른 청가가 법률, 제도적으로 인정이 안 됨), 사회적인 지원으로부터 배제되어 있다는 점에서 우리 사회 반려동물의 상실은 완벽한 권리 박탈적 비탄의 예입니다.

특히 아이들은 야생이나 집에서 기르는 동물들에게서 제일 먼저 죽음을 경험하게 되는 경우가 많습니다. 반려동물은 세상이 때로는 가혹하고 두려운 것임을 알게 되는 아이에게 무조건적인 사랑을 줍니다. 반려동물은 사람보다 기대수명이 짧기 때문에, 아이들이나 다른 사람들이 상실, 슬픔, 죽음에 대해서 배울 수 있는 기회를 주게 됩니다. 그 결과 반려동물의 상실은 아동을 위한 죽음관련 교재의 익숙한 주제가 됩니다. 반려동물은 전 연령대에 걸쳐 또 다른 생명체를 돌보는 책임감을 배우게 하고, 그럼으로써 그들의 자존감을 높이는데 도움을 줍니다.

그러나 사람은 동물들과의 가까운 애착의 중요성을 제대로 평가하지 못하거나 무시하기조차 합니다. 이런 태도를 그 의도가 좋은 것일 때조차도 사별경험을 더 어렵게 만드는 행위로 이어지게 됩니다. 예를 들어 반려견이 차에 치어 죽게 되면 바로 사체처리가 됩니다. 아이의 부모는 아이가 없을 때 반려견을 처리함으로써 이런 슬픈 일에서 아이가 겪을 무거운 짐을 덜어 주고 있다고 생각할 수 있습니다. 하지만 부모들은 아이가 이런 중요한 의식에 참여할 필요가 있고, 도로에서 사고를 당하도록 충분히 주의를 기울이지 못한 것에 대한 죄책감을 줄일 수 있다는 것을 인지하지 못한 처리입니다. 반려동물이 우리 인간사회에 기여하는 부분은 아주 많습니다.

반려동물은 외롭고 고립된 사람들을 편안하게 해주며, 외부 공공기관에서 제한적인 사회적 접촉만 가질 수 있는 장기 요양치료시설의 환자들에게 즐거움을 주며, 사람들을 위험한 상황에서 보호하고 경찰과 군대에서 중요한 임무를 수행합니다. 또 다양한 유형의 장애를 가지고 있는 사람은 그들을 인도하고 여러 행동을 도와주는 봉사견에게 오랜 삶의 여정에서 많은 고마움과 사랑을 느낍니다. 이와 같은 관계는 삶에서 매우 중요하며, 동물의 죽음과 상실은 관련된 인간에게 강력한 영향을 미칩니다.

애도란 중요한 의미를 갖는 대상을 상실한 후 따라오는 마음의 평정을 회복하는 정신과정을 뜻합니다. 싸나톨로지(Thanatology)에서는 사별에 따른 비탄에 관한 인간의 대응을 말합니다.(이전 차시에서 학습)

4) 반려동물을 상실한 반려인의 연령별 비탄 반응

다음은 반려동물을 상실한 반려인의 연령별 비탄의 반응입니다.

① 반려동물과 사별한 유아기에서 청소년기에 이르는 자녀들에게 반려동물은 강한 정서적 유대감과 친교를 나누는 대상 중 하나로서 존재합니다. 반려동물과의 사별은 자녀들이 죽음에 대한 본질적 의문을 제기하고 자신의 관점을 정립하는 좋은 계기가 될 수 있습니다. 자녀들에게 설명할 때 가장 중요한 것은 죽음에 관해서 솔직해지는 것입니다. 아이들은 죽음을 직시하는 것으로 쉽게 무너지지 않습니다. 지나친 간접적 표현은 금해야 합니다. 왜곡된 인식이 오히려 더 큰 화를 불러올 수 있기 때문입니다. 자녀들과 함께하는 반려동물 애도의 방법으로는 장례식 치루기, 반려동물과 행복했던 이야기 나누기, 애도(기도)하는 시간 갖기 등이 있습니다.

② 반려동물과 사별한 성인들의 경우, 동물들은 출생 직후 그 능력이 대부분 완성되고 발달이 멈추기는 하나 먹이주기, 생리현상 처리하기, 목욕시켜주기 등 어린 자녀를 키우는 것과 유사한 경험이고 반려동물의 수명을 고려할 때 함께하는 시간 역시 자녀와 유사합니다. 그렇기 때문에 자녀의

상실과 흡사한 비탄 반응을 유발하며 원인이 사고나 실종인 경우에는 서로 책임을 전가하는 등 높은 수준의 죄책감을 형성하여 격렬한 비탄을 일으킬 수도 있습니다.

③ 반려동물과 사별한 노인들의 경우에는 특히 현대 사회의 많은 노인들이 외로움에 노출되어 있습니다. 현재의 노인세대는 대가족 제도 속의 안정과 보호가 없어지고 자녀와 손주 등 후손과 만나기 어려운 세대입니다. 반려동물을 보살피는 일은 노인들의 일상생활에서 큰 비중을 차지하며, 신체활동에도 지대한 영향을 미쳐 일상생활에 활력을 주고 사회적 교류를 촉진합니다. 반려동물은 노인들에게 정서적 즐거움을 주고, 꾸준한 관심을 보여주며, 충실함으로 곁에 머무르기에 그들이 곁을 떠났을 때 노인들의 상실감은 더욱 큽니다.

5) 올바른 펫로스 애도 방법

그렇다면 반려동물을 떠나보낸 이들에게 사랑은 사랑으로 잊으라고 할 수 있을까요?

① 기르던 반려동물이 죽으면 곧바로 새로운 동물을 입양해서 상처를 치유할 수 있을까요? 아이들에게 새로운 반려동물을 급히 사주면 생명은 얼마든지 대체될 수 있고 하찮은 존재라는 잘못된 인식을 심어줄 위험이 있습니다. 그래서 충분한 시간과 통찰력이 요구됩니다. 차후에 새로운 반려동물을 입양하더라도 비슷하되 똑같은 품종은 피하는 게 좋습니다. 전 반려동물의 분신으로 여기게 되어 새로운 반려동물의 특성을 받아들이지 못할 수 있기 때문입니다.

② 펫로스 애도활동 지원 그렇다면 어떻게 해야 반려동물과 사별한 이들의 슬픔을 위로할 수 있을까요. 유가족이 반려동물과의 사별을 겪은 후

1~3개월 간 우울의 지속은 정상적이라고 할 수 있지만 그 이상 지속될 경우에는 전문가 상담을 필요로 하고, 1년이 넘어갈 경우에는 PTSD나 복합비탄으로 발전할 가능성이 높습니다. 그 이유는 반려동물의 죽음이 잘 인정되지 않거나, 유가족들이 슬퍼할 수 있는 권리가 사회로부터 박탈당하기 때문입니다. 상실과 비탄은 다음과 같은 상황에서 더 깊이 느껴집니다.

즉 사람이 더 이상 동물을 돌봐줄 수 없을 때, 다른 사람에게 동물을 맡겨야 할 때, 필요하지만 비싼 병원비를 지불할 수 없을 때, 새로운 곳으로 이사를 가야하기에 동물을 완전히 포기하든가 아프거나 연약한 동물을 안락사 시켜야 하는 어려운 선택에 직면할 때입니다. 문제는 우리나라의 상황에서는 이런 상실과 슬픔에 직면하는데 도움을 주는 잘 조직되고 폭 넓게 수용되고 있는 조직들이 거의 없고, 있더라도, 처리방식이 너무 거칠다는 것입니다.

반려동물과 그 동반자인 인간과의 관계가 어떻게 해야 가장 아름다운 관계로 진행되고, 사별을 당한 사람들이 어떻게 해야 더 깊은 생명존중과 삶의 소중함을 알아가는지의 중요성은 세계적인 사이트 www.petloss.com을 통해서 잘 알 수 있습니다. 미국에서는 반려동물 묘지가 증가하고 있으며, 죽은 동물을 기념하려는 다양한 노력이 존재합니다. 또 인간의 유해를 죽은 반려동물 곁에 묻어 달라는 요청을 받는 곳도 많습니다.

그렇다면 어떻게 하는 것이 반려동물을 잃은 유가족의 슬픔을 달래주고, 재적응의 삶으로 살아가게 하며 보다 깊은 생명인식을 제고할 수 있을까요?

무엇보다도 애도 활동 지원은 우선 ①사건과 감정을 인정해주는 것에서부터 시작합니다. 동일한 상실을 경험한 그룹을 통해서 나눔과 애도를 함께 공유할 수 있도록 지원해 주고 삶의 의미를 재구축 할 수 있게 도와줍니다. 또한 ②반려동물과 행복했던 시간을 이야기하며 가능하다면 반려동물의 후손을 기를 수 있도록 배려합니다. 마지막으로 ③상실에 대한 생각의 끈을 놓고, 현재 자신의 삶에서 무엇을 해야 할지 스스로 찾을 수 있도록 도와줍니다. 반려동물을 떠나보냈을 때 반려인들의 정서는 사람을 떠나보냈을 때와 일치하기 때문입니다.

그렇다면 이제 반려동물과의 이별이 단순히 이별로 끝나는 것이 아니라, 이별을 통해서 오히려 유가족이 좀 더 변화된 새로운 삶으로 적응할 수 있기 위한 장치인 호스피스와 의례를 살펴보겠습니다.

6) 반려동물의 호스피스와 의례

① 펫 호스피스

펫 호스피스는 무엇일까요? 보통 호스피스라 함은, 치료가 불가능한 말기 환자나 생의 마지막 순간에 직면하는 사람들에 대한 전문적인 의료적 관리, 통증관리, 정서적 영적 요구와 소원에 근거하여 행하는 돌봄을 뜻합니다. 이러한 돌봄을 반려동물에게도 적용해보는 것이 펫 호스피스입니다. 그래서 치료가 불가능하거나 죽음이 임박한 반려동물을 전문수의사나 동물전문가가 펫 호스피스의 역할을 수행하는 것입니다.

즉 호스피스는 반려동물을 보내기 싫어서 무리한 연명치료를 강행한 나머지, 반려동물로 하여금 더 고통스럽게 하거나, 또 연명치료를 강행한 나머지 정작 작별의 인사를 나누지 못하고 보내는 경우가 많습니다. 그래서 떠나는 반려동물이나 남아있는 유가족의 슬픔이 더 깊어지고 재적응의 삶을 살아가기가 힘들어지죠. 따라서 펫 호스피스의 가장 핵심적인 부분은 가족을 떠나는 반려동물이나 반려동물을 보내야하는 가족이 마지막 작별 인사를 나누게 함으로써, 서로 사랑을 확인하는 것에 있습니다.

이 과정은 반려동물도 통증 없이 평온하게 사랑을 안고 떠날 수 있고, 더 중요한 것은 남아있는 가족이 반려동물과 작별을 하면서 사랑의 말을 전할 수 있는 기회가, 유가족이 사별 후 외상적 슬픔이 없이 현실에 잘 적응해 나가는데 있다는 것입니다. 따라서 펫 호스피스는 반려동물의 죽음의 과정을 통해 진정 생명이 존중된다는 것이 어떤 의미인지를 깨닫게 함으로써 더 깊은 사랑과 생명 그 너머의 세계까지 헤아릴 수 있는 인식의 지경을 넓혀주며, 반려동물과 인간의 관계를 재조정함으로써 생명 있는 모든 것에 경외를 표할 수 있는 인성으로 확장하게 합니다.

②반려동물의 장례

장례비용은 동물의 크기에 따라 20~100만원의 비용이 든다하고 기본적인 화장시설에 운구비, 유골 단지 및 관, 염습 여부, 납골당 안치 여부 등에 따라 추가요금이 있기도 합니다. 유골을 응집시켜 반지, 목걸이 등의 악세서리인 반려석을 만들어 평생 소지하는 사람들도 많습니다. 미국, 유럽, 호주에는 전문 의료센터가 있고 한국에는 반려동물 의례 전문 업체가 20여 곳이 있으며 지금도 꾸준히 증가 중입니다.

여러분들은 이러한 의례에 대해 어떻게 생각 하십니까? 혹시 "무슨 놈의 개까지 호사스럽게 장례를 치루냐?" "개팔자가 사람팔자보다 더 낫네." "지금 지구촌에는 먹지 못해 굶어가는 사람들이 수두룩한데, 그 돈이면 사람들을 많이 살리겠다."는 말에 동의하십니까? 물론 이런 말에 일견 공감이 되는 부분도 있습니다. 그러나 이렇게 말하는 사람들은 아주 중요한 것을 놓치고 있습니다. 그것은 다름 아닌, 반려동물에 대한 의례는 반려동물을 위한 것이 아니라, 유족을 위한 것이라는 사실입니다. 전래되는 말에 이런 말이 있지요. "정승의 개가 죽으면 문상객이 많지만, 막상 정승이 죽으면 문상객이 없다." 물론 다른 의미를 갖는 이야기 이지만, 장례는 죽은 사람을 위한 것이라기보다, 살아있는 사람들을 위한 것이라는 점에서 공통점이 있습니다.

반려동물과 깊은 유대관계가 있는 사람이 반려동물의 의례를 치르지 않는다면 어떤 심리적 손상이 초래되는지를 여러분은 생각해 보셨는지요. 관점을 이동해 생각해볼까요? 이 예화는 실재한 사례입니다. 당진에 사는 어떤 사람이 가족으로부터 자신의 존재를 인정받지도 못하고, 가족으로부터 배척을 받아 평생을 마음의 상처와 외로움을 받던 중, 반려동물을 통해 자신의 존재를 온전히 인정받고 사랑을 받았던 사람이 있었습니다.

그리고 그 반려동물과 20년을 함께 살았습니다. 그에게 있어서 반려동물은 가족 이상이었습니다. 어느 날 그 반려동물이 죽었습니다. 이 분은 혼자 반려동물의 장례를 몇날 몇일을 치르면서 흘릴 수 있는 눈물과 아픔의 감정을 쏟아 부었답니다. 그리고 이 소식을 들은 몇 명의 친구와 동료로부터 아낌없는 위로의 말을 들었고, 몇 명의 친구는 장례를 치르는 의식에 함께 참여하여 그 슬픔을 나누었다고 합니다. 그리고 이 분은 이별 후, 여전히 슬픔의 감정은 그대로 남아있었지만, 일상에서의 활동을 할 수 있었고, 심지어 자신을 배척하고 상처를 주었던 가족들을 이해하고 그 가족을 용서하며 새로운 관계를 맺어가는 방법을 배웠다고 합니다.

이러한 배경에는 몇 가지 이유가 있었습니다. 첫째는 반려동물로부터의 온전한 인정과 사랑이 있었습니다. 인간은 자기 나름의 시각과 기억으로 대상을 판단합니다. 그러나 동물은 사람을 구분하거나 판단하지 않고 온전한 인간 그 자체로 인정하고 따릅니다. 동물들은 아름다운 미인과 할머니를 구분하거나 판단해서 따르지 않고, 인간의 존재 있는 모습 그대로를 인정하고 따릅니다. 사람은 거기에서 비로소 자신의 존재감이나 가치감을 획득합니다. 만약 그분이 반려동물과 삶을 같이하지 않았다면, 가족으로부터 인정받지 못하고 따돌림을 받은 그 분은 영원히 자신의 존재감이나 가치를 발견하지 못했을 것입니다. 둘째는 장례라는 의식을 통해서 자신이 흘려야 할 눈물을 모두 흘렸다는 것입니다. 만약 흘려야 할 눈물을 흘리지 않고 남아있었다면, 그 눈물은 몸에 남아 다른 병리적 증상을 유발하거나 다른 사람들 특히 따돌림을 한 가족들에게 부정적 감정으로 투사되었을 것입니다.

그러나 그는 흘러야할 눈물을 온전히 다 흘렸기에 그는 비로소 자신의 신체에 깃드는 후련한 감정을 느꼈다고 합니다. 이 후련함은 그동안 자신을 판단하고 인정하지 못한 사람들 즉 가족을 이해하고 용서할 수 있는 힘이며, 모든 사태를 더 넓은 관점에서 바라볼 수 있는 여유를 제공해 주었다고 합니다. 셋째, 그는 슬픔을 혼자 느낀 것이 아니라, 친구와 동료들과 함께 나누었다는 사실입니다.

기쁨은 함께 나누면 배가되고 슬픔은 함께 나누면 줄어든다고 그랬죠. 그 분은 친구와 동료로부터 왜곡된 언어와 외식적인 인사치례를 받은 것이 아니라, 진정한 감정으로 슬픔을 함께 공유했다는 사실입니다. 진정한 감정, 즉 공감은 슬픔에 빠져 있는 사람을 치유합니다. 반면, 왜곡된 언어와 외식적인 인사나 감정치례는 오히려 사람을 더욱 고립되게 하고 병들게 합니다. 그는 친구와 동료와의 진정한 위로와 공감을 통해, 사랑과 나눔의 의미를 깨닫게 되었습니다. 넷째, 그는 장례의식을 통해 슬픔을 처리해 나갔습니다. 만약 장례의식이 없었다면 친구의 의로나 친구와 함께 할 수 있는 기회가 없었을 것입니다. 그는 의식의 절차를 통해서 거기에 맞는 슬픔의 감정을 온전히 표현할 수 있었고, 소중한 반려동물을 보낼 수 있었다고 합니다.

만약 장례의식이 없었다면, 시시각각으로 스며오는 절망감과 자신의 존재마저 모두 거부하고 싶은 충동적 감정을 극복할 수 없었을 것입니다. 그는 장례의식을 통해서 반려동물의 죽음을 인정할 수 있었고, 그 슬픔을 표현할 수 있는 것이 오히려 죽은 반려동물에 대한 사랑이며, 그 사랑이 또다른 생명을 위해 일할 수 있는 이유라는 생각에 이르자, 그는 그 이유에 걸 맞는 삶을 살아가야한다는 긍정적 삶의 태도로 전환되었던 것입니다.

따라서 장례의식은 죽은 반려동물에 있기 보다는 그 슬픔을 표현하고 시

시각각으로 저며오는 감정을 해소할 수 있는 치유의 과정임을 알 수 있습니다. 만약 슬픔과 절망에 빠져 있는 사람에게 장례의식이 없다면 그는 또 다시 2차 외상적 슬픔이나 복합비탄에 빠져 있었을 것입니다.

이렇게 의례는 ① 사람을 모아서 함께 슬픔을 나누게 하고, ② 의례를 통해 반려동물과 남아있는 사람의 관계(분리)를 인정하게 합니다. ③ 흘릴 수 있는 눈물을 모두 쏟아냄으로써 뭉쳐있는 감정을 해소할 수 있고, ④ 울음 후 찾아오는 신체의 후련함을 통해, 자신의 위치와 상황을 개관적으로 살필 수 있는 공간이 생기고 비로소 타자를 이해할 수 능력이 생깁니다. ⑤ 그리고 마지막으로 의례라는 의식을 통해 삶의 의미가 재구성되고 재적응의 힘이 생기게 합니다.

5. 죽음교육 전문가로서의 덕목: 역지사지

현재 한국에서의 펫-로스교육전문가는 전무합니다. 아직 펫-로스교육 전문가를 양성할 교육기관이나 기반시설이 전혀 없기 때문입니다. 그러나 분명한 것은 펫-로스를 통한 생명교육과 삶의 소중함, 올바른 죽음과 상실에 대한 가치관 정립이 그 어느 교육보다도 중요하고 효과가 있다는 사실입니다.

펫-로스교육의 핵심에는 누구나 공통적으로 느낄 수 있는 공감능력의 확장과 실천에 있습니다. 특히 어린아이에게 있어서 인생관과 가치관 그리고 생명의 소중함을 일깨우는 데에는 펫-로스교육만큼 쉽게 접근해서 소기의 목표에 이를 수 있는 것도 없습니다. 왜냐하면 우리는 어렸을 때부터 병아리나 곤충, 그리고 반려동물을 통해서 생명과 죽음을 배우고 상실의 의미를 체화하기 때문입니다.

그러나 우리는 이렇게 쉽고 일상에서 언제나 접할 수 있는 병아리나 곤충, 그리고 반려동물을 통해서 생명과 죽음교육을 너무나 등한시하고 심지어, 그들이 겪는 죽음의 경험을 무시하거나 억압하고, 학습능력을 극대화하기 위한 목적으로 어린이가 겪는 죽음경험을 모르는 척 회피하기도 합니다. 이런 환경에서 어린이가 겪는 감정적 외상과 일상적 삶의 일탈을 생각해보셨는지요.

　"꽃잎으로도 아이를 때려서는 안 된다."는 말이 있지요. 아이는 꽃잎 하나의 낙화에도, 날아가는 새들의 날개 짓에도, 작은 곤충 한 마리에도 경이로운 마음과 감정을 서로 교류하고 있습니다. 우리가 진정 그들의 마음을 헤아린다면, 우리의 감성과 시선이 그들보다 더 예민하게 깨어있고 꽃잎보다 더 여린 감성을 지녀야합니다. 그렇지 않다면 우리가 무심결에 바라보는 시선이 툭하고 내뱉는 말이 어느덧 그들에게 비수가 되어 외상을 만들게 되지요. 우리가 그들의 마음을 짓밟지 않으려면 먼저 우리의 시선이 열려 있어야합니다. 비온 후 창문 밖에 쑥쑥 얼굴을 내민 잡초의 생명의 의지를 발견한다면 함부로 저들의 허리를 꺾을 수 없습니다. 우리의 마음과 시선이 그리고 우리의 감성과 언어가 어느덧 아이에게 그대로 전염되어집니다.

　"어린이는 어른의 아버지, 바라보니 내 생의 하루하루가 경건한 마음으로 이어지기를" 워즈워드의 시처럼, 우리가 어린이의 마음을 진정 알 수 있다면, 그리고 그 마음을 지켜줄 수 있다면, 우리의 교육현실은 지금보다 더 나아질 것입니다.

　어린아이의 마음이나 반려동물의 마음은 자연스럽고 순진합니다. 우리가 저들의 마음만 같다면 이 세상은 더 좋아질 것 같습니다.

　펫로스에서 가장 중요한 것은 '동물의 죽음' 이든 '사람의 죽음' 이든 그것을 맞이하는 사람의 상실, 비탄, 애도가 다르지 않다는 것을 아는 것입니다. 그래서 펫로스 라는 말을 구태여 사용할 필요가 없어지는 순간이 펫로스에 대한 진정한 이해가 이루어지는 것입니다.

23차시

생명과 삶의 소중함 지각하기(자살)

1. 생명의 소중함과 생명경시풍조

이 시간 강의를 열며 베르테르 효과를 말씀드렸는데 오늘은 여러분이 하나의 미디어라고 가정을 해보시면 좋겠습니다. 자살의 사건이 생겼습니다. 여러분이 이 내용을 다른 사람에게 매개하는 미디어입니다. 이후로의 자살의 가능성이 늘어갈지 줄어들지가 여러분이 중간 매개를 어떻게 하였느냐에 달려 있습니다.

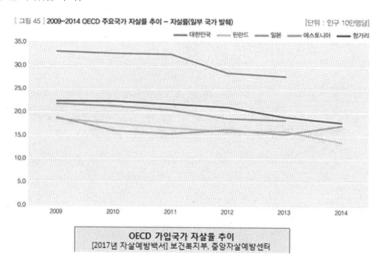

[그림 45] 2009-2014 OECD 주요국가 자살률 추이 - 자살률(일부 국가 발췌)　　　[단위 : 인구 10만명당]

OECD 가입국가 자살률 추이
[2017년 자살예방백서] 보건복지부, 중앙자살예방센터

1) 자살 현황

우리나라는 OECD 주요회원국 중에서 2003년부터 자살률 1위를 보였고 안타깝게도 지금까지 계속 1위를 벗어나지 못하고 있습니다. 1위를 벗어나지 못한다는 표현 자체가 얼마나 어이가 없습니까. 그렇다고 자살률이 마냥 상승곡선을 타고 있는 것은 아닙니다. 2011년 이후로는 점차 누그러지고 있기는 합니다. 그럼에도 불구하고 아직 다른 회원국과 상당한 격차로, OECD 국가 평균보다 약 2배 정도 되게 자살률이 높은 편입니다.

2) 우리나라 자살률이 높은 이유

자살률을 살펴보면 우리나라가 항상 자살률이 높았던 것은 아닙니다. 1998년에 반짝, 그리고 2001~2003년 정도에 가파르게 상승하고 2005, 2006년에 주춤하더니 다시 계속 상승한 것을 볼 수 있습니다. 많은 이들이 우리나라의 자살률 상승을 IMF 위기와 같은 경제적인 부분으로 언급하는데 우리나라 IMF는 1997년에 시작되어 2001년에 상환되었습니다.

왜 우리나라는 이렇게 자살률이 높을까요? 원래부터 높았을까요?

자살률 증가를 단순히 개인의 우울증 문제나 청년실업, 노령화와 같은 문제들 중 어느 한 가지로 결론지을 수는 없습니다. 여러 가지 문제가 복합적으로 상호작용하여 자살률이 증가합니다.

자살률은 IMF를 기점으로 단순히 경제적인 것만은 아닌 다양한 사회적인 혼란과 관련하여 상승하였다고 생각해야겠습니다. 막상 IMF 경제위기 시기가 아니라 IMF 경제위기가 정리된 이후로 자살률이 증가하였다는 것은, 자살률 상승이 IMF 경제위기 때문이라고 단순하게 정리하는 것이 타당하지 않음을 보여줍니다. 사람들이 한창 어려울 때에는 몸이 고된 줄 모르다가 어려움이 좀 지나고 나서야 비로소 자기 몸이 힘들다는 것을 자각하는 경우가 많듯이, 경제적인 혼란의 절정기보다는 조금 지나거나 마무리가 된 이후로 겪게 되는 공허감 등의 사회적인 혼란이 자살을 증가시켰을 가능성을 시사합니다.

통계에 따른 객관적인 접근보다 더 중요하게 고려할 점은 바로 무관심과 생명경시풍조입니다. 우리나라는 전통적으로 주위를 살피고 함께 잘 살아가려는 문화가 이어져왔습니다. 이는 가정과 사회 모두에서 공통적이었습니다. 그런데 사회가 변해가면서 가정 안에서도 가족 성원간의 교류가 충분히 이루어지지 않고 있습니다. 이웃사촌이란 말은 이제 옛말이 되었습니다. 개인주의적인 경향이 높아지면서 주변의 일에 직접적으로 나서는 일이 적어졌습니다. 이러한 문화는 개인에게 우울과 자살의 위험이 높을 때 도움을 받는 시기를 늦추거나 기회를 놓치게 합니다. 개인주의는 아이러니하게도 개인을 보호하는 데에 더 불리합니다. 예전에는 서로가 서로를 지켜주었습니다. 그래서 보다 안전했습니다. 그런데 이제는 혼자서 자신을 지켜야 합니다. 그래서 외롭고 더 불안합니다. 생명경시풍조는 생각해보면 복잡합니다. 자신을 귀하게 여긴다면 생명경시풍조가 생겨날 가능성이 적어보입니다.

3) 자살과 생명경시풍조

그런데 생명경시풍조가 왜 생기는 것일까요? 그것은 자신과 타인을 동일한 자격의 인간으로 취급하지 않는 경향성을 반영하는 것입니다. 이것은 방금 설명 드린 자기 보호의 불리함을 그대로 갖습니다. 그래서 생명경시풍조는 결과적으로 자신의 생명이 존중받고 보호받는 데에 불리합니다. 그런데도 불구하고 생명경시풍조가 지속되거나 점점 심해지는 이유는 무엇일까요? 그중 하나는 생명경시풍조에 일종의 분노가 표출되고 있다는 점입니다. 혐오와 배제가 비슷한 심리 과정에 의합니다. 자신이 제대로 존중받고 있지 않다는 억울함과 분노가 쌓여서 다양한 방식으로 표출될 수 있는데 그 중 하나가 생명경시풍조라고 볼 수 있는 것입니다. 이렇게 설명을 하다가 보면 확실히 자신의 생명과 가치를 충분히 인정받고 대우받는 것이 타인에 대한 배려와 관심 또한 생명존중의 자세로 나아갈 수 있게 한다는 점을 알게 됩니다.

사회가 점차 인간을 존재론적 가치로 부여하지 않고 목표를 이루기 위한 기계적인 수단으로 사용하려고 한다면 인간은 가치를 잃어가고 생명과 인권은 당연히 무시됩니다. 우리 사회가 그에 대한 대가를 사회 전반에서 치렀으며 자살 문제에 있어서도 마찬가지입니다. 이제 우리 모두가 이 부분에 관심을 가지고 개인뿐만 아니라 사회의 변화를 위해 함께 노력해야 할 때입니다.

2. 우리사회 자살문제의 현주소(심각성, 원인과 특성 등)

자살예방을 위한 다양한 자료들이 있는데 오늘은 그중 꼭 기억했으면 하는 몇 가지를 함께 이야기해보려고 합니다.

1) 자살의 대상

자살에 있어서 어느 연령이라고 중요하고 중요하지 않고를 나눌 수 있겠습니까. 모든 생명이 소중하듯 모든 연령의 대상이 다 중요합니다. 그런데 대표적으로 두 대상을 좀 더 신경을 써주시면 좋겠습니다.

첫째는 청소년입니다. 우리나라 사망률 원인 중에서 자살은 다섯 번째를 차지합니다. 그런데 10, 20, 30대의 대상에서는 자살이 사망의 첫 번째 원인입니다. 참고로 우리나라 사망률 4대 원인은 암, 심장 질환, 뇌혈관 질환, 폐렴입니다. 즉 10대에서 30대의 경우 자살로 사망하게 되는 숫자가 이러한 원인들보다 높다는 것입니다. 말씀드린 대로 20대도 있고 30대도 있습니다. 동시에 우리의 꿈나무 10대의 자살 위험에 대해서 심각하게 생각해주시기 바랍니다. 교사 대상으로 한 자살 예방 교육에서 한 교사가 자기 학교에는 자살 학생이 없었기 때문에 뉴스에서 말하는 내용은 거짓으로 여겼다는 말을 했습니다. 이렇듯, 우리가 실제로 경험하지 않으면 못 느끼기도 하고, 또 실제 일어나고 있어도 쉬쉬하는 분위기 속에서 지나쳐버린 경우도 있다는 점을 인정해야 합니다.

최근 들어서는 자해 문제도 주요한 관심이 됩니다. 자해 시도와 자살 시도는 항상 연결되지 않습니다. 어떤 자해는 아이러니하게도 죽기 위해서 하는 것이 아니라 살아있음을 확인하기 위해서 합니다. 즉 피를 보며 흥분과 자극을 얻기 위해서 하는 것입니다. 순간의 감정을 억누르지 못해 그것을 자해로 표출하는 것입니다. 하지만 자살과 무관한 자해 시도라도 항상 안전할 수는 없을 것입니다. 실제로 청소년의 충동 행동은 원래 죽으려는 의도는 아니었으나 그 시도가 과해서 죽음에 이르게 되는 사례도 있습니다. 그러므로 엄밀하게는 차이가 난다고 해도 이들 모두 안전을 필요로 한다는 면에서 공통적인 관심을 가져야 합니다.

두 번째로, 노인에 대해서 좀 더 관심을 가져야겠습니다. 노인 인구가 상대적으로 증가하기도 하지만 이와 무관하게 노인 자살률이 늘어나기도 합니다. 고독사 문제가 사회 문제로 대두되고 있음은 잘 아실 텐데, 주요 대상이 노인입니다. 노인은 건강 상태가 상대적으로 좋지 못하여 자살시도에서 사망에 이를 가능성이 높습니다.

3. 자살위험 신호파악, 그리고 도움주기

여러분은 생명지킴이(Gatekeeper)라는 말을 들어보셨나요? 생명지킴이는 다른 식으로 번역되기도 하지만 전문가가 아니어도 자살을 예방하는 활동을 같이하는 사람을 말합니다. 여기서는 편의상 생명지킴이를 두 종류로 설명을 드리겠는데, 일반적으로는 이렇게 구분하여 설명되지는 않습니다.

첫째는 불조심하고 화재 신고하는 수준으로서의 생명지킴이입니다. 이들은 주변에서 자살에 대한 잘못된 인식이나 생명경시풍조를 볼 때 이를 바로잡기 위해 노력합니다. 그리고 주변에서 누군가가 자살의 생각이나 충동을 가지고 있는지 살피고 이를 발견하면 이에 대한 초기 대응만을 담당합니다. 이 정도의 생명지킴이는 대한민국 국민이라면 누구나 되어야 하리라 생각합니다.

둘째는 응급처리를 담당하는 수준으로서의 생명지킴이입니다. 주변에서 자살의 위험을 감지하였을 때 화재 신고 수준이 아니라 직접 그를 돕되, 전문적인 도움을 지속적으로 주는 것이 아니라 초기의 응급처치를 담당하는 것입니다. 비록 응급처치의 대응이지만 어떤 이에게는 심폐소생술 수준이 되어 생명의 은인이 될 수도 있는 것입니다.

1) 자살위험 신호 파악

앞서서 화재 신고로 생명지킴이의 기능을 설명 드렸는데 불이 난 것은 냄새로 확인하고 눈으로 확인하여 신고를 하는 것이지요. 그렇다면 누가 자살 생각이 있는지는 어떻게 알 수 있을까요? 가장 확실한 것은 "자살하고 싶다"는 말을 듣는 직접 단서로 알 수 있는데 그런 기회는 흔하지 않습니다. 대개는 자살이라는 주제가 무겁고 어렵고 오해를 살 수 있는 주제라고 말을 꺼내려고 하지 않습니다. 그래서 직접 단서를 확인하기 전에 먼저 간접 단서를 통해서 짐작을 하게 됩니다. 간접 단서는 매우 다양합니다. 평소보다 의욕이 없고 우울한 표정과 태도, 부정적인 말들, 인생에 대한 부정적인 의견, 평소 안 보이던 행동을 하는 것, 떠날 사람처럼 주변을 정리하는 일 등등이 그렇습니다. 가장 흔한 간접 단서는 '예전 같지 않은 것' 입니다.

자살위험신호를 파악하는 것은 이러한 간접 단서를 시작으로 하여 관심을 보이고 말을 걸고 질문을 하여 알아내는 것입니다. 결코 멀찌감치 관찰해서 발견할 수는 없습니다. 그래서 한국자살예방협회에서는 "괜찮니?" 캠페인을 하고 있습니다. 괜찮냐고 말을 거는 것입니다. 예전의 한 공익광고에서는 마침표를 물음표로 바꿔서 말을 걸어보라고 권합니다. 가령 상대가 "외로워."라고 하면 마침표를 물음표로 바꿔서 "외로워?"라고 말을 걸라는 것입니다.

이러한 파악의 절정은 직접 단서를 얻기 위한 결정적인 질문입니다. "자살하고 싶어?"라고 묻는 것입니다. 생명지킴이 교육과 훈련을 받지 못한 사람이 가장 부담스러워하는 부분인데, 동시에 가장 중요한 부분입니다. 자살이 쉽게 다룰 수 없는 이야기라 누구든 쉬쉬하는 경향이 있습니다. 그래서 "자살하고 싶어?"라고 질문해주는 것은 나는 그러한 이야기를 들을 준비가 되어 있음을 표현해주는 것이 됩니다. 그리고 어려운 이야기를 꺼낼 수 있는 기회를 주는 것이기도 합니다. 이러한 확인 질문으로만 위험신호가 제대로 파악됩니다.

2) 자살의 원인

자살위험신호가 파악되고 자살 생각이 있음이 확인되었으면 이제 어떡하면 좋을까요? 우리가 앞서 자살의 충동과 시도는 왜 어떻게 나타나는지 이야기했습니다. 여기서는 좀 더 구체적으로 이야기를 해보겠습니다.

자살에 대한 환상 첫째는 분노의 표출과 관련된 것입니다. 일찍이 프로이트는 우울과 자살을 타인을 향한 분노와 살해 욕구가 자신에게로 쏟아져서 나타나는 현상으로 설명했습니다.누군가 "자살하고 싶다"는 생각을 할 때 실은 누군가에게 분노를 표출하고 싶은 것이 자살이 그것을 실현시켜줄 것이라는 환상을 갖게 된다는 것입니다. 그리고 그 환상이 강할수록 실행할 가능성이 높아진다고도 볼 수 있습니다. 분노의 표출 환상에는 복수(Revenge), 힘의 발휘(Power), 통제(Control), 처벌(Punishment)의 욕구가 포함됩니다.

둘째는 자기 처벌과 관련된 것입니다. 이것도 냉정히는 분노라고 할 수 있는데 앞서 말씀드린 분노와 다른 점은 이것은 처음부터 대상이 자기 자신이었다는 점입니다. 자기 처벌 환상에는 죄 값을 치르거나(Atonement), 희생하거나(Sacrifice), 죄책감을 해소하는 상환(Restitution)의 욕구가 포함됩니다. 예를 들어 어떤 이는 인생에서 크나큰 실수를 하는데 자살이 그 잘못을 상쇄하고 잘못한 대상자에게 용서를 구하는 길이 될 것이라는 환상을 갖습니다. 사실 자살은 그런 역할을 해주지 않습니다. 그래서 환상일 뿐입니다. 그런데도 정말 그럴 것처럼 생각에 몰두하게 되면 위험해지는 것입니다.

셋째는 회피와 관련된 것입니다. 아마도 우울과 자살이라고 하면 가장 쉽게 떠올리는 원인으로서의 환상이 아닌가 싶습니다. 회피 환상에는 도망가거나(Escape), 영원히 자려는(Sleep) 욕구가 포함됩니다. 수능을 치르고 자살을 시도하는 사례에서 이러한 환상이 작용했을 가능성이 있습니다.

마지막으로 넷째는 새출발과 관련된 것입니다. 이는 매우 미묘하고 복합적입니다. 새출발 환상에는 구원(Rescue), 새로 태어남(Rebirth), 죽은 사람과 다시 결합됨(Reunion with the dead), 새로운 생명(New life)의 욕구가 포함됩니다. 기념일 자살(Anniversary suicide)이라는 표현이 있습니다. 사별한 이의 기념일에 맞추어서 남은 이가 자살을 시도하는 경우를 말합니다. 이러한 경우에 새출발 환상이 작용했을 가능성이 있습니다.

누군가가 자살하고 싶다는 마음을 드러내어 이야기를 계속 하고 있는데 여러분이 어떻게 도와주어야 하는지 당황할 수 있습니다. 그 때 먼저 할 일은 잘 듣고 그가 왜 자살하려고 하는지 하는 말을 한 번 정리해주는 것입니다. 방금 말씀 드린 자살의 원인은 이러한 정리에 도움이 됩니다. 대개는 하나의 환상이 아닙니다. 몇 개의 인상적인 환상 내용을 중심으로 정리해주시면 됩니다. 예를 들어 자살을 이야기하는 학생에게 선생님이 이렇게 얘기할 수 있습니다. "네가 자살하고 싶다고 말해서 선생님이 처음에 많이 놀랐다. 네가 왜 자살하고 싶은지 듣고 보니 네가 아버지에게 많이 억울하고 복수하고픈 마음이 있었구나. 그리고 이번에 성적이 나쁘게 나온 것에 대해 무조건 회피하고 싶었구나. 자살이 그런 마음을 이루어줄 거라고 생각했구나. 오죽 괴로우면 그렇게 생각했겠니 그런 마음은 이해가 되는구나." 물론 이 표현은 자살을 예방하기 위한 도움까지는 아니고 상대방을 이해하는 부분까지입니다. 하지만 이해가 도움보다 먼저인 것은 확실합니다.

3) 자살의 과정

자살의 위험을 감지하고 도와주려면 그 사람이 자살의 어느 과정에 있는지를 살펴보아야 한다고 말씀드렸습니다. 여기에서는 그 단계에서 어떤 도움이 필요한지를 같이 말씀드리겠습니다.

첫 번째 단계는 자살 생각이 있지만 실행할 생각은 없는 경우라고 말씀드렸습니다. 이러한 단계에서는 도와주는 여러분도 일단 마음을 놓을 수 있습니다. 하지만 안전이 우선이기 때문에 몇 가지를 확인하고 돕는 것이 좋습니다. 이 경우에는 그가 자살을 실행하지 않게 되는 여러 긍정적인 요인을 확인하고 이를 보강해주시면 좋습니다. 그리고 자살에 대한 생각은 억지로 막지 않고 오히려 편하게 이야기할 기회를 줍니다. 오히려 말을 하면서 감정의 갈등을 해소할 수 있습니다.

두 번째 단계는 자살의 충동이 작용하고 때로는 자살이 계획되기도 하는 단계라고 말씀 드렸습니다. 이 단계는 자신의 안전을 스스로 마냥 장담할 수 없습니다. 자살의 생각이 단순히 생각에만 머무르지 않고 자꾸 실행의 충동으로 작용하며 심지어 하루 내내 작용하기도 합니다. 그렇다고 해도 누구나 다 비상사태는 아닙니다. 개인의 역량을 고려하되 가장 중요한 판단은 안전입니다. 위급할 때 도움을 줄 주요연락망을 알려주어야 합니다. 1577-0199나 129와 같은 국내 자살예방 핫라인 전화번호를 외워두셔서 필요시 알려주시기 바랍니다.

세 번째 단계는 자살이 시도된 단계라고 말씀 드렸습니다. 단 한 번의 시도로 모두 사망에 이르는 것은 아닙니다. 한 사람이 사망에 이를 때 적어도 20여회 이상의 자살 시도가 일어납니다. 그렇다고 방심할 수도 없습니다. 사망에 이른 자살자의 상당수가 첫 시도에서 목숨을 잃었기 때문입니다. 자살 시도는 가장 강력한 자살위험요인입니다. 언제라도 자살의 시도가 다시 이루어질 수 있기 때문에 전문적인 도움이 필요합니다. 주변에 도움을 줄 수 있는 의료기관이나 사회복지시설의 연락처를 알고 계시기 바랍니다.

4. 생명존중과 유가족의 아픔

자살 생존자(Suicide survivor)라는 용어가 있습니다. 이 용어는 자살을 시도하였으나 사망에 이르지 않은 경우를 지칭할 때 사용합니다. 앞서 설명 드린 대로 이러한 분들은 재시도 가능성이 높기 때문에 사후예방의 전문적인 도움이 필요합니다. 그런데 자살 생존자라고 부르는 다른 대상이 있습니다. 바로 자살 유가족입니다. 이 두 대상을 같은 용어 안에서 부르는 이유는 두 대상의 심리적 상태가 동일하기 때문입니다. 자살 시도자와 자살 유가족 모두 심리적 혼란에 쉽게 휩싸이고 자살 시도의 가능성이 높습니다. 그러므로 특별히 배려하여 도와주어야 합니다.

자살 유가족은 지난한 고통의 과정을 지나갑니다. 가까운 사람을 사별한 후에 겪는 심리적인 과정을 일컬어 애도 과정(Mourning process)이라고 부릅니다. 자살 유가족 또한 사별자이기 때문에 애도 과정을 겪습니다. 그런데 보통의 애도 과정과 차이 나는 부분이 있습니다. 예전에는 애도 과정을 정상적인 경우와 병적인 경우로 나누었습니다. 그런데 자살 유가족의 애도 과정은 이 기준에 따르자면 병적인 애도에 가깝습니다. 그렇다면 병적이라는 표현이 부적절하다는 생각을 하게 됩니다. 그래서 특수한 경우 애도의 기간도 길고 그 과정도 복잡하지만 그것을 비정상적으로 판단하지 않기 위해 '병적'이라는 단어를 쓰지 않고 대신 복합성 애도(Complicated grief)라고 부릅니다.

자살 유가족의 사별이 복합성 애도가 되는 이유는 자살이라는 사실 자체가 충격이기 때문이기도 하지만, 자살로 사망했다는 사실을 알리지 않는 문화적 특성이 있기 때문이기도 합니다. 모든 죽음은 엄숙하고 나름의 의미와 가치를 가져야 합니다. 그런데 자살의 죽음은 평가절하되거나 비난받기 쉽습니다. 그래서 유가족들은 자살에 의한 죽음을 알리지 않거나 심지어 죽음 자체를 알리지 않기도 합니다. 그래서 애도를 촉진하는 장례절차도 제대로 갖지 않고 급하게 상황을 수습하는 경우가 많습니다. 이는 유가족에게 또 다른 부담으로 작용하게 됩니다. 사랑하는 가족을 자살로 잃은 충격만 아니라 그 충격을 남들과 나누고 함께 마음 아파할 애도의 기회를 잃으며, 나아가 떠난 이의 마지막을 제대로 마무리해주지 못한 죄책감과 한을 떠안게 됩니다.

하지만 동시에 자살 유가족은 우리에게 보석과 같은 존재들입니다. 고통을 안고 사는 것이 어떤 것인지를 몸소 보여줍니다. 삶이 얼마나 가치 있는 것인지를 누구보다 깊이 이해하는 사람들입니다. 자신과 타인의 삶과 안전에 대해 커다란 관심을 갖는 사람들입니다. 자살 유가족 중에는 자살예방교육 강사로 맹활약을 하고 계신 분들이 있습니다. 우리 교육이 죽음을 통해 삶의 소중함을 일깨우는 교육인데, 자살 유가족은 이러한 교육에 가장 적합한 깨달음을 선사하는 분들입니다. 기회가 되어 주변에 있는 자살 유가족을 알게 되신다면 따뜻한 눈길을 나누며 한 번 악수하거나 안아 주세요. 그리고 어떤 이야기라도 좋으니 그의 이야기를 들어보세요. 우리의 삶에 귀한 선물이 될 것입니다.

5. 자살문제 해결을 위한 제도와 정책, 국민인식개선운동

생명의 전화 등 일부 민간단체가 국가 정책이 있기 전부터 활동해오고 있었지만 인력과 재정을 충당하기 위해서는 국가의 제도 및 정책이 우선되어야 합니다. 높아진 자살률을 정부에서 인지하게 된 후 2004년에 제1차 국가자살예방 5개년 기본계획이 수립되었습니다. 이를 기초로 하여 한국 자살예방협회가 발족되었습니다. 2009년에는 제2차 자살예방종합대책이 수립되었고 2011년이 되어서 자살예방 및 생명존중문화 조성을 위한 법률이 제정되었습니다. 2014년에는 중앙심리부검센터가 설립되었습니다.

이러한 커다란 뼈대에서 전국의 정신건강복지센터 및 자살예방센터와 민간단체의 자살예방활동이 활성화되었습니다. 2017년에는 국정운영 100대과제에 정신건강 및 자살예방이 포함되었습니다. 사회적으로 자살예방에 관한 인식이 향상되고 있고 우리나라의 자살률도 감소되고 있는 추세이기 때문에 지금의 노력이 지속되면 언젠가 OECD 회원국 자살률 1위를 불명예를 벗을 날이 곧 올 것입니다.

다만 이 시점에서 고려해야 할 몇 가지를 말씀드리겠습니다.
첫째, 현재 국가의 자살예방 지원은 다른 국가의 자살예방을 위한 지원과 비교하여 볼 때 턱없이 부족합니다. 사업을 위해서 재원이 필요한 것은 당연한 일이나 마냥 지원금을 높이는 것이 해결책은 아닙니다. 지금까지 십여 년 자살예방활동에 함께하면서 국가사업과 민간사업을 둘 다 지켜봐 왔습니다. 많은 국가사업들이 1년 단위로 구성되어 다음해에 같은 사업이 같은 지원 하에 지속될 수 있을지 장담할 수 없습니다. 그러므로 장단기 안목을 가지고 목표를 위해 꾸준히 사업을 이어갈 전문가들이 계속 사업을 담당할 수 있어야 합니다.
둘째, 세계 어느 나라든 국가 주도만으로 자살예방 사업이 성공적인 곳은 없습니다. 국가의 주도나 지원도 아닌, 처음부터 전적으로 민간에 의해 자발적으로 이루어진 민간 활동이 자살예방의 중추적 역할을 해왔음을 여러 나라의 사례에서 볼 수 있습니다.
말씀 드린 두 가지가 서로 상충됩니다. 자살예방 활동은 재정적 지원이 필수적이나 자살예방 활동이 성공적이냐는 결코 재정에 의해 좌우되지 않습니다. 좀 더 쉽게 설명하자면, 재정이 필요하긴 하지만 그 재정을 가지고 누가 이 활동을 감당하느냐에 따라 활동의 성패가 결정됩니다.

(나가는 말)

이번 학습은 자살예방 활동을 통해 삶의 가치를 생각해보는 시간이었습니다. 실제로 자살 생각을 가지고 삶과 죽음의 기로에서 고민하는 많은 사람들을 만나보면 그들의 고민은 더 잘 살았으면 하는 고민이 상당수입니다. 그래서 죽음의 주제를 가지고 서로 대화를 나누되 이 대화가 삶을 지향하게 되기를 바라게 됩니다. 또한 마찬가지로, 죽고자 하는 것을 통해 살고자 하고 살아내고자 하는 것을 논하는 것이 가능하다는 것을 이 시간을 정리하면서 다시금 되새겨보시기 바랍니다. 감사합니다.

생명존중과 위기 청소년 돕기(자살)

1. 청소년 자살의 실태와 원인

1) 청소년 자살의 실태

우리나라 청소년 자살률은 2016년을 기준으로 10만 명당 7.8명으로 전체 자살률 27.5명과 비교해 보았을 때 높은 편은 아닙니다(통계청, 2017). 그러나 청소년 자살문제를 단편적인 통계로 다른 연령층보다 안전하다고 생각해서는 안 됩니다.

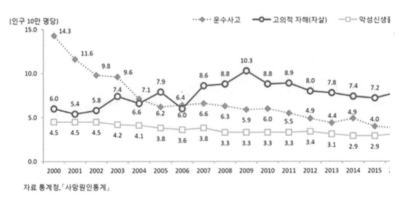

그림 1. 청소년 사망원인(통계청, 2017)

청소년 자살 통계를 자세히 보면, 2016년 9~24세 청소년의 사망 원인은 '고의적 자해(자살)'가 가장 많고, 다음은 '운수 사고', 이어서 '악성 신생물(암)' 순으로 나타나고 있습니다. 그리고 2016년 '운수 사고'로 인한 사망률(4.0% → 3.8%)은 전년보다 감소한 반면, '고의적 자해(자살)' 사망률(7.2% → 7.8%)은 전년보다 증가하였습니다. 2007년 이후 지금까지 청소년의 사망원인 1위는 '고의적 자해(자살)'로서 2009년에 사망률 10.3명으로 최고조로 높았다 조금씩 감소하는 추세를 보이다가 2016년 다시 소폭 증가하였습니다. 또한 2011년 이후 전체 자살률이 꾸준히 줄어드는 가운데 10대 청소년 자살률은 소폭 증가한 것으로 나타났습니다. 자살자 10명 중 5명은 무직이나 학생이었습니다.

통계에 따르면, 남성보다 여성과 청소년이 자살을 생각하는 비율이 높았습니다. 여성 청소년이 자살을 생각하는 비율은 14.9%로 남성 청소년(9.5%)보다 높았습니다. 청소년이 자살을 생각하는 주된 이유는 '학교성적'(40.7%)이었습니다.

경제협력개발기구(OECD) 청소년 자살률(10~24세) 평균 6.5명과 비교하여 우리나라는 9.4명으로 훨씬 높은 수치이며, OECD 31개국의 청소년 자살률이 인구 10만명 당 2000년 7.7명에서 2011년 6.5명으로 감소했지만, 같은 기간 우리나라의 같은 연령대 자살률은 6.4명에서 9.4명으로 47%나 급증했습니다. 그리고 일반적으로 청소년의 자살률이 다른 연령층에 비해 높은 편이 아니라고 해도 시도률은 가장 높습니다(Fremouw, et al., 1990).

2) 청소년 자살의 원인

청소년 자살 원인으로는 우울증, 충동성, 남을 조종하려는 의도, 가족이나 친구들에 대한 보복 등이 대표적입니다(Glaser, 1981). 그리고 대인관계 갈등이나 상실이 자살의 촉발 요인이 됩니다(Gould, et al., 1996, 최영 외인 2010 재인용). 즉 청소년의 자살은 개인적인 기질이나 내면적인 것들이 영향을 미칠 수 있지만 가족이나 친구들과의 관계에서 비롯된 갈등 혹은 상실들이 촉발요인이 되기도 합니다.

그리고 청소년들의 자살은 파악하기가 매우 어렵습니다. 청소년들의 자살이 비의도적이거나 우발적인 죽음으로 분류되기 때문에 청소년기의 자살 행동은 실제보다 적게 보고되고 있으며, 다른 한편으로는 청소년들의 자기 보고 결과는 정신과면담을 통해 밝혀진 자살 시도의 거의 두 배가 됩니다. 그래서 청소년들의 자살 시도와 방법은 전문가들이 알고 있는 개념과 다를 수 있습니다. 청소년 자살의 특징에 대해 간략히 정리하면 표1과 같습니다.

표 1. 청소년 자살의 특징

● 자살 시도율이 가장 높은 시기가 청소년기이다.
● 자기 나름대로의 분명한 자살 동기가 있다.
● 남을 조정하려는 의도, 자신에게 부당하게 대했다고 생각하는 가족이나 친구들에 대한 보복으로 자살하기도 한다.
● 청소년들은 충동성이 강해 순간적으로 자살하는 경우가 많다.
● 정보화세대인 청소년들은 인터넷 자살 사이트 등을 통한 동반자살이나 모방 자살에 관심을 가진다.
● 추락, 투신 등 쉽게 선택할 수 있는 방법을 통한 자살이 늘어나는 추세이다.
● 판타지 소설 등의 영향으로 현실의 고통을 벗어나 가상 세계 혹은 사후 세계에서 문제를 해결하려는 생각을 갖고 있다.

---

2. 청소년 자살의 특징과 원인(장창민 외, 2013)

1) 청소년 자살의 특징이해

청소년들이 경험하는 신체적, 심리적, 사회적 변화는 그 어떤 시기보다 급격하고, 이시기 동안 많은 적응의 어려움은 병리나 문제의 형태로 나타날 수 있습니다. 그중에서 청소년 시기에 발생하는 스트레스는 주로 학교거부나 학교중퇴 등으로 나타나는데, 이러한 현상은 소수 부적응 학생의 문제가 아니라 가족관계의 붕괴와 세대 간의 의사소통 단절, 그리고 전반적인 동기 상의 위기라는 총제적인 위기 현상과 관련되어 나타나게 됩니다.

그러나 청소년들은 성인들보다 좌절 경험이나 감정, 자존심을 위협하는 생각과 같은 고통스런 자기 자각을 견디는 자아 강도가 약해서, 부정적인 심리 상태에서 즉각적으로 벗어나고자하는 욕구가 강렬해 질 수 있기 때문에(신민섭, 1992), 이러한 심리가 충동적인 자살로 이어질 수 있습니다.

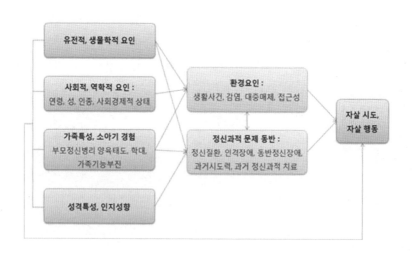

그림 2. 청소년 자살 모델(Bridge 등, 2005)

〈그림 2〉는 청소년의 자살문제는 유전적/생물학적인 요인이나 사회적/역학적인 요인, 가족의 특징, 성격적인 특성들이 기저의 문제가 될 수 있으나 환경문제나 정신과적 문제가 자살 시도와 행동을 촉발할 수 있음을 설명하고 있습니다. 청소년들에게 부모와의 갈등과 학업 문제와 함께 발달적인 특성도 청소년 자살에 영향을 미치고 있습니다. 아동기에서 성인기로 넘어가는 청소년기는 급격한 신체적 변화, 심리, 정서적 변화가 일어나는 시기이며 우울증과 자살행동의 발생률이 증가하는 시기입니다.

2) 청소년 자살의 원인특징

(1) 정신 병리와 자살

청소년기에는 정서적으로 강한 슬픔과 불안을 경험할 수 있으며 또한 권위대상에 대한 비판과 분노, 반항적인 태도를 보일 수 있습니다. 또한 자신에 대한 과대평가와 과소평가를 하며 공상이 많아지고 자기만의 세계로 위축되어 절망감을 보이다가도 금방 의기양양해하며 정열적인 상태를 보이기도 합니다. 이처럼 청소년기의 심리적 변화와 행동양상은 다양한데 이시기에 나타나는 정신증적 문제는 첫째, 신체화 장애 둘째, 강박장애 셋째, 우울증 넷째, 불안장애의 4가지가 대표적입니다(민성길, 2015). 이와 같은 정신증적 문제는 자살문제와 연관성이 있습니다. 그 중에서 자살과 관련하여 중요한 위험요인은 우울증으로 알려져 있습니다. 그러나 청소년들이 경험하는 우울은 이들의 성장과정에서 자연스럽게 경험할 수 있는 것이기 때문에 우울증을 평가하는 것은 매우 어렵습니다. 그렇기 때문에 우울증에서 나타나는 특징들이 발견된다고 해도 만약 일시적이고 정도가 심각하지 않다면 크게 걱정하지 않아도 됩니다. 청소년들의 우울증은 성인 우울증에 비해 극단적인 행동(acting out)이나 과식, 과수면 등으로 나타나는 것이 특징입니다.

(2) 학업문제와 자살

청소년들에게 있어 학교는 가장 큰 스트레스원일 수 있는데 학교는 성적과 모든 과업의 성과가 나타나는 가장 도전적인 곳이기도 합니다. 졸업과 입학이 일정시간동안 반복해서 이루어지고 그때마다 달라지는 환경과 압박감은 청소년들의 스트레스 수준을 높이는 요인이 됩니다. 또한 성적과 관련되어서 많은 과제와 수행평가, 경쟁의식 또한 학교에서 직면할 수 있는 스트레스원이라 할 수 있습니다. 그러나 이러한 성적과 경쟁에 대한 스트레스는 비단 열등생만의 문제가 아니며, 우등생들 역시 겪어야 하는 등수, 성적하락의 불안과 성적 유지의 강박관념 또한 자살의 위기로 청소년들을 몰아넣을 수 있습니다.

입시스트레스와 관련하여 중3병, 고3병, 대4병 등과 같은 용어가 생겨날 정도로 진학과 취업을 앞둔 수험생이 받는 심리적 압박감이 그만큼 사회적 문제가 된지 오래되었습니다. 이와 같이 학업스트레스로 인해 비행행동, 가출, 성비행, 약물사용 등의 최초 경험시기도 빨라지고 있으며, 이러한 스트레스를 적절히 해소하지 못할 경우, 무단결석이나 가출, 약물오남용이나 비행행동 그리고 자살로까지 이어지게 됩니다.

(3) 집단따돌림(왕따)과 자살

학교에서 좋은 성적으로 상위권을 차지하는 만족감도 중요하지만, 친구들에게 왕따를 당한다면 결코 행복해 질 수 없을 것입니다. 대부분의 중·고등학교 학생들에게 있어 친구 사이의 소속감 문제는 매우 중요한 스트레스원으로 작용하고 이는 청소년의 욕구와도 연결되어 있으며 이러한 관계의 실패는 자살로 이어지는 부적응을 초래할 수 있습니다. 또한 청소년기의 또 다른 욕구 중에 이성에 대한 욕구가 있습니다. 이성에게 관심이 생기고 자신이 좋아하는 사람의 주의를 끌기 위한 행동을 하며 그것이 실패할 경우 스트레스를 받게 됩니다.

집단 따돌림은 따돌림의 피해자뿐만 아니라 목격자들에게까지도 심각한 무기력과 우울감, 대인관계의 두려움, 학교생활에 대한 불안 등을 야기

시킬 수 있어 한 인격체로서의 안녕을 위협하게 됩니다. 또한 가해자와 피해자, 방관자로 나눠지는 것이 아니라 가해자가 피해자로 되는 경우도 있으며 피해자 역시 가해자가 되는 경우도 있어 그 누구도 피해갈 수 없는 상황이라고 할 수 있습니다. 청소년의 경우 가정으로부터 학교나 사회로 독립하는 시기이기 때문에 학교에서의 집단따돌림의 문제는 개인에게 더욱 심각하게 받아들여지고 그 스트레스를 견디지 못하고 영원한 해결책으로 자살을 선택하는 돌이킬 수 없는 결과를 초래하기도 합니다.

(4) 모방 자살

모방 자살과 관련하여 가장 유명한 이야기는 18세기 괴테의 〈젊은 베르테르의 슬픔〉과 관련한 이야기일 것입니다. 이 책의 출판 후 유럽 여러 나라의 젊은이들이 베르테르와 유사한 방법으로 자살함으로써 이 사건에서 유래한 모방 자살을 '베르테르 효과'라고 명명하게 되었습니다. 대개 많은 나라에서는 청소년들의 모방 자살이 이어진 후 학교에서 자살예방 교육을 시작하는 계기가 되기도 했습니다. 그만큼 청소년들의 자살은 모방과 같은 주변의 영향을 많이 받습니다.

청소년 모방자살의 영향은 첫째, 가까운 친구의 갑작스러운 자살 이후, 남아있는 친구로서 심한 죄책감에 빠져서 자살 위험이 높아지는 경우와 유명인의 자살(특히 유명 연예인)이후 무망감에 빠져 자살한 연예인과 자신을 동일시하면서 자살 위험이 높아지는 경우가 있습니다. 이러한 모방 자살은 자살이 미화되고, 과장되고, 일반화되면서 암시 효과를 통해 파급효과가 커지게 됩니다. 그 중에서 언론의 보도 형태는 이러한 파급효과에 매우 영향력 있는 견인차 역할을 합니다. 이와 같은 과정을 거치게 되면 이제 자살은 처음 자살로 죽은 사람과 직접적인 교류가 없는 비슷한 연령층, 비슷한 문제유형 등을 가지고 있는 사람들에게까지 쉽게 동일시되면서 시간적, 공간적, 지역적인 제약을 넘어서 영향을 미치게 됩니다. 그리고 이러한 영향에 가장 취약한 청소년들이 가장 큰 사회적 희생양이 됩니다.

3. 학교에서의 청소년 자살의 예방과 역할

자살을 예방할 수 있는 주요한 보호요인들이 있습니다. 그리고 대부분 스트레스에 압도된 청소년들은 언어적, 비언어적인 단서를 주는 경향이 있습니다. 자살을 예방하기 위해서 자살 위험성은 여러 가지 요인들이 얽혀 있다는 것을 유의해야 합니다. 하나의 단서는 큰 의미가 없을 수도 있지만, 이러한 단서들이 여러 개가 되면, 이는 중요한 경고신호로 인식해야 합니다.

자살의 위험성을 줄이고 어려운 상황을 해결하기 위한 개인의 능력을 향상시킬 수 있는 요인을 '자살의 보호요인'이라고 합니다. 아래 표는 청소년을 자살로 이끄는 '위험요인'과 자살을 예방하는 '보호요인'을 함께 제시합니다. 평소에 청소년과 이들을 둘러싼 주변 환경을 잘 관찰함으로써, 청소년의 자살을 예방할 수 있고 학교와 교사는 이러한 보호요인의 역할에 신경 써야 할 것입니다.

표 2. 청소년 자살의 보호 요인과 위험 요인

	보호 요인들	위험 요인들
가족 패턴	• 가족 구성원들 간의 좋은 관계 • 가족으로부터의 지지	• 부모의 정신병리(정서 장애나 기타 정신장애) • 가족 구성원의 알코올과 약물남용, 또는 반사회적 행동 • 자살이나 자실시도에 관한 가족력 • 폭력, 학대적인 가족 • 의사소통이 원활하지 못한 부모, 보호자의 불충분한 양육 • 긴장과 공격성을 동반한 부모, 보호자의 빈번한 갈등과 양육 • 부모/보호자의 이혼, 별거 또는 사망과 지나치게 높은/낮은 기대수준
	• 좋은 대인관계 기술 • 자기 자신과 자신의 상황, 성취에 대한 자신감 • 어려운 일이 발생 했을 때(예: 학업, 또래관계 등)	• 불안정한 기분 • 분노 또는 공격적 행동 • 반사회적 행동 • 극단적인 행동(acting-out) • 강한 충동성

인지방식과 성격	도움을 청함 · 중요한 결정을 내려야 할 때 조언을 구함 · 다른 사람의 경험과 해결책을 잘 받아들임 · 새로운 지식을 잘 수용함	· 성마르고 조급함(irritability) · 경직된 사고와 대처방식 · 어려운 상황에서의 문제해결 능력이 저하됨 · 현실감각 저하 · 환상에 대한 집착 · 무가치감과 과대망상적 환상이 번갈아 나타남 · 쉽게 실망감을 느낌 · 불안, 특히 가벼운 신체적 불편이나 작은 실망을 느낄 때에도 나타남 · 독선 · 내적인 열등감과 불확실감: 표면적으로는 학교 친구들, 부모와 다른 성인들에 대한 과도한 우월 의식, 거부감, 또는 도발적인 행동으로 가장됨 · 성 정체감이나 성적 성향(sexual orientation)의 불확실감 · 부모, 다른 성인들, 그리고 친구들과 양가적 관계
문화적, 사회 인구학적 요인	· 사회적 통합(예: 종교, 스포츠, 동아리 등의 활동에 참여) · 학교 친구들과 좋은 관계 · 교사를 비롯한 어른들과 좋은 관계 · 주위 사람들로부터의 지지	· 가족의 낮은 사회경제적 지위 · 불충분한 교육 · 실업

1) 청소년 자살의 예방

학교의 위기 상황이 모두 그렇겠지만, 특히 자살은 사전 예방이 절대적으로 중요합니다. 예방에서 가장 중요한 것은 자살로까지 이르지 않도록 (1) 정신적인 건강과 회복력을 통해 안정과 균형을 유지하는 것과 (2) 자살 행동이 발생하기 전에 위험성을 조기에 발견하는 것입니다. 따라서 안정과 균형을 유지하기 위해 청소년기의 긍정적인 자존감을 형성하는 것과 정신적인 고통이나 변화와 스트레스를 이해하고 대처할 수 있는 충분한 능력을 기르는 것이 중요하고, 필요한 경우 부모나 학교 등에 도움을 요청하는 방법 또한 아는 것이 좋습니다. 그런 만큼 학교에서는 예방교육이 매우 중요합니다. 다음은 청소년을 위한 학교 자살예방 교육의 개요입니다.

(1) 목적

자살예방을 위해 또래관계에서 관심과 유대감을 향상시켜 학교생활의 적응을 돕고, 청소년들이 보일 수 있는 자살위기 징후에 대해 신속하고 적극적으로 대처함으로써 극단적인 선택으로 이어질 수 있는 자살을 방지합니다.

(2) 전략(목표)

자살예방 전략은 학교, 지역사회 및 보건체계라는 세 가지 영역에서 이루어집니다(Gould, Greenberg, Velting, & Shaffer, 2003). 이 전략들은 자살위기의 발견 및 치료 그리고 위험요소를 감소시키는 것을 목표로 합니다.

(3) 조치 방법

학교에서의 자살예방을 위해서는 우선 전체 교직원의 자살예방 및 정신건강 증진에 대한 역량 강화와 함께 보편적인 개입체계가 구축 되어야 합니다. 그리고 보건교사, 상담교사 등 학교 핵심인력들의 훈련을 통해 자살위기 상황에 대처할 수 있는 기술이 향상되어야 하고 마지막으로 학교는 청소년기 발달의 특성을 고려하여 학생들끼리의 또래 지지체계의 강화가 필요합니다. 일부 학교에서 운영 중인 '또래상담자'나 '생명사랑지킴이' 등은 효과적인 또래 지지체계라고 할 수 있습니다.

(4) 제반 사항

학교에서 실시할 수 있는 자살예방 활동에는 크게 '자살예방 교육'과 '지원체계'가 있습니다. 각각의 구체적인 내용은 아래와 같습니다.

[자살예방 교육]
학생 자존감 증진 및 문제해결 대처능력 신장 등 정신건강 증진 교육 강화
정서 표현의 향상
비행과 폭력의 예방
지원 서비스에 대한 정보 제공

[학교 지원체계]
정기적인 자살 경향성 조사를 통한 고위험군 조기 발견 및 관리
자살 고위험군 학생을 위한 학교-가정-지역사회 연계 지원망 구축(고위험
군 학생의 학교생활과 가정생활에 대한 면밀한 관찰 및 보호자와의 정보
공유가 매우 중요함)
위기 상황 발생 시 신속하고 적극적인 위기 대응을 위한 학교 시스템 구축
(담임교사, 보건교사, 상담교사 등 학교 내 지원망 구축)
필요시 외부 전문가 또는 교육당국 등에 도움을 요청하고 공동 대응(정신
보건전문가, 교육지청 관계자, 사회복지사, 의료인, 종교인 등 외부 지원체
계 구축)
고위험군 학생에 대한 전문적 관리를 위한 지역사회 지원망 구축(정신보건
센터, 경찰서, 소방서 등)
자살사건 발생 시 신속하고 적법한 사후 조치(주변 학생에 대한 심리적 지
지, 자살 전염 방지 노력 등)
학생지도에 대한 상담기록, 주변 학생의 증언 등 학생상담지도 내용을 구
체적으로 기록

2) 청소년 자살의 위기개입

(1) 자살위험성 평가
　자살 위기에 개입하기 위해서는 청소년들의 행동과 인지 및 기분 변화
를 관찰하고 자살위험과의 연관성을 평가함으로써 충분한 대책을 세워야
합니다. [표 3]에는 청소년 자살예방을 위해 부모, 교사, 정신보건전문가들

과 또래들이 알아야 할 경고 증상들을 모아 놓았습니다. 그리고 청소년의 자살이 의심될 때, 즉시 정신건강 전문가에게 의뢰를 해야 합니다. 또한 자살위협은 절대로 무시되어서는 안 되며, 즉각적으로 자살을 시도할 위험이 있는 청소년은 혼자 두어서는 안 됩니다(Edelman & Mandle, 2006).

표 3. 청소년 자살의 위험 증상들

[행동변화]	[인지 및 기분변화]
학업성취에서 예상 밖의 퇴보	절망을 표현함
위험한 행동의 증가	분노가 증가함
사고 발생률의 증가	기분이 급격히 변화함
물질사용 및 남용	수면장애
자신, 타인 혹은 동물에 대한 물리적 폭력	죽음에 대한 몰입
식욕저하	집중곤란
가족이나 또래집단으로부터의 소외	중요한 사망에 관한 애도
개인 물건을 정리함	소리를 듣거나 사물 혹은 사람을 봄
자살의 내용을 담은 메모나 편지, 수필 혹은 시를 적음	새로운 종교나 유사종교에 심취함
죽음에 대한 몰입	
무단결석	
타인을 괴롭히거나 또는 괴롭힘을 당함	

(2) 대처능력 향상

학생들의 자살 위험성을 평가하고 효과적으로 대처하기 위해서 교직원들의 참여와 훈련은 필수적입니다. 그리고 위험성이 발견된 학생들과 효과적으로 대화하기 위한 의사소통 훈련과 이들을 도울 수 있는 방법과 기관들과 이용할 수 있는 서비스에 대한 학습도 이루어져야 합니다. 그리고 학교상황에 맞는 자살예방 매뉴얼의 개발과 임무를 숙지하고 있어야 합니다.

(3) 자살 도구의 제거

청소년들을 자살로부터 구하기 위해서 학교, 집, 기타 장소에서 이용될 수 있는 칼, 약물, 화기, 폭발물, 기타 위험한 물건들을 감시하고 관리 및 제거를 해야 합니다. 그러나 이러한 자살 도구의 제거는 일시적인 대책이기 때문에, 심리적인 지지나 전문기관에의 의뢰와 같은 대책이 함께 마련되어야 합니다.

(4) 학부모의 도움요청

자살위험성이 있는 청소년을 관리한다는 것은 교직원의 역할만으로는 충분하지 않을 수도 있습니다. 때로는 부모에게 알려서 지속적인 관심과 보호가 필요한 경우도 있습니다. 그러므로 학교에서는 학부모들을 위한 자살예방 교육을 제공하고 학부모들의 역할을 학습시키며 가정통신문 등의 자료를 배포하여 자살예방과 위기개입을 위한 정보를 함께 공유하여 교직원 및 부모의 역할과 지원 가능한 서비스에 대해 알려주는 것이 좋습니다.

(5) 전문기관의 협조

자살 위험성이 평가된 후 정신보건전문가의 도움이나 응급상황에 의한 직접적인 개입이 필요한 경우가 있습니다. 자살위기 개입이 효과적이기 위해서는 전문기관의 필요성과 서비스에 대해 학생들에게 평소 소개가 되어 있는 것이 좋습니다. 전문기관의 도움은 학생들보다도 교직원들에게 더 절실할 때가 많습니다. 그리고 전문기관의 협조가 효과적이기 위해서는 평소 학교와 전문기관과의 협력과 함께 위기관리팀이 구성되어있는 것이 좋습니다.

3) 청소년 자살의 사후관리

교내에서 자살을 시도했거나 자살이 일어났을 때, 추가 자살(cluster of suicide)을 막기 위해서 학교는 교직원, 학생들, 가족에게 이 사실을 어떻게 알리고 대처할 것인지 미리 응급 계획을 세워놓아야 하며 자살의 전염성을 조심해야 합니다.

자살문제에 대한 사후관리를 위해서 자살이 학교에 미칠 수 있는 특성들에 대해 이해하고 있는 것이 도움이 될 것입니다. 첫째, 학생이나 교직원의 사망은 학교 대다수 구성원에게 장기적인 영향을 미칠 수 있습니다. 둘째, 학교가 받는 충격의 정도는 학교가 어떻게 대처하는가에 따라 크게 영향을 받습니다. 셋째, 자살과 자해 경험이 있는 학생들이나 평소 문제를 가지고 있던 학생들은 자살한 사람과 밀접한 관련이 있든 없든 간에 이 시기에 특히 상처를 받을 수 있습니다.

위와 같은 상황을 고려하여 학교는 첫째, 즉각적으로 실행 가능한 위기관리 계획을 준비하고 있어야 합니다. 둘째, 공동체 안의 슬픔에 대해 대처를 해야 합니다. 셋째, 구성원들이 느끼고 있을 자기반성을 다루고 자살 전염의 가능성을 파악합니다.

(1) 위기관리 계획

위기관리 계획을 통해 학교는 위기에 대한 반응을 조절할 수 있게 되고, 교직원의 혼란과 스트레스를 피하게 해 주고, 학교에 시의적절한 전문적 도움이 주어질 수 있도록 할 수 있게 된다. 위기관리 계획은 문제가 발생했을 때 즉각적으로 실행되어야 하고, 자문을 통해 최선의 계획을 수립해야 합니다. 그리고 모든 교직원에게 수립된 계획을 알리고, 학교는 이용 가능한 교육부 또는 교육청 등의 정책과 지역사회의 이용 가능한 서비스에 대해 알아보고, 위기관리팀을 구성합니다. 그리고 자살 위기관리 계획은 다음과 같은 내용을 다루어야 합니다.

일어난 자살에 대해 학생들과 토론하기
자살 전염의 예방과 가능성 파악하기
위험에 처한 학생과 교직원 확인하기
부모에게 알리고 함께 작업하기
추도 서비스 또는 추도활동에 학교 참여하기

(2) 위기관리팀의 구성

자살위기를 관리하기 위하여 학교의 상황을 잘 파악하고 있고 자원의 할당과 학교 내외의 서비스 연계를 확실하게 할 수 있는 권위 있는 선임직원을 책임자로 선출하여 위기관리팀을 구성합니다. 위기관리팀원으로는 상담교사, 보건교사, 학교 사회복지사 등 평소 교내에서 학생들의 복지와 상담 및 관리의 역할을 담당했던 직원을 포함합니다. 또한 위기관리 팀은 사건 이전에 구성되어 있어야하며, 위기와 관련한 교육이나 훈련에 참여하여 위기관리 지침과 법적 요구에 친숙해져야 합니다. 그리고 위기관리팀은 첫째, 교직원, 학생 및 공동체와의 자문을 통한 위기관리 계획을 개발 및 검토하고, 둘째, 모든 직원에게 입문 수준의 위기개입 훈련 등을 실시하며, 셋째, 위기관리 계획의 실행을 감독하고, 넷째, 학교에 대한 외부 관련기관과의 협력 및 의사소통을 하고, 다섯째, 학생과 교직원을 위한 관리 지원과 전문적 상담을 실시하며, 여섯째, 위기관리 계획의 지속적인 검토와 지도를 합니다.

(3) 외부 자원의 활용

자살의 경우, 상담, 평가 그리고 후속조치를 제공하는 정신건강서비스나 청소년 건강 서비스들이 요구되고 권고되어야 합니다. 학교가 받아들일 도움과 서비스 제공이 사전에 위기관리 계획에서 정의되어야 합니다. 그리고 학교의 위기관리 계획을 개발하거나 검토할 때 위기관리팀은 첫째, 외부기관과 서비스 제공자의 역할과 책임의 영역을 명확하게 하고, 둘째, 모든 외부 지원인력(예: 자살예방전문가, 정신보건전문가, 종교인 등)은 자살에 대한 후속 조치를 확실히 이해해야 하며, 셋째, 서비스 제공자와 학교의 지속적인 의사소통과 상담계획을 수립해야 합니다.

(4) 사후관리의 목적

사후관리는 자살에 관한 감정의 표현을 촉진하는 것과 죽음을 미화하지 않도록 하는 것을 목적으로 합니다. 이와 관련한 전략은 다음과 같습니다.

문제가 있거나 잠재적으로 자살이 가능한 학생을 확인하고 적절한 지원을 제공한다.

학생과 교직원이 자살이 발생하는 이유를 이해하도록 돕는다.

자살에 대한 정확한 정보와 토론을 위한 기회를 제공한다.

학생들이 자신의 정서적 반응과 행동 반응을 이해하도록 돕기 위한 정신교육적 학급활동을 지도한다.

편지 쓰기 또는 장례식 참석 등과 같은 위로의 표현에서 적절한 참여를 촉진한다.

고인을 기억하는 장소를 만들거나 조기 게양과 같은 행동, 그리고 다양한 소문 등과 같은 행동으로 죽음을 미화시키는 것을 방지한다. 자살은 하나의 선택이지만 보다 좋은 선택이 많음을 강조한다.

자살로 인한 주변 사람들의 아픔에 대해서 알려준다.

자살과 관련해 도움을 받을 수 있는 서비스에 대해 알려준다.

(5) 사후관리 활동

자살에 의해 영향을 받는 많은 사람들에 대한 지원과 전문적인 상담의 조항은 사후관리 활동의 중요한 요소 중 하나입니다. 잘 준비된 사후관리 계획을 통해 학교는 다음과 같은 사항을 실행할 수 있게 됩니다.

지원과 상담을 위해 즉각적인 기회를 제공한다.

학생과 직원 모두의 욕구에 응답한다.

지역 공동체 및 종교단체와 그들의 요구, 훈련 또는 신념체계에 관해 적절하게 협력을 유지한다.

영향을 가장 많이 받은 사람들을 위한 장기적 지원을 제공한다.

집단작업과 마찬가지로, 필요하다면 일대일 지원을 제공한다.

(6) 유가족 관리

한 학교에서 자살문제가 발생한다면, 이성 친구, 친한 친구 그리고 같은 반 친구들이 가장 큰 영향을 받게 됩니다. 또한 죽기 전 마지막으로 만났던 친구나 죽은 친구의 마지막 메시지라고 생각할 만한 것을 알고 있다고 생각하는 친구 그리고 죽기 전에 죽은 친구와 갈등을 겪었던 친구들은 더 위험할 수 있으며 친구의 죽음 이후 스스로 변화가 생겼다고 호소하는 친구들이나 사건 후에 학교에 결석을 하거나 조퇴하는 친구들 그리고 직접적인 관련은 없으나 자살문제를 겪고 있었던 친구들도 관리가 필요합니다. 이 밖에도 방과 후 주로 혼자 있는 시간이 많은 학생, 친구가 별로 없는 학생, 가족 내 갈등과 같은 문제가 있는 학생 그리고 최근에 전학을 와서 친구가 별로 없는 학생, 그리고 최근에 징계를 받은 학생들한테도 주의를 기울여야 합니다.

이때 24시간 전화 상담을 받을 수 있는 상담번호를 알려주거나 학교 및 지역 내 도움을 받을 수 있는 기관을 알려주어야 합니다. 그리고 단순히 전화번호를 알려주기보다는 이와 같은 기관을 통해서 어떤 도움을 받을 수 있고 어떻게 이용하는지 이용방법에 대해 구체적으로 알려주는 것이 중요하고, 이러한 기관을 통해 도움을 받는 것이 이상한 일이 아니라는 사실도 설명해줘야 합니다. 그리고 학교에서는 가정통신문을 통해 부모들에게도 알리고 부모의 역할에 대해서 안내하는 것도 도움이 됩니다.

표 4. 자살사고를 가진 청소년을 위한 조언(Elliot와 Smiga, 2006)

- 당신이 걱정하고 있음을 이야기하라.
- 전문가의 도움을 받을 수 있도록 조언하라 : 자살예방 상담전화, 병원 응급실, 응급관리센터 등.
- 자살하지 않을 것이며 도움을 받을 것이라는 계약을 하라.
- 자살에 대해서 비밀을 지킬 것이라는 맹세를 하지 마라
- 홀로 남겨두지 마라.
- 대책 없이 해결될 것이라고 가정하지 마라.
- 무슨 말을 하던 충격을 받지 마라.
- 도덕적, 종교적, 윤리적인 논쟁을 하지 마라.
- 도전적이나 모험적인 언어를 사용하지 마라.
- 자살 계획에 대한 정보를 다른 사람과 공유하라.

---

4) 위기의 청소년 돕기

다음은 자살 위기에 있는 청소년(준호)을 돕는 사례입니다. 여기서 돕는 이(민정)는 친구 혹은 선생일 수 있으며 표현은 대상에 따라 적절히 변형하여 사용하시면 됩니다. 처음에는 준호 혹은 민정이 역할을 각각 따라하면서 위기의 청소년의 마음을 이해하고, 돕는 이의 역할에 대해 느껴봅니다. 다음에는 각자 각색해가면서 위기 상황에 개입하는 역할에 익숙해 질 수 있도록 연습하도록 합니다.

[1. 관계 맺기]
상담자는 내담자를 비평없이 수용하고 자신의 이야기를 허용하는 것이 중요합니다.
민정 (걱정하는 모습으로) 준호야, 요즘에 힘드니? 수업 시간에 집중도 못 하는 것 같고 혼자 다니는 거 같아서.
준호 (귀찮다는 듯이) 아무 일도 아니야.
민정 (조심스러운 듯) 아니~ 나는 그냥 걱정이 되서. 내가 잘못 본거면 미안해. 너, 기분 나쁘게 하려고 했던 것은 아니야.
준호 (냉정한 목소리로) 아니야 됐어.
민정 (침착하고 안정되게) 나는 혹시 니가 무슨 일 있으면 혼자 힘들어하지 않았으면 좋겠어.
준호 (짜증내듯이) 아~ 니가 어떻게 할 수 있는데?

[2. 구체적으로 질문하기]
구체적인 질문을 통해 상담자가 내담자의 문제에 관심이 있다는 것을 보여줘야 합니다.
민정 (안정된 말투로) 준호야, 그래도 힘들 때 함께하는 게 친구잖아. 그냥 모른 척하는 것은 아닌거 같아서 그래
준호 (미안하다는 듯이) 그냥... 요즘 학교고 집이고 다 싫고 답답하고...

(한숨 쉬면서) 휴~ 모르겠어. 그냥 속상하고 슬프고 그래.

민정 (이해하며) 그랬구나. 나는 니가 그렇게 힘들어하는지 몰랐는데... 얘기해줘서 정말 고마워.

준호 (체념하듯이) 그냥~ 사는 게 재미가 없다. 다른 애들은 즐거운 거 같은데 나는 다 싫다.

민정 사는 게 재미 없다고?

준호 (침묵) ...

[3. 위기 평가하기]

상담자의 질문을 통해 자살시도 경력과 그 심각성을 평가할 수 있습니다.

민정 준호야, 혹시 너 죽고 싶다는 생각도 해본 적 있는 거니?

준호 뭐~ 그렇지 뭐.

민정 죽으려고 구체적인 방법을 생각해 본 적도 있는 거야?

준호 그냥 인터넷도 찾아보기도 하고 그런 거지 뭐~

[4. 위기에 개입하기]

내담자가 위기를 언급할 경우 피하지 말고 구체적으로 확인해 봐야 합니다.

민정 준호야, 너 많이 힘들고 심각한가보구나?

준호 그런데 마음대로 시도는 못 해봤어. 그게 내가 용기가 없는 건가...

[5. 강점 발견하기]

위기를 극복하기 위해서는 대안이 필요합니다. 흔히 지금의 상황을 극복할 수 있는 방법이나 사고의 유연성을 줄 수 있습니다.

민정 용기가 없는 게 아니라 난 니가 시도하지 않은 것이 잘 한 거라 생각해.

준호 너 다른 사람한테 말하면 안 돼. 소문나면 학교에서 정말 피곤해진다.

민정 준호야, 그래도 선생님이나 부모님은 알고 계셔야 누구보다도 너 걱정하고 도와줄 분들인데...

준호 부모님 아시면 안 돼. 바쁘신데 나까지 이런 거 알면...

[6. 지지망 연결하기]

상담자는 내담자의 지지체계를 발견하고 자살위기 내담자와 함께할 수 있는 자원을 탐색해야 합니다.

민정 그렇게 부모님 걱정을 하면 니가 잘못 되면 부모님이 더 속상해하실거 같은데?

준호 (농담하듯이) 야, 이젠 니가 알아서 나쁜 짓은 못하겠다.

[7. 이해하기]

상담자는 관계 맺기 이후 내담자를 이해하고 안전한 상태가 되도록 돕습니다.

민정 (진지하게) 준호야, 그렇게 장난치듯이 말하지 말고 진짜로 난 걱정돼서 그래.

준호 니가 이러는데 내가 어떻게 나쁜 짓하겠냐? 야! 나쁜 생각 안 할 테니까 안심해.

민정 정말이지? 나 너 믿어도 되는거지?

준호 누가 이런 내 마음을 이해할까... 하고 생각했었는데, 너와 애기하면서 그래도 니가 내 마음을 이해해 주는구나 하는 생각이 들었어. 너 말대로 친구잖아. 그러니 믿어봐.

[8. 지원하기]

상담자는 내담자의 생각과 감정에 직접적으로 개입하여 도울 수 있어야 합니다.

민정 (안심하고) 그래 다행이다. 당연히 믿지. 그리고 고마워.

준호 (기분이 좋아서) 야, 고맙긴 내가 고맙지.

민정 혹시 필요하면 상담 받아볼래? 내가 같이 가줄게.

준호 그건 내가 생각해보고 너한테 얘기할게.

[9. 자원 동원하기]

위기개입은 혼자서 할 수 있는 것이 아니므로 도움을 줄 수 있는 기관을 소개합니다.

민정 그래. 그렇게 하자. 대신 또 고민 생기면 편하게 얘기해. 알았지? 그리고 편하게 상담 받을 수 있는 곳이 있다고 하던데 너한테 알려줄게. 24시간 전화상담도 하고 온라인 상담도 한다니까 혹시 필요하면 연락해봐.

[자살 위기관리 기관]

자살 및 정신건강 위기 상담전화(정신건강증진센터)	1577-0499
보건복지 콜센터 희망의 전화	117
헬프콜 청소년전화	1388
생명의 전화	1588-9191
생명의 친구들(온라인상담)	www.counselling.or.kr

준호 알았어. 고마워.

[10. 상황 정리하기]

현재 상황을 정리하면서 위기의 종결을 알립니다.

민정 나도 너가 얘기해줘서 고맙고... 많이 걱정했었는데 너가 편해진거 같아 정말 다행이다.

준호 그래. 그래도 얘기하니까 좀 편하다. 고마워.

위의 사례에서 민정이는 준호의 자살위기 상황에 개입하고 있습니다. 위기에 개입할 때에는 막연히 대처하는 것보다는 절차에 따라 개입하는 것이 안전합니다. 그래서 민정이는 자살위기 개입 절차의 핵심이라 할 수 있는 '관계 맺기-평가 및 연결하기-이해와 지원하기' 의 과정을 착실하게 수행

하고 있습니다. 이러한 과정을 통해 민정이는 준호의 자살사고를 유연해지
도록 돕게 되었습니다.

무연(無緣)시대, 더불어 사는 삶을 위한 대안

1. 사회적 위험으로서의 죽음

1) 구사회 위험과 신사회 위험

사회적 위험으로서의 죽음을 이해하기 위해서는 우선 구사회 위험(old social risks)과 신사회 위험(new social risks)에 관한 이해가 필요합니다.

산업화가 진행되면서 질병·실업·산업재해 등이 개인과 가정을 위협하기 시작했습니다. 이를 전통적으로 구사회 위험(old social risks)이라고 부릅니다. 하지만 최근 들어 전 세계적으로 인구 고령화와 가족구조가 변화되면서 구사회적 위험과 구분되는 신사회 위험(new social risks)이 제기되고 있습니다.

신사회 위험이란, 탈산업사회로의 이행에 따른 경제·사회적 변화의 결과로 사람들이 생애 과정에서 새롭게 직면하게 되는 사회적 위험을 말합니다. 구체적으로는 인구·가족구조·성 역할 등의 변화로 인해 여성의 경제활동이 증가하면서 전통적으로 여성이 담당하던 가족 내의 돌봄 기능이 약화되었습니다. 이에 따라 어린이·노인 등에 대한 돌봄을 더는 가족이 해결할 수 없게 되었고, 이제는 이러한 돌봄 기능을 점차 사회 보장의 형태로 해결해야 할 필요성이 증대되었습니다.

2) 신사회 위험으로서의 죽음

전통적으로 관혼상제는 개인과 가족 공동체에 중요한 문제였습니다. 특히 장례와 같이 죽음과 관련된 문제는 가족 공동체가 해결해야 할 돌봄 서비스 중에 하나라고 할 수 있습니다. 하지만 오늘날 1인 가구가 증가하고 가족이 해체되면서 가족의 죽음과 그에 따른 장례의 문제를 가족 공동체가 책임지고 해결하기에는 점차 어려워지고 있습니다. 그 대표적 사례가 '고독사'와 '무연고 사망자'의 증가입니다.

외롭게 살다 홀로 죽음을 맞이하고, 죽은 이후에도 연락할 가족이 없거나, 연고자가 있더라도 오랜 교류 단절, 경제적 어려움 등의 이유로 연고자가 시신 인수를 포기합니다. 무연고 사망자는 장례식장 안치실에서 바로 화장장으로 이동하는 이른바 '직장(直葬)'의 방식으로 처리됩니다. 최소한의 빈소도 마련되지 않고 전통 장례절차도 없습니다. 시신만 화장됩니다. 이처럼 무연고 사망자의 삶의 마지막은 인간의 존엄성을 발견하기란 쉽지 않습니다. 이제는 죽음마저도 개인과 가족 공동체가 대응하지 못하고, 해결할 수 없는 지경에 이르고 있는 것이 오늘날의 현실입니다.

여기서 우리는 구사회 위험을 다시 생각해 봐야 합니다. 사실 '건강'은 개인과 가족 공동체의 문제라고 할 수 있습니다. 하지만 '질병'으로 가족 공동체가 경제적 위험에 빠져 제대로 대응하지 못할 때 국가는 '건강보험'으로 질병이라는 사회적 위험에 대응했습니다. '실업' 역시 어쩌면 개인과 가족 공동체의 문제라고 할 수 있겠지만 실업에 따른 소득감소로 가족 공동체가 경제적 위험에 빠질 때 국가는 '고용보험'으로 실업이라는 사회적 위험에 개입했습니다. 그뿐만 아니라 최근 들어서는 가족의 돌봄 문제, 예컨대 '치매 노인 돌봄' 등의 '신사회 위험' 역시 이제는 '사회서비스' 측면에서 새롭게 대응방안을 마련하고 있는 것이 현실입니다.

그래서 이제는 죽음 또한 이러한 '신사회 위험'으로 인식하고 그 대응방안을 사회보장적 측면에서 모색해야 합니다. 왜냐하면 오늘날 고독사와 무연고 사망자가 증가하고 있는 주된 이유가 가족 공동체가 가족 구성원의 죽음의 문제를 제대로 해결하지 못하고 가족의 시신을 포기하는 등의 경우가 점점 증가해서 무연고 사망자가 사회문제화 되고 있기 때문입니다.

2. 사회적 고립, 고독사와 무연고 사망

1) 1인 가구의 증가와 사회적 고립의 증가

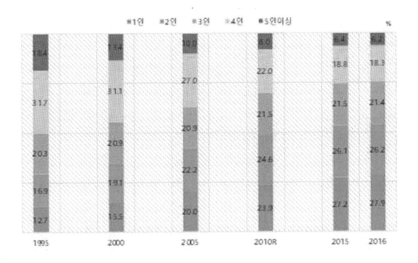

〈표1〉 연도 및 가구원수별 가구 규모(1995~2016)

2017년 통계청에서 발표한 '2016 인구주택총조사'에 따르면 1인 가구는 전 연령대에서 지속해서 증가하는 추세이며, 주된 가구 유형은 1인 가구였습니다. 1인 가구는 540만 가구로 전체 가구의 27.9%를 차지했습니다. 또한 2035년에는 세 가구 중 한 가구(34.3%)가 1인 가구가 될 것으로 예상합니다. 한국 사회에서 1990년 이후 가장 주된 유형의 가구는 4인 가구였습니다. 하지만, 2010년에는 2인 가구, 그리고 2015년 이후로는 1인 가구가 가장 주된 유형의 가구가 되었습니다(통계청, 2017).

〈표2〉 1인 가구 현황

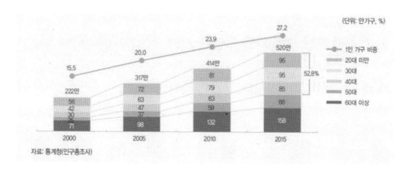

자료: 통계청(인구총조사)

이제 한국 사회는 핵가족사회를 넘어 초핵가족사회로 전환되고 있는 사회적 분위기입니다. 이렇게 초핵가족사회에서 고립된 1인 가구는 멀리 있는 가족에게 도움을 얻기가 현실적으로 어려운 경우가 많습니다. 이런 상황에서 고령자 1인 가구의 증가도 사회적 문제이겠지만 40대와 50대 중장년의 1인 가구가 더 큰 사회문제라고 할 수 있습니다. 왜냐하면 한국 남성들이 이 시기에 실직, 부채 등으로 생애 위험을 겪을 경우 사회보장 서비스가 부족하기 때문입니다.

많은 사람이 1인 가구의 증가를 우려합니다. 하지만 그 자체가 사회적 문제라고 보기는 어렵습니다. 사실은 이로 인한 사회적 고립이 더 큰 문제입니다. 왜 그럴까요? 사회적 고립이 문제인 이유는 단절과 고립이 질병, 음주과다, 영양결핍 등과 같은 '신체적 건강문제'와, 우울증 등 '정신적 건강문제'와 밀접한 관련성이 존재하기 때문입니다. 다시 말해, 회적 관계망 내에서 의미 있는 사람과의 관계단절 등 '객관적 차원의 사회적 고립' 또는 고립의 결과로 인한 외로움과 사회적 지지결여 등 '주관적 차원의 사회적 고립'은 낮은 수준의 삶의 질, 건강악화, 더 나아가 사망률과 연결되면서 결국 평균 수명보다 이른 나이에 외롭게 죽음을 맞이하는 고독사 또는 무연고사에 이르게 되기 때문입니다(이상철, 조준영 2017).

2) 고독사의 이해

① 고독사의 정의

일반적으로 고독사(孤獨死)란, 자택에서 혼자 아무도 돌봐주는 사람이 없이 사망하고, 아무에게도 알려지지 않고 수일이 지난 후 발견되는 경우를 말합니다. 일본에서는 고립사(孤立死)라는 용어와 함께 사용되고 있기도 하고, 고독사는 혈연, 지연 등의 사회적 관계망이 단절된 상황에서 죽음을 맞이한다는 의미로 무연사(無緣死)라는 말로도 통용되고 있습니다. 그러나 '고독사', '고립사', '무연사' 어느 쪽에 대해서도 엄밀하고 구체적인 개념은 정의되어 있지 않습니다(권혁남, 2013).

고독사가 최근 사회적 문제로 인식되는 이유는 홀로 사는 사람이 사회적 관계망의 단절 속에서 살아가다가 홀로 임종기를 거치고 죽음을 맞이하게 되는 일련의 과정을 포함하고 있기 때문입니다. 그래서 '서울시 고독사 실태파악 및 지원방안 연구'에서는 고독사를 다음과 같이 정의하고 있습니다.

> "고독사란 가족, 이웃, 친구 간의 왕래가 거의 없는 상태에서 혼자 살던 사람(독거인, 1인 가구)이 홀로 임종기를 거치고 사망한 후 방치되었다가 발견된 죽음(통상 3일 이후)이다(송인주, 2016)."

하지만, 아직까지 고독사의 정의가 명확하지 않고, 다양한 용어가 거의 유사한 의미로 혼용되고 있습니다. 특히 죽음 이후 발견되기까지의 기간에 대한 문제, 자살의 포함 여부 등에 대한 논의가 계속되고 있습니다. 또한 고독이라는 단어가 일반적으로 사용되는 의미를 고려할 때 '혼자 생활하다가 죽음을 맞이한다.'는 개인적 측면이 아닌 '사회적인 단절과 고립된 상태'라는 사회적 측면을 강조하기 위해 '고독사' 대신 '고립사'를 사용하는 것이 더 적절하다는 의견도 있습니다. 어떤 용어를 사용하는지 여부와 무관하게 고독사와 고립사, 그리고 무연사 모두 사회적으로 고립된 상태에서 홀로 죽음을 맞이하고, 시간이 어느 정도 지난 후에 발견 된다는 공통점을 가지고 있습니다.

② 고독사 사례 및 실태

고독사가 일상화되고 있습니다. 인터넷 포털 뉴스검색을 하다 보면 어렵지 않게 '고독사' 관련 기사를 접하게 됩니다. 언론에 보도된 몇 가지 고독사 관련 사례를 함께 보시겠습니다.

> 2018년 2월 21일, 광주 서구 광천동 한 재건축 예정 아파트 3층 A(64)씨 집 안방에서 A씨가 옆으로 누운 채 숨져있는 것을 마을 반장이 발견했습니다. 숨진 지 열흘가량 지난 것으로 추정되는 시신은 부패가 진행 중이었습니다. A씨는 기초생활보장수급자로 당뇨 등 지병을 앓으며 수년 전부터 가족과 연락을 끊은 채 홀로 지내온 것으로 알려졌습니다(연합뉴스, 2018).
>
> 2018년 6월 19일, 부산 사상구의 한 주택에서 50대 남성이 숨진 지 2개월 만에 백골 상태로 발견됐습니다. 가족·이웃과의 소통을 단절하며 살아온 그는 마지막 순간까지 쓸쓸한 죽음을 맞았습니다. 경찰에 따르면 A씨는 15년 전 이혼해 혼자 살았으며, 최근 뚜렷한 직장 없이 기초생활보장 수급 생계비로 생활해 왔습니다(부산일보, 2018).

이처럼 혼자 외롭게 살다 아무에게도 보살핌을 받지 못한 상태에서 사망하고, 그 후로도 상당기간 방치되는 죽음은 사례에서 보시는 바와 같이 65세 이상 노인의 문제만은 아닙니다. 사회적 고립과 경제적 문제, 질병 등이 결합하면서 혼자 살다가 죽는 중장년이라고 할 수 있는 40세에서 64세 남성의 고독사가 심각하게 나타나고 있습니다.

 특히 2017년 부산에서 고독사가 단기간에 집중되면서 고독사가 사회문제로 급부상하게 되었습니다. 하지만 앞에서 살펴본 바와 같이 고독사의 범위와 기간에 대한 정확한 사회적 합의가 없습니다. 따라서 이에 대한 어떠한 통계수치도 확인할 수 없는 상황입니다. 통계가 없으니 당연히 이에 대한 정부의 정책 또한 구체적일 수 없는 것이 안타깝지만 현재 한국 사회 고독사의 현실입니다.

 지방자치단체 중에서는 부산시에서 고독사 통계를 만들고 있습니다. '친척·친지간 6개월 이상 연락이 두절된 상태에서 숨진 지 3일 이후 발견될 경우'를 고독사로 분류했습니다. 이는 고독사 상황을 파악할 통계조차 없는 상황에서 진일보한 것입니다. 부산시가 고독사 분류를 별도로 시작한 2017년 7월부터 2018년 2월까지 부산에서 발생한 고독사는 45건에 달했습니다(국민일보, 2018).

 ③ 고독사 대책과 한계
 고독사가 사회문제로 인식되면서 '고독사 예방 조례'가 2016년과 2017년 9월까지 무려 70개가 제정되었습니다. 또한 2017년 국회에서도 고독사 예방법안이 발의되기도 했습니다. 이는 지방자치단체와 국회가 고독사 예방 의지를 보여준다는 점에서 의미가 있습니다. 그리고 한국 사회의 고독사의 심각성을 사회가 인식하고 반응하기 시작했다는 방증이라고 볼 수도 있습니다.

 하지만 지방자치단체의 조례 가운데 2017년 8월에 제정된 강동구 조례를 제외하고 조례 대부분은 지원 대상을 "만65세 이상 홀로 사는 노인"으로 한정하고 있습니다. 앞에서 살펴본 바와 같이 KBS 파노라마 분석 결과에 따르면 50대의 고독사의 비율이 가장 높습니다. 그렇다면 이 같은 현실을 제대로 반영했다면, 고독사 위험군인 50대를 포함하는 것이 타당했을 겁니다. 안타깝게도 현재까지 발의된 조례는 65세 이상 노인층에만 집중하고 있어 그 한계가 명확해 보입니다.

또한 2017년 9월 초 부산시가, 그리고 2018년 4월 서울시가 고독사 예방을 위한 종합대책을 발표했습니다. 이렇게 고독사 예방대책 마련을 위해 광역단체를 중심으로 다양한 대책이 나오고 있습니다. 하지만 방안 대부분이 아직 검증되지 않은 것들로, 과연 그 사업의 실효성이 있을지에 대한 의구심이 생길 뿐 아니라, 실제로 예산이 마련되지 않은 경우도 있어 기대 속에 발표되는 '고독사 예방대책'이 제대로 현실에서 효과를 나타내기까지는 큰 노력과 시행착오가 필요한 듯합니다.

3) 무연고 사망자의 이해

앞에서 살펴본 고독사와 함께 자주 등장하는 단어가 '무연고 사망자'입니다. 그래서 사람들은 '고독사'와 '무연고 사망자'를 동일시하는 경향이 있습니다. 그 이유는 언론 보도에서 고독사를 보도하면서 무연고 사망자 통계를 사용하거나 또는 반대로 무연고 사망자 관련 기사를 보도하면서 고독사를 언급하는 경향이 있기 때문입니다. 예를 들면, 2018.2.18.자 중앙일보 기사를 보면 "명절에 더 외롭다… 노인 고독사 '최근 4년간 80%' 급증"이라는 제목의 기사를 확인할 수 있는데 이 기사는 제목과 달리 고독사가 아닌 무연고 사망자 통계를 보도했습니다.

이렇게 언론에서 '무연고 사망자'와 '고독사'를 구분하지 않고 사용하다 보니 일반적으로 두 개의 개념이 같은 것으로 오해하기 쉽습니다.

하지만 두 개의 용어는 명확하게 구분해서 사용하는 것이 바람직합니다. '고독사'의 정의는 앞에서 알아보았으니 지금부터는 '무연고 사망자'의 정의에 대해 알아보겠습니다.

① 무연고 사망자 정의

무연고 사망자의 개념은 '장사 등에 관한 법률'과 보건복지부 장사업무 안내에서 그 개념을 확인할 수 있습니다.

보건복지부 장사업무 안내에서 무연고 사망자란,

① 연고자가 없는 사망자 ② 연고자를 알 수 없는 사망자 ③ 연고자가 있으나 시체 인수를 거부 또는 피하는 등의 사망자를 말합니다(보건복지부, 2017)

여기서 말하는 '연고자'란

'장사 등에 관한 법률' 제2조 제16호에 따라

가. 배우자

나. 자녀

다. 부모

라. 자녀 외의 직계비속

마. 부모 외의 직계존속

바. 형제·자매

사. 사망하기 전에 치료·보호 또는 관리하고 있었던 행정기관 또는 치료·보호기관의 장

아. 시체나 유골을 사실상 관리하는 자 입니다.

그리고 '연고자를 알 수 없는 사망자'란

사망자의 신원이 확보되지 않아 연고자를 알 수 없는 경우를 말합니다. '연고자가 있으나 시체인수를 거부하거나 기피하는 경우'란 사망자의 연고자가 있음에도 연고자가 사회적·경제적·신체적 능력 부족 및 가족관계 단절 등 불가피한 이유로 시체 인수를 하지 않는 경우 등을 말합니다.

이처럼 무연고 사망자의 정의는 고독사와 달리 연고자의 유무 즉, 시신을 인수할 연고자의 유무가 무연고 사망자 여부를 결정하는 기준입니다.

반면, 고독사는 연고자의 유무와 관계없이 어떻게 죽음을 맞이했느냐 즉, '혼자 생활하다가 죽음을 맞이한다.' 라는 사회적 고립이 고독사를 결정하는 기준이라고 할 수 있습니다. 따라서 사회적 관계가 단절된 상태에서 돌아가시고 며칠 후에 발견되신 분의 경우 무연고 사망자가 될 가능성이 높을 수 있습니다. 그렇다고 고독사 한 분이 모두 무연고 사망자는 아니지만 무연고 사망자의 상당수는 병원에서 삶을 마감합니다. 따라서 무연고 사망자가 모두 고독사한 것 또한 아닙니다.

② 무연고 사망자 통계 및 특징

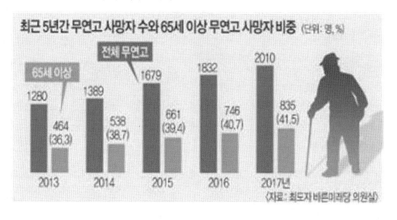

[출처: 매일종교신문(2018.02.19.)]

앞에서도 살펴보았듯이 무연고 사망자는 2013년 1,280명에서 2017년 2,010명으로 매년 증가했고 4년간 57%가 늘어났습니다. 무연고 사망자를 연령별로 보면 65세 이상 노인이 전체의 41.54%이지만 64세 이하는 52.6%로 중장년의 무연고 사망자 비율이 높았습니다. 한편 65세 이상 노인의 경우 2013년 464명에서 2017년 835명으로 지난 4년간 80%나 급증했습니다. 지역별로는 지난해 전국 무연고 사망자 2,010명 중 서울이 516 명으로 가장 많았고 다음으로 경기(399명), 인천(180명), 부산(137명), 대구(116명) 등의 순이었습니다. 또한 남자 무연고 사망자 비율이 여성의 비율보다 약 4배나 높은 비율을 차지했습니다.

무연고 사망자 통계를 살펴보면 몇 가지 특징이 나타납니다. 우선 나이로 볼 때 일반적으로 65세 이상의 노인이 많을 것 같지만 실제로는 64세 이하의 중장년 무연고 사망자 비율이 약 10% 이상 높습니다. 그리고 남성의 비율이 여성보다 월등히 높은 것을 알 수 있습니다.

그렇다면 왜 중장년의 남성이 더 많이 무연고 사망자가 되고 있을까요? 물론 그 이유에 대한 정확한 분석은 되어 있지 않습니다. 하지만 여러 전문가는 이렇게 말합니다. 그 배경에는 20년 전 IMF 외환위기, 산업구조조정, 금융위기, 대량 해고 등이 있다고 합니다. 평범한 가장이

외환위기 때 실직해 이혼한 후 생활이 망가져 노숙자가 되었고, 길에서 혹은 고시원 등에서 죽은 채 발견되는 상황입니다. 그리고는 각자도생의 삶 가운데 버겁게 사는 또 다른 가족은 시신을 인수할 형편이 되지 않아 가족을 무연고 사망자로 보낼 수밖에 없다는 것 입니다. 한 국가의 경제위기가 추락시킨 수많은 가정의 또 다른 모습이 바로 무연고 사망자라는 현실을 우리 사회가 마주하고 있는 겁니다.

또 하나 도대체 남성은 왜 여성보다 더 많이 무연고 사망자가 될까요? 무연고로 사망한 남자에게도 '관계'는 분명 존재했을 겁니다. 하지만 '남자는 경제력이 있어야 한다'는 생각이 관계를 끊어 버렸던 것으로 예상됩니다. 한국 사회가 고도성장을 거치면서 가장의 역할은 경제적 부양으로 더욱 굳어졌습니다. 하지만 경제 위기가 빈번하게 발생하는 시대에 그 책임을 다할 수 있는 사람은 소수에 불과하게 되었습니다. 결국 무연고 사망자는 돈이 가장 중요하다는 인식, 타인과의 관계를 짐으로 만드는 각자도생 풍조, 불안정 고용과 저소득층 증가, 실패 이후 재기를 돕지 못하는 복지시스템 부재 등의 복합적인 이유로 발생했고, 이러한 문제들은 한국 사

회에서 '돈을 벌어야 한다'는 생각 속에 자라온 남자들에게 더 치명적이라고 전문가들은 이야기합니다(성유진 외, 2017).

③ 무연고 사망자 실태 및 사례

일반적으로 사람들이 무연고 사망자에 대해 궁금해 하는 사항 몇 가지에 대해 알아보면 다음과 같습니다.

첫째, 무연고 사망자는 가족이 한 명도 없나요?

사람들은 '무연고 사망자'라는 말을 들었을 때 가족 즉, 연고자가 없는 사람을 떠올리게 되는데 생각해보면 가족이 없는 사람은 없습니다. 앞에서 살펴본 바와 같이 '장사 등에 관한 법률' 제2조 제16호에 규정된 연고자의 범위는 상당히 포괄적이기 때문입니다. 그러므로 일반적으로 무연고 사망자는 연고자를 찾을 수 없거나 또는 연고자가 시신을 위임한 경우가 대부분을 차지합니다. 2017.9.12.자 서울경제신문에는 가족이 확인된 무연고 사망자 비율이 전국 평균 89.7%로 보도되기도 했습니다. 다시 말해 무연고 사망자는 연고자가 없는 것이 아니라 가족들이 있지만, 재정적 어려움 또는 오랜 단절 등의 이유로 가족의 시신을 국가에 위임한 경우가 대부분이라는 의미입니다.

둘째, 사람들이 왜 가족의 시신 인수를 포기할까요?

그 원인을 단정적으로 얘기하기는 어렵지만 현장의 사례들을 통해 추측해보면 이혼이나 경제적 어려움 등으로 수 십 년간 서로 관계를 단절하고 지내 온 경우가 많기 때문입니다. 이런 경우 고인의 시신을 인수하게 되면 그동안 밀려있던 병원비 및 안치료 그리고 장례에 드는 비용까지 절대 적지 않은 비용이 한꺼번에 드는 것이 사실입니다. 그래서 경제적 측면을 비롯해 단절 등의 여러 이유에서 시신의 인수를 하지 못하는 경우가 발생하게 됩니다.

셋째, 가장 안타까운 무연고 사망자 사연이 있다면 어떤 경우일까요?

무연고 사망자의 사연은 모두 안타깝습니다. 그래도 몇 가지 사례를 살펴보면 다음과 같습니다. 동생과 오랫동안 떨어져서 지내던 형이 경제적 어려움으로 동생의 시신 인수를 하지 못했습니다. 그래도 동생의 마지막 가는 길이라도 함께 하려고 했지만, 식당에서 대신 일할 사람을 구하지 못한 형은 동생의 장례에 참여하지 못했습니다. 정말 가족의 장례를 할 시간조차 허락하지 않는 한국 사회의 안타까운 현실이었습니다. 그리고 또 다른 예로 58년생 아버지와 91년생 아들이 동시에 무연고 사망자가 되기도 했습니다. 이들은 무더웠던 여름에 함께 안타까운 선택을 해서 짧은 생을 마감했습니다. 이들에게도 가족은 있었지만 역시 경제적 어려움으로 시신 인수를 하지 않았습니다. 그리고 함께 살았던 쪽방 주민들이, 시장 상인들이 그리고 20년간 함께 삶을 나눴던 사실혼 관계에 있는 사람이 가족이 아니라는 이유로 장례조차 치르지 못하는 안타까운 사연도 있습니다. 가족은 시신 인수를 하지 못했지만 지금 내 곁에 있는 사람이 장례를 하고 싶어도 혈연의 가족이 아니라는 이유로 장례를 할 수 없는 것이 오늘날의 현실입니다.

넷째, 무연고 사망자는 특정 부류에 있는 사람들만의 이야기 아닐까요?

꼭 그렇게만 볼 수는 없는 것이 연령대가 아기부터 20대, 40대에서 7~80대까지 다양합니다. 가슴이 가장 먹먹해지는 경우는 무연고 사망자 아기의 장례입니다. 아기들의 대부분은 베이비 박스에 놓았다가 어린이병원에서 치료받고 몇 개월이 지나지 않아 짧은 생을 마감하게 되는 경우입니다. 어떤 경우는 이름조차 없는 경우도 있습니다.

무연고 사망자는 학력과 직업도 다양합니다. 무연고 사망자 중에는 서울대 출신도 있고, 30년 공무원 생활을 하셨던 분도 있으니 특정 부류의 사람들만의 이야기라고 한정하는 것은 무리가 있습니다.

3. 존엄하게 삶을 마무리할 권리를 위한 사회적 대안

① 어떻게 하면 이런 상황을 해결할 수 있을까요?

앞에서 살펴본 바와 같이 고독사와 무연고 사망자의 증가는 당분간 더 지속될 것으로 예상합니다. 어떤 현상이 나타나서 실제로 표면 위로 드러나는 데까지는 보통 10년에서 20년가량이 걸립니다. 따라서 이러한 경향이 단시일 내에 변화되기는 쉽지 않습니다. 변화의 흐름을 만드는 것이 중요합니다. 이를 위해서는 내 모습을 있는 그대로 보여주고 그것을 존중해 줄 수 있는 공동체가 필요합니다. 물론 당장 쉽지는 않을 수 있습니다. 크게는 돈과 남성 역할에 대한 인식 변화, 실패를 용인하지 않는 사회, 양극화 해소, 공동체 회복 등 비자발적 고자발생(孤獨生)을 양산하는 사회 구조를 바꿔야 합니다. 하지만 무연고 사망자 문제는 한국 사회의 총체적 위기와 얽혀 있어 당장 해결하기 힘든 것이 또한 사실입니다.

천천히 하지만 꾸준히 변화의 흐름을 만들어 가야하며 당장 해결할 수 있는 작은 것부터 시작해야 합니다. 예를 들면, 복지 사각지대에 놓인 중장년층을 위한 정책 부서 신설과 이들을 위한 복지제도 마련, 자치구 중심의 마을 장례서비스 등은 단기간에 도입할 수 있는 방안들이라고 할 수 있습니다.

② 존엄한 삶의 마무리를 위한 공영장례 제도

앞에서 장례와 같이 죽음과 관련된 문제를 이제는 '신사회 위험'의 관점으로 바라볼 필요가 있다고 말씀드렸습니다. 오늘날 장례 절차와 같이 죽음과 관련된 사안을 가족 공동체가 제대로 대응하거나 해결할 수 없다면 국가는 무엇을 해야 할까요? 그냥 개인과 가족의 문제이니 국가는 지켜봐야 할까요? 다양한 정책과 제도를 모색할 수 있겠지만 여기서는 공영장례에 대해 알아보겠습니다.

복지국가의 발전 수준은 국민들의 삶에 있어서 시장 의존성을 얼마나 줄이느냐, 즉 탈상품화(decommodification)의 수준에 의해서 결정된다고 합니다. 탈상품화란, 탈시장화라고도 합니다. 즉, 돈이 없는 사람에게도 소비의 기회를 보장하는 것을 말합니다. 시장을 통해서 복지서비스가 이루어지는 경우 지불 능력이 있는 사람들과 그렇지 못한 사람들 간의 격차가 발생하고, 그것을 통해서 삶의 질에 격차가 발생합니다. 그런 점에서 장례도 복지서비스로 탈상품화 되어야 합니다. 이를 위해서는 사회보장으로서, 공공에서 장례를 지원하는 공영장례 제도가 필요합니다. 여기서 공영장례란, 연고자가 없는 사람도, 재정적으로 어려움이 있는 사람도 장례절차 없이 안치실에서 화장장으로 바로 가는 직장(直葬) 방식이 아닌 최소한 가족과 지인 그리고 사회와 이별할 수 있도록 '시간과 공간'을 공공이 마련해서 최소한의 장례를 보장하는 것이라고 할 수 있습니다.

장례는 죽은 사람의 존엄한 삶의 마무리에 그 기본적 의미가 있다고 할 수 있습니다. 아울러 장례의 또 다른 의미는 다른 가족과 지인들이 돌아가신 분과의 감정을 정리하고 이별하는 시간이기도 합니다. 함께 살아가며 사랑하기도 하고 싸우기도 했던 희로애락의 그 숱한 시간을 회상하며 한편으로는 이해하고 또 다른 편에서는 화해하는 시간이기도 합니다. 그런데 재정적 이유로 장례가 생략된다면 살아 있는 가족에게는 평생 풀지 못하는 숙제가 남게 될지도 모릅니다. 결국 이것이 사회적 불안이 되고 사회적 비용이 될 수도 있습니다.

③ 서로에게 인기척이 필요합니다.

소방관들이 사람을 구하기 위해 불 속으로 들어갈 때는 요란스럽게 소리를 내면서 들어간다고 합니다. 왜냐하면 불 속에 있는 사람에게 지금 구하러 들어가고 있으니 포기하지 말라는 메시지를 전하기 위해서 인기척을 내는 겁니다. 사람이 있다는 인기척입니다. 공영장례 지원은 소방관의 인기척과 같습니다. 홀몸 어르신들에게 그리고 쪽방에 계신 분들에게 또는 기초생활수급자 분들에게 삶을 포기하지 말라고, 더 고립되지 마시라고, 옆에 함께할, 동행할 사람이 있다는 인기척을 알리는 겁니다. 인기척은 당신이 혼자가 아니고, 내가 혼자가 아니고, 우리가 모두 혼자가 아니라는 사실을 확인하고 또 확인해 가는 과정이라고 할 수 있습니다.

간디가 이런 이야기를 했습니다. "사람들이 동물을 어떻게 대하는지를 보면 그 나라가 위대한 나라인지 (아니면 형편없는 나라인지), 그 국민의 도덕 수준이 어떤 수준에 도달했는지 알 수 있다."라고요. 이 말을 이렇게 바꾸고 싶습니다. "죽은 사람을 대하는 태도를 보면 그 사회가 산 사람을 어떻게 대하는지 알 수 있다" 즉, 죽은 사람을 존엄하게 잘 보내는 사회라면 살아 있는 사람의 존엄함을 잘 지켜줄 것입니다.

존엄하게 죽을 권리와 [연명의료결정법]

1. 인간이 인간일 수 있는 가능성, 존엄한 죽음, 좋은 죽음 (Good Death)

> "죽어가는 사람은 곧 살아가는 사람이다.
> 죽어가는 사람은 자주 그들이 마치 이미 죽은 사람인 듯
> 다른 사람으로부터 취급당함에도 불구하고,
> 그들은 죽어가고 있는 한에서 여전히 살아있는 사람"이다.
> – 엘리자베스 퀴블로 로스(Elizabeth Kubler-Ross) –

죽음학자 엘리자베스 퀴블로-로스(Elizabeth Kubler-Ross)는 "죽어가는 사람은 곧 살아가는 사람이다. … 그들은 죽어가고 있는 한에서 여전히 살아있는 사람"이라고 말합니다. 죽어가는 사람을 어떻게 바라보느냐, 즉 죽어가는 환자를 인식하는 태도는 존엄한 죽음과 밀접한 관계가 있습니다. 인간은 죽어가는 존재이면서 동시에 주체적이고 능동적으로 죽음을 맞이하는 존재입니다. 인간은 의미를 추구하는 존재이며 가치를 추구하는 존재입니다. 그래서 인간이 맞이하는 죽음은 그냥 죽음이 아니라 존엄한 죽음, 즉 가치 있고 의미 있는 인간다운 죽음이어야 합니다. 여기에 인간이 인간

일 수 있는 가능성이 있습니다.

만약 여러분에게 죽음의 때가 다가온다면, 어떻게 마무리를 하고 싶으신 가요? 노인복지관 죽음교육 수업에서 만난 어르신들은 한결같이 "내가 살던 집의 내가 덮던 이부자리에서 사랑하는 가족들에게 둘러싸여 사랑과 감사와 용서의 작별인사를 나누며 편안히 죽고 싶다"라고 말씀하십니다.

OECD 국가 중 죽음의 질이 1위인 영국은 2008년에 고령화가 심각해지는데 죽음에 대한 사회적 준비가 부족함을 직시하고 전문가 집단으로 하여금 〈생애말기 돌봄 전략보고서〉를 받고, 좋은 죽음(Good Death)에 대한 개념을 세웠습니다. 영국인들이 보는 좋은 죽음(Good Death)은 1)익숙한 환경에서 2)가족, 친구와 함께 3)존엄과 존경을 유지한 채 4)고통 없이 죽어가는 것으로 정의됩니다.

죽음의 질 1위 영국에서도 죽음의 질 32위 한국에서도 사람들이 소망하는 좋은 죽음은 대동소이해 보입니다. 우리가 소망하는 좋은 죽음, 존엄한 죽음은 참으로 소박합니다. 그러나 이러한 소박한 죽음이 현실적으로 이루어지기가 쉽지 않습니다. 대부분 병원에서 죽어가고 있고, 중환자실에서 수많은 의료기기에 의지한 채 가족들과 떨어진 채 고통과 외로움으로 죽어가고 있기 때문입니다. 이제부터 우리사회의 죽음의 현실을 살펴보도록 하겠습니다.

2. 우리사회의 죽음의 현실, '우리는 어떻게 죽어가는가?'

1) 현대의학의 발달과 무의미한 연명의료의 증가

하버드 의과대학과 보건대학교수 아틀 가완디는 '현대의과학은 인류를 위해 엄청난 일을 했지만, 더불어 풀어야 할 큰 과제를 남겨주었다'고 말합니다. 그것은 "어떻게 죽을 것인가(How to Die)?"입니다. 현대의학의 놀라운 발달은 반대로 죽음이 점점 어려워지는 상황을 초래하고 있습니다. 1960년대부터 발전한 심폐소생술과 인공호흡기 같은 연명 장치는 급성질환으로 생명이 위독한 환자들의 목숨을 구하는 의학 발전의 커다란 성과입니다. 그러나 문제는 이러한 연명장치가 자연스레 임종을 맞아야 할 환자에게까지 널리 적용되면서, 의미 있는 삶을 연장시키기보다 고통 받는 기간을 늘리고 있다는 점입니다. 만약 임종과정에 있는 환자에게 인공호흡기를 꽂아 심장을 지속적으로 뛰게 한다면, 그래서 생명이 연장된다면, 그 사람은 살아있는 걸까요, 아니면 죽은 걸까요? 이러한 질문은 생명경시 풍조를 우려하는 의견과 삶의 질을 강조하는 의견이 상충하는 매우 어려운 질문입니다. 현실적으로 인공호흡기에 의지한 채 수 개월에서 수 년, 그 이상 생명을 유지하기도 합니다.

2) 급격한 고령화와 유병장수 시대 ([OECD 통계로 보는 한국의 보건자료(2018)])

우리는 급격한 고령화와 더불어 유병장수 시대에 살고 있습니다. 전 인구 대비 노인의 인구 비율을 나타내는 고령화 지수가 7%인 고령화 사회에서 20%인 초고령 사회로 넘어가는데 프랑스는 154년이 소요되는데 반해 우리나라는 26년이 걸릴 것으로 예상합니다. 이토록 빠른 고령화는 '수명은 길어지고, 노년인구는 점점 많아지는 사회를 대비할 시간이 너무나 부족하다는 것을 의미합니다. 또한 2016년 우리나라의 기대수명은 82.4세이며, 기대수명과 건강수명과의 차이는 평균적으로 14-20년 정도입니다. 이러한 격차는 수명이 길어졌으나 그 수명의 질이 만성질환으로 고통을 받는 유병장수임을 의미합니다. 이러한 유병기간의 증가는 죽음의 질과 관계가 높습니다. (참고로 건강수명이란 아프지 않고 건강하게 살아가는 기간을 의미합니다.) 그렇다면 실제로 죽음과 관련하여 어떤 변화가 일어나고 있는 걸까요?

3) 죽음의 원인과 죽음의 장소의 변화

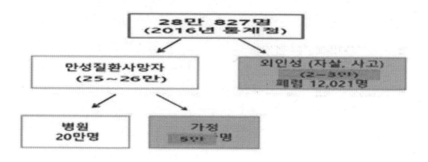

〈2017년도 통계청〉 자료에 의하면, 우리나라 1년 총 사망자는 28만6천 명이며, 이 중 자살이나 사고 등 외인성 원인으로 사망한 5-6만 명을 제외한 22만 명, 즉 10명 중 8, 9명이 만성질환으로 사망하고 있습니다. 또한 만성질환 사망자 10명 중 8, 9명이 집이 아닌 병원에서 사망하고 있습니다. 〈2017년 노인실태조사〉에 의하면, 90% 가량의 노인이 집에서의 임종을 희망하고 있으나, 현실적으로 대부분이 병원에서 사망하고 있습니다. 과거에는 '객사'를 피하기 위해 병원에 있다가도 임종기가 오면 집으로 돌아오곤 했지만, 이제는 집에 있다가도 병원으로 가서 임종을 맞습니다. 이처럼 죽음의 장소가 집에서 병원으로 전환되는 이유는 아파트문화의 발달, 맞벌이로 인한 돌봄의 부재, 집에서의 돌봄이 어려운 상황 등을 들 수 있습니다. 이러한 상황은 만성질환을 앓으면서 병원에서 연명치료로 이어질 가능성이 커진다는 의미이기도 합니다.

4) 죽음의 질 32위

'죽음의 질 지수(Quality of Death Index)'는 완화의료 정책, 즉 임종을 앞둔 환자의 통증과 그 가족의 심리적 고통을 덜어줄 수 있는 의료 시스템에 대해 비교·평가하는 지표입니다. 영국의 시사주간지 이코노미스트지가 발간한 〈죽음의 질〉 보고서에 의하면, 우리나라는 OECD 국가 40개 중 2010년에는 32위, 2015년에는 18위로 평가되었습니다. 참고로 지난 5년 간 14등급이 상향조정 되었는데, 이는 전반적인 의료시스템과 의료보험, 국민연금이 앞으로 완화의료 정책에 긍정적 영향을 줄 것이란 기대에서 나온 결과이며, 정작 중요한 완화의료의 질과 시스템 부문에서는 점수가 낮다고 합니다.

죽음의 질을 평가하는 여러 항목 중 1)전반적인 의료시스템, 2)말기치료의 비용, 3)말기치료의 질, 4)말기치료 이용 편의성을 중심으로 죽음의 질 1위 영국과 비교하여 살펴보면 다음과 같습니다. 1) 전반적인 의료시스템은 영국에 비해 매우 높습니다. 실제로 우리나라의 병원병상, MRI와 CT 등 의료장비 보유대수는 OECD 평균을 훨씬 상회하며 최상위권이라 합니다. 2) 말기치료의 비용을 살펴보면, 한 사람이 평생 써야 할 의료비의 2/3를 회생 가능성이 없는 말기 3개월 동안 사용하며, 그 중 1/2를 임종기 한 달에 사용하는 등 막대한 의료비가 지출되고 있습니다. 3) 말기치료의 질을 살펴보면, 회생가능성이 없는 말기환자 2명 중 1명이 값비싼 CT를 찍고, 3명 중 1명이 항암제를 계속 맞으며, 7명 중 1명이 중환자실에 머물며, 10명 중 1명이 인공호흡기를 꽂고 보내며, 20명 중 1명이 심폐소생술을 받고 있었습니다. 4) 말기치료 이용 편의성을 살펴보면, 호스피스 시설이 턱없이 부족합니다.

우리나라는 환자를 살리거나 치료하는 의료시스템은 매우 발달되어있으나, 반면에 말기나 임종기 등 죽어야 할 때를 위한 의료적 시스템이나 돌봄은 매우 부족합니다. 더 이상 치료가 무의미한 시점에서의 공격적인 처치와 막대한 의료비 지출은 우리사회의 의료 집착적 현실을 반영해 줍니다.

우리나라의 죽음의 질이 이처럼 낮은 현상은 국민이 편안한 임종을 맞을 수 있도록 의료제도를 발전시킨 영국에 반해 의료의 사회문화적 영역을 충분히 고려하지 않고 기술 중심으로 발전시키기만 하고 '전인치료'의 중요성을 간과한 결과라 하겠습니다. 개인에게도 사회적으로도 매우 심각한 사회문제일 수밖에 없습니다. 급격한 고령화를 겪는 우리사회는 죽음의 질을 높이기 위한 관심과 노력을 서둘러 가져야 합니다. 이러한 요청 속에서 [연명의료결정법]이 생겨났습니다.

3. [연명의료결정법] 제정배경 및 안내

1) 제정 배경

(1) 2004년 보라매병원 사건

1997년 발생한 〈보라매병원사건〉은 우리사회에 연명의료 문제를 사회적으로 공론화시킨 첫 사건입니다. 인공호흡기로 연명하던 환자를 가족요청에 따라 퇴원 조치하여 사망에 이르게 하며, 보호자는 살인죄, 의료인은 살인 방조죄로 유죄판결을 받았습니다. 이 사건을 계기로 우리사회에 임종기환자의 연명의료 결정을 관행적으로 실시하던 방식에 큰 변화가 나타났습니다. 그 결과 연명의료 중단은 물론이고 임종기 환자의 연명의료도 중단하지 않는 상황이 초래되었습니다.

그러나 의료현실에서 어느 정도의 회복가능성이 있을 때 연명치료를 중단할 수 있는지, 어떠한 절차를 거치면 살인방조죄로 처벌되지 않는지에 대한 언급이 없음으로 인해, 결론적으로 의사나 환자의 가족을 법적 불안상태에 빠뜨리고, 무의미한 연명치료를 조장하는 결과가 나타났습니다.

(2) 2009년 신촌 세브란스 김할머니 사건

2009년 〈신촌 세브란스 김할머니 사건〉은 지속적 식물인간 상태로 연명하는 환자에 대한 가족들의 연명치료 중지 요청에 대해 대법원이 인용(認

容)한 사건이며, 우리나라 최초 연명치료 중단을 인정한 국내 판결로 〈존엄사〉에 대한 사회적 논의를 촉발시킨 사건입니다. 대법원은 환자가 회복 불가능한 사망단계에 진입하였고, 연명치료 중단에 대한 환자의 의사를 추정할 수 있는 경우라면 해당 환자에 대한 연명치료를 중단할 수 있다고 판결하였습니다. 그러나 이러한 판결에도 불구하고 의료현장에서는 연명의료중단에 대한 법적, 제도적 조치를 취해달라는 요구가 이어졌습니다.

(3) 법률 제정에 이르기까지

〈세브란스 김 할머니 사건〉 이후, 무의미한 연명의료에 관한 사회적 공감대가 점차 확산되었습니다. 〈(사)사전의료의향서 실천모임〉을 중심으로 여러 시민단체들은 "당하는 죽음에서 맞이하는 죽음으로"라는 표어를 내걸고 〈사전의료의향서〉 교육 및 서명운동을 전국적으로 벌였습니다. 수많은 시민들이 〈"호스 매달고 떠나기 싫다"며 존엄사 서약, 즉 사전의료의향서를 한해 2만8000명이 작성〉하는 등 큰 관심을 보였습니다.(〈중앙일보 2015.4.10.〉)

이러한 흐름 속에서 2013년 대통령 소속 국가생명윤리심의위원회가 〈연명의료 결정에 관한 특별위원회〉를 구성하여 연명의료 중단에 대한 구체적 절차와 방법을 논의하였고, 그에 따라 연명의료에 관한 특별법 제정의 필요성을 권고했습니다. 2016년 1월 [연명의료결정법]이 국회 법사위 및 본회를 통과하게 되었습니다. 이 때 국회의원 203명 중 1명 기권, 202명이 찬성하였는데 이는 법 내용의 구체적인 이해 여부를 떠나 우리사회에 이러한 법의 필요성을 인정한 것이라 볼 수 있습니다.

2) [연명의료결정제도] 안내 〈국립연명의료관리기관 설명 참조〉

본 법률의 정식명칭은 [호스피스·완화의료 및 임종과정에 있는 환자의 연명의료 결정에 관한 법률](약칭 [연명의료결정법])이며, 이 법은 [호스피스·완화의료에 관한 법률]과 [연명의료에 관한 법률], 두 가지의 법률이 하나로 결합되어진 것으로서, 전자는 2017.8.4.에 시행되었고, 후자는 2018.2.5.에 시행되었습니다. 본 법은 안락사법, 존엄사법, 웰다잉법 등으로 불려 지기는 하나, 정확한 명칭은 [연명의료결정법]입니다. 이에 대한 설명은 다운로드 자료를 참조하시길 바랍니다.

O 안락사(安樂死, euthanasia)는 환자의 고통을 덜어주기 위해 생명을 인위적으로 종결시키는 모든 행위를 의미하는 용어로서, 사망을 위한 방법과 시기를 제한하지 않는다는 점에서 연명의료중단등결정의 이행과 다릅니다.

O 존엄사(尊嚴死, death with dignity)는 사망하는 사람의 존엄성 확보를 목적으로 환자의 자기결정권을 강조하는 용어로서, '임종과정'에 있다는 의학적 판단이 전제된 환자에 대하여 제한적으로 환자의 자기결정을 인정하는 연명의료중단등결정의 이행과는 구별됩니다.

O 웰다잉(well-dying)은 웰빙에 상응하여 만들어진 신조어로서, 영어 사전 어디에도 나오지 않는 주로 한국에서만 사용되어지는 단어입니다. 유언작성, 장례절차 준비, 유산의 상속 및 기부 등을 포함하여 임종 문화에 관한 포괄적 용어로 정확한 정의 없이 사용되고 있습니다.

---

(1) [연명의료결정제도]의 목적과 제정 취지

본 법은 환자의 최선의 이익을 보장하고 자기결정을 존중하여 인간으로서의 존엄과 가치를 보호하는 것을 목적으로 합니다. 임종과정에 있는 환자의 자기결정을 통한 연명의료결정을 제도화함으로써 국민 모두가 인간적인 품위를 지키며 편안하게 삶을 마무리할 수 있도록 돕고자 만든 법입니다. 법의 기본원칙으로 인간의 존엄과 가치의 보호, 최선의 치료 권리, 자기결정권, 알 권리, 의료인의 의무를 두고 있습니다. 본 법에는 다음과 같은 제정 취지가 있습니다.

첫째, '질병치료'가 불가능해진 시점에서 포기가 아닌 '전인적으로 돌봄

' 으로의 패러다임의 전환입니다. 둘째, 최선에도 불구하고 불가피한 죽음을 '치료의 실패' 가 아니라 '삶의 완성' 으로의 승화로 봐야 합니다. 셋째, 환자와 가족, 국민 개인이 져야 했던 죽음과 간병의 짐을 '사회와 국가 ' 가 책임지겠다는 선언적 의미를 갖고 있습니다.

본 법을 통해서 사회적으로 죽음에 대해 미리 생각하고, 이를 준비하는 문화가 형성될 것으로 기대하며, 법 제정을 통해서 삶의 마지막 순간을 행복하고 품위 있게 마무리할 수 있는 제도적 기반이 마련되었다는데 의미가 있다고 볼 수 있습니다.

(2) 〈연명의료중단등결정〉 적용 대상 환자와 대상 의료
본 법은 연명의료중단등결정을 임종과정에 있는 환자에 한해서 심폐소생술, 혈액투석, 항암제 투여, 인공호흡기 착용 4가지의 연명의료에 한해서 유보하거나 중단하는 것을 결정하도록 허락하고 있습니다.

먼저, 연명의료란 임종과정에 있는 환자에게 하는 의학적 시술로서 치료효과 없이 임종과정의 기간만을 연장하는 의료를 의미합니다. '연명의료중단등결정' 이 가능한 연명의료를 심폐소생술, 혈액투석, 항암제 투여, 인공호흡기 착용 등 4가지로 제한하였으나 2019년 3월 18일에 체외생명유지술(ECMO), 수혈, 승압제 투여가 추가되었으며, 그 외 통증완화를 위한 의료행위와 영양분 공급, 물 공급, 단순 산소 공급은 어떤 상황에서도 중단될 수 없도록 정하고 있습니다. (참고로 '연명의료중단등결정' 에서 '중단등'은 유보, 즉 연명의료를 시행하는 않는 것과 중단, 즉 시행하던 연명의료를 중단하는 것 양자의 의미를 포함하고 있는 개념입니다.) 또한 연명의료중단등결정을 할 수 있는 대상은 말기환자나 식물인간상태에 있는 환자가 아닌 임종과정에 있는 환자를 대상으로 하고 있습니다.

(3) 연명의료에 대한 사전 결정 및 관리체계

연명의료중단등결정에 대한 의향을 미리 밝힐 수 있도록 2가지의 문서를 제시합니다. 사전연명의료의향서와 연명의료계획서입니다.

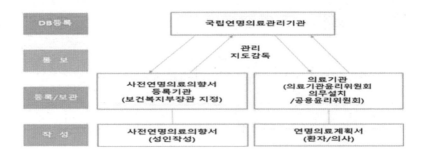

〈사전연명의료의향서〉는 19세 이상 성인이 자신의 말기상태에 자신의 의사를 표명할 수 없을 때를 대비해서 건강할 때 미리 작성하는 의료적 의향서입니다. 보건복지부에서 지정한 〈사전연명의료의향서 등록기관〉을 통해 충분한 설명을 듣고 본인이 직접 작성해야 합니다. 본인의 의사결정이 가능해야하기에 치매나 인지기능에 장애가 있는 경우는 작성할 수 없습니다. 〈연명의료계획서〉는 말기환자 또는 임종과정에 있는 환자의 의사에 따라 담당의사가 환자에 대한 연명의료중단등 결정에 관한 사항을 계획하여 문서로 작성하는 것을 말합니다. 〈의료기관 윤리위원회가 설치된 의료기관〉에서만 작성할 수 있습니다.

이 두 가지 문서는 언제든지 변경되거나 철회될 수 있습니다. 작성된 문서들은 〈국립연명의료관리기관(https://lst.go.kr)〉에 전자문서(DB)로 등록되어 보관되며, 언제 어디서나 조회가 가능합니다. 더 자세한 내용은 〈국립연명의료관리기관〉을 통해 참고하시길 바랍니다.

(4) 〈연명의료중단등결정〉을 위한 절차

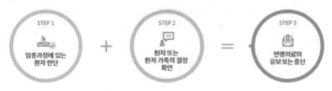

〈연명의료중단등결정〉을 내리는 절차로는 1) 임종과정에 있는 환자라는 의학적 판단이 먼저 전제되어야 하며, 그 다음으로 연명의료중단등 결정에 대한 환자 또는 환자가족의 결정을 확인해야 합니다. 임종과정에 있는 환자라는 의학적 판단과 환자나 환자 가족의 결정을 동시에 확인한 후 연명의료를 유보 내지 중단할 수 있습니다

(5) 〈연명의료중단등결정〉시 환자와 환자가족의 의사확인 방법

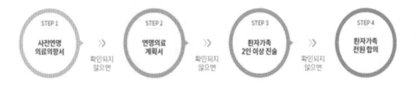

1단계) 〈사전연명의료의향서〉를 작성하거나 확인합니다. 2단계) 〈연명의료계획서〉 작성 여부를 확인합니다. 3단계) 위 두 가지 문서가 없고 환자가 의사표현을 하는 것이 불가능한 상태라면 평소 연명의료에 관한 환자의 의향을 환자가족 2인 이상이 동일하게 진술해야 합니다. 이 때 다른 의견을 가진 가족이 나타난다면 그 결정은 유효하지 않으며, 환자 가족이 1인뿐인 경우, 1인의 진술로도 가능합니다. 4단계) 만약 1),2),3)이 불가능하다면, 환자가족 전원이 합의하여 환자를 위한 결정을 할 수 있습니다. 여기서 가족이란 ①배우자 ②직계 존·비속 ③ 형제자매(①②없는 경우)를 의미합니다.

환자가 미성년자의 경우는 친권자인 법정대리인의 결정이 가능하며, 행방불명자 등 복지부령으로 정하는 자는 제외됩니다. 만일 어떠한 사정으로든 가족이 없는 환자가 의사표현을 할 수 없는 의학적 상태라면 연명의료를 유보하거나 중단할 수 없습니다. 그러나 사전에 의향을 밝혀두었다면 연명의료중단 등 결정이 가능합니다.

3) [연명의료결정제도]의 한계와 의미

우리나라의 [연명의료결정제도]는 다른 나라의 입법 사례와 비교해 보면, 유일하게 임종기에 한해서만 법을 적용하도록 하고 있습니다. 참고로 선진국에서는 1970년대 후반부터 무의미한 연명의료를 하지 않도록 대부분 법제화되었으며, 그 대상과 방식에 있어서 안락사나 의사조력자살을 허락하는 국가도 있으며, 영국, 독일, 호주는 식물상태와 말기환자에 적용되며, 타이완이나 일본은 말기시기로 제한하고 있습니다. 그 외로도 연명의료중단등 대상의료를 네 가지 항목으로만 제한하는 것, 환자의 알권리를 위한 의사의 고지(설명)의무를 두지 않는 것, 환자와 환자가족의 의사확인을 하는데 있어서 가족 범위의 비현실성 등에 대한 문제들이 꾸준히 제기되고 있습니다. [연명의료결정법]이 제정된 목적과 취지가 제대로 실현될 수 있도록 지속적인 제도적 보완이 필요합니다. 이와 더불어 존엄한 죽음에 대한 성찰과 더불어 연명의료에 대한 이중적 잣대, 고지의 의무, 자기결정의 의미 등 우리의 문화 속에 깊숙이 자리 잡고 있는 죽음에 대한 의식들을 점검해 보아야 합니다.

4. 존엄한 죽음과 [연명의료결정법]의 바른 정착을 위한 주요 쟁점들

1) 연명의료에 대한 이중성, '최선을 다한다'는 것의 의미

우리나라의 의료 집착적 현상을 가중시키는 것 중 하나는 '마지막까지 치료에 힘쓰는 것을 가족의 도리로 여기는 문화'입니다. 최선을 다해 더 많은 의학적 치료를 주는 것이 가족의 마땅한 도리이고 애정과 보살핌의 표현으로 보는 경향이 있습니다. 그러나 이제는 그 최선과 그 사랑이 환자에게 정말 도움이 되는지에 대해 생각해야 합니다. 최선을 다하고, 무엇이 최선인지 기본적인 질문부터 다시 던져야 합니다.

임종기에 연명의료를 하지 않기로 결정한다면, 더 살 수도 있었는데 죽게 한 것은 아닌지, 뭔가 최선을 다하지 않은 것으로 생각하며 후회와 죄책감이 남습니다. 반면에 연명의료를 하도록 결정한다면, 그 때부터 고통이 시작되니 괜히 무리한 시도를 한 것이 아닌가 하는 생각이 들 수도 있습니다. 어떠한 결정을 내리든 남겨진 가족에겐 후회와 죄책감이 남습니다. 그러나 잔여기간 동안 환자가 아닌 생의 주인공으로 삶을 정리하고 마무리해야 할 때라는 인식이 필요합니다. 우리는 사랑하는 이의 죽음을 막을 수는 없지만, 죽음의 방식엔 영향을 줄 수는 있습니다. 품위 있고 존엄하게 죽을 수 있도록 도와야 합니다.

2) 환자의 알권리와 의사의 고지 의무 – '진실 알리기' 운동 필요

'말기진단을 알린다는 것은 죽음이 도래한다는 사실을 알리는 것입니다. 이를 '고지의 의무' 또는 '진실 말하기' 라고 합니다. 허대석은 고지의 의무는 의료현장의 매우 절박한 윤리적 화두라고 말합니다. 환자의 알 권리를 존중하는 것과 충격으로부터 환자를 보호하는 것은 매우 중요한 딜레마이기 때문입니다.

[연명의료결정제도] 시행 전 3개월간의 시범사업 기간 동안 병원에서 연명의료계획서 작성이 저조했는데, 가장 큰 이유 중 하나가 환자에게 말기라는 사실을 알리는 것에 대한 가족의 만류였습니다. 대부분의 사람들은 본인은 진실을 알기를 희망하면서도, 가족에게는 전달을 꺼려하는 이중적 심리가 있습니다. 이러한 현상은 진실을 알리는 것을 가해 또는 사형선고로 느끼는 풍토가 있기 때문입니다.

그러나 고지의무는 환자들이 삶을 존엄하게 마무리하는데 필요한 최우선의 과제입니다. 환자가 자신의 상태를 제대로 알아야 자신의 삶을 정리할 수 있으며, 환자와 가족 간에 진솔한 대화를 나눌 수가 있습니다. 만약에 진실을 모른다면 환자는 자신의 삶을 정리할 기회도 가족들과 마지막 작별을 나눌 귀한 시간을 놓치게 됩니다. 가족들 역시 나눠야 할 말과 해야 할 일들을 못하고 떠나보냄으로 인해 사별 후 많은 후회를 갖게 됩니다.

죽음의 여의사라 불려지는 정신과의사 엘리자베스 퀴블러 로스는 죽어가는 환자 2만 명을 인터뷰한 결과, 임종을 맞이하는 환자들은 부정, 분노, 타협, 우울, 수용이라는 심리적 단계를 겪는다고 설명합니다. 사람마다 각 단계를 다르게 경험할 수 있지만, 중요한 것은 누구나 충격을 받으며, 심리적 갈등과 고통을 겪는다는 것인데 이는 당연한 것입니다. 그러나 힘겨운 시간이 지나고 나면 죽음을 수용하고 죽음을 준비하게 될 때가 온다는 것이지요. 중요한 것은 '말기라는 사실을 알릴 것인가 알리지 않을 것인가' 가 아니라 '어떻게 알릴 것인가' 입니다. 환자의 성격이나 상황, 대화 소통 방식, 가족들과의 논의 등 다양한 방식들을 고려하여 어떻게 전달할 것인지를 고민해야 합니다.

3) 〈사전연명의료의향서〉 작성의 의미와 자기결정권

〈사전연명의료의향서〉를 작성한다는 것은 임종기의 연명의료 처치 여부를 결정하는 것 그 이상의 의미를 가지고 있습니다. 한국싸나톨로지협회 임병식 이사장은 〈사전연명의료의향서〉 작성의 근본 목적은 연명치료중단에 있는 것이 아니라 환자가 질병과 싸우기보다는 주체적인 삶을 살아갈 "일상적 삶의 소중한 부분을 지키는 것"에 있다고 말합니다. 말기환자에게는 남아있는 생명과 삶의 질, 인간관계의 회복과 화해, 감정치유와 자아완성 등을 확보하는 것이 매우 소중합니다. 연명의료로 인해 이런 소중한 것들을 놓쳐버리게 될 수 있기 때문에 시간을 확보해 달라는 의미가 있는 것입니다. 따라서 〈사전연명의료의향서〉 작성은 자기결정에 의해 자신의 삶을 존엄하게 마무리하겠다는 의지의 표현이라 할 수 있습니다.

[연명의료결정법]의 핵심 기본원칙이 '자기결정권' 이며, 임종 시 의료처치를 결정할 때 환자의 의사확인을 중시합니다. 그러나 임종기에 환자의

어떤 의사도 없으면 환자가 연명의료를 원하는 것으로 유권 해석할 수 있는 자기결정에 대한 법리의 한계가 있습니다. 현실적으로 임종에 임박했다는 사실을 환자에게 알리는 일부터가 쉽지 않고, 사전연명의료의향서 작성이 보편화되어 있지 않으며, 법이 제정된 것이나 죽음의 현실에 대해 인식하지 못하는 경우가 많습니다.

무엇보다도 개인의 자율성과 존엄성을 보장한 '환자의 자기결정권'을 이야기하고 실천할 수 있는 환경(열린사회)의 부재에 있다. 죽음에 대해 터부시여기는 한국문화에서는 여전히 자유롭게 말하지 못할 뿐만 아니라, 임종기에 대해 미리 성찰하는 문화가 아니기에 자기결정권을 발휘하는 것이 역부족이라는 것입니다.

따라서 법의 내용과 죽음의 현실과 사전연명의료의향서 작성에 대한 적극적인 홍보와 교육이 필요합니다. 이와 더불어 죽음에 대해 자연스럽게 말하는 문화, 죽음을 미리 준비하는 문화가 그 어느 때보다도 필요합니다. 국제 임종의 질 평가기관인 아이오이엘씨(IOELC)의 창립자, 데이빗 클락(David Clark)는 영국이 '삶과 죽음의 질'이 1위일 수 있었던 것은 "죽음을 자유롭게 말하는 문화와 교육기반이 있었기 때문"이라고 말했습니다. "교육은 치료이다."는 말이 있습니다. 이제는 죽음에 대해 배우고 가르쳐야 할 때입니다.

지금까지 인간답게 죽을 수 있는 권리와 [연명의료결정법]에 대해 학습했습니다. 레오나르도 다빈치는 "잘 보낸 하루가 행복한 잠을 가져다주듯이 잘 산 인생이 행복한 죽음을 가져다준다"라고 했습니다. 우리의 삶과 죽음이 존엄하고 행복했으면 좋겠습니다.

존엄한 마무리 호스피스와 완화의료

1. 죽음의 질: 품위 있는 죽음

1) 세계 죽음의 질 지수

영국의 경제 주간지 이코노미스트는 세계 죽음의 질 지수를 2010년부터 5년마다 발표하고 있습니다 (The Economist: Intelligence Unit. (2015). The 2015 Quality of Death Index Ranking palliative care across the world. https://eiuperspectives.com/healthcare/2015-quality-death-index). 가장 최근 결과를 보면 조사 대상 국가 80개국 중 죽음의 질 1위 국가는 영국이었습니다. 그렇다면 우리나라는 몇 위였을까요? 전체 80개 국 중 18위였습니다. 우리나라는 이전 조사에서 32위였던 것과 비교해서는 많이 상승된 결과였지만 여전히 영국, 독일 등 유럽 선진국 및 호주, 미국 등 국가들 보다 순위가 낮을 뿐만 아니라 아시아에서는 타이완, 싱가포르, 일본보다도 낮은 순위를 차지했습니다.

[그림 1] 세계 죽음의 질 지수

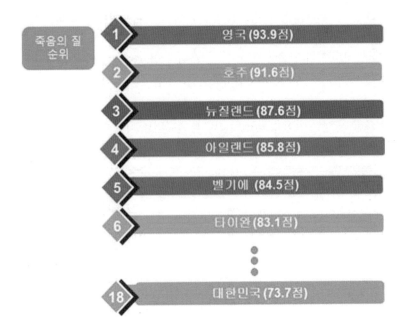

죽음의 질
순위

1 영국 (93.9점)

2 호주 (91.6점)

3 뉴질랜드 (87.6점)

4 아일랜드 (85.8점)

5 벨기에 (84.5점)

6 타이완 (83.1점)

18 대한민국 (73.7점)

　　그러면 이 순위는 어떤 근거로 정해졌을까요? 이코노미스트는 생을 편안하게 마감할 수 있는 환경이 얼마나 잘 갖춰져 있는가를 조사하였다고 했습니다. 생애말과 죽음의 순간에 편안하다고 느낄 수 있도록 도와주는 환경을 반영하는 여러 개의 지표를 선정하였습니다. 그리고 각 지표에 대한 점수를 합하여 순위를 정한 것이죠. 1위 영국은 100점 만점에 93.9점이었고, 우리나라는 73.7점 이었습니다.

　　그렇다면 생을 편안하게 마감할 수 있는 환경, 즉 죽음의 질을 보장해 줄 수 있는 환경을 나타내는 지표로는 어떤 것들이 있었을까요? 먼저 죽음을 앞두고 방문할 수 있는 의료기관의 수, 의료 서비스에 대한 공공 지원, 사망자 수 대비 의사의 수 및 간호사의 수, 마약성 진통제 활용정도와 같은 일반적인 국가 의료체계에 대한 지표 이외에도 국민들에게 완화의료 서비스가 얼마나 잘 제공되고 있는지를 평가하는 지표들이 다수 있습니다. 예를 들면 국가차원의 완화의료 정책이 운영되고 있는지, 완화의료에 전문성이 있는 의료진이 얼마나 있는지, 국민들이 완화의료 서비스에 대해 얼마나 잘 알고 있는지, 완화의료에 국가 의료보험이 적용되는지 등이 국가 죽음의 질 지수 평가 지표에 포함되어 있습니다. 또한 국민들의 죽음에 대한 인식도 평가 기준 가운데 하나입니다.

세계 죽음의 질 지수에서 중요하게 다루는 완화의료란 용어는 우리나라에서도 최근 많은 관심을 받고 있습니다. 완화의료란 완치가능성이 희박한 환자의 고통을 감소시키고 그들의 삶의 질 향상을 전문으로 하는 의료의 한 분야입니다.

잠시 타이완을 들여다볼까요? 아시아 국가 중에서는 타이완이 유일하게 세계 10위 안에 들었습니다. 세계 6위라는 높은 순위를 받았는데요. 타이완이 높은 순위를 받게 된 데는 국가 제도의 역할이 컸습니다. 타이완의 국가 의료보험이 완화의료 서비스 적용대상을 확대하였고, 호스피스 센터의 수와 병원의 완화의료팀들의 수도 급격히 늘렸습니다.

또한 관심 있게 보아야 할 점은 타이완도 우리나라처럼 죽음에 대해 말하는 것을 꺼려하는 문화가 있었지만, 초등학교부터 대학까지의 교육과정에서 죽음에 대한 교육을 실시함으로써 국민들의 인식을 바꿔가고 있다는 것입니다. 이러한 죽음에 대한 교육과 이로 인한 국민들의 죽음에 대한 인식도 국가의 죽음의 질을 평가하는데 중요한 기준이 됩니다.

우리나라에서도 죽음에 대해 말하는 것을 꺼려하기만 한다면 죽음의 질을 높일 수가 없습니다. 초중고 교육과정 및 대학교육에서 죽음에 대한 교육이 반드시 이루어져야 하겠습니다.

2) 죽음의 질

지금까지 세계 죽음의 질 지수에 대해 이야기했습니다. 어느 나라가 좋은 죽음, 양질의 죽음을 위한 환경을 잘 조성하고 있는지를 설명했는데, 그렇다면 과연 죽음의 질의 의미는 무엇일까요?

죽음의 질이란 생애 말부터 죽음의 순간까지 고통 없이 편안함을 유지하고, 죽음을 준비하며 품위를 유지할 수 있는 정도를 의미합니다. 즉 죽음의 질은 생애말의 삶의 질과 임종 과정의 질을 말합니다. 예를 들어 6개월 시한부라는 진단을 받은 말기암 환자를 가정해보겠습니다. 6개월 후를 임종 시점이라고 가정할 때 임종 전까지 6개월 동안 이 환자가 보내는 하루하루의 삶을 생각해보세요. 암으로 인한 통증은 점점 더 심해질 것입니다. 암이 있는 부위에 따라 다르겠지만 암 덩어리가 커짐으로써 몸의 일부에 마비가 오거나 기능을 못해 거동이 점점 더 불편해질 수도 있습니다. 또한 죽음에 대한 공포로 심리적인 불안과 우울, 분노가 나타날 수 있습니다.

이렇게 6개월 동안 점점 증상이 악화되다가 어느 날 임종의 순간이 오게 됩니다. 임종의 순간에는 의식이 떨어지고, 호흡이 곤란해지며, 경련이 나타나기도 합니다. 환자는 죽음의 순간임을 직감하고 고통과 슬픔을 느낍니다. 가족들은 영원한 이별에 당황하고 슬퍼하게 됩니다.

이 말기암 환자의 예에서 임종의 순간 전까지 6개월 동안의 삶을 생애 말이라고 하고, 죽음이 임박해져 호흡곤란 등의 증상이 나타날 때부터 사망까지를 임종과정이라고 합니다. 생애말의 삶의 질은 보통 신체적, 정신적, 사회적, 영적 삶의 질을 포함합니다. 생애 말 삶의 질을 높이기 위해서는 통증과 같이 환자에게 고통을 주는 증상들을 줄여주고, 불안 및 우울과 같은 정신적인 고통을 감소시키는 것이 중요합니다. 그리고 가족과의 이별을 준비하고, 관계가 나빴던 가족과 화해할 수 있도록 돕는 것도 생애 말 삶의 질을 높이는데 중요한 요소입니다. 또한 영적 괴로움을 완화시킬 수 있는 종교적 도움이나 상담을 받는 것도 생애 말 삶의 질을 높일 수 있는 방법입니다.

한편 임종과정의 질을 보장하기 위해서는 임종과정에서의 고통을 완화해 줄 수 있는 의료서비스를 제공하고, 한 개인의 삶이 마감되는 과정을 존중하고, 가족들의 이별을 지지해 줄 수 있는 환경을 조성하는 것이 중요합니다. 예를 들어 고통을 덜어주기 위해 진통제를 투여할 수 있는 의료진이 있고, 가족들이 방해받지 않고 환자에게 사랑을 전하고 마지막 이별의 말을 할 수 있도록 환경을 만들고 지지해준다면 평화롭고 품위 있는 임종순간이 될 수 있을 것입니다.

마지막으로 생애 말 삶의 질과 임종과정의 질이 보장되기 위해서는 이를 지원하는 양질의 의료가 필요합니다. 병원에 죽음의 질 문제를 전문분야로 하는 호스피스·완화의료 전문가 또는 호스피스·완화의료팀이 존재하는가 존재하지 않는가는 생애 말 삶의 질과 임종과정의 질에 큰 영향을 미칩니다. 또한 가정에서 생애 말을 보내고, 임종을 맞이하는 경우에 이를 지원할 수 있는 가정방문 호스피스·완화의료팀이 있다면 죽음의 질을 보장하는데 크게 기여할 수 있습니다. 한편 호스피스·완화의료 서비스가 존재하더라도 이들이 제공하는 서비스를 이용하기 위해 많은 비용이 든다면 상대적으로 부유한 사람들만이 고통 없이 편안한 죽음을 맞이할 수 있고, 경제적으로 어려운 사람들은 이러한 혜택을 누리지 못할 것입니다. 따라서 국가 건강보험에 적용되도록 하거나, 저소득층에게 경제적 지원을 해주는 방법 등을 통해, 국민 모두가 공평하게 편안하고 존엄한 죽음을 맞이할 수 있도록 보장해야 합니다.

즉 죽음의 질이란 생애 말 동안의 삶의 질과 임종과정의 질을 말하며, 죽음의 질을 높이기 위해서는 이를 지원해 주는 양질의 의료서비스, 특히 호스피스·완화의료 서비스가 반드시 필요 합니다 (그림 2).

[그림 2] 죽음의 질을 구성하는 요소

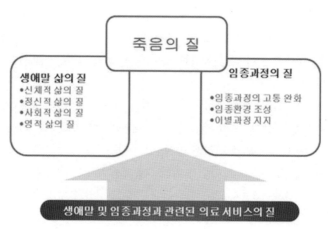

앞서 '생각해볼까요' 코너에서 소개했던 한 청년의 예를 다시 한번 생각해보겠습니다. 집에서 말기암으로 인한 신체적 통증으로 고통스러워하던 청년의 죽음의 질은 어떠했습니까? 호스피스·완화의료 서비스를 받기 전까지는 신체적 통증에 시달리며 신체적, 정신적, 사회적, 영적 삶의 질에 대한 보살핌을 전혀 받지 못하고 고통 받고 있었습니다. 결코 편안한 죽음 과정, 높은 수준의 죽음의 질이 아니었습니다.

또 다른 죽음의 예를 들어보겠습니다. 우리나라에서 많은 환자들이 중환자실에서 임종을 맞이합니다. 90세 할머니 김영옥님(가명)은 폐질환으로 중환자실에서 인공호흡기 치료를 받고 있습니다. 인공호흡기 치료에도 점점 폐기능이 나빠져서 의료진은 할머니가 한 달 정도밖에 살 수 없으실거라 예측하고 있습니다. 인공호흡기라는 것은 굵은 관이 기도로 들어와 있기 때문에 환자는 매우 고통스럽습니다. 그래서 대체로 환자가 잠을 자도록 약물을 투여합니다. 그런데 할머니는 중간 중간 깨어날 때마다 종이에 '이것 좀 빼줘요. 이거 빼고 시원하게 물 한잔 마시고 죽고 싶어요'라고 쓰십니다. 가족은 중환자실 면회시간 즉 하루 두 번 30분정도밖에 만나지 못합니다. 할머니는 결국 인공호흡기를 낀 상태에서 중환자실에서 사망하였습니다. 중환자실 침대에서 중환자실의 혼잡함 속에서, 가족에게 이별의 말도 제대로 전하지 못한 임종의 순간이었습니다. 할머니의 죽음의 질은 어떠하다고 생각하십니까? 결코 편안하고 품위 있는 죽음이라고 보기 어렵겠지요. 외국에는 중환자실에도 호스피스·완화의료팀이 있습니다. 중환자실에서도 생애 말 삶의 질과 임종과정의 질을 보장할 수 있는 의료체계가 마련되어야만 죽음의 질이 향상될 수 있을 것입니다.

호스피스·완화의료는 국가적인 죽음의 질 향상에 필수적인 요소이며, 개인의 품위 있는 죽음에 도움을 주는 의료서비스입니다. 다음 장에서는 호스피스·완화의료가 무엇인지 살펴보겠습니다.

2. 호스피스 · 완화의료란?

1) 호스피스와 완화의료의 역사

현재 호스피스와 완화의료는 비슷한 개념처럼 상호 호환적으로 사용되고 있습니다. 또는 호스피스와 완화의료를 붙여서 '호스피스 · 완화의료'라고 하여 포괄적 의미를 가진 하나의 단어처럼 사용되고 있습니다. 그렇지만 호스피스와 완화의료는 역사적으로 다른 배경을 가지고 있습니다.

호스피스가 훨씬 오래된 역사를 가지고 있습니다. 호스피스의 어원은 라틴어 '호스페스'입니다. 호스페스는 여행객이라는 뜻이기도 하고, 여행객의 숙소 주인이라는 뜻이기도 합니다. 치료가 불가능하여 죽어가는 사람들을 돌보는데 사용되었던 첫 번째 집은 11세기 십자군에 의해 만들어졌습니다. 이를 호스피스의 기원으로 보고 있습니다. 또한 14세기에는 십자군의 구호 기사단이 본격적으로 호스피스 형태의 시설을 만들어 운영하였습니다. 그렇지만 이러한 시설은 죽어가는 사람들뿐만 아니라 아픈 여행객과 십자군을 돌보는 곳이기도 했습니다. 아픈 여행객을 돌보는 곳으로도 활용되었던 이유는 일반적으로 아픈 사람들은 집에서 가족들이 돌보았기 때문에 별도의 시설이 필요 없었던 반면, 여행객이나 군인은 집으로부터 멀리 떨어져 있기 때문에 이들을 돌보는 곳이 필요했던 것입니다.

이후 18, 19세기에 오면서 여행객이나 군인을 돌보는 것보다 여러 개의 질환을 동시에 가진 심각한 환자들을 돌보는 것에 중점을 두는 시설들이 늘어났고, 마침내 1879년 아일랜드의 자선 수녀회가 '성모마리아 호스피스'를 설립하였습니다. 이 시설은 수천 명의 환자를 돌보았는데 대부분 결핵이나 암으로 죽어가는 사람들이었습니다. 이후 자선 수녀회는 다른 나라에도 호스피스들을 설립하였습니다.

이때까지 호스피스는 종교적 사명을 가진 단체가 봉사의 차원에서 죽어가는 사람들을 돌보는 형태였다면, 20세기에 호스피스를 의료의 전문영역으로 체계화시킨 사람이 있었는데 그는 바로 시슬리 선더스입니다. 그는 영국의 간호사이며, 사회복지사이자, 의사이기도 합니다. 시슬리 선더스는 원래 간호사이면서 사회복지사로서 말기 환자에 대한 돌봄에 관심을 가지다가 의학학위를 받아 호스피스를 발전시켰습니다. 그는 현재 세계적으로 사용되고 있는 호스피스의 기본개념을 정립하였습니다.

시슬리 선더스가 제시한 호스피스의 주요 기본개념 세 가지는 다음과 같습니다.

첫째 '총체적 고통'이라는 개념을 제시하였습니다. 기존에 고통이라고 하면 주로 통증이나 호흡곤란과 같은 신체적 고통을 이야기했다면, 시슬리 선더스는 죽어가는 사람들에게 영적, 정신적, 사회적 고통도 신체적 고통만큼이나 심각하고 중요하다고 하였습니다. 따라서 신체적, 영적, 정신적, 사회적 고통을 모두 합친 총체적 고통을 파악하고 관리하는 접근법을 사용하였습니다.

둘째, 신체적 통증에 대한 마약성 진통제의 적절한 사용을 강조하였습니다. 마약성 진통제를 얼마나 자주 얼마만큼 사용할 것인지를 결정함에 있어서 생애 말 환자에게는 그들의 통증이 충분히 감소될 수 있을 만큼 적극적으로 사용해야 한다는 것이었습니다.

마지막으로 시슬리 선더스는 죽어가는 사람을 가까이에서 돌보는 가족과 친구들의 요구에 관심을 가져야 한다고 하였습니다. 시슬리 선더스는 1967년에 이러한 현대적 호스피스 개념을 토대로 한 성 크리스토퍼 호스피스를 열었습니다. 시슬리 선더스에 의해 죽어가는 환자를 돌보는 것은 일반 환자를 돌보는 것과는 다른 전문적인 영역이라는 인식이 확산되었습니다. 마침내 1970년대에는 호스피스가 종교적 자선의 의미가 아닌 의학적 전문영역으로 자리 잡게 되었습니다.

[그림 3] 시슬리 선더스의 총체적 고통

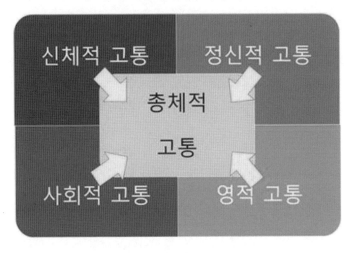

지금까지 호스피스의 역사에 대해 살펴보았습니다. 십자군 시대에 죽어가는 사람들을 돌보기 위한 자선단체의 활동으로부터 시작되었던 호스피스는 1960년대와 1970년대를 거치면서 생애말의 환자들에게 특별히 적용되는 전문적 영역으로 발전되어 왔음을 이야기하였습니다. 즉 호스피스는 무려 1000년이나 된 역사를 가지고 있습니다.

한편 완화의료의 역사는 어떨까요? 우선 완화의료는 호스피스보다 그 역사가 훨씬 짧습니다. 처음 완화의료란 말이 사용된 것은 1974년입니다. 캐나다 의사인 밸포어 마운드가 처음으로 사용하였습니다. 밸포어 마운드가 완화의료란 말을 사용하게 된 것은 캐나다의 공식 언어 중 하나인 프랑스어로는 호스피스가 부정적인 의미를 내포하고 있어서, 다른 말을 찾다가 생각해 낸 것이 완화의료였습니다. 또한 호스피스의 철학은 담고 있으면서 기존의 호스피스보다 좀 더 넓은 범위의 환자들에게 적용될 수 있는 용어로 완화의료를 제안하였습니다. 기존의 호스피스는 주로 죽음을 앞둔 환자들을 호스피스 기관이나 가정에서 따로 돌보는 형태였는데, 밸포어 마운드는 여기에 더하여 호스피스 기관이 아닌 일반 병원에 입원한 상태에서도 받을 수 있는 고통완화 프로그램을 고안하였습니다. 이 완화의료란 용어는 의료계에서 급속히 확산되어 말기이거나 생명을 위협받는 환자들의 고통을 덜어주는 것에 전문성을 가지는 의료의 한 분야를 의미하는 것으로 널리 사용되게 되었습니다.

따라서 완화의료라는 용어의 역사는 호스피스보다 비교할 수 없이 짧지만, 현재는 호스피스보다 더 포괄적 의미로 사용되고 있고 더 많이 활용되고 있습니다. 세계보건기구에서도 더 포괄적인 의미로 완화의료라는 용어를 사용하고 있습니다.

2) 호스피스 및 완화의료의 정의

호스피스 및 완화의료의 정의를 살펴보겠습니다. 앞에서 설명한 것처럼 호스피스와 완화의료의 역사는 다르지만 많은 경우 비슷한 의미로 사용되고 있습니다. 예를 들어 최근 우리나라에서 제정된 법률 이름을 보더라도 '호스피스·완화의료 및 임종과정에 있는 환자의 연명의료결정에 관한 법률'입니다. 무척 긴 이름의 법률인데, 여기서도 호스피스·완화의료가 함께 묶여 하나의 법률적 의미를 가지는 용어로 사용되고 있습니다.

또한 현재 국제적으로 활발한 활동을 하고 있는 세계 호스피스 및 완화의료 협회도 호스피스와 완화의료를 묶어 하나의 의미로 사용하고 있습니다. 한편 세계보건기구는 완화의료에 대한 정의를 제시하고 있는데 이 역시 호스피스 개념을 포함한다고 볼 수 있습니다.

세계보건기구의 완화의료에 대한 정의를 살펴보겠습니다. 세계보건기구의 완화의료에 대한 정의는 생명을 위협받는 질병상태에 있는 환자 및 환자 가족이 겪게 되는 신체적, 사회 심리적, 영적 고통을 예방하고 감소시킴으로써 그들의 삶의 질을 향상시키는 것을 목적으로 하는 의료라고 정의하고 있습니다. 완화의료에서는 고통을 예방하고 감소시키기 위한 방법으로 빈틈없이 적극적인 통증관리, 그리고 신체적, 사회 심리적, 영적 문제를 파악하고 관리하는 것을 중요시합니다.

세계보건기구가 말하는 완화의료의 구체적인 활동은 다음과 같습니다.

통증 및 다른 신체 증상을 완화시키는 것

죽음을 자연스러운 과정으로 여기도록 하는 것

죽음을 재촉하지도 연기하지도 않는 것

환자 케어에 심리적, 영적 측면을 함께 통합하는 것

사망 전까지 가능한 한 활동적인 삶을 살 수 있도록 돕는 것

가족이 환자의 질환 과정에 대처해 나갈 수 있도록 하고 가족들의 애도 과정을 돕는 것

환자와 가족의 요구에 대응할 수 있도록 팀을 구성하고 활용하는 것

삶의 질을 향상시켜서 질병과정에 긍정적으로 작용하도록 하는 것

화학요법이나 방사선요법 같은 치료과정에서도 치료로 인한 고통스러운 증상들을 완화하는 것

한편, 우리나라 '호스피스·완화의료 및 임종과정에 있는 환자의 연명의료결정에 관한 법률'에서의 호스피스·완화의료에 대한 정의는 다음과 같습니다. 호스피스·완화의료란 "말기환자로 진단을 받은 환자 또는 임종과정에 있는 환자와 그 가족에게 통증과 증상의 완화 등을 포함한 신체적, 심리사회적, 영적 영역에 대한 종합적인 평가와 치료를 목적으로 하는 의료를 말한다."라고 정의하고 있습니다.

3) 호스피스·완화의료의 철학

호스피스·완화의료의 기반이 되는 철학은 환자 중심의 전인적 접근입니다. 호스피스·완화의료에서는 환자의 삶의 질에 초점을 맞추면서 동시에 환자의 가족과 환자를 돌보는 사람들까지 지지하고 돕습니다. 치료가능성이 희박한 질병이 계속 진행된다는 것은 매우 힘들고 가혹한 과정입니다. 이들을 돌보았던 경험이 있는 의료진이나 자원봉사자들이라면 이 과정에서 환자와 그 가족들이 얼마나 많은 어려움을 겪으며, 얼마나 많은 다양

한 도움을 필요로 하는지 깨닫게 됩니다.

호스피스 · 완화의료는 흔히 호스피스 센터나 완화의료병동 등처럼 어떤 장소나 의료체계를 의미하기도 하고, 호스피스 · 완화의료 전문의, 호스피스 · 완화의료 전문 간호사 등에서처럼 의료의 한 전문영역을 의미합니다. 그렇지만 근본적으로 호스피스 · 완화의료는 하나의 철학이고, 관점이며, 태도입니다. 치료가능성이 거의 없는 생명을 위협하는 질환을 가진 환자를 질환이 아닌 하나의 인간으로 이해하고 접근하며, 환자와 그 가족의 어려움을 공감하며 돕는 것입니다.

한편 환자와 그 가족이 경험하는 어려움과 그들이 원하는 도움은, 죽음을 직면하고 있다는 점에서 매우 특별한 것입니다. 따라서 호스피스 · 완화의료의 철학을 실천하기 위해서는, 즉 환자와 가족의 입장에서 그들과 공감하면서 그들의 문제를 이해하기 위해서는 일반적인 의료나 자원봉사와는 다른 특별한 전문성이 필요합니다. 이렇게 탄생한 전문적인 분야가 호스피스 · 완화의료입니다.

4) 호스피스 · 완화의료 서비스

세계적으로 호스피스 · 완화의료는 구체적으로 사람들에게 어떤 도움을 주고 있을까요? 호스피스 · 완화의료는 의료진 한 사람이 아닌 팀으로 제공하게 됩니다. 보통 의사, 간호사, 사회복지사, 성직자 등이 팀을 이루어 생애 말 환자와 가족의 신체적, 심리적, 사회적, 영적 문제를 파악하고 해결하는데 도움을 줍니다. 이를 통해 생애 말 환자와 가족의 삶의 질을 향상시킵니다.

80세 할아버지 김영호님이라는 분의 사례를 가정해보겠습니다.

"김영호님은 말기 대장암 진단을 받았습니다. 의사는 치료가 불가능하며 6개월 정도의 시간이 남았음을 통보하였습니다. 김영호님은 집에서 혼자 살고 계십니다. 김영호님은 온몸이 굉장히 아프다고 하십니다. 또 메스꺼고 구토가 나서 식사를 잘 못하십니다. 죽음에 대한 공포와 불안이 밀려오면 갑자기 숨이 가빠지고 답답해집니다. 젊은 시절 부인과 헤어졌는데 부인을 다시 만나고 싶어 하시며, 함께 헤어진 아들에 대해 죄책감을 느끼며 괴로워하고 있습니다. 죽음에 대한 공포로 우울과 불안을 호소하고 있습니다. 혼자 살고 있고 왕래하는 친지도 없어서 죽게 되면 장례는 어떻게 되는 건지 어디에 묻혀야 하는지에 대해 걱정하고 있습니다."

호스피스 · 완화의료팀은 김영호님은 어떤 도움이 필요한지를 네 가지 측면으로 파악하고 접근합니다. 보통 더 자세히 면담하고 관찰하여 더 세밀하게 문제를 파악합니다. 그렇지만 여기에 예로 든 간단한 정보도 신체적 문제, 정신적 문제, 사회적 문제, 영적 문제의 네 가지 측면으로 나누어 볼 수 있습니다.

먼저 신체적으로 눈에 띄는 문제는 전신의 통증과, 오심, 구토입니다. 정신적인 문제로는 우울, 불안이 있습니다. 사회적 문제로는 가족과의 갈등 및 죄책감, 장례절차에 대한 걱정이 있고, 영적 문제로는 존재론적 무력감과 죄책감, 그리고 죽음에 대한 공포가 있습니다.

호스피스 · 완화의료팀의 의사는 진통제, 특히 마약성 진통제를 적절히 처방하여 통증을 없앱니다. 간호사는 진통제에 따른 부작용은 없는지, 진통제 간격이나 용량에 따라 환자의 하루 일과가 편안한지 환자 가까이에서 관찰하고 소통합니다. 한편 오심과 구토는 약물과 음식조절, 생활요법 등을 통해 조절될 수 있습니다. 정신적인 문제로 우울과 불안에 대해서는 항우울제나 항불안제를 처방받을 수도 있고, 호스피스 · 완화의료 전문 심리상담사와의 상담도 받을 수 있습니다. 사회적 문제를 해결하기 위해서 호스피스 · 완화의료팀의 사회복지사는 헤어졌던 가족들과 연락할 수 있는 방법을 찾고 가족의 입장에 대해 배려하면서 만남을 추진합니다. 김영호님의 사망 전에 가족간에 화해와 용서가 이루어질 수 있도록 노력합니다. 사회복지사는 장례의 절차와 비용에 대해서는 김영호님의 경제적 상태와 원하는 방법을 파악하고, 경제적, 사회적 지원이 필요하다면 지역사회 자원을 찾아 연결해 줍니다. 영적 문제를 해결하기 위해서 김영호님이 종교가 있다면 종교에 맞는 성직자가 김영호님을 만나 상담하게 됩니다. 일반적인 성직자가 아니라 호스피스·완화의료에 대한 교육과 훈련을 받은 호스피스·완화의료 전문 성직자입니다. 종교가 없고, 특정 종교의 성직자와의 상담을 원하지 않는다면 심리상담사가 이 역할을 하게 됩니다. 살아온 인생에 있어서의 후회가 있거나 죄에 대해 참회하고자 하는 마음을 상담가운데 표현할 수 있도록 합니다. 죽음을 자연스러운 과정으로 받아들일 수 있도록 상담합니다. 공포를 맘껏 표현할 수 있도록 하고 함께 있어주며 지지해 줍니다(그림 4).

[그림 4] 호스피스·완화의료의 적용 사례

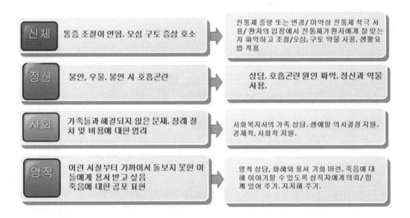

이렇게 호스피스·완화의료팀은 포괄적인 서비스를 제공합니다. 국가마다 다르지만, 미국의 경우 노인요양보험에서 인정하는 호스피스·완화의료 기관이 되려면, 반드시 의사, 간호사, 사회복지사, 성직자, 심리상담사, 간병 제공자, 가정 호스피스를 위한 가사도우미 등이 팀을 이루어야 합니다. 최근에는 발마사지사가 팀의 일원인 경우도 흔하게 볼 수 있습니다. 이 팀은 각 환자와 그 가족의 삶의 질을 높이기 위한 방법을 함께 계획하고 평가합니다. 계획에 따라 각각 정해진 시간에 환자를 방문하고, 환자가 사망한 후에는 가족과 함께 애도하고 사망 후 최소 1년 이상 가족 상담 서비스를 제공합니다.

3. 우리나라 호스피스 · 완화의료의 현황

1) 우리나라의 호스피스 · 완화의료 관련 제도

우리나라에 설립된 최초의 호스피스 · 완화의료 시설은 1965년 '마리아의 작은 자매 수도회'가 운영한 14개 병상의 호스피스였습니다. 이후 1988년 서울성모병원에 '호스피스 병동'이 문을 열었습니다. 우리나라에서도 초기 호스피스 · 완화의료는 가톨릭 수녀들의 봉사로 시작되었습니다. 그리고 오랫동안 호스피스 · 완화의료는 극소수의 환자들만이 받을 수 있는 특별한 것이었고, 일반적인 의료체계 내의 대부분의 환자들은 생애 말과 죽음의 순간에 호스피스 · 완화의료 서비스를 받을 수 없었습니다.

그러나 경제 성장과 함께 사회문화적으로 삶의 질이 향상되면서, 사람들은 죽음의 질에도 관심을 가지게 되었습니다. 죽는 과정에서의 삶의 질이 사회적으로 큰 이슈가 되었고, 마침내 2013년 보건복지부는 '호스피스 · 완화의료 활성화 대책'을 발표하였습니다. '호스피스 · 완화의료 활성화 대책'의 주요 내용을 보면, 말기 환자들이 완화의료 혜택을 받을 수 있는 병상수를 전국적으로 늘리고, 종합병원에 의사, 간호사, 사회복지사 등으로 구성된 전문적인 호스피스 · 완화의료팀을 두도록 하는 것이었습니다. 또한 2015년부터는 완화의료가 국민건강보험 수가 적용 대상이 됨으로써 완화의료 서비스를 받는데 환자 부담은 대폭 줄어든 반면, 병원은 국가로부터 완화의료에 대한 금전적 보상을 받을 수 있게 되었습니다.

이러한 국가의 노력으로 2008년 호스피스 · 완화의료를 위한 환자를 받을 수 있는 병상 수가 전국적으로 282개에 불과했던 것이 2018년 1315개로 네 배 이상 증가하였습니다(표1). 환자수로 보면 호스피스 · 완화의료 서비스를 받은 환자 수도 2008년 5000명에서 2016년 13000명으로 두 배 이상 증가하였습니다(표2). 그러나 연간 사망하는 사람들 중에 호스피스 · 완화의료 서비스를 받은 사람의 비율은 사망자 전체의 5%에 불과합니다.

[표 1] 호스피스 전문기관
출처: 국립암센터 호스피스완화의료 홈페이지.

말기암환자 입원형 호스피스 전문기관 지정 현황 (2018.06.08. 기준)

구분	2008	2009	2010	2011	2012	2013	2014	2015	2016	2017	2018
지정기관수(개)	19	40	42	46	56	54	57	66	77	81	81
지정기관병상수(개)	282	633	675	755	893	867	950	1100	1293	1337	1315

http://hospice.cancer.go.kr/home/contentsInfo.do?menu_no=443&brd_mgrno=

[표2] 호스피스 서비스 이용률
출처: 국립암센터 호스피스완화의료 홈페이지.
http://hospice.cancer.go.kr/home/contentsInfo.do?menu_no=443&brd_mgrno=

해당년도	년 신규 이용 환자수 (1)	국내 암사망자수 (2)	호스피스 서비스 이용률 (3)	국내 전체 사망자수 (2)	사망자수 대비 이용률 (4)
2008	5,046	68,912	7.3%	246,113	2.1%
2009	6,365	69,780	9.1%	246,942	2.6%
2010	7,654	72,046	10.6%	255,405	3.0%
2011	8,494	71,579	11.9%	257,396	3.3%
2012	8,742	73,759	11.9%	267,221	3.3%
2013	9,573	75,334	12.7%	266,257	3.6%
2014	10,559	76,611	13.8%	267,692	3.9%
2015	11,504	76,855	15.0%	275,895	4.2%
2016	13,663	78,194	17.5%	280,827	4.9%

또한 우리나라에서도 호스피스 · 완화의료가 처음에는 말기 암환자만을 대상으로 하였습니다. 따라서 암 관리법에 '말기암환자 완화의료'라는 용어가 처음 사용되었습니다. 이후 널리 존엄한 죽음, 죽음의 질에 대한 사회적 관심이 높아지면서 마침내 2016년 '호스피스 · 완화의료 및 임종과정에 있는 환자의 연명의료결정에 관한 법률'이 제정되었습니다. 이 법에서는 호스피스 · 완화의료의 대상자를 말기암환자에 국한하지 않고 에이즈, 만성 간경화 등 중증 질환을 가진 말기 환자로 확대하였습니다.

2) 우리나라의 호스피스 · 완화의료가 제공하는 서비스의 내용과 유형

가) 서비스의 내용

우리나라 호스피스 · 완화의료 서비스의 내용은 다음과 같습니다.
① 포괄적인 초기평가 및 돌봄 계획 수립과 상담
② 통증 및 신체증상완화
③ 환자 및 가족의 심리/ 사회/ 영적 문제 상담
④ 24시간 전화상담 및 응급입원 서비스
⑤ 사별가족 돌봄
⑥ 임종관리
⑦ 환자와 가족 교육(환자를 돌보는 방법, 증상 조절 등)
⑧ 음악/ 미술요법 등 프로그램
⑨ 자원연계 및 이벤트 프로그램 운영
⑩ 호스피스완화의료 자원봉사자 돌봄 봉사

나) 호스피스 · 완화의료 서비스의 유형

우리나라에서 현재 이용할 수 있는 호스피스 · 완화의료 서비스의 유형은 입원형, 가정형, 자문형으로 나눌 수 있습니다.

입원형은 보건복지부에서 지정하는 의료기관에서 호스피스·완화의료 환자를 위한 병동이 별도로 있는 경우를 말합니다. 종합병원 내에 호스피스·완화의료 병동이 있는 경우도 있고, 호스피스·완화의료 환자만을 위해 운영되는 병원 또는 의원들도 있습니다.

가정형은 호스피스·완화의료를 제공하는 가정방문 서비스라고 할 수 있습니다. 기본적으로 가정형 호스피스·완화의료에서도 입원형과 동일한 서비스를 제공합니다. 통증조절을 위한 투약 등 신체적 증상완화에 대한 적극적인 치료뿐만 아니라, 장비대여, 연계 및 의뢰서비스, 응급방문, 24시간 주 7일 전화상담도 받을 수 있습니다. 가정형의 장점은 환자가 평소 지내던 집에서 가족들과 함께 지내면서 전문가들의 도움을 받을 수 있다는 것입니다.

자문형은 일반병동이나 외래에서 진료를 받으면서 호스피스·완화의료 팀의 서비스를 받는 것을 말합니다.

유형별로 이용 가능한 의료기관의 명단은 국립암센터 호스피스완화의료 홈페이지 (http://hospice.cancer.go.kr/index.do)에서 확인하실 수 있습니다. 말기 암이나 생명을 위협하는 회복 불가능한 심각한 질병을 가진 환자나 환자 가족은 가까운 호스피스완화의료 기관에 문의하시면 이용하실 수 있습니다 (그림 5).

[그림 5] 전국의 호스피스 · 완화의료 기관

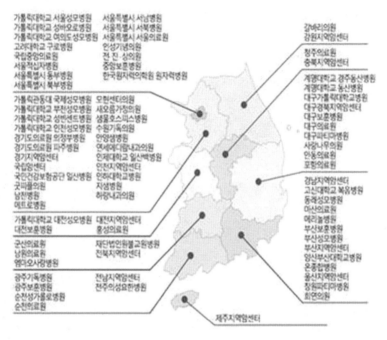

출처: 국가암정보센터
https://m.post.naver.com/viewer/postView.nhn?volumeNo=1543909
9&memberNo=375893

3) 우리나라의 호스피스 · 완화의료의 미래

　우리나라는 호스피스 · 완화의료에 있어 큰 도약의 시기를 맞고 있습니
다. 최근 법적, 제도적 기준이 마련되고 있고, 사회적 관심도 커지고 있습
니다. 앞에서 설명했듯이 최근 몇 년 동안 호스피스 · 완화의료 서비스의
양적 질적 확대가 이루어지고 있습니다. 그러나 여전히 호스피스 · 완화의
료의 혜택을 받는 사람들의 수는 매우 제한적입니다. 우리나라에 연간 호
스피스 · 완화의료 서비스를 받는 환자가 13,000명(2016년 신규환자 수 기

준/ 국립암센터 중앙호스피스 센터. 호스피스완화의료. 현황과 통계. http://hospice.cancer.go.kr/home/contentsInfo.do?menu_no=443&brd_mgrno=)인데 반해 영국은 연간 약 20만명 (2015-2016년 기준/ Hospice UK (2016). Hospice care in the UK 2016. https://www.hospiceuk.org)의 환자가 호스피스 · 완화의료 서비스를 받고 있으며, 미국의 경우 연간 130만 명(2013년 기준/ Centers for Disease Control and Prevention (2016). National Center for Health Statistics. Hospice Care. https://www.cdc.gov/nchs/fastats/hospice-care.htm)의 환자가 호스피스 · 완화의료 서비스를 받고 있습니다. 인구 규모를 감안하더라도 우리나라에서 호스피스 · 완화의료 서비스를 받으며 생애 말을 보내고 임종과정을 맞는 환자의 수가 턱없이 적음을 알 수 있습니다. 또한 외국의 경우 가정형 호스피스 · 완화의료가 병동형보다 훨씬 많은 비중을 차지하는 반면, 우리나라는 가정형 호스피스 · 완화의료를 제공하는 기관은 전국적으로 총 25개에 불과합니다. 가정형은 환자가 가족과 함께 익숙한 환경에서 생애 말을 보낼 수 있다는 점 뿐 만 아니라 의료비 측면에서도 입원형에 비해 적은 비용이 소요된다는 장점으로 외국에서는 선호되고 있는 형태입니다.

현대에서 한 개인의 죽음의 질은 그 사람 개인의 자원이나 노력만으로 가능한 것이 아니라 사회적 체계가 이를 지원해 주지 않으면 보장될 수 없습니다. 세계 죽음의 질 순위를 결정하는 기준이 각 국가의 의료체계, 호스피스 · 완화의료 서비스의 양과 질, 그리고 호스피스 · 완화의료에 대한 사회문화적 인식 등인 것도 바로 그런 이유에서입니다. 따라서 존엄성이 유지되는 죽음, 품위 있는 죽음이 보장되기 위해서는 호스피스 · 완화의료가 더욱 확대되어야 할 것입니다. 또한 타이완의 사례에서처럼 적극적인 교육을 통해 호스피스 · 완화의료에 대한 사회적 인식을 고취시켜 나가야 할 것입니다.

이 장의 처음에 이야기했던 사례에 나오는 청년의 이야기와 유사한 이야기는 지금 이 순간에 전국 어디에나 있을 수 있습니다. 생애 말에 죽음을

앞두고 극도의 고통을 느끼지만 어디에도 도움을 청하지 못하고 홀로 견뎌
내고 있는 그런 삶이 더 이상은 없도록 해야 합니다. 누구나 호스피스 · 완
화의료가 무엇인지 알고 혜택을 받을 수 있는 그런 사회를 만들어가야 할
것입니다.

행복한 삶의 마무리 용서와 화해

1. 용서와 화해의 의미와 필요성

흑인들이 사는 아프리카, 남아프리카 공화국은 백인들이 지배하는 나라였죠. 그 유래를 찾아볼 수 없는 흑인 탄압의 나라였어요. 넬슨 만델라는 종신형을 선고 받고 옥살이를 했지요. 면회와 편지는 6개월에 한 번이 허용되었고요. 넬슨 만델라는 종신형. 그 기약도 없는 생활을 27년간을 살아냈지요.

감옥에서 풀려난 만델라는 남아프리카 공화국의 최초 흑인대통령으로 선출되었어요. 대통령이 된 다음 그가 가장 먼저 시행한 것이 무엇인지 아세요? 〈진실과 화해 위원회〉를 설치하는 일이었어요. 자신들을 탄압했던 백인들을 용서하는 일이었지요. 과거의 죄가 무엇이었든지 간에 대중들 앞에서 자신의 죄를 낱낱이 고백하면 무조건 용서한다는 것이었죠. 반대가 엄청났지요. 하지만 만델라는 굽히지 않았죠. 〈진실과 화해 위원회〉에서 반 드 브렉이라는 백인 경찰관이 과거에 저질렀던 죄를 고백하게 되지요. 자신과 동료들이 18세의 흑인 소년을 총으로 살해하고 증거를 인멸하기 위하여 그 시신을 불에 태운 일, 8년 후 소년의 아버지를 아내가 보는 앞에서 장작더미에서 태워 죽인 일을 고백했습니다. 그 끔찍한 일을 차례로 당한 흑인 노부인에게 판사가 물었어요.
"반 드 브렉 씨에게 무엇을 원하십니까?"

노부인이 대답하죠.
"남편의 장례를 치를 수 있도록 반 드 브렉 씨가 그 장소로 가서 남편의 재를 모아줬으면 해요."

그 경찰관은 고개를 숙인 채 고개를 끄떡였어요. 노부인은 추가 사항을 이렇게 덧붙이죠.
"반 드 브렉 씨는 제 가족들을 모두 데려갔습니다. 그러나 저에게는 그에게 줄 사랑이 아직 많습니다. 한 달에 두 번, 그가 우리 집에 와서 하루 동안 시간을 보내기를 원합니다. 제가 엄마 노릇을 할 수 있도록 말이죠. 그리고 나는 반 드 브렉 씨가 신(神)의 용서를 받았다는 사실과 나도 그를 용서한다는 사실을 알았으면 합니다. 나는 내가 정말 용서했다는 걸 알 수 있도록 그를 안아 주고 싶습니다."

노부인이 자리로 돌아가는 동안, 누군가가 "어메이징 그레이스(나 같은 죄인 살리신)"를 부르기 시작했죠. 법정은 일순간 감동의 물결로 출렁거렸죠. 하지만 반 드 브렉은 그 노래 소리를 듣지 못하죠. 그 상황을 감당치 못하고 졸도해 버렸기 때문이었지요.

고대와 중세에서 재화는 하늘이 우리에 무상으로 준 선물(don-증여품, 기부금품, 선물)이었어요. '신(神)은 우리의 생명을 포함한 모든 것을(per-) 준다(don).' 여기에서 영어의 pardon이 나왔어요. 그래서 용서란 신(神)의 성품에의 참여라고 말합니다. 인간이 할 수 있는 가장 아름답고 놀라운 일이기 때문이죠. 용서(容恕)의 사전적 의미는 "관용(寬容)을 베풀어 벌(罰)하거나 꾸짖지 아니함, 놓아 줌"이죠. 용서에서 용(容)은 '받아들인다'는 뜻이고, 서(恕)는 '남의 처지에 서서 동정하는 마음'이에요. 서(恕)를 파자하면 여심(如心)이 되죠. 자기 마음을 미루어 다른 사람의 마음을 헤아리는 것이에요.

가끔 우리는 이렇게 항변할 때가 있죠. 왜 그 나쁜–미친–악한 인간이 용서를 받아야 하냐고요. 이청준의 단편 소설 〈벌레 이야기〉가 이 문제를 들추어내죠. 〈밀양〉이란 영화로도 제작이 되었고요. 자신의 아이를 유괴하여 살해한 범인을 용서하는 문제를 진지하게 다루고 있는 작품입니다. 주인공인 아이의 어머니는 교도소에 갇힌 범인에 대한 원한과 저주로 몸과 마음이 상할 대로 상해서 기독교에 귀의하게 됩니다. 신(神)의 용서와 사랑의 메시지를 접하고 번민에 잠기는데 주인공은 심한 갈등 끝에 주위 신도들의 도움으로 범인을 용서하기로 마음먹게 됩니다.

그런 초자연적인 사랑을 실천하기 위해 주인공이 범인을 면회하러 갔지만 초췌한 얼굴로 눈물을 흘리며 용서를 구할 줄 알았던 범인은 전혀 아니었어요. 의외로 훤한 얼굴에 미소까지 띠며 면회소로 나와 마침내 평안을 얻었다고 고백합니다. 요새 말로 '뚜껑'이 열리겠지요. 주인공은 범인을 용서해 주어야겠다는 마음이 일순간에 사라져서는 신을 향해 소리쳐요. "당신이 뭔데.... 저런 놈을 용서할 수 있는 권한은 나밖에 없는데... 왜 나에게서 용서의 기회와 권리를 빼앗아 가는 것입니까"고 항변합니다.

세상에서 가장 어렵고 힘든 과제가 무엇인줄 아십니까? 바로 용서하는 일입니다. 이때 다들 의문을 갖게 되지요. 왜 그 가해자에게 그런 은전과 은총이 베풀어져야 하느냐는 거잖아요. 이 부분에 많은 착각이 있습니다. 내가 원한을 품고 살아가면 내가 피해자로 남게 되니까 가해자를 위한 일이 아닌 나 자신을 위한 일이 용서의 출발점이겠지요. 그래서 용서의 가장 큰 수혜자는 가해자가 아니라 바로 피해를 입은 나 자신인 거죠.

프랑스 파리 연쇄 테러로 아내(헬렌)를 잃은 남편(앙투안 레리스)이 테러를 자행한 이슬람국가(IS)에 보낸 편지 글이 하나 있는데 소개해 보겠습니다.

〈당신들은 내 분노를 가질 수 없을 것이다.〉

"금요일 밤, 당신들은 비범한 생명을 앗아갔다. 내 인생의 사랑, 내 아들의 엄마를. 그러나 당신들에게 내 분노를 선물하지 않겠다. 나는 당신들이 누군지 모른다. 알고 싶지도 않다. 당신들은 죽은 영혼의 존재들이다. 내 아내의 몸에 박힌 총알 하나하나, 당신들이 맹목적으로 사람들을 살해해 바친 그 신의 심장에 상처를 입혔을 것이다.

그러니, 나는 내 분노를 당신들에게 선물하지 않을 것이다. 내 분노를 얻고 싶었겠지만, 분노와 증오를 당신들에게 돌려주는 건 죽은 희생자들을 당신들과 똑같은 무지한 존재로 만드는 것에 불과하다. 내 조국의 사람들을 불신하게 만들고 안전을 위해 자유를 희생하도록 하기 위해 내가 겁먹기를 바라겠지만, 당신들은 실패했다.

아내를 오늘 아침 봤다. 몇 날 몇 밤에 걸친 기다림 뒤에 말이다. 그녀는 금요일 밤 외출할 때와 똑같이 아름다웠다. 지난 12년간 맹목적으로 사랑했던 그 모습 그대로 아름다웠다. 물론 나는 이 고통으로 몸서리를 치고 있다. 이것은 당신들의 작은 승리일 것이다. 그러나 고통은 오래가지 않는다. 나는 아내가 매일매일 우리와 함께하고, 당신들은 절대 가지 못할 자유와 사랑의 천국에서 다시 만날 것을 알고 있다.

아들과 나, 둘만 남았다. 그러나 우리는 세계의 모든 군대들을 합친 것보다도 더 강하다. 나는 당신들에게 더 신경을 쓸 시간 따위가 없다. 지금 막 잠에서 깨어난 아들에게 돌아가야 한다. 그는 갓 17개월이 됐다. 그는 평소처럼 밥을 먹을 것이고, 우리는 평소처럼 함께 놀 것이다. 그리고 내 아들이 살아가는 동안, 그는 행복하고 자유롭게 살 음으로써 당신들을 괴롭힐 것이다. 왜냐면, 당신들은 내 아들의 분노도 돌려받지 못할 테니까. "

용서란 무엇일까요? 나에게 고통을 안긴 이들을 애써 외면하고 사는 것? 아니면 재산상의 손실을 입힌 이들을 너그럽게 보아주는 것? 그것도 아니면 나의 명예를 더럽힌 그들을 잊어주는 것? 하지만 용서란 사건을 잊는 게 아니라 '어떻게 기억하느냐'의 문제라고 꼬집은 심리학자가 있어요. 딕 티비츠이에요. 그는 자신의 저서 『용서의 기술』에서 이렇게 말하지요.

"용서는 당신을 다시 삶의 운전석에 앉게 해준다. 용서는 당신이 생각하는 방식을 바꾸고 현실을 왜곡하는 관점을 줄여 '있는 그대로'를 보게 해준다. 용서는 틀을 다시 짜서 당신 삶의 이야기를 바꿀 수 있게 한다. 그리고 무엇보다도 용서는, 당신을 치료한다."

그는 그저 말만 하는 이론가가 아니었습니다. 10년 남짓 깊이 신뢰하며 다녔던 회사에서 하루아침에 잘렸는데 얼마나 상심이 컸겠습니까. 하지만 다시 새 직장을 구하고 아무렇지 않은 듯 생활했습니다. 그러던 어느 날 건강에 적신호가 켜졌어요. 고혈압으로 약물치료를 받지 않으면 안 되었지요. 그는 산다는 것이 전혀 가치 없다고 느꼈고, 자신이 화났다는 것조차 알지 못했고, 인생을 향한 에너지도 흥미도 잃고 대부분의 시간을 의기소침한 상태로 지냈습니다. 그러다 용서를 위한 여러 단계와 절차를 밟고 난 뒤 건강과 열정을 되찾게 되었죠. 그의 연구물은 이런 경험세계에 기초합니다. 그가 말한 용서의 주요개념들을 몇 가지로 정리해 보겠습니다.

"용서란 현재의 평온을 회복하고 미래의 희망과 삶의 목적을 되살리기 위해 과거에 받은 분노와 상처에 새로운 틀을 씌우는 작업이다."
"용서는 당신에게 상처를 준 사람에게 당신이 넘겨준 당신 삶의 통제권에서 당신을 해방시킨다."
"용서는 자기 삶과 행복을 자신이 책임지는 길이기도 하다. 그리하여 용서는 과거의 상황이 당신의 현재를 지배하지 않도록 가르친다."
그리고 그는 이렇게 충고하지요.
"타인을 완전히 나쁜 사람이라고 생각하기보다 좋은 면도 있고 나쁜 면도 있는 사람으로 생각하라."
"어떤 불쾌한 상황을 겪더라도 상대의 의도와 당신에게 끼친 영향을 구분하라."
"다른 사람에게 거는 기대치를 낮춰라."
"겸손과 공감의 기술을 터득하라."

나아가 기억해야 할 일이 하나 있습니다. 진정한 용서는 타자 보다 자기 자신을 용서하는데서 출발한다는 사실이지요. 그래서 이렇게 말할 수 있습니다. "내가 누군가를 용서하고 싶지만 용서할 수 없는 자기 자신을 용서하는 일에서 용서는 출발된다."고요. 제게도 정말 용서하기 힘든 사람이 있었는데 마음 한 구석에서는 분명히 용서해야 한다고 말합니다. 하지만 현실은 늘 그것을 거부하며 둘 사이에서 괴로워했지요. 그렇게 해서 제가 제 스스로에게 2차 가해자가 되어 있는 것입니다. 끔찍했죠. 내가 나를 죽여가고 있다니.... 그 때 알았습니다. 용서하지 못하고 있는 자신을 먼저 용서해야 한다고요. 거기에서 한 걸음 더 나아가 나의 외모, 학력, 과거 실패의 경험들, 유약한 성격들...... 그 모든 것을 용서하는 것이 참 용서라는 것을요. 진정한 평화는 세계 평화가 아니었어요. 나 자신과 화해하고 사는 삶이 진정한 행복이었지요. 그리고 그런 삶이야말로 소확행(소소하고 확실한 행복)이었습니다.

2. 용서와 화해의 일상화

"인생은 '끈' 이라는 말이 있습니다. '매끈' – '발끈' – '화끈' – '질끈' – '따끈' 이래서 5끈이라고 하죠. 여기 '매끈' 은 매너를 말하고 '발끈' 은 성격, '화끈' 은 열정이에요. 그러면 '질끈' 은 뭘까요? 네. 용서를 말합니다. '눈 질끈 감고' 이렇게 말할 때가 있잖아요. '따끈' 은 인정을 말하는데요. 무엇보다 중요한 것은 '질끈' 입니다. 이게 생각만큼 쉽지 않아요. 그래서 처방전을 하나 드리자면 이렇습니다.

"세상에 악한 사람은 없다. 약한 사람만 있을 뿐, 세상에 나쁜 사람은 없다. 아픈 사람만 있을 뿐"

제 어머니가 그런 마음으로 사셨어요. 제 어머니는 언제나 이렇게 말씀하셨습니다. "알고 보니 (참) 불쌍트라.", "그만하기 다행이다." 이게 어머니의 삶의 네비게이션이었습니다. 그 덕분에 우리 집은 풍파 없이 늘 평화로웠고요. 저는 그것이 제 어머니의 인문학이었다는 것을 뒤늦게 알았습니다. 결혼이란 3주간의 호기심, 3개월 동안의 사랑, 그리고 30년 동안의 관용이라고 하잖아요. 가정이야말로 이런 용서를 실천할 수 있는 일상의 학습장인 셈입니다. 가정 안에는 늘 다툼이 있고 갈등이 존재합니다. 상처도 있고요. 그래서 가족들이 장애물이 될 때가 많습니다. 그런데 인생의 허들 경기에서 장애물은 '넘어지라'고 있는 것이 아닙니다. '넘어서라'고 있는 것이지요. 그래서 넘어지고 넘어서면서 우리는 경기력을 향상시켜 온 셈입니다. 그리고는 인생 스타로 탄생할 수 있는 것이지요. 헝가리 출신의 작가이면서 심리학자인 토마스 스자쯔(Thomas Szasz)는 이렇게 말해요.

"보통 사람은 용서하고 잊는다. 현명한 사람은 용서는 하되 잊지는 않는다. 어리석은 사람은 용서도 하지 않고 잊지도 않는다."

어떤가요? 마틴 루터 킹은 "용서는 신선한 시작, 새로운 출발에 필요한 분위기를 창출하는 촉매제"라고 했습니다. 용서는 미움과 사랑, 절망과 희망, 나아가 전쟁과 평화를 구분 짓는 생명선이나 다를 바 없지요. 용서가 없다면 우리의 상처는 거침없이 커져서 우리를 실패와 분노, 비통의 쳇바퀴로 몰아넣고 말 것 입니다. 그리고 끝내 우리의 삶을 파멸로 이끌고야 말겠지요. 그래서 용서는 모든 절망을 치유하고 상처를 꿰매는 치료제와 같지요. 전 유엔 사무총장이었던 로버트 뮬러는 "국제 용서 주간"을 통해 이런 제안을 하죠.

"일요일은 자기 자신을 용서하고, 월요일은 가족과 친척을 용서하고, 화요일은 친구와 동료를 용서하고, 수요일은 경제관계를 용서하고, 목요일은 문화관계를 용서하고, 금요일은 정치관계를 용서하고, 토요일은 국경을 넘어 외국을 용서하라."

한 마디로 말하면 화해와 용서의 일상화였지요. 이제 우리가 세상에 퍼뜨려야 할 문화는 실상 '용서의 문화' 입니다. 그리하여 옳고 정당한 일(변명, 보복, 마땅한 형벌의 고통)보다 위대한 일(용서)로 인생의 주인공이 되어 볼 수 있습니다. 한 번 조용히 눈을 감아보실래요. 잠시나마 묵상의 시간으로 나를 돌아봅시다.

"바람을 멈출 수 있는가? 없다.
하지만 풍차를 만들 수는 있다.
파도를 멈출 수 있는가?
없다.
하지만 배의 돛을 조정할 수는 있다.
상처 받지 않을 수 있는가?
없다.
하지만 용서하는 법을 배울 수는 있다."

–폴 마이어–

앞서 말씀대로 용서의 실습장은 가정이고 가족이야말로 훌륭한 트레이너이자 스파링 파트너입니다. 헤밍웨이의 소설 중에 이런 이야기가 등장해요. 집을 떠나 마드리드로 떠나 버린 아들, 스페인인 아버지는 뒤늦게 후회를 하지요. 아들과 화해하고 싶었던 아버지는 광고를 내죠. 엘리베랄 신문에는 이런 광고가 실렸습니다.

"파코, 화요일 정오에 몬타나 호텔에서 만나자. 다 용서했다. 아빠"

약속된 날, 호텔에 도착한 아버지는 무척 놀랐는데, 파코라는 이름의 젊은 남자가 무려 800명이나 나와서 아버지를 기다리고 있었던 겁니다. 파코는 스페인에서 매우 흔한 이름 중의 하나였습니다. 자녀들만이 아니에요. 나와 가치관이 다른 세대를 살았던 부모님을 용서하고 형제자매를 용서해 사는 것, 이게 평화의 세상입니다.

3. 용서와 화해의 방법과 현실에의 적용

웰링턴 하면 정치가나 외교사절보다는 제독의 이미지가 먼저 떠올려집니다. 워털루 전쟁과 함께 나폴레옹을 물리친 연합군 사령관으로 영국민들의 영웅이었습니다. 그런 그가 상습적인 탈영병 부하에게 사형 선고를 내려야만 했던 일이 있었어요. 웰링턴이 호통치지요.

"나는 너를 교육도 시켜 보았다. 나는 너와 상담도 해보았다. 나는 너를 처벌도 해보았다. 나는 너에게 굉장히 심각한 벌도 주어 보았다. 그런데 너는 돌이키지 않았고 새로워지지도 않았다. 별 수 없이 너는 죽어야 한다."

바로 그 때 제독의 부하 한 사람이 충언을 하지요.

"각하! 각하께서는 아직 이 사람에게 한 가지 시도하지 않은 것이 있습니다."

놀란 제독이 물어요.

"아니 내가 뭘 못했단 말인가?"

"각하, 각하께서는 이 사람을 용서해 보셨습니까?"

웰링턴 제독은 고민에 잠겼어요. 그 마지막 한 가지를 행해야 했죠. 그 후 탈영병은 변화되었고 제독의 충성스런 부하가 되었습니다.

얼굴 생김새 때문에 'ET 할아버지'로 불린 교육자 채규철님이 있습니다. 선생님들은 대부분 아실 겁니다. 교통사고로 3도 화상에 30차례 성형수술을 하게 되지요. 오그라든 몸으로 농촌계몽·적십자운동에 참여하지요. 그의 별명은 실상 '이미 타버린 할아버지'라는 뜻으로 어린 아이들이 붙여준 별명이었습니다. 채선생은 "이 몸이 요즘 돈으로 6000만원 넘게 들여 성형한 몸인데, 사람들이 진가를 몰라줘"라며 웃음으로 상처를 넘기곤 했습니다. 그는 그렇게 희망으로 상처를 덮고 살았는데 그가 생전에 남긴 어록 중 이런 말이 있어요.

"우리 사는 데 'F'가 두 개 필요해. 'Forget(잊어버려라), Forgive(용서해라).' 사고 난 뒤 그 고통을 잊지 않았으면 나 지금처럼 못 살았어. 잊어

야 그 자리에 또 새 걸 채우지. 또 이미 지나간 일 누구 잘못이 어디 있어. 내가 용서해야 나도 용서 받는 거야."

　많은 의학적 통계에 의하면 인간의 많은 질병이 용서하지 않는 마음 상태에서 생긴다고 하지요. 정신과 의사 메닝거는 인간의 모든 질병의 70%는 스트레스에서 오고 모든 스트레스의 90%는 정신적 질병, 곧 미움과 증오 그리고 용서의 결핍에서 온다고 했습니다. 미움과 증오와 용서의 결핍이 결국, 암, 고혈압, 심장병, 뇌졸중, 치매, 우울증 등의 원인이 된다는 것입니다. 용서가 가져다주는 가장 큰 선물이 있다면 마음의 평안이겠지요. 건강도 함께 따라옵니다. 그래서 성서에는 "마음의 즐거움은 양약이라도 심령의 근심은 뼈로 마르게 하느니라."(잠 17:22)라는 구절도 있습니다.

　행복을 꿈꾸는 모든 사람들에게 추천하고 싶은 클럽이 하나 있습니다. 〈세븐티 타임즈 세븐 클럽〉. 성서의 '일흔 번씩 일곱 번' 이라도 용서하라는 데서 착안을 해서 만들어 본 (가상)클럽입니다. 먼저 이 클럽에 들어가는 자들이 누리는 특전이 있습니다.
　① 식욕을 되찾게 된다.
　② 강박증으로부터 벗어나게 된다.
　③ 사람들이 두렵지 않게 된다.
　④ 감정을 다스림으로 자신의 삶에 진정한 주인이 된다.
　⑤ 타인에게로 향하던 시선이 내게로 이동된다.
　⑥ 분노정복에 성공, 자존감이 업그레이드 된다.
　⑦ 과거에서 미래로 시계 바늘이 옮겨진다.
　⑧ 내면을 조절하는 추를 얻는다.
　⑨ 행복한 삶의 주인공이 된다.

　당연히 지켜내야 할 규칙도 있겠지요.

〈클럽가입자격 및 준수사항〉

가입자격은 '옳고 정당한 일' 보다 '위대한 일' (용서)에 마음을 두고 사는 자라야 한다.

대상 제한은 없으며 효력발생의 시점은 '미워지기 시작한 때'를 기준으로 한다.

대상을 정하고도 1주일 안에 용서를 실행하지 못하면 회원자격이 박탈된다.

변칙성 용서는 용서로 간주하지 않는다. ―앙갚음, 되풀이 기억 등―

용서한 후 1개월 이내 용서함의 유익 중 한 가지도 효력이 발생되지 않는 경우에 한해 권한은 무효 처리한다.

가슴에는 항상 배지(badge)를 달고 다녀야 한다. "낚시 금지"(용서받은 일은 더 이상 되풀이하지 않는다)

무엇보다 큰 용서는 자신을 용서하는 일이다. 자신의 외모, 자질, 어리석음, 무능력, 상처...... 그 모든 것들을 용서할 때 비로소 타인이 용서된다.

또한 용서의 권한 및 책임은 가입자 본인으로만 국한되어 있다. 따라서 타인에게 양도나 대여할 수 없다.

일반회원에서 골드 멤버가 되기 위해서는 더 많은 용서를 실행하며 살아야 한다.

어떤가요? 용서가 과거는 해결하지 못할 수 있습니다. 하지만 미래는 확실하게 해결해 주죠. 다시 한 번 눈을 감아봅시다.

"용서는 겁쟁이나 하는 짓이란 소리를 자주 들었다. 하지만 그렇게 말하는 사람들이 실제로 용서를 해보기나 했을까? 용서는 힘든 일이다. 용서는 끊임없는 자기 수양, 본능의 억제, 말조심 그리고 이 시대의 천박한 정신에 휩쓸리지 않겠다는 단호한 의지가 있어야 가능하다. "

― 마리에타 재거―

4. 삶의 끝자락에서의 용서와 화해

앞서 소개했던 '소설보다 더 소설 같은 삶'을 살다 간 사람, 채선생님이 남기고 떠난 마지막 말은 이랬습니다.

"…저기가 어디야, 아름답구면. 나 이제 급히 감세"

한 신문이 오비튜어리(부고 기사)의 제목을 이렇게 뽑은 것을 보았습니다.

"활활 타오르던 불꽃이 하늘로 날아갔다."

얼마나 아름다운 생의 마무리였던지 울컥했습니다. 그러나 우리 주변에는 그렇지 못한 사람들이 많지요. 우리나라의 최고재벌일 뿐만 아니라 스마트폰으로 세계 시장을 석권한 삼성가의 이야기는 참 아픕니다. 이건희 회장의 형이 타계하기 전 그렇게 간절히 소원했던 것 한 가지가 있었습니다.

"동생을 10분, 아니 5분이라도 만나 손잡고 마음의 응어리를 풀고 싶다."

그러나 끝내 그 소원을 못 이루지요. 이런 죽음을 불귀의 객이 되었다고 합니다. 조국에도 고향에도 돌아오지 못한 채 타국에서 숨을 거두었는데, 이미 동생 이 회장은 병원에 입원해 있었고 지금도 겨우 생명을 부지하고 있는 상태입니다.

저는 일찍이 호스피스 케어를 해 본 일이 있습니다. 사람이 '명이 길다'는 말을 많이 하는데 그게 무슨 의미일까요? 제가 의과대학에 근무할 때의 경험이 있습니다. 가해자든 피해자든 나타나 화해를 해야 하는 데 못 떠나는 거죠. 그 사명이 목숨을 끈덕지게 붙잡고 버티게 하는 것입니다. 빙점의 작가 미우라 아야꼬 여사는 그래서 이렇게 말합니다.

"화해야 말로 인간의 마지막 사명이다."

무슨 생각이 떠올랐는지요? "영원히 살 것처럼 꿈꾸고 내일 떠날 것처럼 사랑하라"

이 한 문장에 답이 있습니다. 내일 떠날 사람이 성질부리다 가지는 않겠지요. 내일 떠날 사람이 아등바등 하지는 않겠지요. 내일 떠날 사람이 쌈질하다 갈 일도 없겠지요. 그래서 마지막 침상에서 용서 못할 일이 없고 마지막 침상에서 사랑하지 않을 사람은 없다 합니다. 매일 매일을 아니 매 순간, 순간을 내일 떠날 사람처럼 살다보면 마지막 미션(사명)을 못 다 수행하고 떠날 일은 없을 것입니다. 영화 〈버킷 리스트〉의 하이라이트는 에드워드가 하나밖에 없는 그러나 인연을 끊고 살던 딸을 찾아가 화해하고 손녀딸을 만나 '세기적인 미녀와 키스하기'에 성공하는 장면이지요.

이제 오마르 워싱턴이 쓴 시의 한 구절로 마무리를 할까 합니다.

"*나는 배웠다. 아무리 좋은 친구라고 해도 때때로 그들이 나를 아프게 하고 그렇다고 하더라도 그들을 용서해야 한다는 것을. 그리고 타인으로부터 용서를 받는 것만으로는 충분하지 못하고 내가 내 자신을 때로 용서해야 한다는 것을 나는 배웠다.*"

나아가 기억해야 할 일이 하나 있는데 진정한 용서는 타자 보다 자기 자신을 용서하는데서 출발한다는 사실입니다.

1948년 화란의 암스테르담에서 처음으로 개최된 "세계기독교 협의회"란 모임이 있었습니다. 제2차 세계대전으로 인해 찢길 대로 찢긴 나라와 나라 사이의 적대감을 치료하고 백성과 백성들 사이에 도사리고 있는 증오심을 청산하자는 뜻으로 출발했습니다. 이제는 모든 인류가 '하나 되어'야 한다는 명제를 실천하기 위한 화해와 용서의 자리로 모여졌지요. 세계 각국에서 모여든 대표들은 개회식을 하기에 앞서 누군가의 장례식을 먼저 치러야만 했습니다. 대표들은 한결 같이 관 속의 시체가 누군지에 관심이 쏠려 있었습니다.. 다들 궁금하기만 했지요.

그 때 진행을 맡은 사람이 말해요. '차례대로 단상에 마련된 관 앞에 나아가 관속을 들여다보면 직접 시체의 주인공을 확인할 수 있을 것입니다.' 그런데 줄 지어 앞으로 나아가 관을 들여다보는 사람들은 한결 같이 처음에는 깜짝 놀랐다가 이내 침통한 표정으로 바뀌는 것이었습니다.

이유는 간단했습니다. 관속에는 아무의 시체도 들어있지 않고 거울 하나가 놓여 있었어요. 그들이 찾았던 망자(죽은 자)는 곧 자신이었던 셈이었습니다. 관 속에 깔려 있는 거울을 통해 자신을 들여다보았던 것이었습니다. 이 날 장례를 치러야 할 주인공은 다름 아닌 자신을 알게 되었지요. 그래서 이렇게 말할 수 있습니다.

(이어서 이어지는 글)

"내가 누군가를 용서하고 싶지만 용서할 수 없는 자기 자신을 용서하는 일에서 용서는 출발된다."고요. 제게도 정말 용서하기 힘든 사람이 있었습니다. 마음 한 구석에서는 분명히 용서해야 한다고 말하지만 현실은 늘 그것을 거부하며 둘 사이에서 괴로워야 했습니다. 그렇게 해서 제가 제 스스로에게 2차 가해자가 되어 있는 겁니다. 끔찍했죠. 내가 나를 죽여가고 있다니....

그 때 알았어요. 남을 용서하기 전에 내가 누군가와 어떤 사건을 용서하고 싶은지요. 하지만 용서하지 못하고 있는 자신을 먼저 용서해야 한다고요. 거기에서 한 걸음 더 나아가 나의 외모, 학력, 과거 실패의 경험들, 유약한 성격들... 그 모든 것을 용서하는 것이 참 용서라는 것을요. 그래야 나 자신과 평화롭게 살아갈 수 있고 진정한 평화는 세계 평화가 아니었어요. 나 자신과 화해하고 사는 삶이 진정한 행복이었지요. 그리고 그런 삶이야말로 소확행(소소하고 확실한 행복)이었어요.

(다음)

앤디 앤드루스는 《용서에 관한 짧은 필름》 중에서 이렇게 이야기해요.

"용서밖에 없다. 용서를 거부한다면 우리의 현재는 끝없이 과거에 얽매이게 되지.

더러 우리는 과거 상처받았던 순간에 우리 삶을 통째로 얽어매놓고는

그 순간이 우리 존재를 규정하고 갉아먹도록 방치해두지.

그리고 그 상처를, 그 모욕을 끌어안고 돌아다니면서 틈만 나면 거기에 골몰하거든.

잠잘 때도 밥 먹을 때도 그 생각뿐이야.

우리 화를 다스리는 일처럼 어려운 일이 또 있을까.

한마디로 불가능해. 용서하는 길밖에는...

그리고 분노를 영원히 없애버리는 길밖에는 없지."

(영화 버킷 리스트의 하이라이트는 에드워드가 하나밖에 없는 그러나 인연을 끊고 살던 딸을 찾아가 화해하고 손녀딸을 만나 '세기적인 미녀와 키스하기'에 성공하는 장면이잖아요.)의 다음

이제 오마르 워싱턴의 시 〈나는 배웠다〉를 부분 인용해 보죠.

〈나는 배웠다〉

나는 배웠다.
인생은 무슨 사건이 일어났는가에 달린 것이 아니라

일어난 사건에 어떻게 대처하느냐에 달려 있다는 것을..
무엇을 아무리 얇게 베어낸다 해도
거기에는 언제나 양면이 있다는 것을 나는 배웠다.

나는 배웠다.

사랑하는 사람들에게는
언제나 사랑의 말을 남겨 놓아야 한다는 것을..
어느 순간이 우리의 마지막의 만남이 될지 아는 사람은 아무도 없다.

또 나는 배웠다.
아무리 좋은 친구라고 해도 때때로 그들이 나를 아프게 하고
그렇다고 하더라도 그들을 용서해야 한다는 것을..
그리고 타인으로부터 용서를 받는 것만으로는 충분하지 못하고
내가 내 자신을 때로 용서해야 한다는 것을 나는 배웠다.

나는 배웠다.
내가 너무나 아끼는 사람들이 너무나 빨리
이 세상을 떠난다는 것을..

이번 학습을 통해 내게 진정한 평화가 있기를 소망해 봅니다.

세상에서 가장 아름다운 물려줌

1. 좋은 유언 제대로 남기기

유언이란 명제를 놓고 생각해볼 때, '우리는 삶을 과연 어떻게 잘 마무리할 수 있을까?' 생각하게 됩니다. 우리는 집에서 평온하게 죽는 것을 원하지만 대개는 죽음을 병원의 중환자실에서 맞게 됩니다. 그런데 중환자실에서 죽어갈 때 과연 자기가 생각하는 바를 잘 정리하여 유족에게 말할 수 있는 여유가 있을까요? 실상은 그럴 수 없습니다. 대개의 경우 각종 의료기기에 몸이 연결된 채 고통을 덜기위한 강한 진통제로 인해 정신이 혼미한 상태에서 말 몇 마디 못하고 죽어가는 것입니다. 물론 호스피스 병동에서 준비된 죽음을 맞는 경우나, 연명치료를 포기하고 마지막 삶을 살아가시는 경우에는 유언을 남길 어느 정도의 여유가 있는 편이기는 합니다.

대개 죽음은 갑자기 닥쳐옵니다. 그러므로 유언은 미리 죽음을 준비하며 맑은 정신일 때 남겨야 되는 것입니다. 물론 유언은 유언장을 포함한 말입니다. 여러분은 메멘토 모리(Memento mori)라는 말을 기억하실 것입니다. '죽음을 기억하라' 라는 말입니다. 물론 죽음을 언제 어디서 맞을지 모른다는 엄연한 사실을 기억하면서 살라는 뜻입니다. 이 금언을 기억하고 산다면 인간은 장수를 누리고 죽든, 사고로 죽든, 천재지변으로 죽든, 일찍 병사하든 그 사람 자체의 삶과 평소에 한 말이 바로 광의의 유언이 되기도 합니다.

그러면 어떻게 좋은 유언을 남길 수 있을까요? 아시다시피 인간이란 이름의 한자(漢字)는 사람 인(人)과 사이 간(間)으로 이루어져 있습니다. 인간은 사람과 사람 사이에서 살고, 사람과 사람과의 관계 속에서 죽습니다. 유언은 그런 의미에서 볼 때 나와 관계있는 사람들에게 남기는 마지막 말입니다.

여기서 여러분이 너무나도 잘 아시는 천상병 시인의 귀천이란 시의 한 구절, '아름다운 이 세상 소풍 끝내는 날, 가서 아름다웠다 말하리라' 를 되씹어 보고자 합니다. 천상병 시인은 당시 억울하게 이적혐의로 중앙정보부에 끌려가 심한 고문을 받고 정신적 충격을 받아 정신병원에 수용되고 행려병자로 발견되었습니다. 이런 시인의 시는 세상에 대한 원망과 저주여야 할 것 같은데, 시인은 오히려 '가서 아름다웠다 말하리라' 라는 따뜻한 용서와 화해, 사랑의 말을 남겼습니다.

그렇습니다. 삶을 아름답게 마무리할 줄 아는 사람의 유언은 원망보다는 용서와 화해, 사랑의 말이어야 합니다. 감사를 전하는 말, 인정해주는 말, 유족간의 관계를 회복시키는 말이 되어야 합니다. 자녀들에게는 자신을 소중히 여기며, 좋은 목표를 가지고, 일을 소중히 여기며, 좋은 삶을 살며 이웃을 풍요롭게 하라는 귀한 말이 되어야 합니다. 또 더 나아가서는 후손들에게 삶의 지표가 될 만한 말을 남겨야 합니다. 짐 스토벌이 우리가 죽어갈 때 남아있는 사람들에게 전해줄 수 있는 최고의 유산은 물질이 아니라 정신이며 사랑이고 삶의 지혜라고 말한 것을 기억하여야 할 것입니다.

그런데 상속재산에 관한 유언은 위와 같은 도덕적 정신적인 측면보다는 민법에서 규정하는 법적요건을 갖추어야 효력이 발생합니다. 여러분은 앞으로 유언의 법적인 요건과 효력, 그리고 유언장은 미리 작성하여야 한다는 사실 등을 개략적으로 배우시게 될 것입니다.

1) 유언의 정의

법적인 유언이란 죽음에 이르러 남기는 말로 자신의 사망으로 인하여 효력을 발생시킬 것을 목적으로 하여 행하는 단독의 의사 표시이며 만 17세 이상이면 누구나 할 수 있습니다.

유언은 대부분 법적으로 유산을 정리하기 위한 경우가 많습니다. 그런데 대부분 죽음은 갑자기 닥쳐오기 때문에 유언은 맑은 정신일 때 미리 준비하고 남겨두는 것이 바람직합니다. 유언장도 급박한 질병으로 구수증서를 이용하기보다 입원하기 전에 미리 작성하여 두는 것이 좋다는 말씀을 드리고 싶습니다. 사고사 하거나, 중병이 갑자기 찾아 온 경우 응급실로 이송되었다가 일반병실로 옮기지도 못하고 죽는 경우나, 중환자실에서 일반병실로 오더라도 독한 진통제 등의 사용으로 인해 혼미한 정신 상태가 되거나 식물인간과 같은 상태로 살다가 돌아가시는 경우에는 사실상 구수증서에 의한 유언마저 제대로 남기기 어렵기 때문입니다. 특히 유산과 관련된 유언을 제대로 남겨두지 않을 경우 남은 가족들 간에 불미스러운 분쟁이 촉발되고 필연적으로 법적 다툼이 따라오기 때문입니다.

먼저 상속재산과 관련된 유언에 대해 살펴보겠습니다.

2) 유언의 효력발생 요건

상속재산과 관련된 유언은 민법상의 요건을 갖추어야 합니다. 먼저, 유언의 요식성으로 민법에서 정한 방식에 따라야 효력이 발생하며 유언의 방식에는 자필증서, 녹음, 공정증서, 비밀증서, 구수증서 5종류가 있습니다.

자필증서 외에는 반드시 증인이 필요합니다.

① 첫째로는 자필증서에 의한 방식입니다. 유언장의 본문과 날짜, 주소, 성명 등 처음부터 끝까지 자필로 써야 되며 도장으로 날인하여야 합니다. 사인은 인정되지 않습니다. 상속인의 상세주소가 없으면 효력이 없기 때문에 번지까지 모두 적어야 효력이 있습니다.

② 두 번째는 녹음에 의한 유언입니다. 녹음은 자필증서를 쓸 수 없을 때나 음성을 남기고 싶을 때 사용하는 것으로 참여한 증인이 유언의 정확성을 말하고 자기 이름도 말해야 됩니다. 물론 유언의 내용, 날짜, 주소, 성명에 더해 주민등록번호까지 있다면 완벽한 유언이 될 것입니다.

③ 세 번째는 공정증서에 관한 유언입니다. 이 방법은 공증인의 면전에서 유언자가 말하고 공증인이 그 내용을 적어 유언자와 증인 2명에게 확인 후 서명하고 날인하는 방식입니다. 다툼의 여지가 없지만 비용이 드는 것이 단점입니다.

④ 네 번째는 비밀증서에 의한 유언입니다. 이 경우는 유언의 내용을 타인에게 보여주지 않고 유언장을 작성하여 유언자가 증인 2명 앞에서 봉투에 넣어 밀봉하고, 표면에 그 날짜를 기재하고, 유언자와 증인이 함께 서명 날인하여, 5일 이내에 공증인 또는 법원에 제출하여 봉인 상에 확정일자를 받는 방식입니다.

⑤ 다섯 번째는 구수증서에 의한 유언입니다. 질병 또는 급박한 사유로 이 경우는 위의 4가지 방식의 유언을 할 여유가 없는 경우 유언자의 말을 증인 2명 중 한명이 받아 적고, 다시 낭독한 후 증인들이 그 정확함을 확인하여 서명 또는 기명날인하는 방식입니다. 이 서류는 7일 이내에 법원에 제출하여야 합니다.

이상으로 유언의 다섯 가지 방식을 말씀 드렸습니다.

3) 유언에 있어 증인이 될 수 없는 사람

유언에 있어 증인이 될 수 없는 사람은 은 18세 미만의 미성년자와, 금치산 선고를 받은 사람과, 한정치산 선고를 받은 사람입니다.

금치산자는 법원에서 금치산의 선고를 받은 법률상의 무능력자로 자기 행위의 결과를 합리적으로 판단할 의사능력이 없는 심신상실의 상태에 있는 사람으로서 의사능력이 없어 어떤 법률행위도 하지 못하도록 법원에서 선고를 받은 사람이며 한정치산자는 가정법원으로부터 한정치산선고를 받은 사람으로 심신이 박약하거나 또는 재산의 낭비로 인하여 자기나 가족의 생활을 궁박하게 할 염려가 있는 사람으로 한정된 범위 안에서만 법률행위를 할 수 있는 사람입니다.

끝으로 유언에 있어 이익을 받을 수 있는 사람은 증인이 될 수 없습니다. 이 경우 사람이란 자연인과 법인을 포함하는 말입니다. 끝으로 상속과 직접관계가 있는 유언자의 배우자와 직계혈족도 증인이 될 수 없습니다. 왜냐하면 이들이야 말로 상속재산에 가장 이해관계가 많은 사람들이기 때문입니다.

4) 유언의 효력발생 시기와 유증의 승인. 포기

법적으로 유언은 당연히 유언자가 사망한 때로부터 효력을 발생합니다. 그런데 유언자가 그 유언에 정지조건을 붙인 경우에는 그 조건이 성취된 때로부터 효력이 발생됩니다. 예를 들면 손자나 손녀에게 상속 재산을 남기면서 만 25세가 될 때 유산을 주라고 하면 그 때부터 효력이 발생하는 것입니다. 그러나 그 조건이 성취될 수 없거나 불법행위를 하는 것일 때는 그 유언은 무효가 됩니다.

그런데 피상속인은 유언자의 사후에 상속을 승인하거나 거부할 권리가 있습니다. 대개의 경우 상속을 받게 되면 유언자의 채무도 승계 되는데, 이 채무가 상속재산보다 많은 경우 상속받는 것을 포기하거나 받은 재산의 범위 안에서 채무를 부담하는 것으로 한정하여 승인할 수도 있습니다. 또는 상속에 관심이 없거나 기타 사유로 자기의 상속분을 포기할 수도 있습니다.

5) 유언의 철회와 유언의 저촉

기존의 유언 내용을 변경해야 한다면 유언철회가 가장 효과적인 방법입니다. 유언은 가장 최근 것이 법적 효력이 있습니다. 유언이 무효가 되는 경우는 민법이 정한 양식을 갖추지 않은 것, 유언 능력이 없는 사람(치매환자)의 유언 등입니다.

유언장을 작성하거나 녹음하거나 공증하거나 하는 방법으로 유언을 하였는데 유언자가 사망 전 살아있을 때 마음이 바뀐 경우 말이나 서류 등의 행위로 생전에 유언을 철회하거나 바꿀 수 있습니다. 예를 들면 유언할 때는 배우자가 평소에 본인을 미워하고 무관심하여 섭섭한 마음이 들어 상속분을 적게 주도록 했는데, 죽기 전에 생각해 보니 그래도 평생 동고동락하며 자기와 살아 온 배우자의 고마움이 새록새록 생각나고 고마워져서 상속분을 더 많이 주도록 유언을 바꾼다거나, 그 반대의 경우에 일어날 수 있는 일입니다.

또는 유언을 하고보니, '배우자나 자녀에게 재산을 상속하는 것도 좋지만, 사회에 일정 재산을 기부하는 것이 가치 있는 일이다.' 라고 생각하여 생전에 상속재산 중 일부를 팔아 대학이나 소아암병원 등에 기부한 경우입니다. 이런 경우 당연히 전 유언은 철회된 것으로 보게 되어 유언의 효력이 상실됩니다.

2. 행복한 가족과 사회를 위한 좋은 상속

사람은 누구나 죽습니다. 그런데 죽은 이가 남긴 재산, 즉 유산은 유언에 의해 배우자와 자녀등에게 상속 됩니다. 그러나 이때 유언은 법적 요식성을 갖추어야 하고, 유언이 없는 경우에는 법률에 정한 바에 따라 상속됩니다.

그런데 요즈음은 배우자나 자녀 외에도 상속재산의 상당 분을 사회에 상속하므로 세상의 어려운 이웃을 돕는 분들이 있습니다. 바로 피상속인이 살아 있을 때 하는 기부 즉 증여와, 사망하기 전 남긴 유언에 따른 유증입니다.

상속은 죽음을 맞이할 분, 즉 피상속인이 유언으로 자기의 재산을 친족인 상속자나 제 삼자에게 주는 것입니다. 물론 제삼자는 개인이 될 수도 있고, 대학이나 병원, 사회의 어떤 공익 단체가 될 수도 있고, 국가가 될 수도 있습니다.

대개의 경우 자녀나 아내에게 상속을 하지만, 아시다시피 미국의 거부 워렌 버핏이나 마이크로소프트사의 창업자 빌 게이츠는 많은 재산을 자녀에게 남기기보다, 생전에 사회에 많은 돈을 기부하여 에이즈 퇴치, 전쟁고아 돕기를 하는 등 전 세계에 귀감이 되고 있습니다.

상속은 사실상 유언이 없다 해도 남은 상속인들이 서로 합의하여 유산을 잘 분배한다면 아무 문제가 발생하지 않습니다. 이 경우가 가장 좋은 것입니다. 왜냐하면 친족 간의 관계가 잘 유지되기 때문입니다. 사실 가장 좋은 상속은 상속인들에게 공평하게 상속하는 것입니다.

그러므로 피상속인은 최소한 특정한 상속인이 상속에서 소외되어 한 평생 돌아가신 피상속인에 대한 상처를 가지고 살게 하는 것은 바람직하지 않습니다. 물론 피상속인도 사람인지라 좋아하는 사람에게 더 주고 싶고, 싫어하는 사람에게 덜 주거나 안주고 싶은 것은 어쩔 수 없습니다. 다만 앞에서 말씀드린 바와 같이 용서와 화해, 그리고 사랑의 마음으로 상속하는 것이 좋은 유산의 방법으로 바람직하다는 말씀을 드리고 싶습니다.

반면에 피상속자가 유언 없이 돌아가신 경우, 상속자간의 의견이 상충되면 유산을 두고 영안실에서부터 가족 간에 얼굴을 붉히고 결국은 법적 분쟁으로 가는 경우가 적지 않습니다. 고인을 애도하며 장례를 치러야 할 때에 재산다툼이라니 이 얼마나 추한 모습입니까?

그러나 유언을 남기셨다고 해도 법적 지식이 부족한 상태에서 유언을 남기거나, 유언의 법적 요건을 갖추지 못한 경우 유산 분배에 유족간의 법적 다툼이 발생하는 경우가 생길 수 있습니다. 그러므로 남은 가족들에게 상속을 잘하려면 심사숙고하여 유언장을 사전에 써서 법적 자문을 받아 공증을 받는 것이 좋은 방법입니다. 즉 이런 실제적인 문제에 미리 잘 대처하는 것은 한번밖에 없는 삶을 잘 마무리한다는 점에서 무엇보다 중요한 일이 될 수 있습니다.

학생이 학교생활을 할 때 직면하게 되는 사건은 여러 가지가 있지만, 갑작스러운 부모의 죽음은 아이들에게 가장 큰 충격으로 다가옵니다. 물론 함께 공부하던 급우나 친하게 지내던 친구의 죽음도 마찬가지입니다. 그런데 특히 부모 중 한분의 죽음은 학생에게는 그의 세계를 통째로 뒤집어 놓고, 계속하여 영향을 미칠 환경의 급작스런 악화로 다가옵니다.

왜 그럴까요? 부모 중 한 분을 잃었는데 슬픔보다 재산과 관련된 상속에 관해 말하는 것은 비인간적인 것 같지만, 사실 부모의 죽음이 가져오는 큰 충격은 아이들에게 심리적으로는 물론 당장 현실적인 경제문제로 다가 올 수 있습니다.

어머니의 죽음은 가정의 살림살이를 누군가 해야 하고, 또 경우에 따라서는 자녀가 어머니의 몫을 해야 한다는 현실적 요구에 직면하게 합니다. 그런데 가정의 경제적인 부양을 아버지가 주로 맡아 온 경우에는 이에 못지않은 큰 문제가 발생합니다.

이 경우 대개의 자녀들은 학교의 정규적인 수업 외에 시간을 쪼개 가며 다녔던 학원공부를 부득이 하게 끊게 되고, 함께 속했던 학원이란 조직에서 자기만 빠져 내동댕이쳐진 듯한 외로움을 느끼게 됩니다. 또 용돈 문제도 전과는 달라진 것을 바로 느끼게 됩니다.

이쯤에서 우리는 '메멘토모리', '죽음을 생각하라' 라는 명제를 생각하게 됩니다. "내가 죽으면 그만인데 죽은 후에 자녀들이 무슨 상관이야? 아내가 무슨 상관이야?"라고 한다면 정말 무책임한 일입니다. 또한 자녀들에게 부모의 죽음이 갑자기 다가올 수도 있음을 가르치는 일이 중요하다는 것을 깨닫게 됩니다.

부모들은 건강할 때는 물론, 죽음이 어느 정도 예고된 상태로 다가오는 병의 경우에는, 당연히 상속에 대한 문제를 미리 적절하게 정리해 놓아야 됩니다. 그러면 예측할 수 없는 사고의 경우에는 어떻게 할까요? 그대를 위한 죽음준비로는 사전유언장 작성과 보험 제도를 이용하는 것을 생각해 볼 수 있습니다.

다시 본론으로 돌아가겠습니다. 피상속인이 죽음준비를 하여 상속은 했지만, 예를 들어 늘 부부싸움을 했던 남편이 아내에게 재산을 한 푼도 상속하지 않았다면 어떻게 될까요? 장자와 배우자에게만 상속하고 나머지 자녀들에게는 상속하지 않는다면 어떨까요? 아들들에게만 많이 주고 딸들에게는 너무 적게 상속한다면 어떨까요? 돌아가신 분과 함께 일하며 재산을 일군 자녀에게 그렇지 않은 자녀와 같은 정도의 상속을 한다면 어떨까요?

아니면 모든 재산을 사후에 공익단체에 기부한다면 자녀들은 상속을 전혀 받을 수 없게 되는 것일까요?

민법은 이런 저런 여러 경우를 예상하여 유언과 상속에 관한 조문에서 유언에 의한 상속, 법정상속분, 상속 순위, 유류분제도, 기여분제도, 대습상속 등 여러 경우를 규정하고 있습니다. 그러나 상속의 경우의 수는 너무도 다양하여 상속재산의 산정과 상속분의 산정에는 쉽지 않은 법적 해석과 다툼의 여지가 생기게 됩니다. 그러므로 통상 상속재산에 대한 분쟁은 변호사의 도움과 판사의 판결을 필요로 합니다.

여러분은 짧은 시간을 통해 유언과 상속에 관하여 발췌한 법의 내용을 보고, 설명을 들으며 법적 상식을 알게 될 것입니다. 그리고 이 법률상식은 전체적인 것은 아니지만 상속 문제가 발생할 때 최소한의 길잡이가 될 것입니다. 이를 통해 모쪼록 학생들의 지도에 도움이 되시기를 바랍니다.

1) 상속

상속은 죽음을 맞이하는 사람, 즉 피상속인의 재산을 상속자에게 법적으로 넘겨주는 것을 뜻합니다. 상속은 유언이 없다 해도 남은 상속인들이 서로 합의하여 유산을 잘 분배한다거나 법적인 절차대로 공평하게 나누게 됩니다. 상속은 사망으로 인하여 발생하며 피상속인의 주소지에서 개시됩니다. 이 주소는 상속에 관한 행정절차나 향후 분쟁 시 관할법원의 선정에 기준이 됩니다.

2) 상속순위와 법정상속

상속은 유언에 따라 상속되지만, 유언이 없는 경우에는 민법상에 상속자의 순위가 정해져 있는데 이것을 법정상속이라고 합니다. 이를 달리 표현하면 상속재산 전체에 대해 법적 요건을 갖춘 유언이 있으면 상속순위는 아무 의미가 없다는 뜻이 되겠지요.

　법정상속은 민법상 정해진 상속순위에 따라 순위가 빠른 사람만 상속을 받습니다. 1순위인 피상속인의 자녀가 있으면 2순위인 상속인의 부모는 상속을 받을 수 없고 자녀만 배우자와 함께 상속을 받게 됩니다. 이 경우 3순위, 4순위가 상속받을 수 없음은 물론입니다. 그러나 1순위인 자녀나 2순위인 부모도 없는 경우에는 배우자에게 단독 상속 됩니다.

　법정상속에는 민법에서 정해 놓은 법정상속분이 있습니다. 피상속인이 된 배우자와 자녀의 경우에는 아들과 딸은 1, 배우자는 동순위인 자녀의 1.5몫을 받게 됩니다. 물론 이혼한 배우자는 해당되지 않지만 혼외자의 경우도 친자임이 인정될 경우 친자와 같이 1 몫의 법정상속분을 받게 됩니다.

　학생들의 경우에는 부모 중의 한 분이 유언 없이 돌아가시게 되면 남은 부모 중의 한 분과 법적으로 유산을 나누게 됩니다. 이 경우 법정 상속분은 배우자가 1.5, 자녀들이 남녀 구분 없이 1씩 받게 됩니다. 예를 들면 10억의 재산을 남기고 돌아가신 경우 배우자와 아들과 딸이 하나씩 있으면 배우자 1.5 아들 1 딸 1의 몫을 받게 됩니다. 즉 배우자는 3.5분의 1.5 아들과 딸은 3.5분의 1씩 받게 되는 것입니다.

　그런데 이 경우 자녀가 만 19세 미만인 미성년자이면 자녀의 친권자는 남은 부모 중의 한 분이 되지만, 자녀의 이익이 저해되는 상속재산의 처리행위에 있어서는 친권자의 반대가 되는 쪽, 즉 돌아가신 분의 부모가 자녀가 성인이 될 때 까지 특별대리인이 되어 관리하게 됩니다. 예를 들면 피상속인인 아버지가 자녀의 상속재산을 마음대로 처분하려고 하면 자녀의 특별대리인인 외조부모의 허락을 받아야 된다는 것입니다. 반대의 경우에도 같습니다.

대습상속은 상속자의 지위를 대신하여 상속받는다는 뜻에서 대위상속 또는 할아버지의 재산을 상속받는다는 뜻에서 승조상속이라고 합니다.

예를 들어 할아버지가 돌아가셨을 때 1순위 상속인은 아들이나 딸이 됩니다. 그리고 할머니는 공동 상속인이 됩니다. 그런데 이 경우 상속이 개시되기 전까지 아들이 딸 즉, 할아버지의 손녀를 두고 죽어버렸다면, 아들에게 상속될 상속분이 손녀와 그 배우자에게 상속된다는 것입니다.

3) 기여분제도

기여분제도란 돌아가신 피상속인과 실질적으로 피상속인의 재산증가나 유지에 기여를 한 바가 있는 공동상속인 중 해당자에게 그 수고의 몫을 법으로 인정하여주는 제도입니다. 물론 유족이 이 수고의 몫을 서로 인정하고 합의하면 문제가 되지 않으나 그렇지 않을 경우에는 가정법원이 기여분을 산정하게 됩니다.

기여분은 해당 공동상속인이 피상속인을 간호하거나 특별히 부양한 경우에도 그 수고를 인정하여 기여분을 상속받을 수 있게 됩니다. 다만 기여분은 상속이 개시된 때의 피상속인의 전체 재산평가액에서 유언으로 증여한 가액을 공제한 금액을 넘을 수 없습니다.

예를 들어 보면, 홀로 남으신 어머니가 아들 둘 그리고 막내 딸 하나를 두고 사망했을 때, 남은 재산에 대해 오빠들이 "얘, 막내야 네가 돌아가신 어머니를 삼년씩이나 모시고 가게도 함께 운영하느라고 애썼으니 우선 어머니가 사시던 집은 네 것으로 하고, 나머지 재산은 우리 삼남매가 균분하여 나누자." 라고 막내딸의 수고를 인정하면 가장 좋은 것인데, 그렇지 못하고 똑같이 나누자고 할 경우 막내딸이 자기의 수고분 즉, 재산의 기여분을 법원의 판결로 인정받을 수 있는 제도입니다.

4) 유류분 제도

피상속인이 돌아가시게 되면 유족들은 슬픔과 함께 상당한 애도의 시간을 갖게 됩니다. 그런데 장례가 끝난 후 알고 보니 돌아가신 분이 유산이 있었는데도 불구하고 유언으로 자기에게 아무 것도 남겨주시지 않았다면 어떨까요? 그런 경우 "내 재산이 아니니까!" 하고 마음으로 금방 포기할 수 있을까요? 또는 어린 자녀들이 있는 배우자와 자녀에게 유산을 남겨주지 않고, 모든 재산을 절이나 교회에 헌납하거나 공익단체에 기부해 버렸다면 어떻게 할까요?

피상속인이 자기의 재산을 특정상속인에게만 상속할 때 다른 상속인들은 유언이 없을 경우에 받을 수 있는 법정상속분마저도 받을 수 없어 불공평다고 느끼게 됩니다. 민법은 이런 경우를 감안하여 유언의 내용에 우선하여 어느 정도의 상속재산은 법정상속인에게 상속될 수 있도록 하여 상속자의 권리를 보호하고 있습니다. 법으로 규정하여 상속인에게 남겨진 이 상속재산을 유류분이라고 합니다.

민법상 유류분: 민법상 유류분은 피상속인의 직계비속과 배우자는 그 법정상속분의 2분의 1을 보장하고 피상속인의 직계존속과 형제자매는 법정상속분의 3분의 1을 보장하고 있습니다. 여기서 여러분은 "법정상속분의"라는 말을 유의하셔야 됩니다. 앞에서 설명드렸지만 법정상속은 선순위자에만 해당되고 후순위자에게는 인정되지 않습니다. 그러므로 배우자나 자녀가 있는 경우 피상속인의 직계존속이나 형제자매가 유류분을 청구할 수 있는 것은 아닙니다.

5) 증여와 유증

증여는 증여자가 살아있을 때 바로 효력이 발생한다는 점에서 피상속인이 죽은 때부터 효력이 발생되는 유증이나 상속과는 차이가 있습니다. 또한 피상속인 본인이 독단적으로 전 재산을 사회에 증여 또는 유증했더라도 경우에 따라 법적 상속인들은 자신의 유류분에 대한 환급을 법적으로 신청을 할 수 있기 때문에 증여나 유증은 가능하면 가족의 합의하에 진행하는 것이 바람직할 것입니다.

장례문화와 추모의 의미

1. 슬픔으로 소박하게 치르는 장례

1) 장례와 애도

사랑하는 부모님이나 형제 또는 자녀, 친구를 잃는 것은 슬픈 일이지만, 유족과 친지들은 입관, 발인, 운구, 매장 등의 장례절차를 거치면서 저마다의 방법으로 죽음을 현실로 받아들이게 됩니다. 유족들은 경황없이 닥쳐온 죽음을 슬퍼하며 한편으로는 복잡한 절차의 장례를 치러야 합니다. 장례의 끝에서 시신을 매장하거나, 화장한 후 분골함을 봉안당에 안치하거나, 수목장이나 잔디장을 통해 묻는 과정을 겪으면서 유족들은 고인의 죽음을 엄연한 사실로 받아들이게 됩니다. 이런 죽음의 수용이야말로 애도의 첫걸음으로 유족들은 고인이 없이 제자리를 찾아가는 일상적인 삶에의 재적응이 시작되는 것입니다.

그런데 이런 죽음에 있어 실제적으로는 가족들 모두가 임종을 지키는 경우는 많지 않습니다. 때로는 해외에 살거나, 출장 중이거나 군에서 근무 중이거나 하는 여러 가지 이유로 자녀들이 임종을 지키지 못할 경우가 있는

데 이럴 경우 더 큰 슬픔을 느끼고 죄책감까지도 가질 수 있습니다. 또는 가족들 간에 인정받을 수 없는 신분을 가진 자녀의 경우는 제대로 슬퍼할 수도 없고 공개적으로 장례에 참여할 수도 없게 되어 애도를 충분히 하지 못함으로 인한 복합적인 비탄을 오랫동안 겪게 될 수도 있습니다.

이외에도 죽은 이가 에이즈로 죽는다거나, 범죄행위를 하고 죽는다거나, 가해자가 되어 죽는다거나, 또는 사회적으로 용인되지 못하는 관계의 또 다른 유족을 남기고 죽는 경우가 있는데 이 경우에는 유족은 장례를 제대로 치를 수 없거나, 장례 자체도 숨기거나, 장례에 참석할 수 없는 등 슬픔이 가중될 수 있습니다. 이런 경우 제대로 애도의 슬픔을 드러낼 수 없고 위로받을 수도 없기 때문에 복합적인 비탄을 오래 겪게 될 수도 있습니다. 또 어린이나 영아의 죽음은 장례식장에서 장례를 치르지도 못하고 대개는 가족끼리 조용하게 이별의 슬픔을 삭이기 때문에 더 큰 복합적인 비탄을 갖게 될 수 있습니다.

한 가지 더 고려해야 할 것은 어린이의 장례참여 여부입니다. 아이를 보호한다는 마음으로 사랑하는 할아버지나 할머니를 잃은 경우 장례에 참여하지 못하도록 하는 경우가 있는데 이럴 때에도 충분한 애도가 이루어지지 않아 애도기간이 지연되는 결과를 초래할 수도 있습니다. 어린이들을 장례에 참여시켜야 하느냐 아니냐의 결정은 전적으로 부모에게 달려있지만, 죽음이 무엇인가를 아는 정도의 지적인 능력을 가진 연령의 어린이라면 장례에 참여하여 돌아가신 분을 충분히 애도하고 죽음을 현실로 받아들일 수 있게 함으로써 일상으로의 재적응이 수월해질 수 있을 것이므로 참여시키는 것이 바람직합니다.

이런 사례들을 볼 때 우리는 돌아가신 분이 어떻게 돌아가셨든지, 혹 사회적으로 지탄을 받는 신분으로 죽었더라도 세상에 태어난 한 인간생명의 귀중함을 생각하고, 돌아가신 분의 죽음의 존엄성을 인식하여 돌아가신 분과 친밀한 관계에 있던 분이라면 누구라도 그 죽음을 애도할 수 있게 관용하는 것이 바람직합니다. 그리고 어린 아이나 영아의 죽음에도 조심하여 애도의 마음을 전하고 위로하는 것이 필요할 것입니다.

2) 갑작스러운 죽음과 장례

두 번째로 사회적인 사건으로 다가온 재난 등으로 인한 죽음과 장례에 관해 생각해 보고자 합니다. 지진이나 태풍, 홍수등과 같은 천재지변으로 인한 죽음, 또는 인재로 인해 발생한 예기치 못한 사회적 죽음입니다. 이 사건을 겪은 유족들의 가슴은 찢어지고 이를 보는 우리 이웃들의 슬픔도 점점 가중됩니다. 이러한 사건은 보고 듣는 사람들에게도 엄청난 슬픔과 사회적 집단 트라우마로 다가옵니다. 거기에 더해 어떤 경우는 시신을 찾지 못하는 때도 있습니다. 이럴 때 가족의 슬픔은 무어라 형언하기 어려울 것입니다.

정부나 지자체에서는 이런 분들을 추모하고 유족들을 위로하기 위해 합동장례를 치르고, 유족들과 구조자들이 겪는 트라우마를 치료하기 위해 상담 팀을 파견하기도 합니다. 그리고 대형사고의 경우 추모시설을 만들어 관리하고 있습니다. 이런 추모의 형태는 단순히 죽은 자를 위한 거처를 마련하는 것 이상으로 죽은 자의 존엄성을 인정하고 남은 유족을 위로한다는 점 그 이상의 의미를 가지고 있는 것입니다. 미국의 경우 해외에 파병되어 전쟁 중 죽은 경우, 끝까지 그 시신을 찾아 자기나라로 운구하여 예를 갖추어 장례를 치루는 것도 이러한 인간의 존엄성, 인간 죽음의 존엄성을 지키려는 노력의 일환일 것입니다.

3) 장례문화의 변화

우리나라에서는 5~60년대 초까지만 해도 동네어귀를 나가는 상여의 광경은 흔히 볼 수 있었습니다. 그러나 우리 사회가 산업화 되고 도시화가 진행되면서 급격한 핵가족화 등으로 상례절차에 큰 변화가 나타났습니다. 요즈음은 돌아가신 분의 주검을 집이 아닌 병원의 영안실에 모시게 되고, 장례의식은 장례식장에서 치르며, 운구수단은 버스가, 시신은 선산이나 공원묘지 혹은 화장 후 봉안당, 자연장 등으로 모시게 되었습니다.

이와 같이 장례는 문화, 사회적인 영향과 시대적 조류에 따라 변모되어 갑니다. 현대의 장례는 점점 간소화 되고 있으며 장례를 간소하게 치루는 것은 사회적인 미덕으로까지 여겨지고 있습니다. 모그룹의 구(具)모 회장님은 돌아가기 전 유언으로 장례를 가족과 소수의 친지끼리 간소하게 지낼 것을 부탁했고, 돌아가신 분의 뜻대로 시신을 화장하여 수목장을 치렀습니다.

사전 장례의향서를 알아 봅시다.
사전장례의향서는 자신이 사망하기 전에 미리 장례에 관한 자신의 의견을 문서로 남겨 유족들에게 남기는 것입니다. 물론 법적인 구속력은 없으며 유족들이 다른 의견을 가지면 실행되기 어렵기도 합니다. 그러나 별 다른 사정이 없다면 유족들은 고인의 의사를 존중하게 될 것입니다. 요즈음 이슈가 되는 사전장례의향서 또는 장수행복노트는 대개 간소한 장례를 위한 것입니다. 내용을 보면 본인의 신상을 기록하고, 장법과 수의, 관, 장례식 등을 기록하는 것입니다.

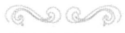

장수 행복 노트

장수 행복 노트는 내가 원하는 장례방법과 절차를 작성하고 가족과 상의하여
보관함으로써, 나의 뜻에 따른 장례절차가 이루어지도록하기 위함입니다.

성 명		성 별		생년월일	
주 소					
전달희망자	관 계	성 명	핸드폰 번호	e-메일	
				@	

1. 돌아가신 후 어떤 장법을 원하십니까?

① 화장(   )

→ 화장하신 후에는 어디에 안치하시겠습니까?

자연장지·수목장림( )	봉안시설( )	산골(뿌리는 것)( )

② 매장(   )

→ 매장하시는 경우 아래 예시 중 어디에 매장하시겠습니까?

공설묘지( )	법인묘지( )	종·문중묘지( )	개인·가족묘지( )

③ 시신을 기증하고자 함(   )

2. 수의는 어떤 것으로 하시겠습니까?

① 평소 즐겨 입으시던 옷(   ) ② 수의(壽衣)(   ) ③ 기타(   )

3. 관(棺)은 어떤 것으로 하시겠습니까?

① 합리적 가격의 두껍지 않은 관(   )   ② 높은 가격의 두꺼운 관(   )
③ 기타(   )

4. 장례식은 어떻게 하시겠습니까?

① 가족, 친지 위주로 검소하게 치르겠다.
② 최대한 많은 사람들로 풍성하게 치르겠다.
③ 기타(   )

5. 그 외에도 남기고 싶은 말씀이 있으십니까?

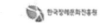

보건복지부   한국장례문화진흥원

4) 장례의 절차

장례의 절차
① 사망 → ② 수시 → ③ 안치 → ④ 부고 → ⑤ 염습 → ⑥ 입관 → ⑦ 성복
→ ⑧ 발인 → ⑨ 운구 → ⑩ 매장

(1) 장례절차

현대에는 특별한 사정이 없는 한 3일장을 기본으로 하므로 사망 후 당일로 수시(收屍)를 행하게 되고, 사망한 다음날 습(襲)이 끝나면 바로 소렴을하고 입관까지 하게 되어 염습의 과정이 2일째 한꺼번에 이루어지고, 3일째 발인 및 매장을 하게 됩니다.

(1) 사망 당일:

대개의 경우 ① 사망 후 당일에 의사에게 사망을 확인받고 사망진단서를발급받습니다. 사망이 확인되면 지키던 근친들은 슬픔을 다하게 됩니다. 현대에는 소리 내어 곡(哭)을 하지 않는 게 통상이나 자연스럽게 나오는 울음을 억제할 필요는 없습니다. 슬픔을 표현하는 방법은 사람마다 다르므로너무 운다고 책망하거나 울지 않는다고 비난해서는 안됩니다. 가까운 이들은 찾아오는 대로 슬픔을 다하게 되며 평소에 죽은 이를 보지 않던 분들은구태여 죽은 이를 볼 필요는 없으며 돌아가신 사람의 방은 비우지 않습니다.

그리고, 주검은 병원영안실에 안치하게 되며 영안실에서는 주검을 깨끗이 하는 ② 수시(收屍)를 하여 냉동실에 ③ 안치합니다. 집에 안치할 경우에는 수시 후 관에 안치하여 병풍이나 막으로 가리고 그 앞에 향상(香床)을차리고 향을 피우며 두 개의 촛대를 놓고 촛불을 켜고 자손과 근친들이 엄숙하게 지킵니다.

유족은 수시가 끝난 후 검소한 옷차림을 하고 "근조(謹弔)"라고 쓴 등이

나 "상중(喪中)", 또는 "기중(忌中)"이란 글을 집의 대문에 붙여 초상이 났음을 알립니다. 그리고 친지들에게 상(喪)이 났음을 ④부고(訃告)합니다. 그리고 화장 시에는 화장장에 화장예약을 하며 매장 시에는 매장허가를 받는 등 매장을 준비합니다.

(보건복지부 e-하늘장사정보시스템 www.ehaneul.go.kr)

(2) 둘째 날:

죽은 이에게 수의를 입히는 ⑤염습(殮襲) 및 입관, 그리고 성복의 절차가 진행됩니다. 고례에는 죽은 첫날 시체를 목욕시키고 일체의 의복을 입히는 습(襲)을 했었으나, 현대는 의학의 발달로 숨을 멈추고 24시간이 지나기 전에는 회생 가능성이 있으므로 죽은 다음날 절차를 진행합니다. 그리고 고례에는 염습과 죽은 이를 작은 이불로 싸는 소렴, 큰 이불로 싸서 맬 끈을 묶는 대렴을 다른 날로 바꾸어 했으나, 3일장을 치는 현대는 이 과정을 동시에 진행하며 소렴 대렴은 대개 이불 대신 한지, 삼베 또는 비단을 씁니다. 이 절차는 대개 영안실에서 장례지도사들이 담당하며 염을 한 후 ⑥입관(入棺)합니다. 요즈음은 삼베수의 대신 한지수의나 고인의 유언에 따라 평소에 입으시던 옷을 입히기도 합니다. 유족 중 원하는 사람은 볼 수도 있고 참여할 수도 있으며 집에서 이 절차를 진행하는 경우에는 문중의 상례나 지역의 상례에 따릅니다.

입관이 끝나면 상주(상주 또는 주상)와 유족들이 상복을 입는 ⑦성복(成服)을 합니다. 상주는 장자가 되며 장자가 없으면 장손이 되며 아내의 장례에는 남편이 상주가 됩니다. 그러나 상주의 개념도 남녀평등의 사상적 문화적 조류에 따라 변하여 갈 것이라고 생각됩니다.

예전에는 복친의 범위에 따라 착용하는 상복의 종류도 다르고 다양했으나, 현대에는 베로 된 상복과 굴건제복(屈巾制服)을 착용하는 대신 남자는 검은 양복, 여자는 흰색이나 검은 생의 한복 또는 양장을 착용하기도 합니다. 또한 상주임을 표시하는 표식을 착용하기도 합니다.

(3) 셋째 날: (대개 3일장을 지내나 경우에 따라서는 5일장을 지내기도 합니다)

발인과 운구, 그리고 하관이 진행됩니다. 발인(發靷)은 유교적인 전통방식 이외에 각 종교방식에 따른 의례가 진행됩니다. 또한 고인을 매장이나 화장하고 귀가한 후에도 각자의 종교나 집안의 전통과 상황에 따라 죽은 사람의 혼을 집으로 불러들여 지내는 제사, 반혼제를 드리기도 합니다.

(가) ⑧발인(發靷)은 영구(靈柩)가 집을 떠날 때 영구(靈柩) 앞이나 영구차 앞, 장례식장에서 행하는 의식입니다. 제물을 차려 놓고, 종교에 따라 제물을 생략하기도 하나, 일반적인 순서는 개식, 각 종교에 따른 의례, 약력소개, 종교 의례, 추도, 분향, 헌화, 폐식의 순으로 진행합니다.

(나) ⑨운구(運柩)는 발인제가 끝난 후 영구를 장지(화장시설)까지 영구차나 상여로 운반하는 일입니다. 운구에는 보통 여섯 명~여덟 명의 장정이 필요하며 흰 장갑을 끼고 엄숙히 운구합니다. 종교에 따라 영정이 앞서는 등 약간의 차이가 있으나 대체로 영정(죽은 이의 사진)이나 영구, 상주, 친척, 문상객의 순으로 뒤를 따릅니다. 문중에 따라서는 장지에 가는 중 거리에서 지내는 노제(路祭)를 행하기도 하고 생략하기도 합니다. 장의차를 이용할 경우에는 영정, 명정, 영구를 실은 후 상주, 상제, 상복을 입은 복인, 문상객의 순으로 승차하며 화장장이나 장지에 도착 후 또 운구합니다.

(다) 그리고 마지막 순서로 ⑩매장(埋葬)하게 됩니다.

5) 종교별 장례의 특징

매장에 대해 자세히 알아보기 전에 우선 각 종교별 장례의 특징을 알아보겠습니다. 이제부터 소개 될 종교별 장례의 특징은 지역에 따라 또는 유족의 요청이나 장례의 집례자에 따라 다소 다를 수 있다는 것을 염두에 두시기 바랍니다.

천주교 장례: 천주교에서는 임종시 임종기도, 성모호칭기도, 묵주기도를 읽으며 숨을 거둔 후에도 얼마 동안 계속해서 읽습니다. 임종하면 수시(收屍)를 하고 두 손에 묵주나 십자고상을 잡게 합니다. 상(床)을 마련해서 흰색 종이로 덮고 양쪽 끝에 성촉(촛불) 2개를 밝히고, 성수그릇, 성수채, 성수를 놓습니다. 입관할 때까지 이 상태를 유지하며 연도(煉禱)를 올립니다. 연도는 연옥에 있는 사람을 위한 기도입니다.

천주교에서는 수시(收屍)와 염습(殮襲)이 일반 유교식과 동일하다고 보면 됩니다. 염습을 마치면 고인을 입관하고, 의식을 마친 후 주례가 폐회를 선언합니다. 매장의 경우 무덤축복기도 등을 하며 화장의 경우는 화장 전 기도와 노래와 성가로 예식을 마칩니다. 화장과 쇄골하는 동안 연도(煉禱) 등을 합니다. 납골과 산골의 경우도 비슷한 의식에 따릅니다.

기독교의 장례: 기독교인의 장례에는 제단에 영정과 위패(故 OOO장로, 집사, 권사 등)만 놓을 뿐 제물을 진설하지도 향을 피우지도 않습니다(조문 시에도 미리 준비된 꽃으로 헌화만 합니다. 유교나 불교식 장례에서도 기독교를 믿는 조문객을 위해 헌화할 꽃을 준비하는 것이 일반적입니다.

돌아가실 분이 죽음에 임박하다고 판단될 시기에 임종예배를 드립니다. 수시와 염습은 유교의 경우와 같으며 그 과정이 끝나면 입관예배를 드립니다. 그리고 장지나 화장장으로 발인할 때는 일반적으로 장의차 앞에서 상주가 영정을 들고 발인예배(또는 영결예배)를 드립니다.

예전에는 부활할 몸이라고 하여 매장을 하였지만 요즈음은 부활을 믿더라도 화장을 하는 경우가 많습니다. 매장 시에는 장지에서 하관예배를 드리고 화장 시에는 화장장에서 화장예배 또는 간단한 기도와 찬송을 드립니다. 매장 후 초우제, 삼우제는 물론 제사를 지내지 않으며, 돌아가신 분의 기일에 가족들이 모여 추도예배를 드립니다.

불교식 장례: 1~2일차 까지는 유교식 장례와 같으나, 3일차의 영결식은 다릅니다. 3일차 장례식을 '다비식(茶毘式)'이라 하는데 다비란 불에 태운다는 뜻으로 화장을 일컫는 말입니다. 화장 시 시신을 분구 안에 모시고 화장이 끝날 때까지 염불을 멈추지 않습니다.

화장 후 쇄골이 끝나면 유골함에 넣어, 절 또는 납골당에 봉안하고 제사를 지냅니다. 봉안한 절에서 49재와 100일재를 지내고 삼 년 제사를 모십니다. 이 시기에 절에 가지 못해도 주례스님이 대신 제사를 지내줍니다. 삼 년 제사가 끝나면 봉안당의 사진을 떼어 갑니다. 이것은 전통상례에서 궤연(机筵 : 죽은 사람에게 딸린 모든 것을 차려놓는 곳)을 철거하는 것과 같습니다.

이상으로 천주교, 기독교, 유교의 장례예식을 간략히 살펴보았습니다. 그러나 종교별 장례절차는 상당기간 지속되는 전통적 예식이기도 하지만, 시대와 문화의 변천에 따라 점점 간소화 되거나 변화되어 갈 것입니다. 이런 시대적 조류 속에서 인간 죽음의 존엄성을 지키면서도 진심으로 치르는 소박한 장례에 관심을 가져야 되겠습니다.

6) 매장의 종류

매장에는 개인묘지나 공원묘지에 하관하여 매장하는 경우와, 시체를 화장하여 유골분을 유골함에 넣어 봉안당에 안치하거나, 수목장, 잔디장, 화초장 등 자연장으로 유골분을 흙에 섞어 묻거나 유골분을 넣은 유골함을 그대로 묻는 자연장 형태, 고인을 화장한 후에 골분을 바다에 뿌리는 해양장이 있습니다.

(1) 묘지에 매장(埋葬)
(가) 서류제출: 공원묘지 등을 이용하는 경우에는 묘지도착 후 관리사무소에 서류를 접수한 후 승인 후 직원의 안내를 받아 하관을 하게 됩니다.

지방의 경우 해당 자치단체에서 이 절차를 밟습니다. 필요서류는 사망진단서 1부, 주민등록등본 1부, 신청서(공원묘지 비치) 1부, 고인 증명사진 1매이며 이 서류는 각 공원묘지에 따라 다를 수 있습니다.

(나) 하관(下棺): 매장의 경우 묘지에서 영구를 광중에 넣는 것으로, 하관은 관바닥이 광중에 닿는 것을 말합니다. 하관 때는 상주와 상제, 상복을 입은 사람은 참여하되 곡은 하지 않습니다. 관을 수평과 좌향을 맞추어 반듯하게 내려놓고 돌아가신 분의 직책이나 이름을 적은 명정(銘旌)을 관위에 덮습니다. 횡대(橫帶)를 가로로 관위에 죽 걸친 후 상주, 상제, 주부 순으로 흙을 관위에 세 번 뿌립니다(취토합니다).

(다) 봉분(封墳): 유가족의 취토가 끝나면 석회와 흙을 섞어 관을 완전히, 쥐 등 동물덮습니다. 그리고 봉분을 만드는 사람들이 흙을 다지며 회다지를 합니다. 회다지는 나무뿌리, 혹은 뱀이 광중을 훼손하지 못하도록 달구꾼들이 강강술래하듯이 빙빙 돌며 발로 쿵쿵 흙을 다지는 것입니다. 회다지는 달구질이라고도 하며 선소리꾼이 먼저 선소리를 하면서 달구꾼들이 후렴을 하게 됩니다. 다음으로 흙을 둥글게 쌓아올려 봉분을 만들고 잔디를 입힙니다. 봉분이 끝나면 준비한 지석을 묘의 오른쪽 아래에 묻습니다. 이는 후일에 봉분이 유실 되더라도 누구의 묘인지 알 수 있도록 하기 위한 것입니다.

(라) 산신제와 평토제: 전통적 묘사와 제사에는 먼저 산신제를 지내게 됩니다. 이때는 향 등이 없이 제사를 지내며 묘지 우측에 제사음식을 진설하고 천지신명에게 고하여 비는 고축을 합니다. 평토제는 성분제 혹은 제주제라고도 합니다. 하관을 마치고 난 후, 달구질을 하고 봉분을 만들고 나면 묘 앞에 제물을 진설하여 제사를 지내는데 이를 평토제라 합니다. 현대에는 상주의 뜻에 따라 산신제, 평토제, 또는 종교별 제례를 시행하기도 하나 이를 간소화하여 생략하기도 합니다.

(마) 매장신고 및 분묘설치 신고: 개인, 가족, 중종묘지는 매장지 관할 지방자치단체장에게 신고하며, 법인, 공설묘지는 관리사무소에서 매장신고 및 분묘설치 신고를 대행하기도 합니다.

(2) 화장(火葬)과 봉안장 또는 자연장

화장은 시체를 화장장에서 화장하는 것입니다. 화장된 유골은 유골분으로 유골함에 넣어져 유족에게 전달되며 유골분은 봉안시설에 안치하거나 자연장 형태로 매장합니다.

(가) 화장 절차

① 화장 전 서류제출: 화장인 경우에는 화장시설에 도착하면 화장서류 (사망진단(시체검안)서 1부, 주민등록등본 1부 등)을 제출합니다.※ 이 서류는 각 화장시설마다 다를 수 있습니다.

② 화장 전 예식: 화장로 운구 시에 필요시 종교별로 위령제 등 화장 전 예식을 진행하기도 하며 종교가 없는 경우에는 상주의 뜻에 따라 생략되기도 합니다. 화장: 화장은 예약 된 시간에 화장로에서 진행됩니다.

③ 분골함: 화장한 유골을 용기에 담을 수 있도록 빻아(粉骨) 봉안용 유골함 또는 자연장 유골함에 담습니다.* 자연장 유골함은 생분해성 수지나 전분 등 천연소재로 생화화적으로 분해가 가능해야 하며, 굽지 않은 토기 등으로 수분에 의해 형체가 허물어지는 것으로 규정되어 있으나, 일부 자연장에서는 용기를 사용하지 않고 바로 유골분을 흙과 섞어 매장하기도 합니다.

④ 화장필증: 화장 후 화장필증을 받아 유골 봉안 및 자연장하기 전에 관계자에게 제출합니다.

⑤ 봉안 또는 자연장: 봉안묘, 봉안당(납골당), 봉안탑 등에 봉안하거나, 화장장에 설치된 분, 골터에 분골하기도 하며 자연장의 경우 지자체나 산림청에 설치된 자연장지(수목장림 또는 잔디장지)를 이용합니다.

⑥ 유품소각

　화장장에는 유품소각 시설이 있으며 대개 종교별 의례에 따라 무연소각기에 넣어 환경훼손을 최소화 하는 방법으로 소각하고 있습니다. 그러나 오래된 옷의 처리방법과 같이 합법적인 다른 방법을 사용하는 것도 무방하다고 하겠습니다.

　그런데 유품에 관해서 또 한 가지 생각해 보아야 될 문제는, 고인의 유품을 장례가 끝나자마자 모두 없애는 것과 추억이 깃든 물건 중 몇 점은 남겨 보관하는 것 중 어느 것이 애도의 측면에서 나은 것인지 하는 문제입니다. 여기에 대하여는 고인의 사진이나 물건 중 일부를 보관하여 추모하는 것도 좋은 애도에 도움이 된다고 말씀드리고 싶습니다.

☞ 우리나라의 화장률 살피기

　이상으로 화장절차에 관해 알아보았는데 잠시 우리나라의 화장률이 어떻게 변하고 있는지 살펴보고자 합니다.

[표1] 전국화장률

18.2월 사망자수(명)	화장자 수(명)			전국 화장률
	18.2월 화장	18.2월 이후 화장	소계	
25,000	1,633	6,679	21,312	85.2%

　이 표는 국가통계포털 KOSIS 의 월별 사망, 화장 통계에 따른 것이며, 화장률 계산 시 개장유골, 죽은 태아, 외국인 및 국적미상의 화장건수는 제외되었습니다.

　-2018년 2월에 사망한 25,000명 중 2018년 2월 화장자는 19,633명이고, 2월 이후 화장자는 1,679명이므로, 2018년 2월 사망자 중 화장자는 21,312명, 화장률은 85.2% 로 나타났습니다.

　또 이는 2017년 2월 화장률 83.5% 대비 1년간 1.7% 가 증가된 수치입니다.

그러므로 우리사회의 장례에 매장문화는 2005년을 분기점으로 이미 화장 문화로 바뀌었으며 해가 더할수록 화장이 많아지고 있다고 하겠습니다.

(3) 자연장 살펴보기

지금부터 설명드리는 내용은 보건복지부와 한국장례문화진흥원의 2018년 『건전하고 품위있는 친자연적인 장례문화 확산을 위한 지역별 순회설명회 주교재』를 참고하였음을 알려드립니다.

통계에 의하면 우리나라 국토의 70%는 산지이고 30%만이 경지면적인데 전통적 매장문화에 따른 국토의 묘지화가 매우 심각하다고 합니다. 전국의 분묘는 서울면적의 약 1.2배를 차지하고 있으며 분묘 중 30~40%는 무연고 묘지라고 합니다. 기초단체마다 일제강점기에 설치된 공동묘지가 평균 23개씩 되고, 무연고묘지의 증가는 지역개발에 큰 걸림돌이 되고 있는 것이 현실입니다.

그런데 묘지증가 억제를 위해 화장과 함께 권장된 봉안시설의 봉안묘와 석물의 과다 사용, 대형화 등 위화감을 느낄 정도로 꾸민 일부 봉안묘지의 산재는 묘지의 변형된 형태로 묘지보다 더 큰 사회문제가 되고 말았습니다. 2016년 기준으로 사망자의 약 70%가 봉안시설을 이용하고 있으며 만약 봉안시설 이용률이 60~70%를 유지 시 향후 10년 이내에 봉안시설이 만장 될 것으로 예상 된다고 합니다. 지금 보시고 있는 봉안시설은 **가족공원의 소박한 봉안함입니다.

그러므로 화장은 늘어가지만 이런 봉안시설의 문제점을 개선하기 위해 정부는 2008년부터 자연장제도를 도입하여 권장하게 되었습니다. 자연장제도는 비단 화장한 유골을 작은 면적에 묻어야 한다는 목적 외에도, 장지를 공원과 같이 친자연적으로 꾸며 후손들이 거리낌 없이 찾아와 돌아가신 분들과 함께 쉴 수 있게 하자는 점도 중요하다고 할 것입니다.

통상 자연장은 유골분을 흙에 섞거나 묻거나, 생화학적으로 분해 가능한 유골함에 넣어 30cm이상 구덩이에 묻게 됩니다. 멧돼지 출몰이 많은 지역이나 겨울철에 땅이 깊게 어는 지역은 1m정도로 깊게 묻기도 합니다. 그러면 잔디형, 화초형, 수목형 자연장지를 살펴보기로 하겠습니다.

(가) 잔디형 자연장

화장한 유골의 골분을 잔디 밑이나 주변에 묻는 방식을 잔디형 자연장이라 합니다. 묻은 위치에 10cm☓20cm의 작은 표지를 설치하거나 공동으로 표지를 설치하기도 합니다.

(나) 수목형 자연장

화장한 유골의 골분을 나무 아래나 주변에 묻는 방식을 수목형 자연장이라고 하고, 수목장림에는 수목 한 그루당 표지 한 개만 설치하며 표지면적은 잔디형과 같습니다. 다만 표지를 붙이고 공동으로 돌아가신 분의 이름과 수목번호를 조각한 공동비석을 세우기도 합니다. 이런 수목으로 이루어진 산림을 수목장림이라 합니다.

(다) 화초형 자연장

화장한 유골의 골분을 화초 밑이나 주변에 묻는 방식을 화초형 자연장이라 합니다. 물론 돌아가신 분의 표지를 설치합니다.

☞ 장사에 관한 자세한 내용은『장사 등에 관한 법률/시행령/시행규칙』에 정해져 있습니다.

2. 사별의 슬픔이 치유가 되는 추모

1) 전통제례

전통상례에 따르면 장례를 치르고 돌아와서는 사람이 죽으면 영혼을 집이나 고향 또는 사찰로 불러들이는 반혼제나, 장사당일 집에서 드리는 초우제, 2일 째 성묘 시 드리는 재우제 그리고 삼일 째 성묘 시 삼우제를 지내게 됩니다.

삼우제(三虞祭)란 장사를 지낸 뒤 망자의 혼백이 방황하지 않고 평안하게 하기 위하여 지내는 우제의 일종으로 유교적 사상이 담긴 제사라고 할 수 있습니다. 요즈음에는 죽은 자의 영혼이 방황할 것을 염려하여 삼우제를 지낸다기보다 사회적 관습에 따라 장사 지낸지 삼일 만에 성묘하는 것을 삼우제로 아는 경우도 많습니다.

삼우제는 전통적으로는 아침에 집에서 한번 지내고 묘지에 가서 한 번 더 지내는 것입니다. 이 때 복장은 검은 색 정장이나 흰색 한복이 아니라도 단정하면 됩니다. 제사상을 차리기도 하지만 최근에는 상가(喪家)의 가풍이나 종교적 신념에 따라 추모예배로 드리거나 삼우제 자체를 생략하기도 합니다.

상가에 따라서는 아직도 전통에 따라 졸곡, 소상, 대상, 담제, 길제를 행하기도 하나, 최근에는 49재를 드리는 49일이나 100일에 탈상을 하며 이를 생략하는 경우도 많습니다.

현대 상례의 특징은 이 같이 예전에 비해 상례기간이 대폭 짧아지고 있는 것이라고 할 수 있습니다. 즉, 장례 후에 갖게 되는 상례보다는 장례에 집중되어 있으며, 보통 3일간의 장례와 삼우제로 상례의 전 과정이 5일로 간소화되어 진행되고 있습니다.

그리고 장례 후의 의례도 고인의 기일에 기제사를 드리고, 정초에는 차례, 한식에는 묘를 살피고 손질하는 성묘만 하고, 추석에는 차례와 성묘, 문중에 따라서는 10월에는 4대 이상 조상에 대한 묘제를 드리는 것이 일반적인 의례가 되었습니다.

2) 추모를 위한 개인과 가족 의례

장례절차가 끝난 후 개인이나 가족이 추모의례를 갖는 것은 고인에 대한 사랑의 표시이며 정신적 연대를 느끼게 하는 등 유족에게 중요한 의미가 됩니다. 기일에 가족의 전통이나 종교에 따라 의례를 갖는 것, 또는 촛불을 켜고 고인의 사진이나 기억될만한 유품을 내어놓고 애도의 시간을 갖는 것, 함께 찍었던 사진을 보거나 함께 갔던 곳에 다시 가보는 것, 인터넷 등 가상 추모공간에서 고인의 장례모습이나 살아생전 못 다한 편지 쓰기 등으로 고인을 기리는 사이버 추모 모두 추모의 방법이 됩니다.

그리고 이런 추모는 사별의 슬픔을 극복하고 사랑했던 사람의 기억을 간직하면서도 고인 없이 살아가도록 하는 힘이 됩니다.

추모의 핵심인 애도의 사전적 정의는 '비탄의 감정을 해결해 나가는 과정'으로, 감정치료를 위한 애도는 첫째 감정의 심적 내재화(내면화)이고 둘째는 의례를 통한 감정의 외재화입니다. 상례와 제례는 인간이 지닌 본연의 감정을 자연스레 드러내어 충분히 슬퍼할 수 있는 제도적 장치로서 감정의 외재화라고 할 수 있습니다.(임병식 교수, 논문: 애도; 『예기』에서 나타난 비탄감정 해결 방식 고찰) 죽음과 애도를 연구한 알폰스 디켄(Alfons Deeken)은 "가장 가까운 혈족이 갑작스럽게 죽게 되었을 때, 산사람에게 발생하는 비탄(grief)을 일련의 의례절차를 통해 완화시키는 방식이 상례의 기원이다"라고 했습니다.

한편 장례와 추모를 경시하는 현 세태의 풍조에 대해 한국 민속학의 석

학인 김열규 교수는 '메멘토 모리: 죽음을 기억하라' 라는 저서를 통해 거룩해야 할 의례가 인간의 편리함 앞에 그 본질을 잃어가고 있는 것은 우리의 삶의 가치와 의미마저 잃게 한다고 개탄하였습니다. 기독교 신학자인 제임스 화이트도 '죽은 자들의 처분이 세속의 장의사업자들에게 맡겨지게 되었다' 고 현 세태를 고발하고 있습니다.

유명한 애도상담가인 윌리엄 워든 교수는 '유족의 사별애도 상담과 치료' 란 저서에서 장례의식이 잘 진행된 경우에는 슬픔을 건강하게 해소하도록 돕는다고 했습니다. 애도를 연구해 온 윤득형 교수는 '슬픔학 개론' 이란 저서에서 잘 짜여진 추모의례는 그저 형식적인 예식이 아니라 치유를 뒷받침하는 하나의 메커니즘이라고 말했습니다. 또한 고려대학교 죽음교육센터장인 임병식 교수는 '죽음교육교본' 이란 저서에서 어떻게 추모가 행해지는가 보다는 끝나버린 삶에 대해 주의를 기울이고 죽음 그 자체를 넘어서는 의미를 찾아 축복하는 것이 중요하다고 했습니다.

마무리 말

결론적으로 말씀드리자면 장례는 혼례와 더불어 사람이 살아가는 데 겪어야 할 가장 큰 의례중의 하나입니다. 그러므로 장례는 의식으로서 형식이 존중되어야 하며 참여하는 모든 사람들은 정중함으로 참여하여야 될 것입니다. 매장에 대해서는 인구에 비해 국토가 비좁은 우리나라에서는 자연장을 선택하는 것이 바람직하다고 할 것입니다. 다만 장례는 어디까지나 고인과 유족의 일이므로 타인이 지나치게 간섭하거나 비판하는 것은 바람직하지 않다고 하겠습니다. 세대가 분화되고, 젊은 세대들이 시대의 흐름을 주도하면서 장례와 매장문화도 점차 간소화되고 있지만, 한편으로는 죽은 고인의 시체를 마치 버리는 물건같이 취급하거나, 소홀하게 생각하여 장례를 고도로 형식화 하는 것도 인간의 존엄성을 훼손하는 일이 되고, 나아가서는 생명경시 풍조로 확산 될 수 있다는 점도 우리는 간과해서는 안 될 것입니다.

또한 추모의례 역시 시대에 따라 변천해가는 것이나 고인에 대한 참된 애도의 마음을 가지고, 고인의 기일에 정중히 자기 가족의 가례에 따라 추모의례를 갖는 것이 바람직하다고 할 것입니다.

저자정보

차시	저자명	저자	저자정보
1	왜 공교육 현장에서 죽음교육이 필요한가	신창호	고려대학교 사범대학 교육학과 교수 교육철학 전공, 교육학박사
2	생의 마지막 순간을 맞이하는 자세	임병식	고려대 죽음교육연구센터장 한국싸나톨로지협회 이사장 싸나톨로지스트, 철학박사, 의학박사
3	생명의 탄생부터 마감까지의 여정	신경원	고려대학교 평생교육원 죽음교육지도자 대표 강사 동덕여대 명상과 심신수련 교수 싸나톨로지스트, 자연의학박사
4	다문화적 관점에서 본 삶의 마무리	임병식	고려대 죽음교육연구센터장 한국싸나톨로지협회 이사장 싸나톨로지스트, 철학박사, 의학박사
5	의학적 관점에서 바라본 죽음에 대한 이해	전세일	연세대 세브란스 재활의학병원장, 차의과대 통합의학대학원장 한국 제1호 싸나톨로지스트
6	죽음이 낯선 사회에서의 죽음	임병식	고려대 죽음교육연구센터장 한국싸나톨로지협회 이사장 싸나톨로지스트, 철학박사, 의학박사
7	상실과 죽음이 삶이 되려면	임병식	고려대 죽음교육연구센터장 한국싸나톨로지협회 이사장 싸나톨로지스트, 철학박사, 의학박사
8	발달단계별 삶의 완성에 대한 이해와 교육	임순록	부산대학교 평생교육원 죽음교육지도자 책임강사 싸나톨로지스트, 문학박사
9	어린이의 상실 경험 이해와 돌봄 방법	류경숙	연세 아이앤유 상담코칭 연구원

10	청소년의 상실 경험과 공감적 소통	문수영	HD행복연구소 위탁연수위원장
11	영화로 살펴본 삶과 죽음	김난희	서강대학교 전인교육원 교수 싸나톨로지스트, 문학박사
12	문학작품 속의 삶과 죽음	김난희	서강대학교 전인교육원 교수 싸나톨로지스트, 문학박사
13	삶의 소중함을 묻는 생명과 죽음교육	송길원	하이패밀리 대표 싸나톨로지스트, 목회학박사
14	하브루타 학습법을 이용한 생명존중교육 지도안 짜기	백미화	고려대학교 교육문제연구소 선임연구원, 싸나톨로지스트, 문학박사
15	유치원생을 위한 그림책 활용 수업 사례	홍명유	창선교회 담임목사 싸나톨로지스트, 교육학박사
16	초등학생을 위한 그림책 활용 수업 사례	임경희	서울상지초등학교 교사
17	중학생을 위한 생명존중 수업 들여다보기	백미화	고려대학교 교육문제연구소 선임연구원 싸나톨로지스트, 문학박사
18	고등학생을 위한 죽음교육 수업 들여다보기	이석주	영락고등학교 진로진학상담교사 싸나톨로지스트
19	올바른 죽음교육을 위한 교사의 역할	임병식	고려대 죽음교육연구센터장 한국싸나톨로지협회 이사장 싸나톨로지스트, 철학박사, 의학박사
20	삶에서 만나는 상실과 슬픔, 감정해결	박미연	창동노인복지센터 관장 싸나톨로지스트

21	상실과 함께 살아가기 (좋은 애도법)	박미연	창동노인복지센터 관장 싸나톨로지스트
22	반려동물의 상실과 반려동물 사별증후군 극복하기	신경원	고려대학교 평생교육원 죽음교육지도자 대표 강사 동덕여대 명상과 심신수련 교수 싸나톨로지스트, 자연의학박사
23	생명과 삶의 소중함 지각하기	최의헌	연세로뎀 정신건강의학과의원 원장
24	생명존중과 위기 청소년 돕기	장창민	굿이미지심리치료센터 센터장
25	무연(無緣)시대, 더불어 사는 삶을 위한 대안	박진옥	나눔과 나눔 사무국장
26	존엄하게 죽을 권리와 [연명의료결정법]	박미연	창동노인복지센터 관장 싸나톨로지스트
27	존엄한 마무리: 호스피스와 완화의료	고진강	서울대학교 간호대학 부교수
28	행복한 삶의 마무리: 용서와 화해	송길원	하이패밀리 대표 싸나톨로지스트, 목회학박사
29	세상에서 가장 아름다운 물려줌	안정희	고려대학교 교육문제연구소 선임연구원
30	장례 문화와 추모의 의미	안정희	고려대학교 교육문제연구소 선임연구원